# 素問攷注

（修訂版）

下

[日] 森立之　撰

郭秀梅　[日] 岡田研吉　校注

學苑出版社

下冊

# 素問攷注卷第十

## 重廣補注黄帝内經素問卷第十

## 瘧論篇第三十五

（眉）《書·金縢》『某遘厲虐疾』，《傳》：『厲，危虐暴也。』案：厲即疫。虐即虍。案：二病本一邪，塵見異耳。

（眉）《醫心方》卷十四『虍』多作『虐』，古正字。

○**黄帝問曰：夫痎瘧，皆生於風，其蓄作有時者何也？**

〔楊〕瘄者，有云二日一發名瘄瘧。此經但夏傷於暑至秋爲病。或云瘄瘧，或但云瘧，不必以日發間日以定瘄也。俱應四時，其形有異，以爲瘄耳。因腠理開發，風入不洩，藏蓄合於四時，而發日之辰又異，其故何也？

〔識〕《甲乙》《千金》無『痎』字。馬云：『痎，音皆。後世從瘄，誤也。痎瘧者，瘧之總稱也。王注以爲老瘧，不必然。痎瘄（疑作『瘧』）皆生於風，則皆之一字，凡寒瘧、温瘧、癉瘧，不分每日、間日、三日，皆可稱爲痎瘧也。』簡按：《廣雅》云：『痎，痁瘧也。』《説文》云：『痎，二日一發瘧也。』蓋瘧多二日一發者，因爲之總稱耳。王以爲老瘧者，其説蓋出於張文仲，（《外臺》獺肝等八味方，傳屍病，亦名痎瘧、遁注、骨蒸、伏連、殗殜，是。）而其原因誤讀《五十六難》云

『痎逆瘖瘧，連歲不已』爾。吳云：『痎，亦瘧也。夜病者謂之痎，晝病者謂之瘧。方言書夜市謂之痎市，本乎此也。』方言書未知何等書。閲《青箱雜記》《豫章漫録》《五雜組》等云：蜀有痎市，而間日一集，如痎瘧之一發，則其俗又以冷熱發歇爲市喻也。夜市之説，無所考。張云：『痎，皆也。瘧，殘虐之謂。瘧證雖多，皆謂之虐，故曰痎瘧。』李云：『凡秋瘧皆名痎，即其皆生於風。皆字，知諸瘧之通稱也。』《醫宗必讀》不載秋瘧之説，則云凡瘧皆名痎，昔人之解非。志與吳同，而解《生氣通天論》則云『陰瘧也』。高云：『痎，陰瘧也。瘧，陽瘧也。』以上數説，俱無稽之言，不可從。孔穎達《左傳正義》云『痎是小瘧，痁是大瘧』，亦非本經之義。畜作，《歲露篇》作『稸』。馬云：『蓋稸即積之義，故其傍皆從禾，不發之謂畜，發時之謂作。』

《真本明堂》卷一列缺下楊注曰：『以時發者虐也，不以時發者寒熱也。』所謂寒熱者，斥疫疾，則此楊言千古之妙説昌讜也。

〔紹〕先兄曰：『《聖濟總録》云：痎瘧者，以瘧發該時，或日作，或間日廼作也，寒温瘴瘧，動皆該時，故《内經》統謂之痎瘧。此説非。又《左傳》疥字，據舊説，亦即痎字。』《昭二十年．左傳》『齊侯疥，遂痁』，杜注：『痁，瘧也。』陸粲附注：疥，舊音戒。梁元帝音該，字當作痎，兩日一發之瘧也。後學之徒，僉以疥字爲誤。案：傳例因事曰遂，若痎已是瘧疾，何爲復言遂痁乎。顏之推曰：《説文》：痎，二日一發之瘧。痁，有熱瘧也。齊侯之病，本是一發，後漸加重，遂頻日熱發也。今北方猶呼痎瘧音皆，而世間傳本多以痎爲疥，俗儒就爲通云病疥令人惡寒，變而成瘧，此臆説也。疥癬小疾，寧有轉作瘧乎。今案：孔疏引梁人袁狎之説，亦謂疥當痎。

案：『痎瘧皆生於風』者，言外邪入固著於募原，故能爲諸瘧，非別有一種之瘧邪也。吳又可《温疫論》云瘧與疫彷彿，但疫傳於胃，瘧則不傳胃，一言而足矣。蓋素不有疫邪、瘧邪之二種，其年其月一般流行之風邪，或爲瘧證，或爲疫證，或初瘧而後疫，或初疫而後瘧，其證不常。自其不傳胃而爲寒熱休作症，名之曰瘧。自其傳胃之後爲潮熱譫語，名之曰疫也。此云皆生於風者，不朽之金言耳。

〔眉〕《六元正紀論》『民病寒熱』王注：『寒熱瘧也。』又曰：『瘧寒之疾。』

〔眉〕《真本明堂》『列缺』下楊注：惣論瘧有十二狀也。又『大淵』下楊注：『虐，害也，惡也。謂此病之惡能害於人，故曰瘧也。』

**○岐伯對曰：瘧之始發也，先起於毫毛，伸欠乃作，寒慄鼓頷，腰脊俱痛。寒去則内外皆熱，頭痛如破，渴欲冷飲。**

〔楊〕寒瘧發狀，凡有七別：一起豪毛，謂毛立，二爲伸欠，三爲寒慄，四腰脊痛，五内外熱，六頭痛甚，七渴飲水，寒瘧之狀，有斯七別也。

〔識〕張云：『伸者，伸其四體，邪動於經也。欠，呵欠也。陰陽爭引而然。』簡按：《曲禮》『侍坐於君子，君子欠伸，撰杖屨，視日蚤莫』鄭注：『以君子有倦意也。』《前漢·翼奉傳》『體病則欠伸動於貌』，馬云：『伸當作呻，呻爲腎之聲。』誤也。此論瘧之形狀，專指寒瘧。

案：此説瘧發之狀甚詳。鼓頷者，寒慄之尤甚也。蓋先爲惡寒，次爲噤栗，後爲鼓頷。有惡寒而未噤栗者，有噤栗而未鼓頷者，未有鼓頷而不惡寒噤栗者也。寒謂憎寒，慄謂悚慄栗列也。

案：此云内外皆熱者，外謂皮膚也，内謂肌肉筋骨也，非謂腸胃藏内也。後文云『熱氣盛，藏於皮膚之内，腸胃之外，此榮氣之所舍也』可以徵矣。

**○帝曰：何氣使然，願聞其道。**

〔楊〕請問寒瘧發之所以也。

案：何氣使然者，言以上諸證邪在何處，動揺何氣而使然邪，願聞其病之道理也。

**○岐伯曰：陰陽上下交爭，虚實更作，陰陽相移也。**

案：此三句及次二句，説寒戰發熱之理也。《評熱病論》三十三所云『邪之所湊，其氣必虚，陰虚者陽必湊之』與此同義。蓋陽爲衛、爲氣、爲熱，陰爲營、爲血、爲寒。今在募原之邪乘虚而表發，當是時也，寒熱交作爲瘧證也。陽氣下降，陰氣上升，爲泰象者爲平人。今陰氣下而不升，陽氣上而不下，則作天地否象，是因飢餓失度，勞力過房之類有所虧損而然也。乘其虚也，募原之邪沸起而達肌表，其有所虧損，故陰陽上下交爭，爲惡寒之狀。其正氣虚之處，邪氣因乘之，故曰虚實更作，陰陽相移。所云『陰虚陽必湊之』，是謂正氣虚則邪氣湊之也。『陰陽上下交爭』，謂寒戰之理。『虚實更作，陰陽相移』，説發熱之理也。《温疫論》説此理甚審，今舉其文於左矣。

《温疫論》云：『感之淺者，邪不勝正，未能頓發。或遇飢飽勞力，憂思氣怒，正氣被傷，邪氣始得張溢，榮衛運行之機乃爲之阻，吾身之陽氣因而屈曲，故爲熱。其始也，格陽於内，不及於表，故先凜凜惡寒，甚則四肢厥逆，陽氣漸積，鬱極而通，則厥回而中外皆熱。至是，但熱而不惡寒者，因其陽氣之通也。此際應有汗。』

**○陽并於陰，則陰實而陽虚。陽明虚，則寒慄鼓頷也。**

〔紹〕琦曰：『陽并於陰，陰出之陽也。陽爲陰并，故陽虚而惡寒。王注謂陽氣入於陰分，非也。』堅按：楊注下文曰『三陽俱并於陰，則三陽皆虚，虚爲陰乘，故外寒』，琦意與此合。

案：衛陽之氣，被營陰并，則陽明胃經之表氣虚，而寒邪乘之，故寒慄鼓頷也。

**○巨陽虚，則腰背頭項痛。**

〔志〕邪與衛氣内薄，則三陽之氣同併於陰矣。併於陰則陰實於内，而陽虚於外。陽明之氣主肌肉，而經脈交於頷下，是以寒慄鼓頷。太陽之氣主表而上升於頭，其經脈上會於腦，出於項，下循背膂，故腰背頭項俱痛。馬蒔曰：『陽氣陷則陰氣勝，經云：病痛者陰也。』案：『經云』出《靈樞·終始篇》。

**○三陽俱虚，則陰氣勝。陰氣勝，則骨寒而痛。**

〔張〕三陽者兼陽明少陽而言，陰勝則陽氣不行，血脈凝滯，故骨寒而痛。

**○寒生於內，故中外皆寒。**

〔張〕表裏陰邪皆勝也。

案：內者與裏同，謂胃中也。蓋胃主肌肉，胃中寒則營衛俱寒。此云中者，謂營分募原之地也。中與內其義自異，可活者矣。《氣交變大論》云『中熱』，王注：『中熱謂胸心之中也。』《温疫論》云：『蓋發汗之理，自內由中以達表。』共可以徵矣。《傷寒論》三陰篇所説即是也。

〔楊〕寒氣藏於腸胃之外，皮膚之內，舍於營氣。至於春時。陰陽交爭，更勝更衰，故虛實相移也。三陽俱并於陰，則三陽皆虛。虛爲陰乘，故外寒。陰氣強盛，盛故內寒，內外俱寒，湯火不能温也。

**○陽盛則外熱，陰虛則內熱，外內皆熱，則喘而渴，故欲冷飲也。**

〔楊〕陰極則陽盛，陽盛則外熱。陰極則陰虛，陰虛則陽乘，故內熱。外內俱熱，甚於慄案：恐『熛』訛。炭，冰水不能涼，故渴而欲飲也。

〔張〕此邪自陰分而復并於陽分，并於陽則陽勝。陽勝則外內皆熱，而喘渴喜冷。

案：此謂寒變爲熱之理也。蓋裏之陽氣盛，則邪氣被陽氣排而爲熱，是衛陽外泄之熱也。當是時也，營陰氣虛，乘其虛，邪熱入裏爲內熱。內熱者，所云裏熱，熱波及於胃口也。外表內裏皆熱，故外熱爲喘，內熱爲渴也。

〔眉〕《陰陽應象論五》云『中滿者寫之於內』，王注：『內謂腹內。』蓋言心胸中滿脹者，寫之於胃內也。《金匱·腹滿第十》云『按之心下滿痛者，此爲實也。當下之，宜大柴胡湯』可以證矣。

**○此皆得之夏傷於暑，熱氣盛，藏於皮膚之內，腸胃之外，此榮氣之所舍也。**

〔張〕暑傷於夏，其時則熱盛，其邪則風寒也。如上文曰『痎瘧皆生於風』。《金匱真言論》曰『夏暑汗不出者，秋成風瘧』，其義可知。風寒在表，必鬱而爲熱。其藏於皮膚之內，腸胃之外，蓋即經脈間耳。榮行脈中，故曰此榮氣之所舍也。

〔李〕夏暑汗出，何病之有？或悽愴水寒，或乘風納涼，是熱大盛，不能發越，邪氣以營爲舍矣。

〔楊〕此言其日作所由也。皮膚之內，腸胃之外，脈中營氣，是耶之舍也。

〔紹〕堅按：楊注是。邪在營分者，其氣淺，故日作。邪在募原者，其氣深，故間日。琦以爲瘧邪多在營分者誤。

案：營分有邪者，必爲寒熱之證。小柴胡之『往來寒熱』，柴胡桂枝湯之『發熱微惡寒』，桂二麻一之『形似瘧，一日再發』，桂二越一之『熱多寒少』，桂麻各半之『如瘧狀，一日二三度發』之類，皆邪在營分者也，『婦人中風，發熱惡寒，經水適來，熱入血室』之證亦同。

**○此令人汗空疏，腠理開。**

〔吳〕『此』字指暑氣言，蓋陽氣主疏泄萬物故也。

〔李〕此明風邪易客也。

〔張〕暑氣能開肌表也。

案：汗空，蓋謂毛孔也。毛孔疏通，則腠理開張，此際邪氣入舍於營分之謂也。《大素》作『汗出空疏』，全元起本、《甲乙》共同，其義無異。

**○因得秋氣，汗出遇風，及得之以浴，水氣舍於皮膚之內，與衛氣并居。衛氣者，晝日行於陽，夜行於陰。此氣得陽而外出，得陰而內薄，內外相薄，是以日作。**

〔楊〕耶舍營氣之中，令人汗出，開其腠理，因得秋氣，復藏皮膚之内，與衛氣居。衛晝行於陽，夜行於陰，耶氣與衛俱行，以日日而作也。

案：據楊注，則本文『夜行於陰』四字似缺文。

〔張〕暑邪内伏者，陰邪也。秋氣水氣，亦陰氣也。新邪與衛氣并居，則内合伏暑，故陰陽相薄，而瘧作矣。按：傷暑爲瘧，何謂陰邪？蓋陽暑傷氣，其證多汗，感而即發，邪不能留。其留藏不去者，惟陰暑耳，以其無汗也。故凡患瘧者，必因於盛暑之時，貪涼取快，不避風寒。或浴以涼水，或澡於河流，或過食生冷。壯者邪不能居，未必致病，怯者畜於營衛，則所不免。但外感於寒者多爲瘧，内傷於寒者多爲痢。使能慎此二者，則瘧痢何由來也？

〔識〕諸注『浴』下句，志、高『浴水氣』連讀，非是。汪云：『從夏傷於暑，至此衛氣并居，原所以致瘧之故也。』

〔高〕瘧之發也，必衛氣應乃作。此衛氣得日陽而外出，得夜陰而内薄，内外相薄，遇邪則發，是以日作。

案：『衛氣者』至『内薄』，謂衛氣常行也。今暑邪伏在營分，而秋濕方侵衛分，是以内舍於營之邪，與外并於衛之邪，『内外相薄，是以日作』也。張注可從。

**○帝曰：其間日而作者，何也？岐伯曰：其氣之舍深，内薄於陰，陽氣獨發，陰邪内著，陰與陽爭，不得出，是以間日而作也。**

〔楊〕其耶氣因衛入内，内薄於陰，共陽交爭，□□□□不得日日與衛外出之陽，故間日而作也。

〔呉〕邪正不相値，故間日而作。

〔李〕邪之所居者，深入於藏，是内薄於陰分矣。陽氣獨發者，衛陽之行猶故也。而邪之薄於陰者，遲而難出，故間日而作。

案：『其氣』謂邪氣也。『内薄於陰』謂募原也。蓋募原蟠踞之邪，不容易發泄，雖當營陰與衛陽相爭之期，自己之陽氣獨發，瘧之陰邪内著，故不得每日發出，待其營陰之氣盈滿，排出瘧邪，而後發瘧證，故間日而作也。

**○帝曰：善。其作日晏，與其日早者，何氣使然？岐伯曰：邪氣客於風府，循膂而下。**

〔識〕張云：『膂，呂同。脊骨曰呂，象形也。一曰夾脊兩傍之肉曰膂。下者，下行至尾骶也。』簡按：《説文》『呂，脊骨也』。《廣雅》『膂，肉也』。前説本於《説文》，後説及王、馬注原於《廣雅》。據循膂而下語，其爲脊骨者，於義爲當。

案：『循膂而下』即是募原之地也。所云『作』者，謂寒慄發作也。今俗呼『乎古利』者，即『作』字之訓也。《和名抄》云：『瘧病，俗云衣夜美。一云和良波夜美。』所云『衣夜美』與疫同訓，瘧亦疫邪，故名。『衣夜美』者，役病，爲民皆病之義。『和良波也美』者，童病之訓。《東觀記》云『壯士不病瘧』，劉孝標注《世説》云『俗傳行瘧鬼小，多不病巨人』，並小兒多病之證也。其説詳見於《蘭軒遺稾》中。

**○衛氣一日一夜，大會於風府，其明日日下一節，故其作也晏。**

《病源》『大』上有『常』字。

案：此謂寒慄發作之時刻，一日日漸遲之理也。

〔張〕衛氣每至明旦，則出於足太陽之睛明穴，而大會於風府，此一日一夜衛氣周行之常度也。若邪氣客於風府，必循膂而下，其氣漸深，則日下一節。自陽就陰，其會漸遲，故其作漸晏也。

**○此先客於脊背也，每至於風府則腠理開，腠理開則邪氣入，邪氣入則病作，以此日作稍益晏也。**

〔張〕此先客於脊背，言初感之伏邪也。每至於風府則腠理開，言衛氣邪氣之會也。會則病作，晏則因邪之日下也。

案：以上謂日作之瘧，其發作一日日時刻遲退也。故此有『日作』二字，而結於『帝曰其作日晏』已下之文也。

**○其出於風府，日下一節，二十五日，下至骶骨，二十六日，入於脊内，注於伏膂之脈。**

〔張〕項骨三節，脊骨二十一節，共二十四節。邪氣自風府日下一節，故於二十五日，下至尾骶，復自後而前，故於二十六日入於脊内，以注伏膂之脈。按《歲露篇》曰：『入脊内，注於伏衝之脈。』蓋衝脈之循背者，伏行脊膂之間，故又曰伏膂也。

案：上自風府，下至尾骶，以廿五日爲是，不得除項三節而數之也。

〔楊〕因衛氣從風府日下，故作也晏，晚也。骶，丁禮反，尾窮骨也。

案：今聞之於病瘧者，有惡寒自大椎邊起者，有自六七椎邊起者，有自腰髎薦骨邊起者。

**○其氣上行，九日出於缺盆之中。其氣日高，故作日益早也。**

〔楊〕耶與衛氣下廿一椎，日日作晚。至廿二日，耶與衛氣注於督脈上行，氣上高行，故其作也早。

〔識〕呉云：『氣上行，無關節之窒，故九日出於缺盆。』簡按：缺盆，非陽明經之缺盆。《骨度篇》云『結喉以下至缺盆中，長四寸。缺盆以下至髑骬，長九寸』，《骨空論》云『治其喉中央，在缺盆中者』，《本輸篇》云『缺盆之中任脈也，名曰天突』，倶非胃經之缺盆，乃指任脈天突穴而言，諸家不注者，何哉？

〔張〕邪在伏膂之脈，循脊而上，無關節之窒，故九日而出缺盆。其氣日高，則自陰就陽，其邪日退，故作漸蚤也。

**○其間日發者，由邪氣內薄於五藏，橫連募原也。其道遠，其氣深，其行遲，不能與衛氣俱行，不得皆出，故間日乃作也。**

《甲乙》『皆』作『偕』，與《大素》合。案：皆、偕古多通用。

〔楊〕偕，俱也。募原，五藏皆有募原。其耶氣內著五藏之中，橫連五藏募原之輸，不能與衛氣日夜俱行，陰陽隔日一至，故間日作也。

案：此重明間日發之義也。高以此四十四字，移前『帝曰其間日而作者何也』之答語，置『其氣之舍云云』之上，云：此段舊本在『故作日益早』之下，今改正於此。此説佀是而非是，古文往往有此例，且《大素》《病源》並與《素問》本文同，則高説叵從。

〔識〕簡按：《舉痛論》及全本、《太素》《巢源》作『膜原』。《舉痛論》王注云『膜，謂鬲間之膜。原，謂鬲肓之原』。義未太明。此云『鬲募之原系』乃覺勝於彼注。蓋膜本取義於帷幕之幕，膜間薄皮，遮隔濁氣者，猶幕之在上，故謂之幕，因从肉作『膜』。其作『募』者，『幕』之訛爾。《太陽陽明論》『脾與胃以膜相連爾』，《大素》『膜』作『募』，知是募、幕互誤。熊、張並『音暮』。張云：『諸經募原之氣，內連五藏，邪在陰分，故道遠行遲。』志云：『募原者，橫連藏府之膏膜，即《金匱》所謂皮膚藏府之文理，乃衛氣遊行之腠理也。』二家之説，並不允當，姑從王義。當與《舉痛論》『小腸膜原』注參看。

〔紹〕《邪客篇》『募筋』，《太素》作『幕筋』，而楊注則曰『幕當爲膜，亦幕覆也』。蓋其改『幕』作『膜』者，未必是。然足以發《原識》之意，先教諭別有《募原攷》（在《醫賸》後），學者當參看。『橫連』二字，諸家無解。蓋膈募橫遮，故邪之客，亦橫連其位也。

案：『募』即『幕』之俗字。『幕』即『膜』之正字。《釋名》『膜，幕也。幕絡一體也』可以徵矣。《説文》『募，廣求也。莫故切』字自別。考膜原者，即膈膜之原系也。其全形如荷葉，前附髑骬，連肋骨。後著季肋，其末作兩叉，下屬腰脊椎骨，前高而昂，後漸低，上載心肺二藏，而下横覆肝脾腎三藏，其後屬脊骨之處，謂之募原，王注所云『鬲肓之原』是也。已詳見於《通評虛實第廿八》中。

案：膜原所伏之邪，雖從衛氣之行會而爲戰汗，以其道遠，其氣深，其行遲，其邪氣不得皆出，餘邪又聚，間日而作也。必竟瘧邪者皆是飲中結實之邪，故其入深而其發不速也。但不入於胃，故唯白苔而能食耳。

（眉）唐人俗字『力』作『カ』，『男劦』是也。『幕』訛作『募』者，『幕』一訛作『募』，二訛成『募』，與《説文》『募，廣求也。莫故切』字，字原自別。

**○帝曰：夫子言，衛氣每至於風府，腠理乃發。發則邪氣入，入則病作。今衛氣日下一節，其氣之發也，不當風府，其日作者奈何？**

〔楊〕項髮際上風府之空，衛氣之行，日日而至。若下廿一節，覆上方會風府，日作則不相當，通之奈何也。

〔張〕上文云邪氣客於風府，而與衛氣日下一節，是衛氣之與風府日相遠矣，又何所會，而病日作也？故致疑爲問。

**○岐伯曰：此邪氣客於頭項，循膂而下者也。故虛實不同，邪中異所，則不得當其風府也。故邪中於頭項者，氣至頭項而病。中於背者，氣至背而病。中於腰脊者，氣至腰脊而病。中於手足者，氣至手足而病。衛氣之所在，與邪氣相合，則病作。故風無常府，衛氣之所發，必開其腠理，邪氣之所合，則其府也。帝曰：善。**

〔楊〕無常府者，言衛氣發於腠理，耶氣舍之，即高同風府，不必常以項髮際上以爲府也。故衛氣發腠理，耶舍之處，其病日作也。

〔識〕『此邪氣』已下八十八字，《外臺》有，此疑古注文。

〔箚〕寬案：『此邪氣』以下八十八字，《大素》所無，疑王氏補文。蓋帝以不當風府爲問，而伯以風無常府答之，似文義順承。（此說可從）

〔張〕凡邪氣客於頭項，則必循膂而下，此其常也。然邪之所中，亦但隨虛實而異其處，不必盡當風府也。然則所謂日下者，惟邪氣耳。衛氣周環，豈有日下之理？但氣至而會，其病乃作，則邪氣、衛氣均爲日下一節矣。氣至者，衛氣之至也。至與邪合，然後病作，故其畜作則遲蚤有時。府者所以聚物，故凡風之所居，即爲風府。衛氣之至，與邪相合，則腠理開，開則邪復（當補『入』）之，故無論乎上下左右，（脱『皆可中邪，凡邪所中之處亦』）皆可稱爲風府，故曰風無常府也。

〔馬〕凡物之所聚，皆可以言府也，非風府之府也。

案：凡瘧之作，多自風府（項上）起寒戰，是其常也。前文所說甚詳，至其變也，又有自餘處起寒戰者，故此詳論之也。所云其氣之發也，不當風府，其日作者，言邪氣之發寒戰也。不在於風府而在餘處，其日日發作者或有之，故疑問之。伯答以風無常府云云，言其發寒戰，不專在風府，邪之所在，衛氣之所發，隨處有之也。

**○夫風之與瘧也，相似同類，而風獨常在，瘧得有時而休者，何也？**

〔楊〕因腠理開，風入藏内，至時而發，名之爲瘧。然則風之與瘧，異名同類。其瘧日有休時，風府常在未愈，其意何也？

〔張〕此『風』字，指風證爲言。風之與瘧，皆因於風。本爲相似同類，然風則無休，瘧有時止，故當知所辨也。

**○岐伯曰：風氣留其處，故常在。瘧氣隨經絡，沈以内薄，故衛氣應乃作。**

〔楊〕經脈停留之處，衛氣過之。經脈與衛氣相順，故經脈内薄停處，衛氣亦留。衛氣與風留處發動爲瘧，所以其風常在，瘧有休作也。

〔張〕風氣留其處，著而不移者也。瘧氣隨經絡，流變不一者也。沈以内薄，言其深也，即上文薄於五藏，横連募原之謂，故必因衛氣之應而作也。

案：此又重明瘧有休作，與諸邪不同之理也。

以上《大素》卷廿五瘧解。

**○帝曰：瘧先寒而後熱者，何也？岐伯曰：夏傷於大暑，其汗大出，腠理開發，因遇夏氣淒滄之水寒，藏於腠理皮膚之中，秋傷於風，則病成矣。**

〔眉〕《千》十ノ廿二ヲ

〔識〕水寒，滑云：『水，一作小。』馬云：『當作小寒。』吳本作『小寒』。張云：『淒滄之水寒，謂浴水乘涼之類也。因暑受寒，則腠理閉，汗不出，寒邪先伏於皮膚之中，得清秋之氣，而風襲於外，則病發矣。』志云：『風寒曰淒，水寒曰滄。』簡按：淒滄不必分風水。《靈・師傳篇》云：『寒無淒滄，暑無出汗。』

〔紹〕《大素》『水寒』作『小寒寒迫之』，《外臺》引《病源》同。堅案：上文『夏傷於暑熱氣盛云云』與此稍異。《大素》『病成』作『病盛』，《病源》同。《外臺》引作「病成」

〔識〕《生氣通天論》云：『夏傷於暑，秋爲痎瘧。』《金匱真言論》云：『秋善病風瘧。』《陰陽應象大論》云：『夏傷於暑，秋必痎瘧。』《靈·論疾診尺篇》同《周禮·疾醫職》：『秋時有瘧寒疾。』《左傳·定四年》：『荀寅曰：水潦方降，疾瘧方起。』

案：《大素》作『小寒』，可從，作『病盛』叵從，蓋成、盛古多通用。

**○夫寒者陰氣也，風者陽氣也。先傷於寒，而後傷於風，故先寒而後熱也，病以時作，名曰寒瘧。**

〔識〕張云：『先受陰邪，後受陽邪，故先寒後熱，人之患瘧者，多屬此證。』簡按：上文云『瘧之始發也，先起於毫毛，伸欠乃作，寒慄鼓頷，腰脊俱痛，寒去則内外皆熱』，此乃瘧之正證也。李云『温瘧癉瘧，皆非真瘧也』，知是寒瘧，特真瘧耳。

案：先傷於寒而後傷於風者，不過於説先寒後熱之理，非必謂寒氣中而爲寒證，風氣中而爲熱證也。唯是伏藏之寒邪在中不發，逢秋之風邪，相應而作瘧疾耳。吾故曰：『凡古經之文，有不可依文而得義者，得義而後，其文可始得解也。』第五、十葉面

（眉）《真本明堂》卷一『列缺』楊注引用前文『夏傷於大暑』以下，文有稍異同，而無『病以時作，名曰寒瘧』二句。

（眉）《真本明堂》『列缺』下楊注：『瘧有三種，寒瘧一，温瘧二，癉瘧三。先寒而後熱者寒瘧，先熱而後寒者温瘧，直熱不寒者癉瘧也。』

**○帝曰：先熱而後寒者，何也？岐伯曰：此先傷於風，而後傷於寒，故先熱而後寒也，亦以時作，名曰温瘧。**

案：温瘧一證，古來無明解。今就病人熟考之，未見先熱後寒證。《金匱》云：『温瘧者，其脈如平，

身無寒但熱，骨節疼煩，時嘔，白虎加桂枝湯主之。』《千金》十（當作『十』）ノ廿四ヲ云：『有温瘧者，其脈平，無寒時，病六七日，但見熱也。其候骨節疼煩，時嘔，朝發暮解，暮發朝解，名温瘧。白虎加桂湯主之。』《外臺》五ノ十六ヲ引《千金》云：『有温瘧者，其脈如平人。無寒時熱，其候骨節疼煩，時嘔，朝發暮解，暮發朝解，皆白虎加桂心湯主之。』《醫心方》十四ノ三二ウ引《通玄》云：『温瘧者，吸吸發熱而少寒，心悶面赤，發自於心方云云。』《病源》十一ノ四ヲ云：『夫病瘧六七日，但見熱者，温瘧矣。』據以上諸說通考之，則温瘧者，即是多熱少寒之證，而始終有熱。其發也間日或日日，至其期而發少寒慄，爾後但熱而不寒，此證時有之，白虎之所主當也。始終有熱，故曰先熱後寒，非如正瘧之寒熱然也。余多年存疑於經文，一朝發明如此，尚俟識者之正耳。餘詳見於《本草經攷注》序録下。

**〇其但熱而不寒者，陰氣先絶，陽氣獨發，則少氣煩寃，手足熱而欲嘔，名曰癉瘧。**

〔楊〕此二種瘧，略示所由，廣解在下。

〔識〕志云：『癉，單也。謂單發於陽，而病熱也。』《聖濟總録》云：『單陽爲癉。』萬氏《育嬰家祕》云：『經中只言癉，俗稱爲疸。癉者，單也，謂單陽而無陰也。』簡按：癉爲單陽之義，在癉瘧則可，至脾癉《奇病》、膽癉同上、消癉《通評虛實》《靈・五變》、及『癉成爲消中』《脈要精微》等，則不通焉。王注爲熱，最爲明確。蓋癉乃燀之從疒者。燀，《說文》『炊也』，《廣韻》『火起貌二・仙尺延切』，《國語・周語》『火無炎燀』。癉之爲熱，其在於此耶。

案：瘧者，本是寒熱休作病之名，轉注之，多熱少寒之證謂之温瘧，但熱而不寒之證亦謂之癉瘧，但發熱有常期，故得名瘧耳。

案：『癉』即『殫』字，消鑠脫肉之謂也。諸注失解。『癉』字解已見《脈要精微十七》《玉機真藏十九》中。癉瘧證，本篇篇末詳論之，可併看矣。

**○帝曰：夫經言有餘者寫之，不足者補之。今熱爲有餘，寒爲不足。**

案：『經言』未詳出何書，《靈樞·逆順五十五》云：『脈之盛衰者，所以候血氣之虛實有餘不足也。刺之大約者，必明知病之可刺，與其未可刺，與其已不可刺也。』文異而義同。又《脹論第三十五》云『明知逆順，鍼數不失。寫虛補實，神去其室』，又云『必審其胗，當寫則寫，當補則補，如鼓應桴』，亦同義。

**○夫瘧者之寒，湯火不能温也。及其熱，冰水不能寒也。此皆有餘不足之類。當此之時，良工不能止，必須其自衰乃刺之，其故何也，願聞其說。岐伯曰：經言無刺熇熇之熱，無刺渾渾之脈，無刺漉漉之汗，故爲其病逆，未可治也。**

〔楊〕此言病發盛時，不可取也。

《靈樞·逆順篇第五十五》云：『刺法曰：無刺熇熇之熱，無刺漉漉之汗，無刺渾渾之脈，無刺病與脈相逆者。』

〔張〕熇熇之勢，熱正盛也，不可刺之，蓋避其來鋭之謂。渾渾之脈，陰陽虛實未定也。不得其真，恐有所誤，故未可刺。漉漉，汗大出也。其時邪正未分，故不可刺。於此三者而刺，是逆其病氣也。

〔紹〕熇熇之熱，先兄曰：《易》家人九三『家人嗃嗃』，鄭玄曰：『嗃嗃，苦熱之意。』《釋文》、劉表章句作『熇熇』。

〔箚〕《詩·大雅》『多將熇熇，不可救藥』，《傳》：『熇熇然熾盛也。』《疏》：『熇熇，是氣熱之盛。故爲氣（當作『熾』）盛也。』

案：《說文》『熇，火熱也』。《醫心》引《大素》楊上善曰：『熇，呼篤反。熱熾盛也。』旁記引《玉篇》：『許酷反，熾也，燒也。』一ノ八オ

〔識〕馬云：『無刺渾渾之脈，脈以邪盛而亂也。』張云：『陰陽虛實未定也。』簡按：渾渾，與《脈要精微論》『渾渾』同義，謂脈盛也。《七發》注：『渾渾，波相隨貌。』

〔笥〕《荀子・富國篇》『渾渾如泉源』注：『渾渾，水流貌。』

案：岐伯先引古經文，而證凡病勢盛者不可刺之理，次述瘧之初起，亦不可刺之義也。

**○夫瘧之始發也，陽氣并於陰，當是之時，陽虛而陰盛，外無氣，故先寒慄也。**

〔張〕此陰有餘，陽不足也。衛氣并於陰分則表虛，故曰外無氣。

案：此亦重明寒慄之理也。説見前三葉背『陰陽相移』下。蓋外無陽氣，故寒栗。

**○陰氣逆極，則復出之陽，陽與陰復并於外，則陰虛而陽實，故先熱而渴。**

〔張〕氣極於裏則復出於外，陰虛陽實，故病熱而渴。

〔識〕吳改『先』作『後』。簡按：今驗先熱而汗出，尋而發渴，乃作『先』者是。

案：此亦重説熱渴之理也。言『陰與陽并於外』，故爲熱，『陰虛而陽實』，故爲渴也。

**○夫瘧氣者，并於陽則陽勝，并於陰則陰勝。陰勝則寒，陽勝則熱。**

〔張〕此瘧證或寒或熱之故也。

案：此亦重并論寒熱之理。

**○瘧者，風寒之氣不常也。病極則復。**

〔張〕或陰或陽，瘧本不常，有先寒後熱者，陰極則復於陽也，有先熱後寒者，陽極則復於陰也。

案：後説少有病。以余觀之，則先熱後寒，非此義。説見前『温瘧』下十四ウ。

〔識〕王以『至』字連下句，吳、張同。馬、志、高並據《甲乙》，全本、《太素》接上句。汪昂云：

『至字，有連上句讀者，言寒熱復至。今從王氏。』

**○至病之發也，如火之熱，如風雨，不可當也。**

〔張〕其暴如此，故名爲瘧。

**○故經言曰：方其盛時必毁，因其衰也，事必大昌，此之謂也。**

〔楊〕此言取其衰時有益者也。

〔張〕病邪方盛之時，真氣正衰，輒加以刺，必致毁傷，故當因其衰止而後取之，則邪氣去而事大昌矣。此即上文須其自衰乃刺之謂。

《靈樞·逆順篇第五十五》云：『故曰：方其盛也，勿敢毁傷，刺其已衰，事必大昌。』

案：『經言』，謂古經有此言也。『曰』者，古經文中冠『曰』字，故全引之也。《靈樞》冠『故曰』二字，可以徵。蓋或是此文脱『故』字歟？存考。

案：此宜從《靈樞》，乃傷、昌二字押韻。《大素》作『勿敢必毁』，言勿敢刺，必毁真氣，則二『必』字其義正同。若從《素問》本文，則張注爲允。

〔箚〕楊氏《直指方》：『大抵瘧之初得三數日間，如火燎原，不可向邇。波濤洶湧，未易回瀾。當俟其稍定而圖之。經所謂其盛者，可待衰而已。』

**○瘧之未發也，陰未并陽，陽未并陰，因而調之，真氣得安，邪氣乃亡。故工不能治其已發，爲其氣逆也。**

〔楊〕此言取其未病之病，未盛之時也。

〔張〕邪氣正發，乃陰陽氣逆之時，故不可以強治。

〔識〕馬云：『按後人用藥，必當在瘧氣未發之前，方有爲效。不但用鍼爲然，若瘧發而用藥，則寒藥助寒，熱藥助熱，反無益而增其病勢矣。此義當與《靈樞・逆順篇》參看。』簡按：上文云病逆，此云氣逆，其義則一也。祝茹穹《心醫集》云『瘧疾每日如期而至，名曰瘧信，此當原症發散，未可直攻，未可截也。或前或後，此正氣漸旺，邪將不容，名曰邪衰，方可截之』，正本節之理也。

**○帝曰：善。攻之奈何？早晏何如？**

〔楊〕晏，晚也。療瘧之要，取之早晚何如也？

案：工、攻古今字，（《大素》「工」作「攻」）『奈何』與『何如』相似而少異，其意言以鍼攻之，其術『奈何』，其施術之早晏在於何時也，『何如』也。

**○岐伯曰：瘧之且發也，陰陽之且移也，必從四末始也。**

〔志〕且者，未定之辭。言瘧之將發，陰陽之將移，必從四末始。

**○陽已傷，陰從之，故先其時，堅束其處，令邪氣不得入，陰氣不得出，審候見之，在孫絡盛堅而血者，皆取之。此真往而**（取）**未得并者也。**

〔楊〕此言療之在早，不在晚也。夫瘧之作也，必內陰外陽，相入相并相移乃作。四支爲陽，藏府爲陰。瘧之將作，陽從四支而入，陰從藏府而出，二氣交爭，陰勝爲寒，陽勝爲熱。療之二氣未并之前，以繩堅束四支病所來處，使二氣不得相通，必耶見孫胳，皆刺去血，此爲要道也。陽以傷者，陽虛也。陰從者，陰并也。

〔張〕陰陽且移，必從四末始者，以十二經井原之氣，皆本於四支也。故凡瘧之將發，則四支先有寒意，此即其候。故治之者，當於先時未發之頃，堅束其處，謂四關之上也，使邪氣不得流行，乃察其孫絡之堅盛者，皆取之。今北人多行此法，砭出其血，謂之放寒，其義即此。故可令真氣自爲往來，而邪則無能并也。

〔吳〕堅束其處，謂臑上也。取血之法，今北人行之。

〔識〕志云：『堅束其四末，令邪在此經者，不得入於彼經，彼經之經氣，不得出而并於此經。』簡按：志注爲允當。《千金》載此文，『故先』以下四十三字，作『故氣未并，先其時一食頃，用細左索，堅束其手足十指，令邪氣不得入，陰氣不得出，過時乃解』，此亦自一法。

〔識〕『真往』，《大素》作『直往』，似是。

〔紹〕《大素》『真』作『直』，『而』下有『取』字，是。《新校正》特舉『直往』琦曰：『所謂迎而奪之。』

**○帝曰：瘧不發，其應何如？**

〔楊〕瘧病有休有作，其應何氣也？

**○岐伯曰：瘧氣者，必更盛更虛，當**隨**氣之所在也。病在陽則熱而脈躁，在陰則寒而脈靜。**

〔張〕瘧不發，謂其未作時也。欲察其應，當求氣之所在。故但於證之寒熱、脈之躁靜，可辨其病之陰陽也。

**○極則陰陽俱衰，衛氣相離，故病得休。衛氣集，則復病也。**

〔楊〕瘧氣不與衛氣聚，故得休止。若瘧氣居衛，與衛氣聚者，則其病復作。故病不發者，不與陰陽相應故也。

〔張〕瘧之或在陰或在陽，陰陽盛極，氣必俱衰，故與衛氣相離，而病得休止。及衛氣再至，則邪正分爭，病復作矣。

**○帝曰：時有間二日，或至數日發，或渴或不渴，其故何也？**

〔楊〕夫瘧之作，遲數不同，或不間日，謂一日一發也，或有間，隔日而發也，或間二日、三日一發也，或至數日一發，四日以去有一發也。諸間二日以去温瘧，人多不識，不以爲瘧，宜審察之，以行補寫也。《本草滙》卷五曰：『瘧寒熱，日作者邪客淺，間作者邪客深。』

**○岐伯曰：其間日者，邪氣與衛氣客於六府，而有時相失，不能相得，故休數日乃作也。**

〔楊〕瘧氣衛氣俱行，行至六府，穀氣有時盛衰，致今二氣相失，數日乃得一集，集時即發，故至數日乃作也。案：『今』恐『令』誤。

〔張〕客猶言會也。邪在六府，則氣遠會希，故間二日，或休數日乃作也。

〔志〕六府者，謂六府之募原也。六府之膜原者，連於腸胃之脂膜也。相失者，不與衛氣相遇也。蓋六府之募原，其道更遠，氣有所不到，故有時相失，不能相得其邪，故或間二日，或數日乃作也。倪仲之（當作倪冲之）曰：『藏之膜原而間日發者，乃胸中之膈膜其道近，六府之膜原更下而遠，故有間二日，或至於數日也。』

案：此所云『六府』，志聰斷爲『六府膜原』，可從。《舉痛論》所云『小腸膜原』，《靈樞·官能篇》云『膈有上下，知其氣所在』。所云『上膈』爲橫隔膜，則『下膈』則爲小腸膜原可知也。因考瘧邪之氣在於營分者爲日作，在五藏膜原者爲間日發，在六府膜原者爲間數日發也。小腸募原說，具於《舉痛論》中。

（眉）《舉痛論》『寒氣客於腸胃之間，膜原之下』王注：『膜謂鬲間之膜，原謂鬲肓之原。』可證此云『六府』者，即謂鬲之原系也。

**○瘧者，陰陽更勝也。或甚或不甚，故或渴或不渴。**

〔楊〕陰勝寒甚不渴，陽勝熱甚故渴也。

案：前說不發之理，次說日發間日發之理，此亦說渴與不渴之理。前文未了之義，反復丁寧，說盡至於此也。

**○帝曰：論言夏傷於暑，秋必病瘧。**

案：此云『論言』，《生氣通天論》言爲岐伯語，而冠以『是以』二字，《陰陽應象大論》爲黄帝言，而冠以『故曰』二字。據此考之，則此是傳聞之古論，而不與古經之文同歟。蓋黄帝家書已有經書、論書二件，故或云『經言』，或云『論言』，其所出自異耳。或曰古經中自有論，非别有論書也。理或然矣。馬、吳、張共曰論即《生氣通天》及《陰陽應象》二論。此説非是。蓋二論共王冰所名，非古有此名，經文『論』字自是别義可知也。

**○今瘧不必應者，何也？**

〔楊〕夏傷於暑，秋必痻瘧。今瘧之發，不必要在秋時皆發，其故何也？

**○岐伯曰：此應四時者也。其病異形者，反四時也。**

〔楊〕或夏傷於暑，或冬傷於寒，以爲瘧者，至其發時，皆應四時，但病形異耳也。

〔志〕伯言夏傷於暑，秋必病瘧者，此應四時者也。應四時者，隨四時陰陽之氣，升降出入而爲病也。其病異形者，反四時也。反四時者，非留畜之邪，乃感四時之氣而爲病也。

**○其以秋病者，寒甚。以冬病者，寒不甚。以春病者，惡風。以夏病者，多汗。**

〔楊〕誣，於路反。畏誣也。言同傷寒暑，俱以四時爲瘧也。秋三月時，陰氣得勝，故熱少寒甚也。冬三月時，陽生陰衰，故熱多寒少也。春三月時風盛，故惡風也。夏三月時温熱盛，故多汗也。

〔志〕秋時陽氣下降，天氣新涼，故感秋涼之氣而爲病者寒甚。冬時陽氣伏藏於内，即受時行之寒，得陽氣以化熱，故寒不甚。春時陽氣始出，天氣尚寒，故惡風。夏時陽氣外泄，腠理空疎，故多汗。此隨感四時之邪，而即爲病瘧也。倪冲之曰『春傷於風，故惡風。夏傷於暑，故多汗。秋傷於濕，故寒甚。冬傷於寒，則爲病熱。故寒不甚』，蓋言風寒暑濕之邪，在四時而皆能病瘧也。

案：此言瘧不必秋時，四時皆有也。

**○帝曰：夫病温瘧與寒瘧，而皆安舍，舍於何藏？**

〔楊〕問寒温二瘧所居之藏也。

〔眉〕《千》十ノ廿二ウ。

**○岐伯曰：温瘧者，得之冬中於風寒，氣藏於骨髓之中。**

〔張〕風雖陽邪，其氣則寒，故風寒可以並言。

案：《傷寒論・傷寒例》云『不即病者，寒毒藏於肌膚（《病源》《千金》並作『肌骨』），至春變爲温病，至夏變爲暑病』與此文義同。蓋與傷寒與瘧均是風寒，其所入之處亦同，但其發泄之證，或爲瘧證，或爲傷寒，至此自異其名耳。其或爲傷寒，或爲瘧者，依其人陽氣之虚實，與其邪毒氣之厚薄而異之也。蓋其爲瘧證者，其人有宿飲，故邪不能入於胃中，在營分募原水血之中，而爲寒熱休作證也。

**○至春則陽氣大發，邪氣不能自出，因遇大暑，腦髓爍，肌肉消，腠理發泄。或有所用力，邪氣與汗皆出，此病藏於腎，其氣先從内出之於外也。如是者，陰虚而陽盛，陽盛則熱矣。衰則氣復反入，入則陽虚，陽虚則寒矣，故先熱而後寒，名曰温瘧。**

〔楊〕此言温瘧所舍之藏，謂冬三月時，因腠理開得大寒。氣深入至於骨髓，藏於腎中，至春陽氣雖發，亦不能出，在内銷於腦髓，銷澤脈肉，發洩腠理，有因用力汗出，其寒氣從内與汗俱出，是則陰虚。陰虚陽乘，内盛爲熱，故先熱也。熱極復衰，反入於内，外陽復虚，陽虚陰乘爲寒，所以後寒，故曰温瘧也。

〔馬〕其寒氣藏於骨髓之中，正以腎主骨也。此病始時何所舍藏，實藏之於腎也。正以腎主於冬，冬時藏邪。由風府下行於伏膂之脈，故曰腎藏之也。又復上行出缺盆之中，則從内而出之外矣。如是者始而陰出之陽，則陰虚而陽盛，陽盛則熱矣。既而陽氣逆極，則氣復反入，則陽虚，陽虚則寒矣。故先熱而後寒，病名曰温瘧也。由此觀之，則温瘧之所舍者腎耳。

案：『藏骨髓中』，馬注以爲腎藏部分伏膂之脈，可從。諸注以爲腎主骨，故邪氣藏於骨髓中者，非是。蓋邪氣無藏入於髓中之理，只是其邪深藏，故曰『氣藏於骨髓之中』。《傷寒論》所云『骨節疼痛』與此同理。骨節非知覺痛痒之物，唯是纏繞骨節之筋絡生疼痛，即熱入血分之證耳。

案：此陰陽亦謂營衛也，與上文陰陽同義。再明隨營衛運行之機，發寒熱之理也。諸注不可從。『先熱後寒』，説具於前十四葉背。

**○帝曰：癉瘧何如？岐伯曰：癉瘧者，肺素有熱，氣盛於身，厥逆上衝，中氣實而不外泄。因有所用力，腠理開，風寒舍於皮膚之内，分肉之間而發，發則陽氣盛，陽氣盛而不衰則病矣。其氣不及於陰，故但熱而不寒。**

〔張〕肺素有熱者，陽盛氣實之人也，故邪中於外，亦但在陽分，而不及於陰，則但熱不寒也。

〔楊〕癉，熱也。素，先也。人之肺中，先有熱氣，發於内熱，内熱盛而不衰，以成癉瘧之病也。

**○氣内藏於心，而外舍於分肉之間，令人消爍脱肉，故命曰癉瘧。帝曰：善。**

〔楊〕爲寒氣所發，熱氣不反之陰，故但熱不寒。神引寒氣藏心，而舍分肉之間，故能銷鑠脱肉，令人瘦瘠。然則無寒獨熱，故曰癉瘧也。

〔張〕氣藏於心，陽之藏也。熱在肌肉之間，令人消爍。然則癉瘧之所舍者，在肺心兩經耳。

〔箚〕寛案：消爍、（《大素》作）銷鑠通用。《史·鄒陽傳》『衆口鑠金，積毀銷骨也』。《太素》『爍』作

『鑠』，《金匱・瘧病篇》同。

案：此亦重明癉瘧之理也。蓋『肺素有熱，氣盛於身』者，是痰熱也。『厥逆上衝中氣實而不外泄』者，痰中挾邪結實不通，因發四逆證，與四逆散證同。《大素》無『衝』字，似是。『上中氣實』者，謂胸上鬲中飲邪結實不通也。此『中』字與前文所云『中外』之『中』同義。五ヲ『因有所用力，腠理開』，則囊舍皮膚分肉之間之邪氣至此而發。『發則陽氣盛，陽氣盛而不衰則病』者，乃衛陽之氣與邪氣共盛而爲熱也。『其氣不及於陰』者，言其邪氣入淺，不及募原之陰分也。故但發熱而不發寒，然其發熱有常期，故得名瘧。云『氣内藏於心』者，謂其邪氣迫在鬲膜上心藏之部位也。非在心藏中之謂也。蓋邪迫於心家，則邪火尤熾盛，外舍分肉之間。其熱盛，故令人消爍脱肉，消爍脱肉則津血殫盡，故名曰癉瘧也。

〔箚〕寬案：此篇曰『此』，曰『此氣』，曰『其氣』，皆指瘧而言也。

案：今通考本篇文，寒瘧多發於秋，温瘧多發於夏，共邪在募原也。癉瘧唯不入於募原，在鬲膜之邪也。故專從熱化而消爍脱肉，亦温瘧之類證也。蓋以《傷寒例》之則『温瘧』猶温病，『癉瘧』猶風温也。今以《金匱》治温瘧用白虎加桂湯推之，則癉瘧亦在白虎湯之例也。《千金》載仲景治瘧諸方，癉瘧、温瘧併舉，而主以白虎加桂湯，亦可以徵也。

文久壬戌小春廿四酉下刻燈下收毫於問津館

此日磐溪大槻翁應君命移於仙臺賦此詩以別

勿言分手隔天涯，
自有飛鴻報月花。
若比蕃夷通信遞，

素問攷注卷第十

一千里外是隣家。

牧羊齋主森立之

第三十五補

夫寒者陰氣也ヲ十四

〔楊〕夏遇小寒，藏於腠理皮膚之中，至秋復傷於風，先遇於寒，故先寒也，後傷於風，故後熱，此爲寒瘧也。

伏膂之脈ウ九

〔馬〕蓋腎脈循腰内後廉，貫脊屬腎。其直行者，從腎上貫肝鬲入肺中，以其貫脊循膂伏行，故謂之伏膂之脈也。

鼓頷ウ頷二

案：『頷』《大素》作『頷』，爲正字，可從。《説文》『頷，顄也』『顄，頤也』是也。『頷，面黄也』自別義。

命曰癉瘧ヲ廿六

《千金》十云：『夫瘧之且發也，陰陽之且移也，必從四末始也。陽已傷，陰從之，故氣未并。先其時一食頃，用細左索緊束其手足十指，令邪氣不得入，陰氣不得出，過時乃解。』ヲ廿三

案：此一條接於前文『命曰癉瘧』之下，疑亦是古經之遺文，故録於此備考。

此病藏於腎ウ廿四

案：腎者，水藏。飲血亦水，邪在水中，因爲瘧，故以爲『此病藏於腎』也。

《示從容論》云『髀胞膀胱』，所云髀者，斥三焦也。此云腎者，亦與此同義，總三焦旁光募原而言之也。

## 刺瘧篇第三十六

**○黄帝曰：瘧而不渴，間日而作，奈何？岐伯曰：瘧而不渴，間日而作，刺足太陽。渴而間日作，刺足少陽。温瘧者，汗不出，爲五十九刺。**

〔楊〕足太陽在陰主水，故不渴，間日發也。足少陽在陽，故渴而間日作也。此二皆寒瘧也。温瘧，傷寒所爲，故汗不出，以五十九刺。

案：此三條，《素問》在本篇末，《大素》廿五・十二瘧篇首出此，故今提出此，以備參考。如其考注，於篇末述之耳。

**○足太陽之瘧，令人腰痛頭重，寒從背起，先寒後熱，熇熇暍暍然。熱止汗出，難已。刺郄中出血。**

〔楊〕足太陽脈，從頭下背下腰，邪客之，故寒從背起。《明堂》『足太陽合，委中，療經瘧狀』與此同也。

《外臺》卅九《甲乙經》『委中，在膕中央動脈，主腰痛，俠脊至頭，沈沈然頭痛。寒從背起，先寒從熱，渴不止，汗乃出』。

今本《甲乙》『沈沈』作『几几』，『頭痛』作『頭重』，無『從』字。

案：《甲乙》此文，據《醫心方》卷二及皇國傳本古抄卷子本《明堂經》考之，則全是《明堂經》文也，今此楊注所謂《明堂》『委中療經瘧狀』者，正與此合，而《外臺》所引蓋是古本面目，宜引徵也。

案：據《新校正》則全本、《甲乙》、巢元方並與《大素》同，而與《明堂》合，乃知今本《素問》恐是王氷所改。今本《病源》『渴止』作『渴而熱止』，《外臺》引《病源》與《素問》同，不與《新校正》所引合，尤可疑矣。

案：沈沈猶貞貞，古音貞、沈相通。

〔馬〕郄中者，即委中穴，係本經也，在膕中央約紋中動脈，刺五分，留七呼，灸三壯。王注又以爲金門者，未的。

**○足少陽之瘧，令人身體解㑊，寒不甚，熱不甚，惡見人，見人心惕惕然，熱多汗出甚，刺足少陽。**

〔楊〕足少陽脈，羈終身之支節，故此脈病，身體解㑊。足少陽與厥陰合，故寒熱俱不甚，惡見人也。若熱多，即汗出甚也。可取足少陽風池、丘虛等穴也。

案：『解㑊』說，已見《平人氣象》十八、《玉機真藏》十九中，古來只爲懈倦之義，而『㑊』未有明說。張云『㑊，跡也。形跡困倦也』，尤非。《刺要論》五十云『刺骨無傷髓，髓傷則銷鑠胻酸，體解㑊然不去』，王注：『解㑊謂強不強，弱不弱，熱不熱，寒不寒，解解㑊㑊然，不可名之也。』此注說得甚分明。而此王注云『如下句』，何其疏也。因考《刺要論》注『解㑊』之義，必是采用古注者，故與餘處不同歟。且據《刺要論》云『解㑊然』考之，則『解㑊』二字爲熟語可知也。蓋『解㑊』之急言爲『㣯』，《說文》『㣯，徼㣯受屈也』，又云『㤩，勞也』，段玉裁曰『㤩與㣯音義皆同，本一字耳』，又云『《史記·匈奴傳》《漢書·趙充國傳》皆云徼極，與徼㣯音異義同』，此說是也。《廣雅·釋詁》『㣯，極也』『㤩，勞也』，王念孫曰：『㣯者，《趙策》云「恐太后玉體之有所卻也」，《史記·趙世家》「卻」作「苦」。司馬相如《子虛賦》「徼𧮫受詘」。郭璞注云：「𧮫，疲極也」。《上林賦》「與其窮極倦𧮫」郭注云：「窮極倦𧮫，疲憊者也」。《方言》「𧮫，倦也」。《說文》「㣯，徼㣯受屈也」。「㤩，勞也」，並字異而義同。』窮、極、倦、𧮫，一聲之轉也。又案：《説文》丮部『谻，相踦谻也』。《繫傳》云『㣣，困劇也』。竊謂㣣與倦、極音義皆同，其義在於聲音也。緩言之曰徼㣣，徼㣣與解㑊亦一聲。其曰倦谻、曰踦谻、曰困劇，共一聲之轉而爲㣣之義。而《史記集解》引徐廣曰『谻音劇』，引郭璞曰『谻，疲極也。詘，盡也。言獸有倦游者，則徼而取之』，《索隱》引司馬彪云『徼，遮也。谻，倦也。謂遮其倦者』，是就字而爲説，不可從也。今考究『解㑊』二字之義，遂知古人注解之非，不亦奇乎。

《至真要大論》王注有『解㑊』説，宜參。《説文》『㑊，惰也』，段注曰：『醫經「解㑊」之「㑊」當作此字。』

案：俠谿在足小指次指歧骨間本節前陷者中，丘墟在足外廉踝下如前陷者中，風池在顳顬後髮陷者中，並爲足少陽膽經，皆主瘖瘧。見於《甲乙經》。

**○足陽明之瘧，令人先寒洒淅，洒淅寒甚，久乃熱，熱去汗出，喜見日月光火氣，乃快然。刺足陽明跗上。**

〔楊〕足陽明兩陽合明，故汗出去，喜見日月光明，見之快心也。足跗上，足陽明脈行也。

案：《千金》卅云：『衝陽，主瘧先寒洗淅甚，久而熱，熱去汗出。』三四ヲ《醫心方》卷二：『衝陽二穴，主瘧令人寒。』《外臺》引《甲乙》云：『衝陽，主皮先寒。』三十九ノ四一ヲ據《千金》及《醫心》『皮』恐『瘧』訛，今本《甲乙》無考。

案：『洒淅』與『洒洒』『洗洗』『赤色』同，皆形容憎寒戰栗之狀也。説見《本草經攷注》上品·阿膠條下。《大素》『淅』作『沂』，『沂』即『泝』俗字。『洒洒』已見《診要經終》十六中，《刺要篇》五十云『泝泝然寒慄』，《甲乙》作『淅然寒慄』。

案：脾土惡濕而喜燥，故『喜見日月光火氣，乃快然』也。

**○足太陰之瘧，令人不樂，好大息，不嗜食，多寒熱汗出。病至則善嘔，嘔已乃衰，即取之。**

〔楊〕足太陰脈，從胃別上膈，注心中，故瘧令人不樂，好大息也。脾胃主食，故脾脈病不嗜食，其脈入腹，屬脾胳胃，上膈俠咽，故病將極喜歐。歐已乃衰時，即宜取之也。

案：王注云：『即取之井俞及公孫。』《外臺》引《甲乙》云：『公孫，主瘧，不嗜食，多寒熱汗出。』《醫心》卷二引《明堂》作『主寒熱，汗出，不嗜食，多寒』。《千金》卷三十熱病第五云：『凡好太息，不嗜食，多寒熱，汗出。病至則喜歐，歐已乃衰，即取公孫及井輸。』ウ三二王氷所據蓋與《千金》合，其云『井俞』者，井者，隱白，俞者，太白是也。

**○足少陰之瘧，令人嘔吐甚，多寒熱。熱多寒少，欲閉户牖而處，其病難已。**

〔楊〕足少陰脈，貫肝膈入肺中，從肺出胳心，注胸中，故足少陰瘧，令人吐歐。甚則寒熱俱多於餘經瘧，其足少陰爲陽乘之，故熱多寒少，以其腎陰脈傷，故欲閉户而處，病難已也。

案：此不言刺者，蓋以其病難已故耳。王注云『太鐘太谿悉主之』，是據《甲乙》。《甲乙》作『其病難已，取太谿』。《外臺》卅九云：『太谿，主瘧，欬逆心悶不得臥，嘔甚，熱多寒少，欲閉户而處。』ウ五五

〔張〕腎病則陰虚，陰虚故熱多寒少。病在陰者喜靜，故欲閉户牖而處。

〔識〕其『病難已』下，《甲乙》有『取太谿』三字。依上文例，當有此三字。張云：『腎爲至陰之藏，而邪居之，故病深難已。』

**○足厥陰之瘧，令人腰痛，少腹滿，小便不利，如**癃**狀非**癃**也。數便，意恐懼，氣不足，腹中悒悒，刺足厥陰。**

〔楊〕足厥陰環陰器抵少腹，故腰痛少腹滿，小便不利如癃。癃，淋也，小便不利如淋也。其脈屬肝胳膽，膽爲足厥陰府，故膽傷恐懼，氣不足，腸中邑邑也。可刺足厥陰五輸中封等穴也。

案：《千金》卷三十瘧病下云：『中封，主色蒼蒼然，太息振寒。』《外臺》同。

案：王冰云：『太衝主之。』案：《外臺》三十九卷云：『太衝，主腰痛少腹滿，小便不利如癃狀，羸瘦，意恐懼，（當補『氣』）不足，腸中邑邑。』《醫心》引《明堂》云：『大衝，主腰痛少腹滿，小便不利，腸中邑邑。』

案：楊注云，中封等穴，則不專指中封，而太衝亦兼言耳。

案：『腹中悒悒』宜從《大素》作『腸中邑邑』，乃與《明堂》《甲乙》合。《本草經》中品『桔梗治腹滿腸鳴幽幽』『丹參治心腹邪氣腸鳴幽幽如走水』，蓋幽幽、邑邑音義共同。邑與泱、汪、欸、啞等字其聲正通。邑邑者，謂水走腸間之皃也，與漉漉相似而自異。漉漉者，其聲大可聞，邑邑者，其聲小，雖有不可聽，如囊中盛水狀不轉移也。乃憂悒、鬱悒等之義，亦出於此也。

〔識〕汪昂云：『按：傷寒言足經，而不及手經。本篇論瘧，亦言足而不及手經，本不傳（當補「手」）乎。抑足經可以該手經也。篇後言府瘧，僅胃府，而不及他府，又豈以胃爲六府之長乎。』《此事難知》載李杲治足六經瘧方，當并考。

案：此唯說足六經之瘧者，蓋瘧邪多入營分陰經中，其入陽經氣分者甚少，故先說足六經之瘧也，自餘肺心二瘧，後文說之，即是肺心二經之瘧，其熱邪迫於二藏之部位者，故刺手太陰陽明及手少陰，亦是至少，不常有之證耳。

（眉）《真本明堂》卷一『天（當作『中』）府』下曰『胸中滿色色然』，楊注：『色色惡寒狀，有本作邑邑。』

（眉）《千金》卷三十脹滿篇『章門主腸鳴盈盈然』，又《水腫篇》『大敦主臍腹邑邑』。

（眉）《慧音》卷十七『悒悒，音立反。與邑同』。王注《楚辭》云：悒，又憎歎息也。《蒼頡篇》云：不舒之皃也。《說文》『不安也。從心邑聲也』。

**○肺瘧者，令人心寒。寒甚熱，熱間善驚，如有所見者，刺手太陰陽明。**

《千金》十ノ廿八ウ

〔楊〕以上言經病爲瘧，以下言藏病瘧，肺以逼心故肺病。心寒喜驚，妄有所見，宜取肺之藏府表裏之脈也。

〔張〕此下言五藏瘧刺，而并及於胃也。肺者心之蓋也。以寒邪而乘所不勝，故肺瘧者令人心寒。寒甚復熱，而心氣受傷，故善驚如有所見。當刺其表裏二經，以寫陽明之實，補太陰之虛也。

案：心寒者，心煩之反，謂心中竦竦栗栗生寒戰也。即爲肺之部位，而爲肺之證候。注家或爲『心氣不足』馬、志者，非是也。

案：肺熱引及於心家，故善驚如有所見也，是飲中有熱之候。志云『心者神之舍也。神精亂而不轉，卒然見非常物』，非是也。

**○心瘧者，令人煩心。甚欲得清水，反寒多，不甚熱，刺手少陰。**

案：《甲乙》以下有『是謂神門』四字，《千金翼》同《千金》十ノ廿八ヲ。

〔楊〕心中煩熱，故欲得冷水及欲得寒，以其是陽，得寒發熱，故欲得寒多也。其寒不甚，其熱甚也。心經手少陰受病，遂令心煩，非心受病。又心有神，不可多受耶氣，非脈不受耶也，故令煩心。療在手少陰少海之穴也。

案：『煩心』與『心煩』同，謂心中煩熱悶亂也。《外臺》引《甲乙》云：『神門，主瘧，心煩，甚欲得冷水，寒則欲處熱。』卌九ノ四八ヲ據此，則王注是也。

〔張〕瘧邪在心，故煩心甚，欲得水以解也。心本陽藏，爲邪所居，則陽虚陰盛，故反寒多而不甚熱。

案：瘧邪在心，此説非是。若謂『瘧邪入於心經』則可。

**○肝瘧者，令人色蒼蒼然，太息，其狀若死者，刺足厥陰見血。**

《千金》十ノ廿八ヲ

〔楊〕肝瘧病甚，則正色見，故倉倉然也。倉，青也。病甚氣奔，故大息出之，可取肝之經胳，見血得愈也。

案：此所説五藏瘧，與《風論》五藏風，《痺論》五藏痺，《金匱》五藏中風，其義皆同，即謂邪氣迫近於五藏之部位，非謂邪入藏中也。與前文所云『足太陽之瘧』，邪在經者不同，《風論》四二ノ八ウ云『風中五藏六府之俞，亦爲藏府之風』可以徵矣。

案：（《大素》作）『倉』即『蒼』之古字。《説文》『蒼，艸色也』，本謂青白綠色也，轉注之凡青白、青黑、青黄、青赤之色，並皆謂之蒼也。

案：中封穴，《千金》卷三十云：『主色蒼蒼然，太息振寒。』三三ウ《外臺》卌九引《甲乙》云：『主色蒼蒼然，太息如將死狀，振寒。』二七ウ足厥陰肝經凡十一穴各二，而無一治瘧之文，故王氏以當之歟。

**○脾瘧者，令人寒，腹中痛，熱則腸中鳴，鳴已汗出，刺足太陰。**

《千金》十ノ廿八ヲ

〔楊〕脾脈足太陰脈，屬脾胳胃連腸，以穀氣盛，故寒疾腹痛腸鳴，可取脾之經脈大都、公孫、商丘等穴也。

〔張〕脾以至陰之藏，而瘧邪居之，故令人寒。脾脈自股入腹，故爲腹中痛。寒已而熱則脾氣行，故腸中鳴。鳴已則陽氣外達，故汗出而解也。

案：水濕氣入迫於脾，則戰寒腹痛，脾氣漸運，則寒去熱來，至此則腹痛止而腸鳴起，爲腸鳴者，水濕氣發泄之徵也，故當汗出。當是時也，小便亦當通利，蓋一時之勢也。

案：商丘，《外臺》卅九引《甲乙》云：『主瘧寒，腸中痛，已汗出。』三七ヲ《千金》三十云：『商丘主痎瘧熱。』三四ヲ《醫心》二云：『主瘧寒腹中痛。』三十七ヲ

**○腎瘧者，令人洒洒然，腰脊痛宛轉，大便難，目眴眴然，手足寒，刺足太陽少陰。**

《千金》十ノ廿八ウ

〔楊〕詢，請也。謂有詢請，舉目求之。詢詢傍記云：《切》相倫反，舉目視專也。洒，音洗。謂惡寒也。腎脈貫脊，屬腎胳膀胱，故腰脊痛宛轉，大便難也。其脈從腎上貫肝膈，肝脈入目，故詢詢然。又或爲眩，腎府膀胱足太陽脈起目内眥，故令目眩也。足少陰太陽上連手之少陰太陽，故手足寒也。取此腎之藏府二脈也。

案：『洒洒』已見《診要經終》十六中。《本草經》作『洗洗』同義，《甲乙》作『悽悽』亦同。

〔張〕洒洒，寒慄貌。腎脈貫脊屬腎，開竅於二陰，故腰脊之痛苦於宛轉，而大便難也。眴眴然，眩動貌，目視不明，水之虧也。手足寒，陰之厥也。

案：宛轉，熟語雙聲，謂腰脊痛之狀宛轉然也。言身體屈申不自由，故作宛轉之貌也。《外臺》十六引《删繁》有『煩悶宛轉』文二ヲ，可併考。

案：《說文》『旬，目揺也。從目勻省聲。或作眴』。《廣韻》『眴，許縣切。目動』。《大素》作『詢』，

亦『眴』之假借歟。楊注就字爲説，非是。

〔馬〕王注以膀胱經之委中，腎經之大鐘主之。

『委中』已見前一ウ。『大鐘』《外臺》引《甲乙》云：『悽悽腰脊痛宛轉，目循然。』三十九ノ五十六ヲ《千金》云：『主多寒少熱。』三十ノ卅三ウ

（眉）《甲乙》卷九・第八篇『腰脊痛宛轉，目循循，大鐘主之』。

（眉）《千金》卷十九・補腎第八『人三湯治少腹急痛，宛轉欲死』。

**○胃瘧者，令人且病也。善飢而不能食，食而支滿腹大，刺足陽明太陰橫脈出血。**

《千金》十ノ廿九ヲ

〔楊〕疸，音旦，内熱病也。胃受飲食，飲食非理，致有寒熱，故胃有瘧也。胃脈足陽明，屬胃胳脾，故胃中熱，善飢不能食，腹䐜滿也。足陽明大胳，即大橫脈也。

〔張〕府有六，而此獨言胃者，以胃爲六府之長也。邪在陽明則胃病及脾，故善飢不能食，而支滿腹大也。當兼刺陽明之表裏。王氏曰：『厲兑、解谿、三里主之。足陽明者，取此三穴。足太陰刺其橫脈出血，謂足内踝前斜過大脈，則太陰之經。』蓋即商丘也。

案：厲兑，《外臺》引《甲乙》云：『主瘧，不嗜食，腹寒脹滿。』卅九ノ四十ウ『解谿，瘧瘈瘲驚。』四一ヲ『三里，主陽厥悽悽而寒。少腹堅，消中，小便不利，善噫聞食臭，胃氣不足，熱中消穀善飢。』四二ヲ『商丘，瘧寒，腸中痛，已汗出，腹滿嚮嚮不便。』三七ヲ《千金》云：『厲兑，主瘧，不嗜食，惡寒。』三十ノ三四ウ『三里，主痎瘧，少氣。』『商丘，主痎瘧熱。』三四ヲ

案：《大素》（『旦病』）作『疸病』。楊注以爲『内熱病』，蓋是以『疸』爲消癉之字也。然則《素問》

『旦』字『疸』之古字，而爲『癉』之假借歟。旦、單通用，其例甚多。《莊子·馬蹄》『澶漫爲樂』，《釋文》：『澶，本又作儃。崔本作但，音燀。』又鱣魚之字或作『鮔』。此『癉』作『疸』，亦同義，與黄疸字自別。《甲乙》『三里』下『主陽厥，消中，熱中』者，此所云『旦病』之謂，蓋胃熱煎迫内熱諸證是也。『癉』解已見《脈要精微第十七》中。《千金》十ヲ二九載此文，亦作『旦病』，與《素問》合。

案：『太陰横脈』，王注以爲足内踝前斜過大脈，張注以爲商丘，共可從。楊注以爲陽明大胳，非是。蓋大陰脾經行腹部之外，下足皆直行，但至足内踝前而横行，宜於是刺出血，不可餘處也。

**○瘧發身方熱，刺跗上動脈，開其空，出其血，立寒。**

〔楊〕以前諸瘧中，温瘧將欲熱時，可刺足跗上動脈。動脈即衝脈，爲五藏六府之海，故刺之以療十二瘧也。開空者，摇大其穴，熱去立寒也，或寒衰方熱也。

〔馬〕刺跗上之動脈，當是衝陽穴也。蓋足陽明胃經者，乃五藏六府之長也。故取其穴以刺之，足跗上五寸動脈，鍼三分，留十呼，灸三壯。按《鍼灸聚英》即衝陽穴，下載《刺禁論》云『刺足跗上大脈，血出不止死』，則衝陽無疑也。

案：衝陽主瘧，已解於前文ヲ三中。

案：『開其空』，楊以爲摇大其穴，似是。《靈樞·官能七十三》云：『遥大其穴，氣出乃疾。』《大素》十九知官能載此文『遥』作『摇』。《素問·調經論六十二》云：『寫實者云云，外門不閉，以出其疾，摇大其道，如利其道，是謂大寫。』王注：『言欲開其穴而泄其氣也。』是釋『摇大』二字以『開』一字，與此楊注正相合矣。

（眉）空音孔。

**○瘧方欲寒，刺手陽明太陰，足陽明太陰。**

〔楊〕以前諸瘧之中，寒瘧可刺手足陽明太陰，手陽明脈商陽、三間、合谷、陽谿、遍歷、温留、五里等。足陽明神庭、開明、天樞、解谿、衝陽、陷谷、厲兑等。手太陰列缺、太泉、少商。足太陰大都、公孫、商丘等穴。或熱衰方寒也。

案：據楊注手陽明之商陽、三間、合谷、陽谿、偏歷、温留、五里，足陽明之神庭（督脈足太陽陽明之會）、天樞、解谿、衝陽、厲兑，手太陰之列缺、太泉（即太淵）、少商，足太陰之大都公孫、商丘。並爲主瘧之穴（《外臺》引《甲乙經》），但陷谷無主瘧之文。開明一穴未詳何處，存疑。

案：楊以前條爲温瘧，以此條爲寒瘧，可從。前云『發身方熱』者，謂寒去熱來之時也。此云『瘧方欲寒』，謂未發戰栗之前也。應知温瘧雖云先熱後寒，最初非無寒，有少寒後方發熱也。『發、方』『方欲』字可着眼而看矣。

以上自篇首至此，《大素》卷廿五・十二瘧載之。

**○瘧脈滿大急，刺背俞，用中鍼，傍伍胠俞各一，適肥瘦出其血也。**

以下至『失時也』，《大素》卷卅刺瘧節度載之。

〔楊〕滿，盛也。脈大，多氣少血也。急，多寒也。瘧病寸口脈盛，氣多血少而寒，可取背輸。有療瘧者，用中鍼刺輸傍五取，及胠輸兩脅下胠中之輸。有療瘧者，左右各一取之。取之適於肥瘦，出血多少。傍，左右箱之也。

〔張〕滿大急，陽邪之實也。背爲諸陽所出，故當刺之，即五胠俞也。胠者，脇也，一曰旁開也。《水熱穴論》曰『五藏俞傍五，以寫五藏之熱』，即此謂也。蓋此五者，乃五藏俞傍之穴，以其傍開近脇，故曰傍五胠俞，即魄户、神堂、魂門、意舍、志室也，皆足太陽經穴。適肥瘦出血者，謂瘦者淺之少出血，肥者深之多出血也。

此説似是。但此五俞不主瘧，則王注以背俞爲大杼，以五胠俞爲譩譆，共主瘧，似可從。馬云『自附分魄户、膏肓、神堂、數至、噫嘻爲第五，故曰五胠俞』，是亦一説。然此只在太陽俞上，適肥瘦而刺出血，不必主瘧耳。

又案：張注可從，王注以背俞爲大杼，非是。蓋『刺背俞，用中鍼，適肥瘦出其血』是爲本文。『傍五胠俞各一』者，『背俞』之注脚也，古文往往有此例，自相爲經傳也。

案：中鍼者，謂鈹鍼也。在九鍼之第五等，故曰中鍼。《大素》於後文曰『第五鍼』，楊注以爲鈹鍼，可以徵矣。

案：『傍伍』宜（從《大素》）作『傍五』，『伍』連『傍』字而衍人旁者也。古抄本作『五』，元板同。

○**瘧脈小實急，灸脛少陰，刺指井。**

〔楊〕脈小者，血氣皆少。瘧病診得寸口之脈血氣皆少，而實而多寒，可灸足少陰療瘧之輸，并指有療瘧之井也。

（眉）案：『并』下恐脱『刺』字。

案：『復溜，主瘧熱，少氣，足胻寒，不能自温』《外臺》《甲乙》引。『至陰，瘖瘧寒熱』上同。故灸足少陰腎經之復留，而鍼足太陽膀胱經之至陰，扶助正氣驅散邪氣也。

〔高〕先灸後刺，助正散邪之法也。

〔張〕脈小實急，陰邪勝也。

**○瘧脈滿大急，刺背俞，用五胠俞背俞各一，適行至於血也。**

案：據《大素》則『胠俞各一』四字，爲『背俞』二字注脚也。（《大素》）『用第五鍼，適行至於血也』，乃爲本文。（《大素》無下『背俞』二字。）

〔楊〕第五鈹鍼，以取大膿，今用刺瘧背輸，可適行至血出而已之也。

〔識〕簡按：志、高以爲申明前義，非也。今從《新校正》刪廿二字。

案：此一條《大素》有之。《新校正》於後文云：『詳從前瘧脈滿大至此，全元起本在第四卷中，王氏移續於此也。』據此，則此條全本亦載可知也。然則古來此條重複在此，但其文小異。前云中鍼，此云第五鍼。前云傍五胠俞，此云胠俞。前云適肥瘦出其血，此云適行至於血也。其文義互相發，不可輒刪去也。如此文例甚多，文中自相爲經傳也。

**○瘧脈緩大虛，便宜用藥，不宜用鍼。**

〔楊〕脈緩者多熱，瘧病診寸口脈，得多熱多氣少血虛者，可用藥。用藥者，取所宜之藥以補也。

〔志〕脈緩大虛，血氣兩虛也。

〔張〕鍼有寫而無補，故脈虛者不宜用鍼。《脈度篇》曰『盛者寫之，虛者飲藥以補之』，即此之謂。

**○凡治瘧，先發如食頃，乃可以治，過之則失時也。**

〔楊〕此療瘧時節也。

〔高〕過其食頃之時，則爲失時。失時而治，治無益也。

案：此於未發前用鍼者，即截瘧之意也，《金匱》蜀漆散方後云『未發前以漿水服』是也。餘藥非此例也。治凡瘧者，或不拘時服，不可膠柱此文也。鍼藥雖異，其意正同。

**○瘧不渴，間日而作，取足陽明，渴而日作，取手陽明。**

〔楊〕瘧不渴取足陽明，渴取手陽明，皆取所主輸之。

案：此一條《大素》有，《素問》無，今據《大素》補於此。《靈・雜病篇》文同。

案：此論不渴間日瘧，與渴而日作瘧，其治不同也。與此篇末所云『渴不渴間日』瘧少異，非重複也。與前『瘧脈滿大急』條同例，宜存而不論矣。足陽明爲胃經，厲兌、衝陽之屬是也，專主寒瘧。手陽明爲大腸經，三間、合谷之類是也，專主温瘧。

自『瘧脈滿大』至此，《大素》卅刺瘧節度載之。

**○諸瘧而脈不見，刺十指間出血，血去必已。先視身之赤如小豆者，盡取之。**

《千金》十ノ廿九ウ

〔楊〕十二種瘧，各有胳脈見者，依刺去之。若胳不見，足陰陽脈，刺足十指間，手陰陽脈不見，刺手十指間，皆去血必已。又諸瘧將衰，身上有如赤小豆結起者，皆刺去也。

〔紹〕楊以脈爲胳脈，難從。《儒門事親》曰：『會陳下有病瘧二年不愈者，止服温熱之劑，漸至衰羸，命予藥之。余見其羸，亦不敢便投寒凉之劑，乃取《内經・刺瘧論》詳之。曰：諸瘧不已，刺十指間出血。正當發時，余刺其十指出血，血止而寒熱立止，咸駭其神。』《醫學讀書記》曰：『凡諸瘧而脈不見，刺十指間出血，血出必已。必初病脈不出者，多是氣血壅遏所致，無用張皇。遽投温補，亦致敗事。』

案：此云脈不見，熱厥之尤甚者也。故用指間鍼法。若是虛證無脈者，非此例也。身中發赤，亦是熱厥之證也。

〔張〕脈不見者，邪盛氣逆而脈伏也。故當刺十指之血，以寫其實。

**○十二瘧者，其發各不同時。察其病形，以知其何脈之病也。先其發時如食頃而刺之。**

〔楊〕此言通療十二種瘧，並於瘧未發先一食之頃，刺之必已也。

〔張〕十二瘧者，如前之六經六藏也。其發不同。故當因其形證，而察屬何經之病。

〔眉〕案：《外臺》及《醫心方》等十二瘧，宜參。

**○一刺則衰，二刺則知，三刺則已。**

〔楊〕一刺病衰，病人未覺有愈。二刺知愈，其病未盡。三刺病氣都盡也。

〔張〕一刺之病氣雖衰，猶未覺也，故必再刺，始知其效。三刺而後病可已。

**○不已，刺舌下兩脈出血。不已，刺郄中盛經出血，又刺項已下俠脊者，必已。舌下兩脈者，廉泉也。**

〔楊〕如前刺之不已，可變法刺。凡有三刺，一刺舌下足少陰脈，任脈廉泉之穴。二刺膕内委中，檢無郄中，或可刺於膕内郄穴、委中之中，足太陽盛經出血。三刺項下俠脊足太陽太杼、譩譆等穴。

〔識〕《甲乙》泉下有『穴』字。簡按：諸家爲任脈之廉泉，非也。任脈廉泉只一穴，不宜言兩脈，此言足少陰廉泉也。《氣府論》云『足少陰舌下各一』，王注：『足少陰舌下二穴，在人迎前陷中動脈前，是曰舌本左右二也。』《根結篇》云：『少陰根於湧泉，結於廉泉。』可以互證。

案：廉泉，《明堂》云：『一穴，一名本池。在頤下結喉上舌本，刺入二分留三呼，灸三壯。主舌本腫，難以語言。舌瘲，涎唾自出，欬逆上氣，喘嘔沫，齒噤。』《醫心》二ノ八ウ《千金》卷廿九明堂三人圖正面部中行『廉泉，在頷下結喉上舌本』。一二ウ《外臺》卷卅九引《甲乙》云：『陰維任脈之會。』餘與《醫心》同。六十二ヲ 據此，則足少陰腎經之廉泉，奇經陰維之廉泉共同處，而爲中行一穴。但《素問》刺瘧論、氣府論以爲左右二穴，不與餘處合，與《明堂》異。蓋經脈熱盛者，與郄中俠背同在左右刺之，是爲臨時之要法，非廉泉之穴有二所之謂也。

**○刺瘧者，必先問其病之所先發者，先刺之。**

〔楊〕先問者，問其瘧發之先，欲療其始，同而知之也。（案：「同」恐「問」訛。）

**○先頭痛及重者，先刺頭上。**

〔楊〕先取督脈神庭、上星、囟會、百會等穴。（案：此四穴皆主瘧，見《甲乙》。）

**○及兩額、兩眉間出血。**

〔楊〕兩頷眉間取胳出血。（《大素》「額」作「頷」）

案：王注以爲懸顱、攢竹等穴，然兩額眉間，《甲乙》中無主瘧穴，蓋與上星、神庭等同在督脈上中行取之也。楊不正言穴處者，似是。

**○先項背痛者，先刺之。**

〔楊〕先起項及背者，先刺項及背療瘧之處也。

案：王注項爲風池、風府，背爲大杼、神道，考《甲乙》共主瘧，但風府無主瘧文。

**○先腰脊痛者，先刺郄中出血。**

〔楊〕刺委中之郄也。

案：《醫心》卷二引《明堂》『委中，主腰痛俠脊至頭』。（三十ウ）《外臺》卷卅九（六六ウ）引《甲乙》同。

〔眉〕《靈·本輸第二篇》云：『委中，膕中央，委而取之。』

**○先手臂痛者，先刺手少陰陽明十指間。**

〔楊〕手表裏陰陽之脈，十指之間也。

〔識〕張云：『手少陰陽明，皆以井穴爲言。又刺十指間者，各隨其所病之經也，亦取井穴。』志云：『謂十指間之少衝商陽也。』高同。簡按：據《新校正》作手陰陽，似是。然下文云『足陽明十指間』，則志説爲是。

案：少衝，《外臺》卷卅九引《甲乙》云：『一名經始，在手小指内廉之端，去爪甲如韭葉。主乍寒乍熱，手捲不伸，掌痛引肘腋。』[四七ウ]爲手少陰心脈之所出也。『商陽，一名絶陽。在手大指次指内側，去爪甲角如韭葉。右取左，左取右，主臂瘈引肩痛引缺盆，手陽明大腸脈之所出也』。[二三ヲ]

案：十指間刺之者，專治手臂痛之法也，其穴處必在少衝、商陽二所也。《大素》作『陰陽』，與《素問》作『手少陰陽明』，文雖異義同耳。

**○先足脛痠痛者，先刺足陽明十指間出血。**

〔楊〕足陽明爲三陽之長，故刺足十指間出血，皆稱足陽明也。

〔志〕十指間之厲兑也。

案：厲兑，已前文『胃瘧』下解之，宜併看。[八ヲ]是陽明胃脈之所出，在足大指次指之端，去爪甲如韭葉。《外臺》引《甲乙》云：『主前仆，足脛寒。』[四十ウ]

**○風瘧，瘧發則汗出惡風，刺三陽經背俞之血者。**

〔楊〕此風瘧狀也。風瘧候手足三陽經之背輸，有瘧□穴處取之。

案：足太陽旁光經至陰、通谷、束骨、京骨並主痎瘧，手太陽小腸經少澤、前谷、後谿、腕骨並主痎瘧。王注以爲太陽，似是。

**○骱痠痛甚，按之不可，名曰胕髓病。以鑱鍼鍼絶骨，出血，立已。**

〔識〕張云：『其邪深伏，故名曰胕髓病。』吳本『胕』作『附』，高同，注云：『按之不可，痛在骨也。髓藏於骨，故名曰附髓病。』志云：『附，足面也。』倪仲宣云：『足胕乃陽明之部分，此風木之邪，賊傷胃土，故名曰胕髓病。』簡按：訓胕爲跗，太誤。痛在於骱，安得謂之跗。

案：『胕』即『附』之从肉者，猶『絡』作『胳』，『診』作『胗』之例。絶骨在外踝上，足少陽膽經脈氣之所行，蓋骱痠爲膽汁失運化之證，故刺此出血，則血得運化而立已之理也。絶骨諸説如左。

〔識〕簡按：王以絶骨爲陽輔，張以爲懸鍾。考《甲乙》『陽輔，在足外踝上四寸，輔骨前，絶骨端，如前二（當作『三』）分』，『懸鍾，在足踝上三寸』，而按經中無懸鍾穴，如陽輔，則見《本輸篇》，當從王注。（《本輸篇》云：陽輔，外踝之上，輔骨之前，及絶骨之端也。）又考《四十五難》『髓會絶骨』，今邪伏而附於髓，故鍼髓會之絶骨，以袪其邪也。

《外臺》卷十九脚氣門引蘇恭云：『絶骨二穴，在足外踝上，骨絶頭陷中。又云一夫是也。』（三五ヲ）『陽輔二穴，在絶骨前半寸少下是也。徐云：《明堂》無絶骨名，有陽輔二穴，在膝蓋下外側三寸傍廉骨，當小指兩筋間是也。《黄帝三部鍼灸經》丙卷，陽輔二穴在足外踝上四寸，輔骨端前三分，與此不同。』（同）

《千金》卷廿九《明堂》三人圖第一足少陽膽經十五穴遠近法第四云：『懸鍾，一名絶骨，在外踝上三寸動者中，足三陽胳。陽輔，在外踝上，輔骨前絶骨端，如前三分許，去丘墟七寸。』（十三ウ）又卷卅孔穴主對法四肢第三脚病下云『陽輔，主髀樞膝骨痺不仁』（廿三ウ），四肢病下云『絶骨，主四肢不舉』（廿五ヲ），又卷七脚氣門云『絶骨穴，在脚外踝上一夫，亦云四寸，是』（六ヲ）。

《千金翼》卷廿六·取孔穴法第一足少陽膽經十五穴第二十八云：『懸鍾，一名絶骨。在外踝上三寸動者中。』（十五ヲ）『陽輔，在足外踝上，輔骨前絶骨端。如前三分許，去丘墟七寸。』（十五ウ）

《外臺》卅九引《甲乙》云：『懸鍾，足三陽大絡，在外踝上三寸動者中，按之陽明脈絶，乃取之。』卅ヲ『陽輔，在足外踝上四寸，輔骨前絶骨端，如前三分許，去丘墟七寸，足少陽脈之所行也。爲經。』廿九ヲ《難經》四十五難云『髓會絶骨』，丁謂曰：『絶骨，是骨名也。其穴在外踝上四寸，陽輔穴是也。』虞庶曰：『絶骨乃陽輔穴也。』

案：以上諸説絶骨不一，今據《千金》及《翼》云『懸鐘，一名絶骨』爲正。《難經》注家以爲陽輔，非是。然外踝上三四寸之地，泛稱而言耳。

**○身體小痛，刺至陰，諸陰之井，無出血，間日一刺。**

〔楊〕人足胻痠痛，按之不可，名曰胕髓之病，可以鑱鍼。鑱出血也。五藏諸陰之井起於木，宜取勿出血也。有本『髓』爲『體』。

〔識〕『刺至陰』三字衍，當依《甲乙》删之。

〔紹〕《甲乙》『刺』字有。《原識》『三』字當作『二』。

〔志〕蓋井穴乃經氣之交，故邪在陽之氣分者，宜寫出其血，病在陰之經，而宜取陰之井者，可間日一刺，則邪氣自泄，不（疑衍）不必至於出血，以泄真陰之氣。

**○瘧不渴，間日而作，刺足太陽。**

〔張〕不渴者，内無邪，邪在表耳。故當刺足太陽。

**○渴而間日作，刺足少陽。**

〔張〕渴則邪在表裏之間，故當刺足少陽。《雜病篇》曰『瘧不渴，間日而作，取足陽明。渴而日作，取手陽明』，與此不同。

〔紹〕刺足陽明，見存《太素》同於本文，與《新校正》引異。《甲乙》曰：『《九卷》云：取足陽明。《素問》刺太陰。』刺足少陽，《太素》亦同於本文。《甲乙》引《九卷》與《新校正》引同。

**○温瘧汗不出，爲五十九刺。**

案：温瘧之邪，其入甚深，故熱而不汗出，與《傷寒論》所云『温病』相類，故爲五十九刺而漸解之耳。『五十九刺』見《刺熱論卅二》《水熱穴論六十》（當爲「六十一」）中。

自諸瘧至此，《大素》廿五・十二瘧載之。

文久壬戌十二月初五日燈下收毫於師義不師古齋中　竹嶼老人森立之

第三十六補

肺瘧ヲ五

案：列缺，《外臺》引《甲乙》云：『主瘧甚熱驚癇如有見者。』卅九ノ廿一ウ《醫心》引《明堂》云：『列缺主瘧寒甚熱癇驚。』二ノ十四ウ據此，則本文『間』字恐是『癇』之古字，謂兩目上視間善驚者，即謂癇而驚也。

胃瘧ウ八

〔紹〕堅按：《千金方》十ノ廿九ヲ曰：『五藏並有瘧候，六府則無，獨胃府有之。』《三因方》曰：『病者寒熱，善飢而不能食，食已支滿，腹急疞痛，病以日行，名曰胃瘧。六腑無瘧，唯胃有者，蓋飲食飢飽，所傷胃氣而成，世謂之食瘧。或因諸瘧，飲食不節，變爲此證。』《景岳全書》曰：『《三因》所云胃瘧，既云飲食，則明是內傷。且先因於瘧，而後滯於食者有之，未有不因外邪，而單有食瘧者也。』

温瘧汗不出ウ十七

案：本篇凡五章，第一章爲足六經之瘧證刺法，第二章爲五藏及胃瘧之刺法，第三章爲温寒瘧之刺法，

第四章以瘧脈辨刺法，第五章明截瘧之刺法，因證各異之義。

刺瘧者十四ヲ

《千金》卷十廿九ヲ云：『凡灸瘧者，必先問其病之所先發者，先灸之。從頭項發者，於未發前預灸大椎尖頭，漸灸過時止。從腰脊發者，灸腎輸百壯。從手臂發者，灸三間。瘧灸上星及大椎，至發時令滿百壯。灸艾炷如黍米粒，俗人不解取穴，務大炷也。覺小異，即灸百會七壯。若後更發，又七壯。極難愈者，不過三灸。以足踏地，以線圍足一匝，中折從大椎向百會，灸線頭三七壯，炷如小豆，又灸風池二穴三壯。一切瘧無問遠近，正仰卧，以線量兩乳間，中屈從乳向下，灸度頭隨年壯，男左女右。五藏一切諸瘧，灸尺澤七壯，穴在肘中約上動脈是也。』

案：以上論灸瘧法，與此刺瘧法文法相似，蓋古經九卷有刺瘧、灸瘧二法。今《素問》只有刺瘧而無灸瘧，則真人所載是古經灸瘧法之遺文歟。今抄出於此，以備後考。

諸瘧而脈不見十一ウ

《千金》十廿九ウ云：『瘧，刺足少陰，血出愈。』

案：『諸瘧而脈不見』條後，《千金》有此八字一條，蓋亦古經之遺文。

腎瘧七ヲ

《千金》十卅ヲ云：『瘧多汗腰痛不能俛仰，目如脫，項如拔，崑崙主之。穴在足外踝後跟骨上陷中，灸三壯。』《外臺》卅九引《甲乙》同。《醫心》二三六ウ引《明堂》云『刺入五分，留十呼』爲『足太陽旁光脈』。

又云：『瘧實則腰背痛，虛則鼽衄，飛揚主之。穴在外踝上七寸，灸七壯。』《醫心》二三五ヲ引《明堂》云『刺入三分，留十呼』爲『足太陽旁光脈』。

十二瘧ウ十二

案：此云『十二瘧，察其病形，以知何脈之病』，則知前文六藏瘧，亦是經脈之病，非入於藏府中之謂也。

三五　痎瘖ヲ一　鼓頷ウ二　頷同　内外同　陰營陽衛ウ三　内中外ヲ五　汗空ウ六　作ウ八　募幕ウ十一　成盛ヲ十四　温瘧ウ十四　癉瘧ウ十五

熇熇渾渾漉漉ウ十六　六府募原ヲ廿二　論言ウ廿二　藏骨髓中ウ廿五　消爍ヲ廿六　募原ウ十

三六　解㑊ヲ二　洒淅ウ二　悒悒ヲ四　心寒ヲ五　煩心ウ五　五藏瘧ヲ六　眴眴ウ七　旦疸ウ七　中鍼ヲ十　第五鍼ウ十　胕髓病ヲ十五

絶骨ヲ十六　閒癇ヲ五

## 氣厥論篇第三十七

《大素》全存，出卷廿六寒熱相移下。

〔新〕按：全元起本在第九卷，與《厥論》相併。

〔眉〕《至真要論》『厥心痛』注：『氣厥，謂氣衝胸脅而凌及心也。胃受逆氣而上攻心痛也。』

**○黃帝問曰：五藏六府，寒熱相移者何？岐伯曰：腎移寒於肝，癰腫少氣。**

〔楊〕五藏病傳，凡有五耶，謂虛實賊微正等。耶從後來名虛耶，從前來名實耶，從所不勝來名微耶，從勝處來名賊耶，邪從自起名曰正耶。腎移寒於脾，此從不勝來也。謂腎藏得寒，傳與脾藏，致令脾氣不行於身，故發爲癰腫。寒傷穀，故爲少氣也。

〔新〕按：全元起本云『腎移寒於脾』，元起注云：『腎傷於寒而傳於脾，脾主肉，寒生於肉則結爲堅。堅化爲膿，故爲癰也。血傷氣少，故曰少氣。』《甲乙》亦作『移寒於脾』，王因誤本，遂解爲肝，亦智者之一失也。

〔志〕『肝』當作『脾』，脾主肌肉，寒氣化熱，則腐肉而爲癰膿，脾統攝元真之氣。脾藏受邪，故少氣也。

案：吳以癰腫爲水腫之義，張一説亦從之。《素問識》據此以駁王説，今不從。蓋癰疽者，脾腎二藏，胃膀二府之所關，説已詳於《靈樞·癰疽篇》中。《靈樞》卷廿四癰疽八十一云：『腸胃受穀，上焦出氣，以温分肉，而養骨節，通腠理脾胃主肌肉，津液和調，變化而赤爲血腎膀光爲氣血之原。』又云：『寒邪客於經絡之中肌肉，則血泣。血泣則不通，不通則衛氣歸之，不得復反氣血，故癰腫。』

案：『癰腫』已見第三十一ヲ第十七廿六ヲ中，宜併考。馬、志、高並據王注，可從。此云『移寒』，與《癰疽篇》云『寒邪客於經絡之中』政爲同義。

**○脾移寒於肝，癰腫筋攣。**

〔楊〕脾得寒氣，傳與肝藏，名曰微耶。以脾將寒氣與肝，氣擁遏不通，故爲擁腫。肝以主筋，故肝病筋攣者也。

〔志〕肝主血，寒則血凝泣。經曰：『榮氣不行，乃發爲癰。』肝主筋，故筋攣也。

**○肝移寒於心，狂隔中。**

〔楊〕肝得寒氣，傳與心藏，名曰虚耶。肝將寒氣與心，心得寒氣，熱盛神亂，故狂。鬲也，心氣不通也。「鬲也」恐「鬲中」訛

《靈樞·邪氣藏府病形》第四云：『脾脈微急，爲膈中。食飲入而還出，後沃沫。』又上膈六十八云：『氣爲上膈《甲》「上膈」者，食飲入而還出。』又云：『蟲爲下膈，下膈者，食晬時乃出。』

〔志〕肝爲陽藏，而木火主氣，陽并於陽，故狂。心居膈上，肝處膈下，母子之氣，上下相通，肝邪上移於心，留於心下，故爲隔中。蓋言藏不受邪，五藏之寒熱相移，留薄於藏外而干藏氣，不傷藏真者也。倪冲之曰：『治五藏者，半死半生。蓋病藏氣者生，傷藏真者死。』

案：寒邪在膈幕上下者，宿飲爲之藪也。蓋飲邪迫於心則爲狂，不迫於心則爲膈塞不通，食飲吐逆之證，是飲邪在上爲狂，在下爲隔中也。

**○心移寒於肺，肺消。肺消者，飲一溲二，死不治。**

〔楊〕心得寒氣，傳與肺者，名曰賊邪。心□寒氣與肺，肺得寒發熱，肺燋爲渴，名曰肺消。飲一升溲一升可療，飲一升溲二升，肺已傷甚，故死也。據前注文例，則「心」下恐是「將」字

〔張〕心與肺二陽藏也。心移寒於肺者，君火之衰耳。心火不足，則不能溫養肺金。肺氣不溫，則不能行化津液，故飲雖一而溲則倍之。夫肺者，水之母也。水去多，則肺氣從而索矣，故曰肺消。門户失守，本元日竭，故死不能治。按：王氏注曰『心受諸寒，寒氣不消，乃移於肺。寒隨心火，內爍金精，金受火邪，故中消也』。愚謂火爍於內者，又安得飲一而溲二，此注似爲未妥。

案：肺消者，謂肺部乾燥引水之證。楊注可從，張注似有理。然肺寒引水，理之所無，恐不然。《病源》渴利候云：『渴利者，隨飲小便故也。腎虛人不得傳制水液，故隨飲小便。』所云『渴利』與『肺消』同。此證部位雖在心肺，其實因於腎虛不能制水，上熱下冷爲渴而利之證也。消者，引水而消利之名，《病源》五內消候云『腎得石則實，實則消水漿，故利』，又云『石熱孤盛，則作消利。故不渴而小便』是也。『消中』見第十七、第四十中，『内消』見十九中，可併考。

**○肺移寒於腎，爲涌水。涌水者，按腹不堅。水氣客於大腸，疾行則鳴濯濯，如囊裹漿，水之病也。**

〔楊〕肺得寒氣，傳與腎藏，名曰虛耶。肺將寒氣與腎，腎得涌水，大腸盛水，裹於腹中，如帛囊漿壺，以肺寒飲爲病，故療於肺也。

〔張〕涌水者，水自下而上，如泉之涌也。水者，陰氣也，其本在腎，其末在肺。肺移寒於腎，則陽氣不化於下。陽氣不化，則水泛爲邪，而客於大腸，以大腸爲肺之合也。但按腹不堅，而腸中濯濯有聲者，即是其候。

《靈樞·邪氣藏府病形第四》云：『大腸病者，腸中切痛而鳴濯濯。』

又《四時氣十九》云：『腹中常鳴，氣上衝胸，喘不能久立，邪在大腸。』

又《百病始生六十六》云：『往來移行腸胃之間，水湊滲注灌，濯濯有音。』

〔箚〕寬案：濯濯，蓋水聲也。《詩·靈臺》『麀鹿濯濯』，《廣雅》『濯濯，肥也』，與此異矣。

案：濯濯爲水聲，無可疑。然無明證可據，則難輒從矣。竊謂『濯濯』與『澹澹』音義皆同，乃水動皃也。《靈樞·邪氣藏府病形第四》云『心下澹澹』，《經脈篇第十》云『心中憺憺大動』，《至真要大論》『太陽司天，寒淫所勝，病心澹澹大動』，並可併考。《廣韻》四·覺云『靃，直角切。大雨靃靃』亦同義。

《大素》廿七邪傳，楊注云：『濯濯，水聲也。』廿五ヲ

案：此云『移寒』者，『寒』字宜爲寒飲而看，蓋寒飲移動者，邪氣爲之導也。然邪氣在飲中不爲熱化而爲寒化，故以寒爲名也。乃與後文云『移熱』相對作文也。

案：《金匱》卷中·痰飲第十二云：『水走腸間，瀝瀝有聲，謂之痰飲。』《醫心方》卷九·淡飲第七引《病源》載此文，『瀝瀝』作『漉漉』，傍記云『漉，盧谷反。水下皃』，又云『其爲病也，胸脇脹滿，水穀不消，結在兩肋，水入腸胃，動作有聲』，乃與此所説合。或曰：涌水者，吐水也。涌即爲涌吐之義。

案：『如囊裹漿』似不成語，囊固非可裹漿之物，宜據《大素》作『如裹壺』。楊云：『如帛裹漿壺。』蓋王據楊注代『壺』以『漿』字，足以『囊』字，遂爲不可解之文。今本《素問》往往有此例。唯有《大素》見存，而得正其誤，不亦愉乎？

（眉）《真本明堂》『少商，主寒濯濯寒熱』，蓋謂水飲寧停皃也。而楊注曰『濯，洗也。言寒如水洗之甚，故重言之』，是以寒爲惡寒之義，則與下句『寒熱』複，恐非是。

**○脾移熱於肝，則爲驚衄。**

〔楊〕脾受熱氣，傳之與肝，名曰微耶。脾將熱氣與脾，脾血怒盛傷，爲驚怖衄血也。『與脾』『脾血』之二『脾』字爲『肝』字訛。

案：移熱者，謂邪熱移動也。此所云五藏亦謂部位，非其藏受熱之謂也。蓋邪熱在脾者，所云陽明病也。《傷寒論・陽明篇》云『病有得之一日，不發熱而惡寒者何也。答曰：雖得之一日，惡寒將自罷，即自汗出而惡熱也』[五]，『問曰：惡寒何故自罷。答曰：陽明居中，主土也。萬物所歸，無所復傳。始雖惡寒，二日自止。此爲陽明病也』[六]乃與此所云脾熱同義。胃中受邪者，肌肉必熱，是爲脾經之邪熱也。先於此有太陽表熱之證，則必惡寒。至此不惡寒，故移熱之條以脾爲始也。云『移熱於肝』者，邪熱波及於血分也，故爲驚爲衄。《陽明篇》云『脈浮發熱，口乾鼻燥，能食者則衄』[四九]。又云『陽明病，口燥但欲漱水，不欲嚥者，此必衄』[廿六]。又《太陽中篇》云『太陽病，脈浮緊，發熱身無汗，自衄者愈』[十七]，又云『傷寒脈浮緊，不發汗，因致衄者，麻黃湯主之』[廿五]，又云『傷寒不大便六七日，頭痛有熱者，與承氣湯。其小便清者，知不在裏仍在表也，當須發汗。若頭痛者必衄，宜桂枝湯』[廿六]，又云『衄家不可發汗，汗出必額上陷，脈急緊，直視不能眴，不得眠』[五八]，並謂邪熱波及於血分也。一自太陽發熱，一自陽明發熱，共邪熱入肝經血分，故爲衄也。《傷寒論》卷三太陽中云『傷寒八九日下之，胸滿煩驚，小便不利，譫語，一身盡重不可轉側者，柴胡加龍骨牡蠣湯主之』二八，又云『太陽傷寒者，加温鍼必驚也』五九，又云『傷寒脉浮，醫以火迫劫之。亡陽必驚狂，臥起不安者，桂枝去芍藥加蜀漆牡蠣龍骨救逆湯主之』七八，又上篇云『太陽病，發熱而渴，不惡寒者，爲温病云云。若被火者，微發黄色，劇則如驚癇時瘈瘲』六，並皆太陽經誤治之後發驚，乃爲邪侵血分之證也。若温病一證則爲二陽併病之屬，表裏俱熱，邪入血分尤速。以上諸症悉與本論相合，可併考矣。

**○肝移熱於心則死。**

〔楊〕肝受熱氣與心，名曰虚耶。肝將熱氣與心，心中有神，不受外耶，故令受耶即死也。

〔張〕心本屬火，而肝以風熱移之，木火相燔，犯及君主，故當死也。

案：肝經之邪熱，引及於心經，則雖現多般惡證，不至於死。若二經之邪熱引及於心家，則必死，是正虚邪實之最甚者也。《太陽上篇》『太陽病，風温，再逆促命期』六，《陽明篇》『直視譫語，喘滿者死，下利者亦死』四卌，『發汗多，若重發汗者，亡其陽，譫語，脈短者死，脈自和者不死』五卌，『傷寒若吐若下後不解，不大便五六日，上至十餘日。日晡所發潮熱不惡寒，獨語如見鬼狀。若劇者，發則不識人，循衣摸牀，惕而不安，微喘直視，脈弦者生，濇者死』六卌，『少陰病，惡寒，身踡而利，手足逆冷者不治』『少陰病，吐利，躁煩，四逆者死』『少陰病，下利止而頭眩，時時自冒者死』『少陰病，四逆，惡寒而身踡，脈不至，不煩而躁者死』『少陰病，六七日，息高者死』『少陰病，脈微細沈，但欲臥，汗出不煩，自欲吐，至五六日自利，復煩躁，不得臥寐者死』十五至二十，並皆正虚邪實，邪及於心家之證，爲必死，與本文正合。

**○心移熱於肺，傳爲鬲消。**

〔楊〕心受熱氣，傳之與肺，名曰賊耶。心將熱氣與肺，肺得熱氣，膈熱消飲多渴，故曰膈消也。消飲多渴，故曰膈消也。

〔張〕肺屬金，其化本燥，心復以熱移之，則燥愈甚，而傳爲鬲消。鬲消者，鬲上焦煩，飲水多而善消也。按：上文言肺消者，因於寒。此言鬲消者，因於熱。可見消有陰陽二證，不可不辨。

案：消者，消渴也。或單曰消、曰渴，又謂之消渴。消者，消爍，謂引水漿也。渴者，渴盡，亦謂飲水而渴盡也。《陰陽別論第七》云『二陽結謂之消』，《大素》作『三陽』，楊云：『三陽，太陽。』可從。言太陽小腸膀胱經中有邪而結飲者，引水尤甚，名曰消也。《奇病論》有『消渴』，可併考。說見第七中。

案：心移熱於肺，則爲欬爲喘也必矣。若水飲得邪熱相搏結而不散，則傳爲鬲消煩渴之證也。傳者，傳變之義，謂不即爲此證也。『太陽病，若脈浮，微熱，消渴者，五苓散主之』中四一，『發汗已，脈浮數，煩渴者，五苓散主之』中四二，『傷寒，若吐若下，後七八日不解，熱結在裏，表裏俱熱，時時惡風，大渴，舌上乾燥而煩，欲飲水數升者，白虎加人參湯主之』下四二，並此所云『鬲消』之類也。蓋心肺二經之邪熱，必引而及於二腸及胃中，故爲此證也。『鬲膜』說，王注爲是。

**○肺移熱於腎，傳爲柔痓。**

〔楊〕肺受熱氣，傳之與腎，名曰虛耶。肺將熱氣與腎，腎得熱氣，名曰素痓之病。素痓，強直不得迴轉。

案：肺經之邪熱，移於腎經者，亦所可必然也。《靈樞·本輸第二》所云『少陰屬腎，腎上連肺，故將兩藏』是也。蓋肺腎二經之邪熱，煎爍津液，故筋脈攣急，所以發痓也。《金匱·痓病篇》所說剛柔二痓，並與本文合，皆邪熱入筋脈之證也。剛痓表證，用葛根湯，柔痓表證，用栝栝蔞桂枝湯，不論剛柔二痓，其證急劇者，用大承氣湯，其治並在於去邪熱滋陰血，與本文相合。

案：『柔痙』爲誤字，宜從《大素》作『素痙』。素者，強直堅硬之謂，未練之絲之名。未練糸不柔軟，故轉注爲強梗之義也。或曰：『素，是塐之古字。《廣韻》去聲十一暮「塐，捏土容」。出《古今奇字》。』又云：『塑，塑像也。出《周公夢書》，共爲素之今字也。』亦通。蓋『素痙』者剛柔二痙之總稱，單曰『痙』，又曰『素痙』，是古昔之俗名耳。『傳』字與前條同，爲漸成之義。（『痓』及『痙』之略字，難分明，宜參見《素問識》本篇及《厥論》按語。）

〔張〕肺主氣，腎主骨。肺腎皆熱，則真陰日消，故傳爲柔痙。

〔眉〕『痓』字見此《音釋》及《傷寒論》『痓』字，《厥論》『痓』字，《博雅》『痓』字，《山海經·大荒南經》『痓』字。

**○腎移熱於脾，傳爲虛腸澼，死不可治。**

〔楊〕腎受熱氣，傳之與肺，名微耶。腎將熱氣與脾，脾主水穀，故脾得熱氣，令腸中水穀消竭，所以腸虛辟疊不通而死。

〔張〕腎移熱於脾者，陰火上炎也。邪熱在下，真陰必虧，故傳爲虛損。腎本水藏，而挾熱侮脾，故爲腸澼。下利膿血，陰虛反克，則水土俱敗，故死不治也。

〔馬〕小腸大腸皆有澼積，如《通評虛實論》所謂或便血，或下白沫，或下膿血者是也。此則土絶水竭，死不可治。

案：腸澼自有虛實，實者不死，虛者死。此所説脾腎俱虛，邪熱内盛，故名曰虛腸澼。《傷寒論·厥陰篇》云『傷寒發熱，下利，厥逆，躁不得臥者死』十九，『傷寒發熱，下利至甚，厥不止者死』廿，『傷寒六七日不利，便發熱而利，其人汗出不止者死，有陰無陽故也』廿一並虛腸澼之類也。第七云『陰陽虛腸辟死』，正與此同義。『腸澼』解詳見第二十六ウ中，又見《通評虛實廿八》《太陰陽明論廿九》《著至教論七十五》中，可併考。《大奇論四十八》云『腎脈小搏沈，爲腸澼下血，血温身熱者死』，又云『其身熱者死，熱見七日死』，《通評虛實論廿八》云『腸澼便血，身熱則死，腸澼下白沫。脈浮則死，腸澼下膿血，脈懸絶則死』，並與《厥陰篇》所云死證合，而本文『虛腸澼』即是也。

**○胞移熱於膀胱，則癃溺血。**

〔楊〕胞，女子胞也。女子胞中有熱，傳與膀胱尿胞。尿脬得熱，故爲淋病尿血也。

〔吳〕胞，陰胞也。在男則爲精室，在女則爲血室。膀胱者，便溺所注之胞也。言陰胞移熱於膀胱，則小便不利，名之曰癃。又甚則爲溺血。

〔馬〕王安道曰：『膀胱固爲津液之府，又有胞，居膀胱之中。』《靈樞・五味篇》曰：『膀胱之胞，薄以懦。』《類纂》曰：『膀胱者胞之室，今胞中熱極，乃移熱於膀胱，則爲癃爲溺血。癃者，小便不通也。』《宣明五氣論》曰：『膀胱不利爲癃。』蓋熱極則胞與膀胱皆脹，而溺不得出也。溺血者，血隨溺下也。

〔張〕膀胱俗名謂之溲胞。命門火盛，則胞宮移熱於膀胱，故小便不利爲癃，甚則爲溺血。

〔志〕膀胱者，胞之室也。衝任起於胞中，爲經血之海。胞移熱於膀胱，是經血之邪移於膀胱，故溺血。熱則水道燥涸，故癃閉也。

案：胞者，精室也。在膀胱之後，相分粘著左右。左右下口入尿管內，其全形則小薄膜囊，而紆廻疊積如魚胞狀，其質嫩脆如凝脂，《五味篇》所云『薄以懦』是也。女子則無精室而有子藏，在子宮兩傍，《五藏別論》所云『女子胞』是也。云『女子胞』則在女子則爲子藏，在男子則爲精室之義在焉耳。

《痺論》第四十三云：『胞痺者，少腹膀胱按之內痛，若沃以湯，澀於小便，上爲清涕。』十二ノ五ウ

《大奇論》第四十八云：『脈至如弦縷，是胞精予不足也。病善言，下霜而死。不言可治。』十三ノ九ヲ

《示從容論》第七十六云：『五藏六府，膽（當補「胃」）大小腸脾胞膀胱，腦髓涕唾，哭泣悲哀，水所從行，此皆人之所生，治之過失。』廿三ノ三ヲ

案：脾胞者，即胞也。單言曰胞，重言曰脾胞，又曰『胞䐈』《淫邪發夢》。蓋脾之言裨也，言此物能裨益膀胱故名。『胞䐈』之䐈，即『殖』俗字，《説文》『殖，脂膏久殖也』，鉉音『常職切』是也，即貨殖、繁殖之字。《周禮·弓人》《釋文》引《字林》『䐈，膏敗也』，《考工記·弓人》注『䐈，亦黏也』，疏『若今人頭髪有脂膏者，謂之䐈』，《廣韻》『埴，黏土。⿱戠土，古文』，並與『殖』同音，亦可以類證也。如夫『䐈脯』『䐈腸』，並音直，非此義也。

再案：『脾胞』之脾，即爲三焦。説詳見於《示從容》六七中。

（眉）《千金》卷三十大小便病篇：『承扶，主陰胞有寒，小便不利。』又：『關元、湧泉，主胞轉。』

（眉）《千金翼》卷三十禁邪病第十五篇云：『先取淨水，以器盛之，十呪曰：大腸通膀胱，蕩滌五藏入胞囊，脾腎太倉，耳目皆明云云。』

《通評虚實論第二十八》云：『暴癰筋緛，隨分而痛。魄汗不盡，胞氣不足，治在經俞。』八ノ十五ウ

《靈樞·淫邪發夢第四十三》云：『厥氣客於胞䐈，則夢溲便。』十三ノ十五ヲ

《真本千金》卷一診候第四引《淫邪發夢篇》文無『䐈』字。

《病源》卷十四諸淋候云：『諸淋者，由腎虚而膀胱熱故也。膀胱與腎爲表裏，俱主水。水入小腸下於胞，行於陰爲溲便也。腎氣通於陰，陰津液下流之道也。若飲食不節，喜怒不時，虚實不調，則府藏不和，致腎虚而膀胱熱也。膀胱津液之府，熱則津液内溢，而流於睾。水道不通，水不上不下，停積於胞。腎虚則小便數，膀胱熱則水下澀，數而且澀，則淋瀝不宣，故謂之爲淋。其狀小便出少起數，小腹弦急，痛引於

齊。』十四ノ四ウ

又血淋候云：『血淋者，是熱淋之甚者，則尿血謂之血淋。心主血，血之行身，通遍經絡，循環府藏。勞甚者，散失其常經，溢滲入胞，而成血淋也。』十四ノ六ウ

又云：『小便利多者，由膀胱虛寒胞滑故也。』十四ノ六ウ

又尿牀候云：『膀胱，足太陽也。爲腎之府，腎爲足少陰，爲藏，與膀胱合，俱主水。凡人之陰陽，日入而陽氣盡，則陰受氣。至夜半陰陽大會，氣交則臥睡。小便者，水液之餘也。從膀胱入於胞，爲小便。夜臥則陽氣衰伏，不能制於陰，所以陰氣獨發，水下不禁，故於眠睡而不覺尿出也。』十四ノ八ヲ

又云：『胞轉者，由是胞屈辟，小便不通，名爲胞轉。』

案：邪熱入下焦胞內則爲淋，或至於尿血也。《傷寒論・太陽中篇》云：『淋家不可發汗，發汗必便血。』又《少陰篇》云：『少陰病，八九日，一身手足盡熱者，以熱在膀胱，必便血也。』三十又《厥陰篇》云：『傷寒熱少微厥，指頭寒，嘿嘿不欲食，煩躁，數日小便利。色白者，此熱除也。欲得食，其病爲愈。若厥而嘔，胸脇煩滿者，其後必便血。』四十以上並與本論之理同。

《金匱》中云：『熱在下焦者，則尿血。』ウ三

案：胞之言苞也。在旁光之下口尿管之上，包裹旁光者也。與心包之包同義，與膀光之胞不同。旁光一名脬，又謂之胞，胞即爲旁光之急言。旁光者，闊大旁光然之義也。『旁光』解已見第八十二ヲ中。

**○膀胱移熱於小腸，鬲腸不便，上爲口麋。**

〔楊〕隔，塞也。傍胱，水也。小腸，火也。是賊邪來乘，故小腸中塞，不得大便，熱上衝，口中爛，名曰口靡，爛也。亡□反。「亡」下恐「彼」字『傍』即『膀』訛。

案：隔腸者，謂氣隔塞於腸中，不得大便也。楊注可從。

〔紹〕堅案：《大素》『麋』作『靡』，靡蓋麃省，《説文》『麃，爛也』。

案：靡、麋共爲假字，麃爲正字。然以余觀之，則『麋，糝也』《説文》之字，轉注爲『靡爛』之字。麃即『麃爛』之字，爲後世之俗篆，雖已見《説文》，不可以爲正字也。此是吾家所發明小學讀法之例耳。

〔馬〕膀胱之上口，上連於小腸。今膀胱之熱移之，是水能勝火也。故小腸本受盛之官，化物所出。今火熱薫蒸，其腸隔塞，而熱燥不下，不得二便。且熱上出於口，亦爲口瘡而麋爛，蓋七竅在上，口通腸胃，其病如此耳。

案：《傷寒論·太陽中篇》云『太陽病中風，以火劫發汗，邪風被火熱。血氣流溢，失其常度。兩陽相熏灼，其身發黄。陽盛則欲衄，陰虚小便難。陰陽俱虚竭，身體則枯燥。但頭汗出，劑頸而還。腹滿微喘，口乾咽爛，或不大便。久則讝語，甚者至噦。手足躁擾，捻衣摸牀。小便利者，其人可治』六八，《厥陰篇》云『傷寒一二日至四五日厥者，必發熱。前熱者後必厥，厥深者熱亦深，厥微者熱亦微。厥應下之，而反發汗者，必口傷爛赤』十。並與本文同理。《傷寒論》卷一辨脈法第一云卅一『上焦怫鬱，藏氣相熏，口爛食齗也』亦與此同義。

○**小腸移熱於大腸，爲虙瘕，爲沈。**

〔楊〕小腸得熱，傳與大腸，名曰賊耶。小腸將熱氣與大腸爲病，名曰密疝。大腸得熱，密澀沉而不通，故得密沈之名也。

《大素》（『虙瘕』）作『密疝』，與『伏瘕』同義。楊注不了。

〔張〕小腸之熱下行，則移於大腸。熱結不散，則或氣或血，留聚於曲折之處，是爲虙瘕。虙瘕者，謂其隱伏祕匿，深沉不易取也。

〔識〕簡按：《顔氏家訓》曰『宓、伏、虙，古來通字』。瘕，詳於《大奇論》注。

〔識〕爲沈，馬云：『伏瘕，則沈其中也。』吳云：『爲隱伏祕匿之瘕，極其痛苦奔注，如火之灼，痛止則如不病之平人，爲患深沈，不易求也。』張同。志云：『沈，痔也。《邪氣藏府篇》曰：腎脈微濇爲沈痔。曰沈者，抑上古之省文，或簡脱耶。諸家註釋，皆以沈爲伏瘕沈滯。按：經文用二「爲」字，是係二證，不可併作一證論。』高本『沈』下有『痔』字，注云：『痔字簡脱，今補。火熱下行而爲沈痔。』簡按：據二『爲』字，志、高似是。汪昂云『沈，疝字之誤』，非也。《儒門事親》云：『夫婦人月事沈滯，數月不行，肌肉不減。《内經》曰是名爲瘕、爲沈也。沈者，月事沈滯不行也。急宜服桃仁承氣湯加當歸，大作劑料服，不過三服立愈。』

〔紹〕堅案：王注『瘕，一作疝』者，蓋指《大素》也。琦曰『沈，當作癥』，是臆説。

〔箚〕《陰陽類論》『九竅皆沈』王注：『九竅沈滯而不通利也。』稻曰：『按：沈字下恐有脱文。沈厥、沈痔之例。』

案：伏瘕者，邪熱入腸，宿飲伏結而爲瘕聚也。爲沈者，瘕聚一旦雖愈，其宿飲瘀血不盡。作『沈疴』者，謂之沈也。沈者，沈固不愈之謂也。《玉篇》『瘎，是箴切。腹病也。疣，同上』。《廣韻》廿一侵『瘎，氏任切。腹内故病。疣，上同』。《方言》三『瘼，病也。秦曰湛』郭注：『音諶。』《集韻》廿一侵『瘎、疣、湛』同音。云：『《方言》秦晉之間謂病曰瘎，或從冘』。『瘎、疣』二字共與『諶』同音。猶『湛、沈』同字二文也。《素問》作『沈』，《方言》作『湛』，並存古字，尤可崇也。今男子宿飲，婦人瘀血所爲之病，時時發爲痛，忽然如失，總名之曰積聚者，蓋古單曰沈也。《傷寒論·陽明篇》云：『陽明病，若中寒者，不能食，小便不利，手足濈然汗出，此欲作固瘕。必大便初鞕後溏，所以然者，以胃中冷，水穀不別故也。』[四十]又《太陽下篇》云：『病脇下素有痞，連在臍傍，痛引少腹，入陰筋者，此名藏結，死。』[一四]是證亦邪熱迫於宿飲中，爲陰證也。其證與本文相類，故今録於此云。

又案：『沈』者，或與『湫』同字。《辨脈法》云：『陰陽倶厥，脾氣孤弱，五液注下。下焦不盍，清便下重，令便數難。齊築湫痛，命將難全。』[一卅]《說文》『湫，腹中有水氣也』，乃爲飲痛之字。余別有《湫字考》，文繁故不載於此。

（眉）本篇《音釋》『虙音復』。

（眉）《說文》『虙』下，段注詳辨『虙』『宓』二字，未是。

（眉）《大素》『密』亦伏音也。

（眉）《說文》『虙，虎皃。從虍必聲。房六切』。《說文》『宓，安也。從宀必聲。美畢切』。二字明白，俗疎誤。

（眉）案：《氣府論》《新校正》曰：『按：《甲乙經》伏骨作⿱山必骨。』『⿱山必』蓋『虙』誤。《漢書·古今人表》『宓羲氏』師古曰：『宓音伏，字本作虙，其音同耳。』

（眉）《靈·邪氣藏府病形》曰：『腎脈微急爲沈厥。』《難經·十八難》曰：『人病有沈滯久積聚，可切脈而知之耶。』

（眉）《顏氏家訓》卷六·書證篇有『虙』字說可參，且引孟康《漢書注》『虙，今伏羲字也』。《漢書》中『虙戲』『虙羲』多出，注皆謂『虙與伏同』。《詩》陳譜疏『虙戲即伏羲，字異音義同也』。《禮·明堂位》注『承宓羲者』，《釋文》『本又作虙』。《漢書·百官公卿表上》集注『宓字本作虙，轉寫者訛謬耳』。

《史記・三皇本紀》『宓犧氏』自注曰『按：宓音伏』。《家語》七十二第子解『密（當作『宓』）不齊，字子賤』，是亦伏字耳。

（眉）高野山古抄本《五行大義》卷五第廿一論五帝篇曰：『庖犧，後世音謬，謂之伏義。或云蜜義，一号雄黄氏。』

（眉）《五經文字》虍部曰：『虙音伏，古作伏義字。』《論語》釋文：『宓犧，或作虙。』又云：『宓，子賤，姓虙。文字謁舛，轉而爲宓，故濟南伏生稱子賤之後是也。』

**○大腸移熱於胃，善食而瘦入，謂之食亦。**

〔楊〕大腸得熱，傳與胃者，名曰虚耶。大腸將熱與胃，胃得熱氣，實盛消食，故喜飢多食。以其熱盛，食入於胃，不作肌肉，故瘦。『亦』義當易也，言胃中熱，故入胃之食變易消无，不爲肌肉，故瘦。『消无』恐『消亡』訛

〔識〕《甲乙》『瘦』作『溲』，非也。『亦』作『㑊』，『入』作『又』，在『㑊』字下。簡按：亦，易也。即跛易、瘻易、狂易之易。雖善食而不肥，與平常變易，故曰食易。張云：『雖食亦病而瘦，所以謂之食亦。』高同。此訓爲助字之亦，乃非名病之義。《千金方》云：『食多身瘦名曰食晦，先取脾俞，後取季脇（當作『肋』）。』蓋晦，不見之義，即食㑊也。樓氏《綱目》云：『食㑊者，謂食移易而過，不生肌膚，亦易飢也。』東垣云：善食而瘦者，胃伏火邪於氣分，則能食，脾虚則肌肉削也。』

案：此條宜從《大素》（『謂』作『胃』），蓋入胃之食亦，故又謂之食亦，本是病證，遂爲病名也。次條『食亦』即是病名，而其證乃與此同。故只云病名，而不説病證也。

案：《傷寒論・陽明篇》云『脈浮，發熱，口乾鼻燥，能食者則衄』九四，又云『得病二三日脈弱，無太陽柴胡證，煩躁，心下鞕。至四五日雖能食，以小承氣湯，少少與微和之，令小安』一七，又《少陽篇》云

『傷寒三日，三陽爲盡，三陰當受邪，其人反能食而不嘔，此爲三陰不受邪也』。[七]又《陽明篇》云：『病人無表裏證，發熱七八日，雖脈浮數者可下之。假令已下，脈數不解，合熱則消穀喜飢』[七七]，並是陽明病，善食之徵也。本文云『大陽移熱於胃』者，亦是陽明之類證，而仲景所説以上四證，並是非胃實之正證。蓋邪熱在陽明胃經之義也。何以知然。《少陽篇》云：『傷寒三日，三陽爲盡，三陰當受邪，其人反能食而不嘔，此爲三陰不受邪。』所云『三陰受邪』者，是陽明病，云『三日陽明爲盡』者，太陽證也。蓋邪熱波及於胃中則反能食，然邪熱所消之食，則不爲肌膚。若失下至於燥屎已成，則爲不食也。

（眉）《脾胃論》云：『有善食而瘦者，胃伏火邪於氣分，則能食。脾虛則肌肉削，即食㑊也。叔和云：多食亦肌虛。此之謂也。』

（眉）《千金方》卷十六・脹滿第七篇曰：『腹中氣脹，引脊痛，食飲多，身羸瘦，名曰食晦。』《甲乙》引之『晦』作『㑊』。又《千金》卷三十婦人病篇極末曰：『小兒食晦。』

（眉）《閑窗括異志》及《（續）醫説》引史載之及清垣赤道人《吹影編》並説『食掛亦、食亦之類』，詳見《時還讀我書》卷下。

**○胃移熱於膽，亦曰食亦。**

〔楊〕胃得熱氣，傳之與膽，從不勝來，名曰微耶。胃將熱氣與膽，膽得於胃穀之熱氣，令膽氣消易，仍名食易。

案：胃受食，膽液滲入，能消化食物。今胃膽有邪熱，則食雖能入，不能傳化其氣液，故但食而瘦。亦與前條爲同證，故不再言之。但云『名曰食亦』（《大素》『亦曰』作『名曰』），前條『食亦』爲病證，此條取此二字，以爲病名，是古文簡易，詳彼略此之例耳。

**○膽移熱於腦，則辛頞鼻淵。鼻淵者，濁涕下不止也。傳爲衄衊瞑目，故得之氣厥也。**

〔楊〕（《太素》『頞』作『煩』，『淵』作『洟』，『衊』作『䁾』）洟，他典反。垢濁也。矒，亡結反。目眵也。腦髓屬腎，膽得熱氣，傳之與腦，從前而來，名曰實耶。膽將熱氣與腦，腦得膽之熱氣，鼻煩辛酸，流於濁涕，久下不止，傳爲鼽衄眵瞑也。瞑，開目難也。此膽傳之病，並因逆熱氣之所致也。

〔識〕吳云：『腦受其熱，故令頞中辛辣，鼻液如淵之流，無止息也。』簡按：《玉篇》『頞，鼻莖也』。《釋名》『頞，鞍也。偃折如鞍也』。《圖翼》云：『頞，音遏。鼻梁亦名下極，即山根也。』沈子祿云：『俗呼爲鼻根。』頞，或作齃。蹙頞，見《史·蔡澤傳》。高云『兩頞辛痠，兩傍曰頞』，非也。《千金方》云：『夫鼻洞者，濁下不止，傳爲鼽瞢瞑目，故得之氣厥。』蓋鼻洞者，鼻液洞下不止之義，即鼻淵也。《張氏醫通》云：『鼻淵鼻鼽，當分寒熱，若涕膿而臭者爲淵，屬熱，清涼之藥散之。若涕清而不臭者，屬虚寒，辛温之劑調之。』

〔紹〕《大素》作『鼻洟』。堅案：鼻洟之名，與證相協，然蓋是避唐太祖諱而所改也。《大素》『淵掖』作『泉掖』，『清冷淵』作『清冷泉』，是其證。

案：『鼻淵』《千金》作『鼻洞』，《大素》作『鼻洟』，共其名義了然。唯『鼻淵』之義未明，因考『鼻洟』，自是古名。《大素》舊來如此作，恐非避廟諱也。考《玉篇》『洟，他殄切。涊，乃殄切。洟、涊，垢濁也』是也。『淵』即衍、羨、涎等之借字。《廣韻》卅三線『（當補「涎」），湎涎水流』。

〔識〕《甲乙》『衊』作『䁾』。《釋音》『䁾，莫結切』。《廣韻》『䁾，目赤也』。簡按：王註『汙血』，見《説文》。吳云『鼻中出血，謂之衄衊，盛者爲衄，微者爲衊』，未詳所據。《聖濟總録》云『在鼻爲衄，在汗空爲衊』，此誤讀王注，以汙爲汗也，太疎。

〔紹〕《太素》『衊』作『矒』。堅案：『矒』字，據楊注，係『䁾』字之譌。《千金》作『鼽瞢』，此由

『⿰目甍』字而更轉譌者。

案：『⿰目甍』蓋『䁾』訛。《本草和名》『菥冥子，一名蔑菥』。『蔑』作『甍』瓦換戈，可以證也。

〔識〕故得之氣厥也。簡按：王以降諸家，以爲結總一篇之義，然涌水癃溺血虛瘕食亦，恐不得之氣厥，乃謂辛頞鼻淵衄衊瞑目而已。全本併此篇於《厥論》，其名篇以『氣厥』者，王所改定，知此非總結之文也。

〔紹〕《太素》『氣厥』倒。楊曰：『此膽傳之病，並因逆熱氣之所致也。』堅案：楊注與《原識》意符。

案：上七竅之爲用，皆分賦膽汁微眇之氣之所作。今膽中之熱氣逆於上，則鼻目出濁汁，或爲衄血，或爲目暗也。『膽』解已見第八ウ五中。

〔箚〕《廣雅》『洟，濁也』。又《一切經音義》引《字林》『垢，濁也』。此與楊注合。『淵』字唐人避諱改爲『泉』，見《廿二史箚記》。若是避諱則當爲『鼻泉』，不可作『鼻洟』。

〔眉〕《至真要論》『少陰之復，甚則入肺，欬而鼻淵』。

〔眉〕案：王注『衊謂汗血也』，所謂汗血即肌衄，此說非是。王注曰『衄出汙血也，衊謂汙血也』，則知王氷用『汚』字釋『衊』也，以『衄衊』二字釋鼻血一病之說也。

〔眉〕《六元正紀論》『少陰所至，爲悲妄衄衊』，王注：『衊，汚血亦脂也。』

文久壬戌十二月十七日夜燈下書　選軒老人森立之

第三十七補

肺消

〔紹〕琦曰：『肺藏受寒，脾陽亦敗，飲入於胃，不復消化精微，而直輸水府。上則相火鑠金，下則膀胱寒滑，風水竭力衝決，是以飲一而溲二也。是其上熱下寒，中焦濕滯。《金匱》男子消渴，飲一斗，溺亦一斗，腎氣丸主之。所以温腎而滋水。此飲一溲二，由於心氣之敗。君火衰熄，而相火燔炎。樞軸不運，五藏精液，輸泄無餘，藏神已敗，故不治。《陰陽別論》曰心之肺，謂之死陰是也。』《醫學讀書記》曰：『肺居上焦，而司氣化。肺熱則不肅，不肅則水不下。肺寒則氣不化，不化則水不布，不特所飲之水直趨而下。且并身中所有之津，盡從下趨之勢，有降無升，生氣乃息，故曰飲一溲二死不治。』

虙密ヲ十

梁《玉繩人表攷》『太昊帝宓義氏』下曰：『虙羲，始見《管子・封禪篇》，又見《左傳・昭十七》孔疏，又《易・系》釋文：虙，服也。』又曰：『宓乃虙之省，與伏字同。故一部《漢書・如人表》《公卿表》《律歷》《藝文志》《揚雄傳》並作宓。隋・顏之推《家訓・書證篇》引魏・張揖、孟康云：宓，今伏。他若鄭注《周禮・太卜》《禮・月令》《明堂位》及《風俗通・聲音卷》亦作宓。』更徵之《韓子・難言》《史記・弟子傳》，以『虙子賤』爲『宓子賤』。《藝文志》有『宓子』即『子賤』，《淮南・俶真》《史・司馬相如傳》以『虙妃』爲『宓妃』，師古注《漢書》俱音『宓爲伏』，獨於《公卿表》言『宓字繆』。《月令》疏亦云『宓誤』，蓋本《家訓》。虙誤作宓之説，似欠考，而又有誤作『密』者，緣宓本音密，遂轉譌爲密。羅氏《國名紀》云：『傳誤作密。』《釋文》於《月令》《明堂位》宓字首音密，舛矣。然其譌已久。《家訓》辨宓犧氏有『俗復加山』之語。《晉書》『李密』，晉常璩《華陽國志》作『李宓』，《三國・蜀志》

『秦宓』，《後漢書・方術・董扶傳》作『秦密』，二名以本音相同通用。《淮南秦（當作『泰』）族》竟以『虙子賤』作『密子賤』。路史叙伏羲後有密氏，《通志・氏族略四》謂宓轉爲密，後之人以別族，均不足據。

食亦ウ十一

《本草衍義》云：『有小兒病虚滑，食略化。大便日十餘次，四肢柴瘦，腹大，食訖又饑。此疾正是大腸移熱於胃，善食而瘦。又謂之食㑊者，時五六月間，脈洪大，按之則絶。今六脈既單洪，則夏之氣獨然，按之絶則無胃氣也。經曰：夏脈洪，洪多胃氣少曰病，但洪無胃氣曰死。夏以胃氣爲本，治療失於過時，後不逾旬果卒。』序例下第四條

案：《甲乙經》卷九七云：『腹中氣脹引脊痛，食飲而身羸瘦，名曰食㑊。先取脾俞，後取季脇。』《千金》十六・脹滿灸法載此文，『而』作『多』，『食㑊』作『食晦』。『食晦』即『食亦』之一名，蓋俗稱耳。《甲乙》卷十二・小兒雜病第十一云：『小兒食晦，頭痛，譩譆主之。』《千金》卷三十小兒病第九文同蘭軒先生曰：『食晦者，蓋食自消盡而不生肌肉也。《釋名》晦，月盡之名也。晦，灰也。火死爲灰，月光盡似之也。又《文選・江淹雜體王徵君詩》『寂歷百草晦』注：『凡草木華實榮茂謂之明，枝葉彫傷謂之晦。』《續醫説》卷三引史載之名曰食掛一證。考食掛，亦食晦之語言譌轉者。蓋以史載之之諳記妄言爲之書，故以食晦誤爲食掛耳。

## 欬論篇第三十八

《大素》廿九・欬論全載。

〔新〕按：全元起本在第九卷。

○**黄帝問曰：肺之令人欬，何也？岐伯對曰：五藏六府，皆令人欬，非獨肺也。**

〔楊〕五藏六府皆以肺傳與之，稱欬爲肺欬，然藏府皆有欬也。

〔吳〕此二句一篇之大旨。

〔志〕肺主氣，而位居尊高，受百脈之朝會。是欬雖肺證，而五藏六府之邪，皆上歸於肺而爲欬。

〔識〕吳云：『有聲之謂欬，連聲之謂嗽，不言嗽者，省文也。』《儒門事親》云：『嗽與欬一證也。後人或以嗽爲陽，欬爲陰，亦無考據。且《内經·欬論》一篇，純説欬也，其中無嗽字。由是言之，欬即嗽也，嗽即欬也。《陰陽應象大論》云：秋傷於濕，冬生欬嗽。又《五藏生成篇》云：欬嗽上氣。又《診要經終論》云：春刺秋分，環爲欬嗽。又《示從容篇》云：欬嗽煩寃者，腎氣之逆也。《素問》惟以四處連言欬嗽，其餘篇中止言欬，不言嗽，乃知欬嗽一證也。』簡按：《釋名》『欬，刻也。氣奔至出入不平調，若刻物也』『嗽，促也。用力急促也』。吳意正與此符矣。劉完素云『欬謂無痰而有聲，嗽謂無聲而有痰』（《保命集》）李湯卿則辨之云：『無考據。』（《心印紺珠》）太是。

〔紹〕先兄曰：『《醫宗必讀》云：此言欬而不言嗽者，省文也。如秋傷於濕見於二篇，一篇只有欬字，一篇兼有嗽字，則知此篇舉欬，而嗽字在其中。』

案：《説文》『欬，屰氣也』『欶，吮也』『吮，欶也』。因此，則欬出氣有聲也，欶引氣有聲也。『欬』字解見於《本草經攷注》序録中。

**○帝曰：願聞其狀。岐伯曰：皮毛者，肺之合也。皮毛先受邪氣，邪氣以從其合也。**

〔張〕邪氣，風寒也。皮毛先受之，則入於肺，所以從其合也。

**○其寒飲食入胃，從肺脈上至於肺，則肺寒。肺寒則外内合邪，因而客之，則爲肺欬。**

〔楊〕肺合皮毛，故皮毛受於寒耶，内合於肺。人肺脈手太陰，起胃中膲，下胳太腸，還循胃口上隔□肺。寒飲寒食入胃，寒氣循肺脈上入肺中，與外寒耶相合，肺以惡寒，遂發肺欬之病也。

〔識〕《邪氣藏府病形篇》云：『形寒寒飲則傷肺，以其兩寒相感，中外皆傷，故氣逆而上行。』汪昂云：『皮毛受寒，爲外傷寒。飡寒飲冷，爲内傷寒。今人惟知外傷寒，而不知有内傷寒，訛爲陰症者是也。不讀《内經》，焉能知此。』

案：仲景所云三陰證，皆是宿飲之所爲。其四逆無熱諸證，悉因内有寒飲而成，非指藏寒無熱證而言。故薑附之類，一散飲寒，則厥復脈出，陰症變爲陽症也。其真陰直中者，三陰篇中所云死證是也。蓋胃寒宿飲人，受耶風則不能爲陽熱證，而爲陰寒證，謂之陰症也。汪昂所説即此理，是先得吾意者也。

**○五藏各以其時受病，非其時，各傳以與之。**

〔楊〕五藏各以王時傷寒，肺先受之，傳爲五藏之欬。非其時者，又因他藏受寒，傳來與之。故肺欬之病，傳與餘藏，稱五藏欬之也。

〔志〕次論五藏之邪上歸於肺，而亦爲欬也。乘春則肝先受邪，乘夏則心先受邪，乘秋則肺先受邪，是五藏各以所主之時而受病。如非其秋時，則五藏之邪，各傳與之肺而爲欬也。

案：肺主皮毛，蓋外邪無有不經皮毛者，故他四藏雖受邪，無不傷肺者，故曰非其時各傳以與之也。

**○人與天地相參，故五藏各以時感於寒則受病，微則爲欬，甚者爲泄爲痛。**

（顧從德顧本『以』下有『治』字。）

〔楊〕各以時者，五藏各以王時也。感於寒者，感傷寒也。感傷寒病有輕有重，輕者爲欬，重者以爲洩利及痛痺也。

〔識〕吴云：『上文言外内合邪，故爲病亦兼内外。欬，外證也。泄，裏證也。寒在表則身痛，寒在裏則腹痛，是兼乎内外者也。』

（眉）者猶則也。（《大素》『者』作『則』）王引之説可參。

**○黃帝曰：五藏之欬奈何？岐伯曰：五藏之久欬乃移於府。**

〔楊〕以下言肺欬相傳，爲藏府欬也。五藏之欬，近者未虛，久者傳爲六府欬也。

**○乘秋則肺先受邪，乘春則肝先受之，乘夏則心先受之，乘至陰則脾先受之，乘冬則腎先受之。**

〔楊〕肺以惡寒，肺先受寒。乘春肝王之時，肝受即爲肝欬。若肺先受寒，乘於至陰，即爲脾欬。若肺先受寒，乘冬即爲腎欬。

〔識〕簡按：據《新校正》、全本、《太素》無此（『乘秋則』）三字。然下文有乘春、乘夏等語，則全本、《太素》係於脱遺，馬以下諸本並有之。

〔吳〕此所謂五藏各以其時受病也，曰先受之則次便及乎肺而爲欬矣。

〔紹〕堅按：據楊注，《太素》『肝先受之』之『先』字，亦併芟去，於例相叶。

案：依《素問》則五『先』字有而義通，不必據《大素》改，乃於義無二也。

〔識〕高云：『脾爲陰中之至陰，寄王四時，乘至陰，即其王時也。』簡按：《痺論》『以至陰遇此者，爲肌痺』王注云：『至陰，謂戊己月，及土寄（當補『王』）月也。』

**○帝曰：何以異之？**

〔楊〕以下言問答五藏欬狀之也。

**○岐伯曰：肺欬之狀，欬而喘息有音，甚則唾血。**

〔楊〕言肺欬狀也之。

〔識〕《病源》『音』下有『聲』字。

〔張〕肺主氣而司呼吸，故喘息有音。唾血者，隨欬而出，其病在肺，與嘔血者不同。

〔紹〕唾，蓋是涕唾，非津唾之謂。張曰『唾血者隨欬而出』，是。

案：《說文》『喘，疾息也』。鉉音『昌沇切』『歂，口氣引也』。鉉音『市緣切』。蓋二字原同字。疾息者，謂呼吸之疾促。口氣引者，謂吸氣之長引，共有聲之義。《逆調論》三四云息有音，云喘，共同義互文，宜併考。唾血即欬血，謂粘唾中有血也。

**○心欬之狀，欬則心痛。喉中介介如梗狀，甚則咽腫喉痺。**

〔楊〕介介，喉中氣如哽也之。

〔識〕《甲乙》『介介』作『喝喝』。『梗』《病源》作『哽』。吳云：『介介，堅梗而有妨礙之意。』志云：『《藏府病形篇》曰：心脈大甚爲喉吤。蓋喉乃肺之竅，心火淫金，故喉中介然如梗狀。』簡按：《西京賦》注：『草木刺人爲梗。』

〔劄〕《左傳》『介居大國之間』，《易》『介於石』，并通作『芥』。《方言》『草木刺，關東謂之梗』，或曰：『梗鯁通用，猶骨鯁之鯁。』

**○肝欬之狀，欬則兩脇下痛，甚則不可以轉，轉則兩胠下滿。**

〔楊〕胠，有本作脅也。（《大素》『脇』作『胠』）

〔識〕兩脇下痛。《甲乙》作『胠痛』二字。『不可以轉轉則』，《外臺》作『不可以轉側』，似是。『兩胠下滿』，《甲乙》『胠』作『脇』。《原抄》

案：『胠』解已見第十篇十四ヲ第十九二ウ中。

**○脾欬之狀，欬則右脇下痛。陰陰引肩背，甚則不可以動，動則欬劇。**

〔志〕《經脈篇》曰：『脾病則身體皆重，不能動揺。』蓋微則上乘於肺而爲欬，甚則病及於本經。

〔張〕按：脾欬則右胠下痛者，蓋陰土之氣，應於坤，出西南也。觀《平人氣象論》曰『胃之大絡，名曰虚里，貫鬲絡肺，出於左乳下』，豈非陽土之氣，應於艮而出東北乎？人與天地相參，理有無往不合者。

〔識〕『陰陰引肩背』，《病源》作『瘖瘖引肩髆』（當作『瘖瘖引於髆背』）。馬云：『按：《此事難知》集李東垣治五藏欬方，肺欬用麻黄湯，心欬用桔梗湯，肝欬用小柴胡湯，脾欬用升麻湯，腎欬用麻黄附子細辛湯，雖未盡中病情，姑備此以俟採擇。』

案：以内景實地考之，『右脇下』當作『左脇下』。《大素》『右』上有『在』字，蓋原作『左』，『左』誤作『在』，後增『右』字歟。若作『右脇』則義不通，故生種種妄説。今斷爲『左』字訛，録以後考耳。

〔眉〕《至真要論》『食痺』注：『食痺謂食已心下痛，陰陰然，不可名也，不可忍也。』

**○腎欬之狀，欬則腰背相引而痛，甚則欬涎。**

〔楊〕音涎，腎液也。謂欬涎出之也。

〔紹〕堅案：演，蓋『羨』之譌。『羨』即『涎』字，見《集韻》及慧琳《音義》。又案：此涎，即今之稠痰也。琦曰：『腎主五液，入脾爲涎，濁陰上填，故欬而多涎。』

案：『演』即『羨』之或體，恐非譌字也。與《説文》『演，長流也。一曰水名之字』自别。

〔志〕腎脈貫膈入肺中，故欬則肺俞相引而痛，肺腎皆積水也，故甚則欬涎。

〔眉〕《真本明堂》『魚際，主數唾羡下』楊注曰『涎下』，又旁記『似延反』。

**○帝曰：六府之欬奈何？安所受病？岐伯曰：五藏之久欬，乃移於六府。脾欬不已，則胃受之。胃欬之狀，欬而嘔，嘔甚則長蟲出。**

〔楊〕以下問答，言六府欬狀。六府之欬，皆氣欬，日久移入於府，以爲府欬。府不爲欬，移入藏者，以皮膚受寒，□至於肺，肺中久寒兩邪爲欬，移於五藏，然後外至於府，故不從府移入於藏。所以脾欬日久，移爲胃欬。長蟲，蛕蟲也。

〔識〕張云：『長蟲，蚘蟲也。長一尺。』《藏府病形篇》云：『脾脈微滑，爲蟲毒蛕蝎。』蚘、蛕、蛔並音回。《説文》『腹中長蟲』。《關尹子》云：『人之一身，内包蟯蛔，外蒸蟣蝨。』東方朔《神異經》云：『人腹中蚘蟲，其狀如蚓，此消穀蟲也。多則傷人，少則穀不消。』知蚘蟲常居腸胃中也。

案：《神異經》似可從。余曩在相州日，親見鸕匠，以鸕取年魚者，鸕之喉後以鐵環鎖之，令魚不入胃中。若是鐵環少緩，則頃刻間魚頭入胃之處，縱横蝕缺。云：『鸕鶿腹中有千萬蚘蟲蝕之之所爲也。』乃與《神異經》所説正相符，蓋人物一理，或是然矣。録備參考。

案：五藏欬，皆謂各在其部位而異其證，乃是五藏經絡是也。其實凡欬病，無有不關於肺部也。故五藏之欬，久則六府受之。凡藏病比府病則爲重，唯欬不然，府欬卻重於藏欬也。是知藏欬即經病，唯云其部位耳，而諸欬皆爲肺病也。

○**肝欬不已，則膽受之。膽欬之狀，欬嘔膽汁。**

〔楊〕歐膽汁者，欬引於膽，故歐膽口苦也之。

〔識〕嘔膽汁，《千金》作『清苦汁出』。《四時氣篇》云：『膽液泄則口苦，胃氣逆則嘔苦，故曰嘔膽。』《靈·天年篇》『五十歲，肝氣始衰，肝葉始薄，膽汁始減，目始不明』。

案：膽汁即苦水，是膽府所儲之液汁，隨欬逆出也。

○**肺欬不已，則大腸受之。大腸欬狀，欬而遺失。**

〔楊〕遺矢者，欬引大腸，故遺矢也。（《大素》『失』作『矢』）

〔識〕志云：『失當作矢。《廉頗傳》曰：坐頃三遺矢。』簡按：《甲乙》作『矢』爲是。《病源》作『屎』，《千金》作『糞』。

案：大腸受寒邪，則失收攝之職，故隨欬而遺矢也。失、矢通用。『失』亦爲『矢』之隸體，説見於《蘭軒遺稿》中。

○**心欬不已，則小腸受之。小腸欬狀，欬而失氣，氣與欬俱失。**

〔楊〕小腸在上，欬引小腸，故氣與欬俱發者也之。

〔識〕《病源》《外臺》作『與欬俱出』。

〔張〕小腸之下則大腸也。大腸之氣，由於小腸之化，故小腸受邪而欬，則下奔失氣也。

○**腎欬不已，則膀胱受之。膀胱欬狀，欬而遺溺。**

〔楊〕欬動膀胱，故尿出也。

○**久欬不已，則三焦受之。三焦欬狀，欬而腹滿，不欲食飲。**

〔楊〕三膲無別屬藏與膀胱合，故膀胱之欬，久而不已，腹滿，不欲食之也。

案：據楊注，則本文『膓』字『腹』訛。

〔識〕張云：『久欬不已，則上中下三焦俱病，出納升降，皆（當補『失』）其和，故腹滿不能食飲。』簡按：王注爲上中二焦，馬注爲手少陽之三焦，恐非也。

〔志〕《靈樞經》曰：『少陽屬腎，腎上連肺，故將兩藏。三焦者，中瀆之府也，水道出焉，屬膀胱，是孤府也，是六府之所與合者。』是以腎欬不已，膀胱受之。久欬不已，三焦受之。是腎爲兩藏，而合於六府者也。三焦爲中瀆之府，故腹滿。欬則上焦不能主納，故不欲食飲也。

〔箚〕驪恕公曰：『按此證，《此事難知》主錢氏異功散。』

**○此皆聚於胃，關於肺，使人多涕唾，而面浮腫，氣逆也。**

〔楊〕此六府欬，皆以氣聚胃中。上關於肺，致使面壅浮腫，氣逆爲欬也。

〔識〕馬云：『夫五藏六府之欬如此，然皆聚之於胃，以胃爲五藏六府之主也。關之於肺，以肺先受邪，而後傳之於别藏别府也。使人多涕唾，而面浮腫，皆以氣逆於上故耳。此乃藏府欬疾之總語也。』簡按：此解勝於王注，張、高並仍馬義。

〔紹〕涕唾亦稠痰，與《評熱病論》『唾出若涕』之『涕』同。

〔張〕此下總結諸欬之證，而并及其治也。諸欬皆聚於胃，關於肺者，以胃爲五藏六府之本，肺爲皮毛之合。如上文所云皮毛先受邪氣及寒飲食入胃者，皆肺胃之候也。陽明之脈起於鼻，會於面，出於口，故使人多涕唾，而面浮腫。肺爲藏府之蓋而主氣，故令人欬而氣逆。

案：『此皆』者，此皆於前五藏六府欬也。『聚於胃』者，謂六府欬。六府欬之首，先説胃欬，所以聚於胃也。『關於肺』者，謂五藏欬，先説肺欬，是所以關於肺也。『涕唾』即痰涎，謂關於肺也。『面腫氣逆』謂聚於胃也。

**○帝曰：治之奈何？岐伯曰：治藏者治其俞，治府者治其合，浮腫者治其經。帝曰：善。**

〔楊〕療五藏欬，宜療藏經第三輸也。療六府欬者，宜療藏經第六合也。有浮腫者，不可□胳，宜療經穴也之。

〔張〕脈之所注者爲俞，所入者爲合，所行者爲經，諸藏（當補『府』）皆然也。

〔識〕志云：『欬在五藏，當治其俞。五藏之俞，皆在於背。欲知背俞，先度其兩乳間，以草度其背，是謂五藏之俞，灸刺之度也。』簡按：此據《血氣形志篇》，而諸家並原於《本輸篇》，未詳何是。

〔識〕志云：『合治内府，故欬在六府者取之於合。胃合入於三里，大腸合入於巨虚上廉，小腸合入於巨虚下廉，三焦合入於委陽，膀胱合入於委中央，膽合入於陽陵泉。』高同。簡按：此據《邪氣藏府病形篇》，而諸家並原於《本輸篇》，亦未詳何是。

〔識〕志云：『浮腫者，取肺胃之經脈以治之。』簡按：上文曰俞曰合，前注似是。《證治準繩》并《張氏醫通》欬嗽門，載增補《素問》五藏六府欬治例，當參看。

〔紹〕琦曰：『經文論欬，專主於寒，《金匱》以支飲言，亦寒也。《金匱》及此經，正相發明，皆水濕寒氣爲之也。若燥火之邪，亦有作欬，乃其兼症，非專病也。至内傷勞嗽，又屬標中之標，不可責之欬者，猶肺痿肺癰，及大病後，年高氣弱，多有欬嗽，不可以欬論治也。』堅案：張介賓既有詳説，其義甚精，須參看。

〔張〕愚按：欬證必由於肺，而本篇曰『五藏六府皆令人欬』，又曰『五藏各以其時受病，非其時各傳以與之』，則不獨在肺矣。蓋欬有内傷外感之分，故自肺而傳及五藏者有之，自五藏而傳於肺者亦有之，如風寒暑濕傷於外，則必先中於皮毛。皮毛爲肺之合，而受邪不解，此則自肺而後傳於諸藏也。勞慾情志傷於内，則藏氣受傷。先由陰分而病及上焦，此則自諸藏而後傳於肺也。但自表而入者，其病在陽，故必自表而出之，治法宜辛宜温，求其屬而散去外邪，則肺氣清而欬自愈矣。自内而生者，傷其陰也。陰虚於下，則陽浮於上。水涸金枯，則肺苦於燥。肺燥則痒，痒則欬不能已。治此者，宜甘以養陰，潤以養肺，使水壯氣復而肺則寧也。大法治表邪者，藥不宜静。静則留連不解，久必變生他病，故最忌寒凉收斂之劑。如《五藏生成篇》所謂肺欲辛者此也。治裏證者，藥不宜動。動則虚火不寧，真陰不復，燥痒愈增，病必日甚，故最忌辛香助陽等劑。如《宣明五氣篇》所謂辛走氣，氣病無多食辛者此也。然治表者雖宜從散，若形氣、病氣俱虚者，又當補其中氣，而佐以温解之藥。若專於解散，恐肺氣益弱，腠理益疎，外邪乘虚易入，而病益甚也。治裏者雖宜静以養陰，若命門陽虚不能納氣，則參薑桂附之類亦所必用，否則氣不化水，終無濟於陰也。至若因於火者宜清，因於濕者宜利，因於痰者降其痰，因氣者理其氣，雖方書所載條目極多，求其病本，則惟風寒勞損二者居其八九。風寒者，責在陽實。勞損者，責在陰虚。此欬證之綱領，其他治標之法，亦不過隨其所見之證，而兼以調之則可，原非求本之法也。至於老人之久嗽者，元氣既虚，本難全愈。多宜温養脾肺，或兼治標，但保其不致羸困則善矣。若求奇效而必欲攻之，則非計之得也。夫治病本難，而治嗽者爲尤難，在不得其要耳。故余陳其大略如此，觀者勿謂治法不詳而忽之也。

案：此篇凡一章三段，初段論欬嗽必先因於肺，二段論五藏欬，五藏欬各在其部位而分之，非藏病之欬也，乃經病之欬也。三段論六府欬，云藏欬不已者爲府欬，應知藏欬非藏病而經病，蓋六府欬爲最重，而諸欬證皆關肺胃，而其刺法各異也。

壬戌十二月廿日書於推致室　竹嶼閑人森立之

**重廣補注黄帝内經素問卷第十**

**素問攷注卷第十**

第三十八補

久欬[ウハ]

案：久欬者，前文所云五藏六府欬是也。

欬而失氣，氣與欬俱失。

三七　癰腫ヲ一　肺消ウ二　涌水ウ三　濯濯上同　移寒ヲ四　移熱ウ三　鬲消ヲ五　素痓ウ五　虛腸澼ヲ六　胞六ウ、九ヲ　脾胞ウ七　胞膭同

麋靡ウ九　慮瘕ヲ十　沈湫ウ十一　食亦ウ十二　鼻淵鼻洟十三ウ、十四ウ　巇曦ヲ十四

三八　欬嗽ヲ二　內傷寒陰寒飲證ウ二　喘息ウ四　梗ヲ五　陰陰ウ五　涎演ウ六　長蟲ヲ七　消穀蟲同　膽汁ウ七　遺失矢ヲ八　失

氣同

# 素問攷注卷第十一

**重廣補注黄帝内經素問卷第十一**

**舉痛論篇第三十九**

《大素》全存。

〔新〕按：全元起本在第三卷，名曰五藏舉痛。所以名舉痛之義未詳。按：本篇乃黄帝問五藏卒痛之疾，疑『舉』乃『卒』之誤也。

〔識〕馬云：『首篇悉舉諸痛，以爲問答，故名篇。』吴據《新校正》改作『卒痛』。

○**黄帝問曰：余聞善言天者，必有驗於人，**

以下至『帝曰善』，《大素》廿七耶客。

〔楊〕人之善言天者，是人必法天以言人，故有驗於人也。

〔識〕《國語·楚語》『楚右尹子革曰：民，天之生也，知天必知民矣』。

○**善言古者，必有合於今，**

〔楊〕以今尋古爲今法，故必合於古。

○**善言人者，必有厭於己。**

〔楊〕善言知人，必先足於己，乃得知人。不足於己而欲知人，未之有也。

**○如此則道不惑，而要數極，所謂明也。**

〔楊〕如此人有三善之行，於道不惑。所以然者，得其要理之極，明達故也。數，理也。

〔張〕天與人一理，其陰陽氣數，無不相合，故善言天者，必有驗於人。古者今之鑑，欲察將來，須觀既往，故善言古者，必有合於今。彼之有善，可以爲法，彼之有不善，可以爲戒，故善言人者，必有厭於己。厭，足也，美也。明此三者，尚何所不明哉。

〔識〕簡按：《玉版論要篇》云『至數之要，迫近以微』。

**○今余問於夫子，令言而可知，視而可見，捫而可得，令驗於己，而發蒙解惑，可得而聞乎？**

〔楊〕先自行之所可驗於己也，然後問其病之所由，故爲言而知之也。察色而知，故爲視而知之也。診脈而知，故爲捫而可得。斯爲知者先驗於身，故能爲人發蒙於耳目，解惑於心府。如此之道，可聞以不？

〔識〕簡按：蒙、矇同。《刺節真邪論》『一曰發矇』，《禮記·仲尼燕居》『昭然若發矇矣』，又東方朔《七諫》『幸君之發矇』，《漢·揚雄傳》『發矇廓然』，《竇融傳》『曠若發矇』，晉·顧愷之作《啓矇記》，朱子有《易學啓蒙》，《詩》毛傳『有眸子而無見曰矇』，王充《論衡》云『人未學問曰矇。矇者，竹木之類也』，並可以證，王注未允。

〔紹〕先兄曰：『《易·蒙》初六，發蒙，利用刑人。』

**○岐伯再拜稽首對曰：何道之問也？帝曰：願聞人之五藏卒痛，何氣使然。岐伯對曰：經脈流行不止，環周不休。寒氣入經而稽遲，泣而不行，客於脈外則血少，客於脈中則氣不通，故卒然而痛。**

〔紹〕高曰：『痛者，藏府之氣不通也。故願聞五藏卒痛，何氣使然。』堅案：『五藏』二字，與下文不應，疑是有譌。

案：後文云『寒氣客於五藏，厥逆上泄，陰氣竭，陽氣未入，故卒然痛，死不知人，氣復反則生矣』與此所云『五藏卒痛』同義。蓋五藏卒痛者，謂心腹卒痛也。猶《本草經》所云『五藏邪氣』苦菜、王孫、茵芋、『五內邪氣』枝子、『邪氣在藏中』黃環、『五藏腹中積聚』熊脂，並皆指胃中而謂五藏、謂五內，泛言心腹中耳。《傷寒論》卷三『藏無他病』三ノ廿四、『其藏有寒』卷六五條、『藏府相連』三ノ六九、『藏結』卷四一條、二條、四一條、『藏厥』卷六十三條，共皆藏是胃中之謂，與本論同義。

〔紹〕馬云：『或客於經脈之外，則血原少而愈濇，或客於經脈之中，則脈遂澀而不通，皆能卒然而痛也。』琦曰：『脈外傷衛，脈中傷營，互文見義。血少則氣虛可知，氣不通則血亦不行矣。其脈必見遲濇。』

堅案：馬説爲優。

案：今熟考經文，琦説似是。

〔紹〕《史載之方》曰：『若寒濕之氣勝而腹痛，六脈皆微細而沈，時時小擊，經訣所謂陽弦頭痛，陰微腹痛是也。』又曰：『《舉痛論》云寒氣客於脈外云云，其脈正與寒濕之氣勝同。』

案：血氣通行，則不爲痛。若有寒，則血氣不通，故爲痛。飲結血滯，共皆能爲痛，因於寒濕壅塞也。故曰寒氣也。

**○帝曰：其痛或卒然而止者，或痛甚不休者，或痛甚不可按者，或按之而痛止者，或按之無益者，或喘動應手者，或心與背相引而痛者，或脇肋與少腹相引而痛者，或腹痛引陰股者，或痛宿昔而成積者，或卒然痛，死不知人，有少間復生者，或痛而嘔者，或腹痛而後泄者，或痛而閉不通者。**

〔楊〕股外爲髀，髀內爲股，陰下之股爲陰股也。悗，音悶也。

**○凡此諸痛，各不同形，别之奈何？**

〔楊〕凡此十四別病，十三寒客内爲病。一種熱氣客内爲閉，皆爲痛。病不知所由，故須問之。

〔張〕右卒痛證，凡十四種，其候各異也。

〔志〕形，證也。言痛證之各有不同，將何以别之。

**○岐伯曰：寒氣客於脈外則脈寒，脈寒則縮蜷。縮蜷則脈絀急，則外引小絡，故卒然而痛，得炅則痛立止。**

〔識〕熊音『蜷，具員反。蜷跼不伸也』。

案：『蜷』即『卷』俗字。《大素》作『卷』，可從。

〔識〕《釋音》『絀，丁骨切』。張云『絀，屈曲也』。簡按：《廣韻》『絀，竹律切。音窋』。《荀子·非相篇》『緩急嬴絀』（『嬴』當作『贏』）注：『猶言伸屈也。』

案：『絀』是『屈』假借。《荀子》云『緩急嬴絀』，此云『絀急』，語氣相同，與《説文》『絀，絳也』之本義不相涉。

〔識〕炅，熊音『古惠反。煙出貌』。唐椿《原病集》云：『灵，音翎。小熱貌。《内經·舉痛論》云：寒氣客於脈外，引小絡而痛，得灵則痛止。注云：灵，熱也。』考《篇》《韻》中『炅，明也』，與熱無干。查有『灵』，是小熱貌。恐傳寫者誤『灵』爲『炅』，未審是非，宜當考讀。考《字典》『炅，《唐韻》古迥切，音熲。《説文》見也。《廣韻》光也』『灵，《廣韻》光也』『灵，《廣韻》郎丁切，音靈。《字類》小熱皃。《正字通》俗「靈」字』。簡按：熊、唐並誤。高云：『炅、烱同，熱也。』《集韻》『烱，俱永切。音憬。炎蒸也』。《通雅》云：『《靈》《素》之炅，當與熱同。』此説爲得。

《舉痛論》末『炅』字多有，《大素》載之，或作『炅』或作『熱』，可知本是同字同音，與桂音字自別。

《新撰字鏡》卷第一火部云：『炔，古惠反。見也，姓也，烟出皃。炅，上字。』

案：炅字《素問》所用與『熱』同，蓋古言有云熱爲炅者，恐出於方俗之言耳。皃約之曰：『炅，古迥反。無熱義。《素問》炅字，恐是熱字之異文，中世之俗字。以「日火」合之，蓋會意字耳。猶蘇作甦，觸作觕之類歟。』

〔張〕綣，不伸也。絀，屈曲也。炅，熱也。寒氣客於脈外者，邪不甚深，衛氣不得流通，則外引小絡而卒然爲痛，故但得炅煖之氣，其痛則立止也。

〔楊〕絀，褚律反，縫也。謂膓寒卷縮如縫連也。膓絀，屬膓經之小胳散胳於膓，故膓寒屈急，引胳而痛，得熱則立已。炅，熱也。

案：《大素》『脈』作『膓』，恐誤。楊就誤本而爲説，不可從。

再案：作『膓』爲是。所云膓外寒氣，即三焦水飲也。此水滲入腸中，故令膓絀急也。

案：以上『帝曰其痛或卒然而止』之答語也。麻黃湯之『骨節疼痛』『身疼腰痛』，傷寒之『體痛』三上『脈浮緊者，法當身疼痛』廿上之類是也。

〔眉〕宋板『炅』皆作『炅』，避宋太宗諱也。太宗諱炅，初名匡義，改賜光義，蓋匡、光、炅皆同音，後改曰『炅』者，從日從火之字，自比其德之盛於日於火也。

〔眉〕《廣韻》下平（青韻）引《字類》云：『灵，小熱也。灵，音令。』

〔眉〕《傷寒直格》『炅音桂，熱也。舊音耿，非』。

（眉）《疏五過論》曰『積寒炅』，王注：『炅謂熱也，外爲寒熱也。』

（眉）《長刺節論》『盡炅病已』王注：『炅，熱也。』

（眉）《調經論》『乃爲炅中』王注：『炅，熱也。』

（眉）《陰陽類論》『炅至以病皆死』注：『炅，熱也。』

（眉）《長刺節論》曰『筋炅病已止』，王注：『筋寒痺生，故得筋熱病已乃止。』

**○因重中於寒，則痛久矣。**

〔馬〕有等痛甚不休者，蓋以寒氣客於經脈之外，既中於前而又中於後，則重中於寒，故痛之愈久也。

案：前文『或痛甚不休』之答語。『太陽病，脈浮緊，無汗發熱，身疼痛。八九日不解，表證仍在，此當發其汗，宜麻黄湯』中十六，『傷寒八九日，風濕相搏，身體疼煩，不能自轉側，桂枝附子湯主之』下四八，『傷寒六七日，發熱（當補「微」）惡寒，支節煩疼，柴胡桂枝湯主之』下廿之類是也。

**○寒氣客於經脈之中，與炅氣相薄，則脈滿，滿則痛而不可按也。寒氣稽留，炅氣從上，則脈充大而血氣亂，故痛甚不可按也。**

〔馬〕有等痛甚不可按者，蓋以寒氣客於經脈之中，内有内熱之氣外出，寒氣與熱氣相薄，則經脈自滿。惟其滿則脈充大，時血與氣亂，故痛甚而不可按也。

〔楊〕痛不可按之，兩義解之：一寒熱薄於脈中，滿痛不可得按；二寒下留，熱氣上行，令脈血氣相亂，故不可按也。

〔識〕滑云：『而不可按也。當作痛甚不休也。』

〔紹〕楊注以爲兩義。堅按：此疑非兩義。琦曰：『寒氣稽留，熱氣從上，釋相薄之義。』此説似是。

呉、馬等諸注，其意既然。《史載之方》引删『滿則』以下十七字，蓋以爲重複也。史又曰：『其脈散滿指下充大，而至數不多，卻不甚有管力，宜去其寒而行其血氣。』

案：前文『或痛甚不可按者』之答語也。『風濕相搏，骨節疼煩掣痛，不得屈伸，近之則痛劇，甘草附子湯主之』下四十九蓋此類證也。

案：『寒氣稽留』以下，前文『脈滿』之注脚也。古文多有此例。

**○寒氣客於腸胃之間，膜原之下，血**而**不得散，小絡急引，故痛。按之則血氣散，故按之痛止。**

〔楊〕腸胃皆有募有原，募原之下皆有孫胳。寒客腸胃募原之下，孫胳引急而痛，故按之散而痛止。

案：此宜從《大素》經注而讀也。今本《素問》『而』誤作『血』，王冰據誤本，故在下文又補『血』字，爾後注家皆就『血』字爲之強解，皆不可從。

〔張〕《百病始生篇》曰：『其著於腸胃之募原也。飽食則安，飢則痛。』義與此通。

案：『腸胃之間，募原之下』者，《靈樞》所云『募原之間』，又云『移行腸胃之間』及『腸胃之募原』是也。其痛謂亦在腹部，急引切痛也。今抄出《靈樞》文如左。

《靈樞》卷十九《百病始生篇第六十六》云：『是故虛邪之中人也，始於皮膚。皮膚緩則腠理開，開則邪從毛髮入，入則抵深，深則毛髮立，毛髮立則淅然，故皮膚痛。留而不去，則傳舍於絡脈。在絡之時，痛於肌肉，其痛之時息，大經乃代。留而不去，則傳舍於經。在經之時，洒淅喜驚。留而不去，傳舍於輸。在輸之時，六經不通，四肢則肢節痛，腰脊乃強。留而不去，傳舍於伏衝之脈。在伏衝之時，體重身痛。留而不去，傳舍於腸胃。在腸胃之時賁嚮腹脹，多寒則腸鳴飧泄，食不化，多熱則溏出麋。留而不去，傳舍於腸胃之外，募原之間，留著於脈，稽留而不去，息而成積。』

又云：『其著孫絡之脈而成積者，其積往來上下。臂手孫絡之居也，浮而緩，不能句積而止之，故往來移行腸胃之間。水凑滲注灌濯濯有音，有寒則䐜脹滿雷引，故時切痛。其著於陽明之經，則挾臍而居，飽食則益大，飢則益小。其著於緩筋也，似陽明之積，飽食則痛，飢則安。其著於腸胃之募原也，痛而外連於緩筋，飽食則安，飢則痛。其著於伏衝之脈者，揣之應手而動，發手則熱氣下於兩股，如湯沃之狀。其著於膂筋在腸後者，飢則積見，飽則積不見，按之不得。其著於輸之脈者，閉塞不通，津液不下，孔竅乾壅。此邪氣之從外入内，從上下也。』

案：此所云『腸胃之間，募原之下』者，即《靈樞》所云『腸胃之時』『外募原之間』『乃移行腸胃之間』是也。

案：爲前文『按之痛止』之答語。

**○寒氣客於俠脊之脈，則深按之不能及，故按之無益也。**

〔楊〕俠脊脈，督脈也。督脈俠脊，故曰俠脊脈也。督脈俠於脊裏而上行深，故按之不及，所以按之無益者也。

〔識〕張云：『俠脊者，足太陽經也。其最深者，則伏衝伏膂之脈，故按之不能及其處。』志云：『伏衝之脈也。深者，謂邪客於俠脊之衝脈則深，在於腹之衝脈，則浮於外而淺矣。』簡按：衝脈有浮沈之別，見於《靈・五音五味篇》。志注義長矣。

〔紹〕史載之曰：『其脈當尺澤沈而擊，宜行其腎經，以去其寒。』

《靈樞・五音五味篇》云：『衝脈任脈，皆起於胞中，上循背裏，爲經絡之海。其浮而外者，循腹右上行，會於咽喉，別而絡唇口。』十九ノ二ヲ又《百病始生篇》云：『其著於膂筋，在腸後者，飢則積見，飽則積不

見，按之不得。』十九ノ五ヲ

案：俠脊之脈者，《靈樞》所云『膂筋』是也。爲前文『按之無益』之答語。

**○寒氣客於衝脈，衝脈起於關元，隨腹直上。寒氣客則脈不通，脈不通則氣因之，故喘動應手矣。**

〔楊〕關元在齊下，小腹下當於胞，故前言衝脈起於胞中直上。耶氣客之，故喘動應手。有本無『起於關元』下十字也。

〔識〕馬云：『發喘而動，則應手而痛也。』志云：『人迎氣口，喘急應手也。』簡按：王、吳、張並不釋，蓋此指腹中築動而言，《靈・百病始生篇》云『其著於伏衝之脈者，揣之應手而動』是也。喘或是與蝡通。蝡音輭，《說文》『動也』。馬、志注恐非也。

〔紹〕《廣雅》『揣、蝡，動也』。《疏證》曰：『《釋訓》云：揣抁，搖捎也。揣抁之轉作喘耎。』《莊子・胠篋篇》（篋原作筐）『喘耎之蟲』崔譔注云：『動，蟲也。一云無足蟲。』此說足以證喘蝡之相通。揣、喘、蝡並同韻。

案：此爲前文『喘動應手』之答。喘動應手者，爲水飲之候。《太陽中篇》第卅五條云『發汗後，其人臍下悸者，欲作奔豚。茯苓甘草桂枝大棗湯主之』，乃此類證也。

**○寒氣客於背俞之脈，則脈泣。脈泣則血虛，血虛則痛。其俞注於心，故相引而痛。按之則熱氣至，熱氣至則痛止矣。**

〔楊〕背輸之脈，足太陽脈也。太陽心輸之胳，注於心中，故寒客太陽，引心而痛，按之不移其手，則手熱，故痛止。

〔識〕『按之則云云』，滑云：『以上十三字，不知何所指。』簡按：高本此十三字移於第四對，故按之痛止之下，文脈貫通，極是。

〔紹〕史載之曰：『脈澀，以血虛而不行其脈，六脈細數而肝心尤微。心脈如帶芤，重按缺，往往身有汗，宜足其血以得其心。』案：『得』字不妥。

案：此爲前文『心與背相引而痛』之答。心痛徹背者，飲結在胸之證，故手按之，熱氣至則其痛暫止耳。小柴胡湯中六八、六九諸證，及『刺期門』下十六之證，與此條相似，《金匱》上・胸痺第九栝樓薤白半夏湯亦同。凡心中痛痞飲結者，邪必加之。但有邪盛飲微者，有邪微飲盛者耳。其飲結盛邪微者，按之熱氣至則其痛暫止者，輕則小陷胸下十一，重則白散下十五之證也。其邪盛飲微者，大小柴胡之證也。其飲邪俱盛者，大陷胸下七，十棗湯下二十六之類證也。

**○寒氣客於厥陰之脈，厥陰之脈者，絡陰器，繫於肝。寒氣客於脈中，則血泣脈急，故脇肋與少腹相引痛矣。**

〔楊〕厥陰肝脈，屬肝胳膽，布脇肋，故寒客血泣脈急，引脇與小腹痛也。

案：《傷寒論・太陽下篇》十云：『太陽病，重發汗而復下之，不大便五六日，舌上燥而渴，日晡所小有潮熱，從心下至少腹，鞕滿而痛，不可近者，大陷胸湯主之。』正與此文合，即亦邪氣結在水血中之證也。

**○厥氣客於陰股，寒氣上及少腹，血泣在下相引，故腹痛引陰股。**

〔楊〕厥氣客在陰股，陰股之血凝泣，故其氣上引少腹而痛也。

〔張〕厥氣，寒逆之氣也。少腹陰股之間，乃足三陰衝脈之所由行也。寒氣犯之，皆相引而痛。

案：《太陽下》四一云：『病脇下素有痞，連在臍旁，痛引少腹，引（當作「入」）陰筋者，此名藏結。死。』與此正同。蓋平素有寒疝之人，若感風寒，則邪氣亦從寒化，不能爲熱，遂成陰證而死也。又《厥陰篇》[七廿]云『大汗出，熱不去，内拘急，四肢疼。又下利厥逆，惡寒者，四逆湯主之』，是亦類證也。

**○寒氣客於小腸膜原之間，絡血之中，血泣不得注於大經，血氣稽留不得行，故宿昔而成積矣。**

案：《大素》此條與後條相爲前後，而次條在前，此條在後。

〔楊〕腸謂大腸少腸也。大腸募，在天樞齊左右各二寸，原在手大指之間。小腸募，在齊下三寸關元，原在手外側椀骨之前完骨，寒氣客此募原之下血胳之中，凝泣不行，久留以成於積也。

案：楊注分『募』與『原』，非是。蓋《大素》本文云『腸募關元之間』者，泛言小腹耳，與《素問》其義無二也。

〔識〕『小腸膜原之間』簡按：上文云『腸胃之間，膜原之下』，張云『膜，筋膜也。原，肓之原也。腸胃之間，膜原之下，皆有空虚之處』，以『原』爲『肓之原』，恐誤。《百病始生篇》云『舍於腸胃之外，募原之間』，又云『著於腸胃之募原』，《太陰陽明論》云『脾與胃以膜相連』，蓋藏府之間，有膜而相遮隔，有系而相連接，此即膜原也。故王注《瘧論》云『膈膜（《瘧論》作「鬲募」）之原系』，馬注《始生篇》云『腸胃之外，膜（當作「募」）原之間者，即皮裏膜外也』，此説近是。志云：『大經，藏府之大絡也。』簡按：《百病始生篇》云『其痛之時息，大經乃代』，《離合真邪論》云『反亂大經』，皆其義也。志云：『宿昔，稽留久也。』高云：『匪朝伊夕，故痛於宿昔。』汪昂云：『按：此即今之小腸氣也。』

〔紹〕史載之曰：『其脈沈大而實，膀胱動而有聲，宜通其小腸。』

《靈樞·百病始生篇》云：『虚邪之中人也，始於皮膚云云。留而不去，傳舍於腸胃之外募原之間，留著於脈，稽留而不去，息而成積。』

又云：『其著孫絡之脈而成積者，其積往來上下。臂手，孫絡之居也。浮而緩，不能句積而止之，故往來移行腸胃之間，水湊滲注灌，濯濯有音。有寒則䐜脹滿雷引，故時切痛。其著於陽明之經，則挾臍而居，飽食則益大，飢則益小。其著於緩筋也，似陽明之積，飽食則痛，飢則安。其著於腸胃之募原也，痛而外連於緩筋，飽食則安，飢則痛。其著於伏衝之脈者，揣之應手而動，發手則熱氣下於兩股，如湯沃之狀。其著於膂筋在腸後者，飢則積見，飽則積不見，按之不得。其著於輸之脈者，閉塞不通，津液不下，孔竅乾壅。此邪氣之從外入内，從上下也。』

又云：『積之始生，得寒乃生，厥乃成積也。厥氣生足悗，悗生脛寒，脛寒則血脈凝濇，血脈凝濇則寒氣上入於腸胃，入於腸胃則䐜脹，䐜脹則腸外之汁沫迫聚不得散，日以成積。卒然多食飲則腸滿，起居不節，用力過度，則絡脈傷。陽絡傷則血外溢，血外溢則衄血。陰絡傷則血内溢，血内溢則後血。腸胃之絡傷則血溢於腸外，腸外有寒汁沫與血相搏，則并合凝聚不得散而積成矣。卒然中外於寒，若内傷於憂怒，則氣上逆，氣上逆則六輸不通，温氣不行，凝結藴裹而不散，津液濇滲著而不去，而積皆成矣。』

《傷寒論·陽明篇》云：『陽明病若中寒者，不能食，小便不利，手足濈然汗出，此欲作固瘕（《玉函》作「堅瘕」，《翼》同），必大便初鞕後溏。所以然者，以胃中冷，水穀不别也。』案：『欲作固瘕』與《百病始生》所云『得寒乃生，厥乃成積』同義，可併者。

《金匱》中·婦人雜病廿二云：『婦人之病，因虚積冷，結氣爲諸云云，寒傷經絡，血結胞門云云，在中盤結，繞臍寒疝，或兩脇疼痛，與藏相連。或結熱中，痛在關元云云。時著男子，非止女身。』案：此說與本論正合。

《千金》卷四·月水不通四，牡蒙圓下云：『濕寒入胞裏，結在小腹，牢痛爲之積聚，小如雞子，大者如拳，按之跳手隱隱然。或如蟲嚙，或如鍼刺，氣時搶心，兩脇支滿，不能食飲，食不消化，上下通流。或

守胃管，痛連玉門背膊云云。』十二ヲ

案：『宿昔』或以爲永久之義，或以爲昨夕之義。此云宿昔者，蓋是昨夕之義。《大素》作『卒然』，亦可以徵矣。若血得寒邪之氣而不流行，則凝結作積痛也。其血以温行爲常，若寒凝不行，則卒然成積，不待引日也。《傷寒論·厥陰篇》云『病者手足厥冷，言我不結胸，小腹滿，按之痛者。此冷結在旁光關元也』十五與此同義。

（眉）（《大素》『小腸膜原』作『腸募關』）腸之體是膜，故曰『腸募』。『募』即幕，膜同。關元謂丹田氣街也，胭也。

**○寒氣客於五藏，厥逆上泄，陰氣竭，陽氣未入，故卒然痛，死不知人。氣復反，則生矣。**

〔楊〕寒氣入五藏中，厥逆上吐，遂令陰氣竭絶，陽氣未入之間，卒痛不知人，陽氣入藏，還生也。

〔識〕吳云：『上泄，吐涌也。涌逆既甚，陰氣必竭。』馬云：『陰經之氣竭，衛氣不得入，故寒氣壅滯。』高云：『陰氣竭於内，陽氣虚於外，不能即入於陰。陰氣竭，陽氣未入，故卒然痛，死不知人。少間則陰氣竭而得復，陽氣未入而得反，乍劇乍甦則生矣。』

〔紹〕史載之曰：『其脈伏而大，極無骨力，三部皆芤，身有冷汗。宜灸氣海，後用煖藥。』《厥論四十五》云：『帝曰：厥或令人腹滿，或令人暴不知人，或至半日，遠至一日，乃知人者，何也？岐伯曰：陰氣盛於上則下虚，下虚則腹脹滿。陽氣盛於上，則下氣重上而邪氣逆。逆則陽氣亂，陽氣亂則不知人也。』十二ノ十二ヲ

案：此證即爲尸厥。蓋云『客於五藏』者，泛言寒邪深入而曰『五藏』。《本艸經》所云『五藏邪氣』苦菜、王孫、茵芋、『五内邪氣』枝子之類，而專指胃中。其熱厥甚者，則厥逆上吐，飲寒鬱閉，遮闌心肺，故五藏之經脈未

外泄，是爲陰氣竭。其胃陽氣暫時不上達，是爲陽氣未入。當是時也，卒然痛死不知人。《平脈法》云『少陰脈不至，腎氣微，少精血，奔氣促迫，上入胸鬲，宗氣反聚，血結心下，陽氣退下，熱歸陰股，與陰相動，令身不仁，此爲尸厥，當刺期門、巨厥』，《病源》云『尸蹷者，陰氣逆也。此由陽脈卒下墜，陰脈卒上升，陰陽離居，榮衛不通，真氣厥亂，客邪乘之。其狀如死，猶微有息而不恒，脈尚動而形無知也。聽其耳内循循有如嘯之聲，而股間暖者是也』並可以徵矣。詳說見前[三ヲ]。

『尸厥』詳見《金匱攷注》第一篇中，及《扁鵲傳彙攷》中，可併看。

**○寒氣客於腸胃，厥逆上出，故痛而嘔也。**

〔楊〕寒客腸胃，其氣逆上，故痛歐吐也。

〔張〕腸胃言六府也。水穀之在六府，必自上而下，乃其順也。若寒氣客之，則逆而上出，故爲痛爲嘔。

〔紹〕史載之曰：『其脈細而滑。』史氏於每證附有治方，殊少可取，仍不録。

案：今驗傷寒病人，陽明胃實證必有足冷，下閉則逆上，故痛而嘔也。《傷寒論》十棗湯證云『下利，嘔逆，心下痞鞕滿，引脇下痛』[太下二六]，又《陽明篇》云『傷寒發熱，無汗，嘔不能食，而反汗出濈濈然者，是轉屬陽明也』[八]，又云『陽明病，脇下鞕滿，不大便而嘔，舌上白胎者，可與小柴胡湯』[二五]，皆此條之類證也。

案：吳又可可下諸證條云：『四逆，脈厥，體厥，並屬氣閉。陽氣鬱内，不能四布於外，胃家實也，宜下之。』[下十六ウ]

**○寒氣客於小腸，小腸不得成聚，故後泄腹痛矣。**

〔楊〕寒客小腸，不得成於積聚，故後利腹痛也。

〔張〕小腸爲丙火之府，而寒邪勝之，則陽氣不化水穀，不得停留，故爲後泄腹痛。

〔識〕簡按：王注爲是。

案：成聚者，言小腸受水穀而一旦聚集，以火氣消化之，令水穀分利，水流旁光，穀入大腸，是化成之功也，故謂之成聚也。諸注與王不異。

案：『太陰之爲病，腹滿而吐，食不下，自利益甚，時腹自痛，若下之，必胸下結鞕』一，『自利，不渴者，屬太陰，以其藏有寒故也。當温之，宜服四逆輩』五，『少陰病，二三日至四五日，腹痛，小便不利，下利不止，便膿血者，桃花湯主之』廿七，真武湯三六之『腹痛下利』，通脈四逆三七之『腹痛下利』，四逆散三八之『腹痛下利』，共皆本條之義也。蓋宿飲得寒邪，失火化，不得成聚，而後泄腹痛也。四逆類宜擇用也。

**○熱氣留於小腸，腸中痛，癉熱焦渴，則堅乾不得出，故痛而閉不通矣。**

〔楊〕熱氣留止小腸之中，則小腸中熱，糟粕燋竭乾堅，故大便閉不通矣。

〔張〕熱留小腸，是陽藏陽病也。故爲癉熱焦竭堅乾痛閉之疾。愚按：後世治痛之法，有曰痛無補法者，有曰通則不痛，痛則不通者，有曰痛隨利減者，人相傳誦，皆以此爲不易之法。凡是痛證，無不執而用之。不知痛而閉者，固可通之，如本節云熱結小腸閉而不通之類是也。痛而泄者，不可通也。如上節云寒客小腸後泄腹痛之類是也。觀王荊公解『痛利』二字曰：『治法云諸痛爲實，痛隨利減，世俗以利爲下也。假令痛在表者實也，痛在裏者實也，痛在血氣者亦實也，故在表者汗之則愈，在裏者下之則愈，在血氣者散之行之則愈，豈可以利爲下乎。宜作通字訓則可。』此説甚善，已得治實之法矣。然痛證亦有虚實，治法亦有補寫，其辨之之法，不可不詳。凡痛而脹閉者多實，不脹不閉者多虚。痛而拒按者爲實，可按爲虚。喜寒者多實，愛熱者多虚。飽而甚者多實，飢而甚者多虚。脈實氣粗者多實，脈虚氣少者多虚。新病壯年者多實，愈攻愈劇者多虛。痛在經者脈多弦大，痛在藏者脈多沈微。必兼脈證而察之，則虛實自有明辨。實者可利，虛者亦可利乎。不當利而利之，則爲害不淺。故凡治表虛而痛者，陽不足也，非溫經不可，裏虛而痛者，陰不足也，非養營不可。上虛而痛者，心脾受傷也，非補中不可。下虛而痛者，脫泄亡陰也，非速救脾腎、溫補命門不可。夫以溫補而治痛者，古人非不多也，惟近代薛立齋、汪石山輩尤得之。奈何明似丹溪，而亦曰諸痛不可補氣，局人意見，豈良法哉？

案：小腸熱閉，即陽明胃實證是也。《傷寒論》云『胃家實』、云『胃中有燥屎』，其實小腸實、小腸有燥屎也。云胃者，統言不分者也。《素問》云小腸者，析言之，出於實詣也。

案：云熱氣者，水寒不甚，陽氣盛，故邪正相抗而爲熱氣也。

案：《金匱·腹滿第十》云『痛而閉者，厚朴三物湯主之』，又云『按之心下滿痛者，此爲實也。當下之，宜大柴胡湯』，又云『病者腹滿，按之不痛爲虛，痛者爲實，可下之』，與本文合。癉熱之義已見於《脈要精微十七》廿三ヲ中。

**○帝曰：所謂言而可知者也。**

案：前文『言而可知』之答語結於此也。

**○視而可見奈何？岐伯曰：五藏六府，固盡有部，視其五色，黃赤爲熱，白爲寒，青黑爲痛，此所謂視而可見者也。**

〔楊〕五藏六府各有色部，其部之中色見，視之即知藏府之病，此則視可見者也。

〔張〕黃赤色者，火動於經，故爲熱。白色者，陽氣衰微，血不上榮，故爲寒。青黑色者，血凝氣滯，故爲痛。

《靈樞・五色篇四十九》云：『雷公曰：官五色奈何？黃帝曰：青黑爲痛，黃赤爲熱，白爲寒，是謂五官。』十五ノ四ヲ

案：五藏六府之部位，見《靈樞・五色篇》十五ノ五ヲ可參看。

○**帝曰：捫而可得奈何？岐伯曰：視其主病之脈，堅而血及陷下者，皆可捫而得也。帝曰：善。**

〔楊〕視脈及皮之狀，問其所由，故爲聞而得也。

〔張〕主病之脈，病所在也。脈堅者邪之聚也，血留者絡必盛而起也，陷下者血氣不足多陰候也。凡是者皆可摸而得之。

案：《大素》（『可捫』之）『捫』作『聞』，偶誤耳。楊就誤字爲説，非是。前文問中既作『捫』，則爲其偶誤可以知也。

○**余知百病生於氣也。**

案：此一句，總括凡內因諸病而言也。

〔張〕氣之在人，和則爲正氣，不和則爲邪氣。凡表裏虛實逆順緩急，無不因氣而至，故百病皆生於氣。

○**怒則氣上，喜則氣緩，悲則氣消，恐則氣下，寒則氣收，炅則氣泄，驚則氣亂，勞則氣耗，思則氣結，九氣不同，何病之生？**

〔楊〕炅，音桂。熱也。人之生病，莫不內因怒喜思憂恐等五志，外因陰陽寒暑以發於氣，而生百病。所以善攝生者，內除喜怒，外避寒暑，故無道夭，遂得長生久視者也。若縱志放情，怒以氣上傷魂，魂傷肝傷也。若喜氣緩傷神，神傷心傷也。若憂悲氣消亦傷於魂，魂傷肝傷也。恐以氣下則傷志，志傷腎傷也。若多寒則氣收聚，內傷於肺也。若多熱腠理開洩，內傷於心也。憂則氣亂傷魂，魂傷則肺傷也。若多勞氣耗則

傷於腎，思以氣結傷意，意傷則脾傷也。五藏既傷，各至不勝則致死也。皆由九耶生於九氣所生之病也。

**○岐伯曰：怒則氣逆，甚則嘔血及飧泄，故氣上矣。**

〔楊〕因引氣而上，故氣逆怒甚，氣逆則致歐血及食氣逆上也。

〔張〕怒，肝志也。怒動於肝則氣逆而上，氣逼血升，故甚則嘔血。肝木乘脾，故爲飧泄。肝爲陰中之陽氣，發於下故氣上矣。『及飧泄』三字，《甲乙經》作『食而氣逆』，於義亦妥。

〔識〕簡按：《甲乙》《太素》作『食而氣逆』，然《經脈篇》『肝所主病，嘔逆飧泄』，未必改字。

〔紹〕張子和《儒門事親》曰：『《素問》之論九氣，其變甚詳，其理甚明，然論九氣所感之疾則略，惟論嘔血及飧泄，皆不言。』又曰：『《靈樞》論神意魂魄志精所主之病，然無寒熱暑驚勞四證，余以是推而廣之云云。』其文頗繁，宜參。

案：《大素》云『食而逆』者，蓋謂吐食也。怒氣逆上，甚則歐血或吐食也。

案：飧泄者，氣逆盛於上而下衰，故爲下冷飧泄之證耳。『飧泄』已見前《四氣調神二》四ヲ中。

**○喜則氣和志達，榮衛通利，故氣緩矣。**

〔楊〕喜則氣和志達，營衛行利，故氣緩爲病也。

〔張〕氣脈和調，故志暢達，營衛通利，故氣緩然。喜甚則氣過於緩，而漸至渙散。故《調經論》曰『喜則氣下』，《本神篇》曰『喜樂者，神憚散而不藏』，義可知也。

〔紹〕琦曰：『九氣皆以病言，緩當爲緩散不收之意。《陰陽應象論》曰暴喜傷陽，又曰喜傷心是也。』

案：琦説可從。

**○悲則心系急，肺布葉舉，而上焦不通，榮衛不散，熱氣在中，故氣消矣。**

〔楊〕肝脈上入頏顙，連目系。支者從肝别貫膈，上注肺。肺以主悲，中上兩膲在於心肺，悲氣聚於肺，葉舉心系急。營衛之氣在心肺，聚而不散，神歸不移，所以熱而氣消虚也。

〔張〕悲生於心則心系急，并於肺則肺葉舉，故《宣明五氣篇》曰精氣并於肺則悲也。心肺俱居鬲上，故爲上焦不通。肺主氣而行表裏，故爲營衛不散。悲哀傷氣，故氣消矣。

〔識〕志云：『肺藏布大而肺葉上舉。』簡按：此據全注，今從之。

**○恐則精卻，卻則上焦閉，閉則氣還，還則下焦脹，故氣不行矣。**

〔楊〕雖命門藏精，通名爲腎。脈起腎上貫肝膈，入肺中。支者從肺胳心，注胸中，故人驚恐，其精卻縮上。上膲起胃口上，上膲既閉不通，則氣不得上，還於下膲，下膲腸滿，氣不得行也。

〔張〕恐懼傷腎則傷精，故致精卻。卻者，退也。精卻則升降不交，故上焦閉。上焦閉則氣歸於下，病爲脹滿而氣不行，故曰恐則氣下也。《本神篇》曰：『憂愁者，氣閉塞而不行。恐懼者，神蕩憚而不收。』

〔識〕《新校正》作『氣下行』。考上文作『下』爲是。吴亦從之。馬則云：『作下行者，不知經脈之行故也。』張亦引《本神篇》『憂愁者，氣閉塞而不行』而證之，並難憑矣。

案：此説似是而實非，據前後文例，則宜云『故氣下』，不可云『下行』。蓋此云『故氣不行』，而不云『故氣下』者，古文簡略，不云而義在焉也。張云：『氣不行，故曰恐則氣下也。』解得此意者，可從矣。

**○寒則腠理閉，氣不行，故氣收矣。**

〔楊〕因營衛不通，遇寒則腠理閉塞，則氣聚爲病也。

〔張〕腠，膚腠也。理，肉理也。寒束於外，則玄府閉密，陽氣不能宣達，故收斂於中，而不得散也。

案：《大素》此條與後條異地，葛根麻黄大青龍湯之無汗，並與此同。

**○炅則腠理開，榮衛通，汗大泄，故氣泄。**

〔楊〕氣不得行，或因熱而腠理開，營衛外通，汗大洩也。

〔張〕熱則流通，故腠理開。陽從汗散，故氣亦泄。

案：太陽中熱暍之汗出，太陽中風之桂枝諸湯之汗出，並與此同。

案：據《大素》無『故氣泄』之三字，則與前文『故氣不行』同文例。此條『故氣泄』三字，蓋是王冰所補。古文不一樣文例者，往往而有不啻此也。

案：此『炅』，《大素》作『熱』，不與前文作『炅』合。據此，則『炅』即『熱』字，唯異體而已歟。說見前文五ヲ中。

**○驚則心無所倚，神無所歸，慮無所定，故氣亂矣。**

〔楊〕心神之用，人之憂也。忘於衆事，雖有心情無所任物，故曰無所寄。氣營之處，神必歸之。今既憂繁，氣聚不行，故神無歸也。慮亦神用也，所以憂也，不能逆慮於事，以氣無主守，故氣亂也。

〔張〕大驚卒恐，則神志散失，血氣分離，陰陽破散，故氣亂矣。

案：《大素》『驚』作『憂』似是。『恐』與『驚』亦相類，而憂爲肺志，見《陰陽應象論》五，又《宣明五氣》廿三，《靈・九鍼》七八並曰『精氣并肝則憂』。又《靈樞・本神篇》八云『脾愁憂而不解則傷意』，並可以參考。

**○勞則喘息汗出，外內皆越，故氣耗矣。**

〔楊〕人之用力勞之，則氣并喘喝。皮腠及內藏府皆汗，以汗即是氣，故汗出，內外氣衰耗也。

〔張〕疲勞過度，則陽氣動於陰分，故上奔於肺而爲喘，外達於表而爲汗。陽動則散，故內外皆越，而氣耗矣。

**○思則心有所存，神有所歸，正氣留而不行，故氣結矣。**

〔楊〕專思一事，則心氣駐一物。所以神務一物之中，心神引氣而聚，故結而爲病也。

〔張〕思之無已，則繫戀不釋，神留不散，故氣結也。

〔張〕情思之傷，雖五藏各有所屬。然求其所由，則無不從心而發，故《本神篇》曰：『心怵惕思慮則傷神，神傷則恐懼自失。』《邪氣藏府病形篇》曰：『憂愁恐懼則傷心。』《口問篇》曰：『悲哀憂愁則心動，心動則五藏六府皆搖。』可見心爲五藏六府之大主，而總統魂魄，兼該志意，故憂動於心則肺應，思動於心則脾應，怒動於心則肝應，恐動於心則腎應，此所以五志惟心所使也。

文久第三癸亥二月十四日書於温知藥室昨十三日將軍家上洛發駕，今日風雨，蓋清道之天瑞歟

竹軒居士　源立之

第三十九補

寒氣客於厥陰之脈ヲ十

〔紹〕史載之曰：『其脈皆輕帶弦，肝脈連腎，脈弦長而緊，甚則透過尺澤而弦。』

熱氣留於小腸ヲ十七

〔識〕簡按：本篇敘腹痛一十四條，屬熱者止一條，餘皆屬寒。王氏《證治準繩》有說，當參考。又《史載之方》舉每證附以脈候及治方，文繁不録，宜參。

案：風寒邪氣入而爲痛者，皆有宿飲水寒，邪入從寒化，故作痛也。其熱痛者，唯是腸閉一證，餘皆屬寒痛也。

外内皆越廿二ウ

〔馬〕人有勞役，則氣動而喘息，其汗必出於外。夫喘則内氣越，汗出則外氣越，故以之而耗散也。

案：人疾走勞力則汗出，汗出則元氣耗散，當以時也，賊邪有來侵，可不謹乎。

肺布葉舉廿ヲ

案：布葉者，謂肺藏中滿布之小葉也。《四十二難》所云『肺重三斤三兩，六葉兩耳，凡八葉』非此義也。蓋悲則心系急，而肺氣怒張，故肺之小葉如蒲陶子者，悉皆揚舉。注家多皆以布葉爲肺之八葉者，非是。與『心系』相對而云『布葉』，則爲肺中枝葉如蒲陶子，爲數朶者可知耳。《刺禁篇》五十二云：『刺足下布絡中脈血不出爲腫。』所云『布絡』與『布葉』同義，謂足下滿布之小絡。吳以爲『浮淺散見之絡』，是也。

## 腹中論篇第四十

《大素》『熱中消中』及『懷子』二節缺，餘皆存。

〔新〕按：全元起本在第五卷。

**○黄帝問曰：有病心腹滿，旦食則不能暮食，此爲何病？岐伯對曰：名爲鼓脹。**

（《大素》作『鼓脈脹』）案：據楊注『脈』字誤衍耳。

〔張〕内傷脾腎，留滯於中，則心腹脹滿，不能再食。其脹如鼓，故名鼓脹。

案：《廣韻》鼓、蠱並同音古，則知一病也。

《本草匯》卷四『蠱脹由於脾家濕熱積滯，或内傷瘀血停積而成，宜除濕清熱，利小便，消積』。

〔高〕心腹，心之下腹之上也。滿，脹滿也。

〔吳〕是朝寬暮急。

〔志〕鼓脹者，如鼓革之空脹也。此因脾土氣虚不能磨穀，故旦食而不能暮食，以致虚脹如鼓也。

**○帝曰：治之奈何？岐伯曰：治之以雞矢醴，一劑知，二劑已。**

〔張〕雞矢之性，能消積下氣，通利大小二便，蓋攻伐實邪之劑也。一劑可知其效，二劑可已其病。凡鼓脹由於停積及濕熱有餘者，皆宜用之。若脾胃虚寒發脹，及氣虚中滿等證，最所忌也，誤服則死。按，《普濟方》云：『治脾虚不能制水，水反勝土。水穀不運，氣不宣流，故令中滿者，宜雞矢醴主之。』此説不明虚實，殊失經意，不可不察。雞矢醴法，按，《正傳》云：『用羯雞矢一升，研細，炒焦色，地上出火毒，以百沸湯淋汁，每服一大盞，調木香檳榔末各一錢，日三服，空腹服，以平爲度。』又按，《醫鑑》等書云：『用乾羯雞矢八合，炒微焦，入無灰，好酒三碗，共煎乾至一半許，用布濾取汁，五更熱飲則腹鳴，辰巳時行二三次，皆黑水也。次日覺足面漸有縐紋，又飲一次，則漸縐至膝上而病愈矣。』此二法似用後者爲便。

〔識〕簡按：《聖濟總録》『治鼓脹，旦食不能暮食，雞屎醴法。雞屎乾者，右一味爲末。每用醇酒調一錢匕，食後臨臥服』。《宣明論》『雞屎醴乾者炒，大黄、桃仁各等分，右爲末，每服二錢，水盞半，生薑三片，煎七分，食前服』。此他有數方，宜依證而擇用。其曰一劑二劑，則古別有製法可知矣。惜其不傳。原抄

《千金》卷三·中風第三『雞糞酒，主産後中風及百病并男子中一切風神效方。雞糞一升，熬令黄，烏豆一升，熬令聲絕，勿焦。右二味，以清酒三升半，先淋雞糞，次淋豆，取汁，一服一升，温服取汗。病重者，凡四五日服之，無不愈』。《婦人良方》引『雞糞酒』作『雞屎醴』

〔紹〕堅按：仁存孫氏《治病活法祕方》『雞矢醴，治心腹滿，旦食不暮食，由脾元虚弱，不能尅制於水。水氣上行，浸漬於土。土濕則不能運化水穀，氣不宣流，上下痞塞，故令人中滿。旦陽氣方長，穀氣易消，故能食。暮陰氣方進，穀不得化，故不能食。其脈沈實而滑，病名穀脹。雞矢白半升。矢與屎同右以好酒一斗

漬七日，每服一盞。此方出《素問》』。又按：王氏所舉大利小便微寒，是《本草》黑字文。又方以智《物理小識》有矢醴說，殊少其要，仍不録。

《醫心方》卷十廿一ウ引《千金方》云：『治米癥恒欲食米。方：雞矢一升，白米五合，二味合炒，令米燋，擣末，水二升，頓服之，須臾吐出病碎米。若無米當出淡。今案，《新録方》云：水三升，和攪頓服之。當吐米，不盡更服之，大良。』

案：所引《千金》與今本大異，蓋是唐本之舊，故今據之。

《千金》卷十一・癥堅積聚第五『治食中得病爲鱉癥，在心下堅強。方：雞屎一升，炒令黃，取五合，以酒一升浸，更取半擣爲末。以所浸酒服方寸匕，日二三日中作一劑』。

《聖濟總録》『治鼓滿旦食不能暮食，雞屎醴方：雞屎乾者。右一味爲末，每用醇酒，調壹錢匕，食後臨臥服』。是於宋最舊方。

〔吳〕知，效之半也。已，效之至也。

我家煑末雞矢酒下數愈鼓脹，鼓脹於世間諉爲不治之疾，可嘆矣。元治甲子自夏至冬初，我藩奴由是全愈，名曰茂吉，但宜長服多服也。

〔眉〕《本草圖經》云：『《素問》心腹滿，旦食則不能暮食，名爲鼓脹。治之以雞矢醴。注云：今《本草》雞矢，利小便，微寒，並不治鼓脹。今方制法當取用，處湯漬服之耳。』

**〇帝曰：其時有復發者，何也？**

〔張〕脹病多反復也。

**〇岐伯曰：此飲食不節，故時有病也。**

〔張〕鼓脹之病，本因留滯，故不可復縱飲食也。

**○雖然，其病且已，時故當病氣聚於腹也。**

〔張〕病雖將愈，而復傷其脾，所以氣復聚也。

〔楊〕氣滿心腹，故旦食暮不能也。是名鼓脹。可取雞糞竹丸，（案：當是『雞糞廿丸』訛。）熬令煙盛，以清酒一斗半，沃之，承取汁，名曰雞醴。飲取汗，一齊不愈，至於二齊，非直獨療鼓脹，膚脹亦愈。有復發者，以不愼節飲食故之也。

《本草》白字『雞矢白，治消渴傷寒寒熱』，黑字『破石淋及轉筋，利小便，止遺溺，滅瘢痕』。

《蜀本注》云：『雞糞以爲烏雄爲良。李時珍曰：雄雞屎乃有白，臘月收之。白雞烏骨者更良。』

案：雞矢治遺尿，又治中風，又治小兒口噤及驚啼，又治子死腹中，並在於古方中。考其意，雞性積陽，發散陰分血中濕鬱之氣，故矢白亦入腸胃中，治淋及遺尿，故凡在腸胃之水濕脹滿亦能散解，乃是治腸胃氣化施行之本原之理也。

凡鳥類，下只一竅，不分尿屎二道，故一切水穀不分利之諸症皆治之。蓋雞爲陽物，曉天已發聲，用此陽物之屎，則所以令水穀不分之病能分水穀也。

**○帝曰：有病胸脇支滿者，妨於食，病至則先聞腥臊，**

〔識〕馬云：『《金匱真言論》肝其臭臊，肺其臭腥。』張云：『肺主氣，其臭腥。肝主血，其臭臊。肺氣不能平肝，則肝肺俱逆於上。濁氣不降，清氣不升，故聞腥臊而吐清液也。』

**○出清液，**

〔識〕簡按：王注竅漏謂陰戶，又見《骨空論》注，此乃爲白沃之屬也。馬則非之，爲清涕從鼻出之義。吳同。考上文，張注爲吐清液者，似是。

**○先唾血，**

案：二「先」字宜活看，言妨於食之前先聞腥臭，出清液之前先欬唾血也。

**○四支清，目眩，時時前後血，病名爲何？何以得之？岐伯曰：病名血枯。此得之年少時，有所大脱血。若醉入房，中氣竭，肝傷，故月事衰少不來也。**

〔張〕口中唾血，血不歸經也。四支清冷，氣不能周也。頭目眩運，失血多而氣隨血去也。血氣既亂，故於前陰後陰，血不時見，而月信反無期矣。

〔識〕《婦人良方》『駱龍吉曰：夫肝藏血，受天一之氣，以爲滋榮者也。其經上貫膈，布脇肋。今脱血失精，肝氣已傷，故血枯涸而不榮。胸脇滿，以經絡所貫也。然妨於食，則以肝病傳脾胃。病至則先聞腥臊臭，出清液，則以肝病而肺乘之。先唾血四肢清，目眩，時時前後血，皆肝病血傷之證也』。

〔張〕血枯者，月水斷絶也。致此之由，其源有二。一則以少時有所大脱血，如胎産既多，及崩淋吐衄之類皆是也。一則以醉後行房，血盛而熱，因而縱肆，則陰精盡泄，精去則氣去，故中氣竭也。夫腎主閉藏，肝主疏泄，不惟傷腎，而且傷肝，及至其久，則三陰俱虧，所以有先見諸證如上文所云，而終必至於血枯，則月事衰少不來也。此雖以女子爲言，若丈夫有犯前證，亦不免爲精枯之病，則勞損之屬皆是也。

〔楊〕血枯病形有八，一胸脇支滿，二妨於食，三病將發先聞腥臊臭氣，四流出清液，五病先唾血，六四支冷，七目眩，八大小便時復出血，有此八狀，名曰血枯之病。此得由於少年之時有大脱血，若醉入房，中氣竭絶傷，遂使月經衰少，或不復來，以成此血枯之病也。

案：『竭』與『盡』不同，『竭』謂不足也，此云『中氣竭』者，謂腎中之精氣不足也。『竭』『盡』解已見於《上古天真第一篇》中。

**○帝曰：治之奈何，復以何術？岐伯曰：以四烏鰂骨，一藘茹，二物并合之，丸以雀卵，大如小豆，以五丸爲後飯，飲以鮑魚汁，利腸中，及傷肝也。**

〔楊〕四，四分。一，一分。擣以雀卵爲丸，食後服之，飲鮑魚汁，通利腸，案：『腸』恐『腸』訛。及補肝傷也。

〔識〕周本『鰂』作『鯽』。簡按：《説文》『鰂，烏鰂魚也』，又『鰂，或從即』，知鰂鯽一字。《本草》作『烏賊』。羅願云：『此魚有文墨可法則，故名烏鰂。鰂者，則也。骨名螵蛸，象形也。』王所謂古本草經，即《證類》白字文。吳云：『烏鰂骨，澀物也，可以止血。』張云：『氣味鹹温下行，故主女子赤白漏下及血閉，以上《神農本經》血枯。其性濇，故亦能令有子。』李時珍云：『烏鰂骨，厥陰血分藥也。其味鹹而走血也，故血枯血瘕經閉崩帶下痢，厥陰本病也。厥陰屬肝，肝主血，故諸血病皆治之。』

〔識〕張云：『蘆茹，亦名茹蘆，即茜草也。氣味甘寒，無毒。能止血治崩，又能益精氣，活血，通血脈。按：《甲乙經》及《太素》《新校正》俱作蕳茹者，非。蓋蕳茹有毒，豈血枯者所宜，皆未之詳察耳。』志云：『蘆茹，當茹蘆。』高云：『茹蘆，舊本誤蘆茹，今改。』簡按：《本草》有蕳茹，而無蘆茹，故《新校正》云：『當改蘆作蕳。』然《南齊》『王子隆年三（當作『二』）十一，而體過充壯，常服蘆茹丸，以自銷損』。《證類本草》蕳茹條，引本篇王注文，知是藘、蘆、蕳一音，古通用。張則以爲茹藘一名，考《詩·鄭風》『茹藘在阪』，《爾雅》『茹藘，蒨也』，郭注『可以染絳』，邢疏『一名地血，齊人謂之茜』，《别録》『茜根一名茹藘』，乃以爲茹藘一名者，非。然血枯所用，當是茹藘，故志、高並仍張注而改茹藘，極是。李時珍云：『茜根，色赤而氣温，味微酸而帶鹹。色赤入營，氣温行滯，味酸入肝，而鹹走血，手足厥陰血分之藥也。專於行血活血，俗方用治女子經水不通，以一兩煎酒服之，一日即通，甚效。』此可以爲張注之左證矣。『四烏鰂骨一蕳茹』，諸家不釋。《聖濟總録》『烏賊魚骨，去甲四兩，蕳茹一兩』。《婦人良方》同。此蓋謂藘茹用烏鰂骨四之一，古法不必拘於秤量，故云爾。

〔識〕馬云：『鮑魚汁，俗謂之醃魚滷。』張云：『鮑魚，即今之淡乾魚也。諸魚皆可爲之，惟石首鯽魚者爲勝，其氣味辛温無毒。魚本水中之物，故其性能入水藏，通血脈，益陰氣，煮汁服之，能同諸藥，通女子血閉也。以上四藥，皆通血脈，血主於肝，故凡病傷肝者，亦皆可用之。』李時珍云：『鮑魚，《別録》既云「勿令中鹹」，即是淡魚無疑矣。』簡按：《婦人良方》《聖濟總録》並云：『以鮑魚煎湯下，以飯壓之。』馬以鮑魚爲醃魚，以汁爲滷，並誤。《千金翼》『治婦人漏血崩中，鮑魚湯。鮑魚、當歸、阿膠、艾葉凡四味』，可見其有益陰之功也。

案：王注云『烏鰂魚骨藘茹等，並不治血枯，然經法用之是攻其所生所起爾』，此説可從。所云血枯者，非血液乾枯之謂也，瘀血在内而月經不調之證是也。血枯猶云經閉，故用烏賊魚骨暫止崩血。藘茹以去敗血，雀卵以補腎氣，鮑魚汁以誘出敗血，其妙尤在鰂骨一味，乃是先收血，次破血，後補血之理也。

『烏賊魚骨』中品白字云：『味鹹微温，治女子漏下赤白經汁血閉。』黑字云：『無毒，肉味酸平，驚氣入腹，腹痛環臍，陰中寒腫，令人有子。』《藥性論》云：『止婦人漏血。』

案：鰂骨，與貝子龍骨稍同其質，其功亦相似。凡飲血凝結者，令之破解之義也。

『閭茹』下品白字云：『味辛寒，排膿惡血。』黑字云：『酸微寒，有小毒，破癥瘕，去熱痺。』

『鮑魚』上黑字云：『味辛臭温，無毒，女子崩中血不止，勿令中鹹。』陶注云：『今此鮑魚，乃是鱅魚，長尺許，合宍淡乾之，而都無臭氣，要自療漏血，不知何者是真。』

〔紹〕琦曰：『凡血枯經閉，固屬虛候。然必有瘀積，乃致新血不生，舊積日長，藏府津液，俱爲所蝕，遂成敗症，徒事補養，無救於亡。《金匱》治虚勞，有大黄蟅蟲丸，蓋本此也。由血氣本虚，挾痰挾寒挾氣，即著而爲瘀，治宜先去其瘀，繼養其正，則得之矣。烏鰂，厥陰血藥。藘茹，即茜草。二味主平肝行瘀。雀卵，温補精血。鮑魚，腐物也，亦利瘀血，補益精氣，兼以活血散瘀。虚勞治法，不出於此。』

〔紹〕堅按：《本草經》曰『病在心腹以下者，先服藥而後食』。

案：『後飯』，王以爲食前服之義，楊以爲食後服之義，其義相戾矣。宜從王注爲食前服也，乃與《本草經》所説方合。

案：『利腸中乃傷肝也』，未得詳解。蓋謂利腸中者，令時時前後血，又月事衰少及不來者，月信如常期下來也。及傷肝者，凡肝血受傷，則全身之血不復活動，是亦宜通利全身血路也。

又案：《新校正》云『按，别本一作傷中』，宜從改，則與前文云『中氣竭，肝傷』正合。蓋『傷中』指腎，腎水藏也。凡全身水飲，不得温化活動，則爲胸脇支滿等證也。傷肝，肝爲血，凡全身之血液，亦不得温化活動，則爲時時前後血，及月事衰少或不來之候。此藥能通利傷中之水飲，及傷肝之血液，則月事以時下，而胸脇支滿諸症悉皆治愈也。《劄記》亦以作『傷中』爲是，與余説符。

（眉）後世清醫張路玉輩，皆依介賓氏説，而以《素問》『藘茹』爲茹藘茜草，噫，一犬吠虚，萬犬傳實，豈可不畏愼乎？

（眉）案：此亦上中二焦之病，故宜從楊注也，王注誤。《素問》中『後飯』文二見，一出於此，一出《病能論》，並同義，後於飯也。固不得爲二『後飯』爲二别義也。

**○帝曰：病有少腹盛，上下左右皆有根，此爲何病？可治不？岐伯曰：病名曰伏梁。**

以下至『環齊而痛』，《大素》卷卅伏梁病。

〔識〕馬云：『少腹盛滿。』吴云：『根，病之所窮止也。』馬云：『不、否同。』張云：『伏，藏伏也。梁，彊梁堅硬之謂。按《邪氣藏府病形篇》曰：心脈微緩，爲伏梁，在心下上下行，時唾血。又《經筋篇》曰：手少陰之筋病，内急心承伏梁。故《五十六難》曰：心之積，名曰伏梁。起臍上，大如臂，上至心下。其義本此二篇。然觀本節云齊上爲逆，齊下爲從，下節云環齊而痛，病名伏梁，是又不獨以心積爲伏梁也。蓋凡積有内伏而堅強者，皆得名之。故本篇獨言伏梁者，其總諸積爲言，可知也。』吴云：『伏梁，言如潛伏之橋梁，爲患深著之名。此與《難經》論伏梁不同，彼爲心之積，是藏之陰氣也，此爲聚膿血，是陽毒也。』

〔劄〕稻葉通達曰：『伏梁，後世曰癥、曰塊、曰痃，皆是已。』

案：『伏梁』《難經·五十六難》以爲心積名，蓋『伏梁』古之俗名，謂積也。五積異形，因又異名耳。『伏梁』之急言爲旁，不論上下左右，其積旁出者，名曰『伏梁』也。《爾雅·釋宫第五》云『二達謂之岐旁，三達謂之劇旁』之『旁』字，乃爲此義也。

○**帝曰：伏梁何因而得之？岐伯曰：裹大膿血，居腸胃之外，不可治，治之每切按之致死。**

〔識〕吴云：『每切按之，謂以手切近而按之。』張云：『按，抑也。』高云：『每急切而按摩之，必真氣受傷，故致死。』

案：『裹大膿血居腸胃之外不可治』，此一語爲凡積塊之病因。蓋血在腸胃之外，冷結不散，所以爲積也。婦人血瘕，男子寒疝是也。《金匱》卷下·婦人雜病第二十二云：『婦人之病，因虚積冷，結氣爲諸經水斷絶，至有歷年，血寒積結胞門，寒傷經絡凝堅。』本書《評熱病論第三十三》云：『月水不來者，胞脈閉也。胞脈者屬心，而絡於胞中。』又《奇病論第四十七》云：『胞絡者，繫於腎。』所云『胞門』『胞脈』『胞絡』，共謂注於子宫之血道也。此血寒結凝固，則在子宫外，腸胃外絡脈之處不散，爲之積聚，久則成癰。其在上謂之肺癰，其在下謂之腸癰，皆肺腸外之事，以其部位名之，曰肺癰、腸癰也。

案：『裹大膿血』者，言前文所云少腹盛，上下左右皆有根，名曰伏梁，是胞絡中裹大膿血之所作也。與前文相照應而看，則明白可解。

**○帝曰：何以然？岐伯曰：此下則因陰，必下膿血，上則迫胃脘，生鬲，俠胃脘内癰。**

〔楊〕何以按之致死？以其伏梁下因於陰，膿血必上迫於胃管，上出於隔，使胃管生癰，故按之下引於陰，上連心腹，所以致死。脘□□□（在後補中）

〔識〕馬云：『其下與足之三陰而相因，必有時亦下有餘之膿血。』志云：『此下謂少腹。陰，前後二陰也。』簡按：當從志注。吳云：『内癰，内潰之癰，不顯於外也。』

《病源》卷卅三・内癰候云：『内癰者，由飲食不節，冷熱不調，寒氣客於内。或在胸鬲，或在腸胃，寒折於血，血氣留止，與寒相搏，壅結不散，熱氣乘之，則化爲膿，故曰内癰也。胸内痛，少氣而發熱，以手按左眼，意視右眼見光者，胸内結癰也。若不見光，瘭疽内若吐膿血者，不可治也。急以灰掩其膿血，不爾者著人腸内，有結痛或在脅下，或在臍左，近結成塊，而壯熱必作癰膿，診其脈數而身無熱者，内有癰。』

案：『下則因陰必下膿血』者，言在腸胃外之膿血，若下浸淫灌注入於二陰，則必二便下膿血也。『上則迫胃脘生鬲』者，言在腸胃之膿血，若隨氣逆上，迫胃脘，則爲胸中鬲塞不通之證。生，猶成也，與生『痤痱』、生『大丁』、生『大僂』、生『癰腫』（第三）同文例。《陰陽别論第七》云『一陽發病，少氣善欬，善泄，其傳爲心掣，其傳爲隔』，又《氣厥論三七》云『肝移寒於心，狂隔中（《大素》作『鬲中』）』，並與此所云『鬲』同義，可併考矣。『俠胃脘内癰』者，言若在腸胃外之膿血，隨氣上逆，俠胃之上脘，在内作癰膿也。蓋上不迫膈膜，故曰『俠胃脘』。其位在脾胃上，肝膽下，當臍上，不見於肌表而在腹内，故曰『内癰』也。宜『内癰』上添一『生』字而看，是上文『生鬲』之『生』字以該之也，乃上詳下略之文法耳。『胃管癰』見《病能論第四十六》中。

**○此久病也，難治。居齊上爲逆，居齊下爲從，勿動亟奪。**

〔張〕此非一朝一夕所致者，延積既久，根結日深，故不易治。

〔馬〕使此積自升迫胃，而居於臍上則爲逆。若仍如初時，而居於臍下則爲順。然所以治之者無他法，斷不可輕動之也。如上文切按之，謂必數數寫以奪之，則可以漸減而不使之上迫耳。

〔吳〕齊、臍同。齊下之分小大腸膀胱之所部也，皆能受傷。即膿血穿潰，而不繫人之生死，故爲從。

〔識〕高云：『勿動亟奪，猶言勿用急切按摩以奪之。不當亟奪，而妄奪必真氣受傷而致死。』簡按：高注允當，今從之。

案：『居齊上』，謂『迫胃脘生鬲，俠胃脘内癰』也。『居齊下』，謂『因陰必下膿血』也。

**○論在刺法中。**

〔張〕謂宜以鍼治之，今亡其義。按：伏梁一證，即今之所謂痞塊也，欲治之者莫妙於灸。

案：刺法者，即今本《素問》廿一卷第七十二篇『刺法』是也。古來有名而無文，此條伏梁鍼法，黄伯問答語亦在刺法中也。

**○此風根也，其氣溢於大腸，而著於肓。肓之原在齊下，故環齊而痛也。**

此廿六字，今據《大素》補正。

〔楊〕如此之病得時必久也。亟，□也。此病是風爲本，其氣溢於大腸之中，著於齊下肓原，故環齊痛，不可輒動數奪，□之致死。以居肓原，所以齊上爲逆也。

《甲乙經》卷八·經絡受病入腸胃第二云：『病有少腹盛，左右上下皆有根者，名曰伏梁也。裹大膿血居腸胃之外，不可治之，每切按之至死。此下則因陰必下膿血，上則迫胃脘生鬲，俠（一本作依）胃脘内癰，此久病也，難治。居臍上爲逆，居臍下爲順，勿動亟奪。其氣溢（《素問》作『泄』）於大腸，而著於肓。肓之原在臍下，故環齊而痛也。』

案：以上經文，《大素》與《甲乙》合。《素問》『論在刺法中』下有『帝曰人有身體云云，病名伏梁』廿六字，王冰移《奇病論》文於此也。是王冰所定，非舊文，不可從也。本文今據《大素》《甲乙》校正，蓋復王氏以前經文云。

○**帝曰：人有身體髀股䯒皆腫，環齊而痛，是爲何病？岐伯曰：病名伏梁，此風根也。**

以下至『水溺濇之病』，《大素》卷卅伏梁病。

〔眉〕《千金方》宋人例曰：『伏梁不辨乎風根，（當補「中風不分乎時疾」）此今天下醫者之公患也，是以别白而言之。』

○**其氣溢於大腸，而著於肓。肓之原在齊下，故環齊而痛也。**

〔張〕風根，即寒氣也，如《百病始生篇》曰『積之始生，得寒仍生，厥乃成積』，即此謂也。肓之原在臍下，即下氣海也，一名下肓，《九鍼十二原篇》謂之脖胦者。即此今病在衝脈，則與大小腸相附，而當氣海之間，故其爲病如此。

案：『肓之原在齊下』者，即募原也。《瘧論》王注謂『（上有「募原謂」三字）鬲，募之原系』，《舉痛論》王注『膜謂鬲間之膜，原謂鬲肓之原』是也。《靈樞》卷十九《百病始生篇六十六》所云『孫絡之脈，所著之邪成積者，往來移行，而著腸胃之募原』者，此所説正合。今提文於左，以備考。

《靈樞·百病始生篇》云：『是故虛邪之中人也，始於皮膚云云。其著孫絡之脈而成積者，其積往來上下。臂手，孫絡之居也。浮而緩，不能句積而止之，故往來移行腸胃之間，水湊滲注灌，濯濯有音，有寒則䐜，脹滿雷引，故時切痛。其著於陽明之經，則挾臍而居，飽食則益大，飢則益小。其著於緩筋也，似陽明之積，飽食則痛，飢則安。其著於腸胃之募原也，痛而外連於緩筋，飽食則安，飢則痛。』

案：云『移行腸胃之間』，云『著於陽明之經』，云『著於腸胃之募原』，並皆鬲膜下，肝膽脾胃間，腸上之膜原之處是也。云『挾臍而居』者，與『環齊而痛』政同也。

又云：『腸胃之絡傷，則血溢於腸外。腸外有寒汁沫與血相搏，則并合凝聚不得散而積成矣。卒然外中於寒，若内傷於憂怒，則氣上逆。氣上逆則六輸不通，温氣不行，凝血藴裹而不散，津液濇滲，著而不去，而積皆成矣。』

**○不可動之，動之爲水溺濇之病。**

〔楊〕頭以下爲身，四支曰體，肘義當腐也，髀□股膝下長骨曰脛，如此四處皆腐腫，并繞齊痛，名曰伏梁。此伏梁病，以風爲本也。動，變發也。□變發可爲水病溺冷之府也。

〔識〕吳云：『水溺，小便也。』志云：『蓋風邪之根，留於臍下，動之則風氣淫泆，而鼓動其水矣。水溢於上，則小便爲之不利矣。』高云：『此伏梁之在氣分，不同於裏大膿血之伏梁也。』簡按：志『水』下句，與諸注異。案：『水』下句，可從。

〔紹〕王注《奇病論》曰：『故動之則爲水而溺濇也。動謂齊其毒藥而擊動之，使其大下也。』

案：『不可動之』與前條云『勿動』同義，謂不可按摩動轉絡脈也。諸注家皆以『動』爲下劑之義，非是。『水溺濇』王注可從，《本草經》髮髲條云『五痓不得小便』上品，鼠婦條云『氣癃不得小便』下品，與此同文例。

〔紹〕此段，《大素》文句有錯，欠妥。《外科精義》伏梁丸出《養生必用方》『治環臍腫痛，腸胃瘡疽。厚朴生薑汁製 茯苓 枳殼麩炒，去穰 白朮 荊三稜炮 半夏湯洗七次 人參已上各壹兩 右爲細末，麪糊爲丸，如小豆大，每服三十丸，食前米飲湯下』。

《甲乙經》卷八·第二云：『病有身體腰股胻背皆腫，環臍而痛，是謂何病？曰：病名曰伏梁。此風根也，不可動，動之爲水溺濇之病。』

案：《大素》先出此條，次出前『病有少腹盛』條，與《甲乙》合，可見古本如此。今本《素問》王冰撰次改其舊面，不可從也。

**○帝曰：夫子數言熱中消中不可服高梁芳草石藥，石藥發瘨，芳草發狂。**

《通評虛實論》廿八云：『凡治消癉，肥貴人則高梁之疾也。』

《奇病論》四七云：『夫五味入口，藏於胃，脾爲之行其精氣，津液在脾，故令人口甘也。此肥美之所發也。此人必數食甘美而多肥也。肥者令人內熱，甘者令人中滿，故其氣上溢，轉爲消渴。』

案：熱中者，即內熱也，謂胃中乾燥也。消中，即消癉，謂消渴也。

〔張〕熱中消中者，即內熱病也。惟富貴之人多有之。高粱，厚味也。芳草，辛香之品也。石藥，煆煉金石之類也。三者皆能助熱，亦能銷陰，凡病熱者所當禁用。

〔識〕馬云：『瘨、癲同。』簡按：瘨，《說文》『病也，一曰腹脹也』，乃瞋從疒者，而《戰國策》爲癲狂之癲，古通用可知矣。第王多喜多怒之解，太誤。詳出《宣明五氣篇》《甲乙》作『疽』，似是。

〔紹〕《楚辭·大招》『和致芳只』注：『芳，薑椒也。』張衡《七辯》『芳以薑椒』。此所謂芳草，蓋薑椒之屬，張注亦謂是也。

（眉）案：石重滯血氣，故爲瘨。芳草輕飄正氣，故爲狂。

○**夫熱中消中者，皆富貴人也。今禁高粱，是不合其心？禁芳草石藥，是病不愈？願聞其說。**

〔高〕熱中消中者，精血内竭，火熱消爍，皆富貴人之病也。富貴之人，厚味自養，今禁高粱，是不合其心。富貴之人，土氣壅滯，宜升散其上，鎭重其下，今禁芳草石藥，是病不愈。

〔識〕據張注，『禁』上闕一『不』字。

案：禁芳草石藥『禁』字，或曰『服』誤，愚謂：宜禁芳草石藥，若不禁則病不愈也。此是一種文法，每每有例。

○**岐伯曰：夫芳草之氣美，石藥之氣悍，二者其氣急疾堅勁，故非緩心和人，不可以服此二者。**

〔紹〕《倉公傳》『論曰：中熱不溲者，不可服五石，石之爲藥精悍』。

案：『緩心和人』，王以爲『性和心緩』，於義則可。然『性』字本文所無，恐非是。蓋亦倒置文字法，乃『心和緩人』之義，亦與『頭項強痛』同文例。

○**帝曰：不可以服此二者，何以然？岐伯曰：夫熱氣慓悍，藥氣亦然。二者相遇，恐内傷脾。脾者，土也，而惡木。服此藥者，至甲乙日更論。帝曰：善。**

〔識〕熊音『慓，音票，急也。悍，音汗，猛也』。二字見《陰陽應象大論五》《攷》三一ウ。

〔箚〕《説文》『慓，疾也』『悍，勇也』。《愽雅》『慓，急也』。《集韻》『悍，急也』。

《甲乙經》卷十一五·氣溢發第六云：『熱中消中，不可服膏粱芳草石藥，石藥發疽《素問》作□（『癲』），芳草發狂』。夫熱中消中者，皆富貴人也。今禁高粱，是不合其心，禁芳草石藥，是病不愈，願聞其說。曰：夫芳草之氣美，石藥之氣悍，二者其氣急疾堅勁，故非緩心和人，不可以服此二者。夫熱氣慓悍，藥氣亦然，二者相遇，恐内傷脾。脾者，土也，而惡木。服此藥也，至甲乙日，當愈甚（《素問》作『當更論』）。

〔張〕脾者，陰中之至陰也。陽勝則傷陰，故二熱合氣，必致傷脾。脾傷者，畏木，故至甲乙日更論，蓋謂其必甚也。愚按：消癉消中者，即後世所謂三消證也。凡多飲而渴不止者爲上，消穀善飢者爲中，消溲便頻而膏濁不禁者爲下。消如《氣厥論》之云『肺消』『鬲消』，《奇病論》之云『消渴』，即上消也。《脈要精微論》云『癉成爲消中』，《師傳篇》云『胃中熱則消穀令人善飢』，即中消也。《邪氣藏府病形篇》云『腎脈肝脈微小』，皆爲消癉，肝腎在下，即下消也。觀劉河間《三消論》曰：『五藏六府四肢，皆稟氣於脾胃行其津液，以濡潤養之』。然消渴之病，本濕寒之陰氣極衰，燥熱之陽氣太盛故也。『治當補腎水陰寒之虚，瀉心火陽熱之實，除腸胃燥熱之甚，濟身中津液之衰，使道路散而不結，津液生而不枯，氣血和而不濇，則病自已。』『若飲水多而小便多，名曰消渴。若飲多不甚渴，小便數而消瘦者，名曰消中。若渴而飲水不絶，腿消瘦而小便有脂液者，名曰腎消。』一皆以燥熱太甚。『三焦腸胃之腠理脈絡怫鬱壅滯，雖多飲於中，終不能浸潤於外，榮養百骸，故渴不止而小便多出，或數溲也』。又張戴人（《儒門事親》）云：『三消之説當從火斷（篇名）：火之爲用，燔木則消而爲炭，煉金則消而爲汁，煆石則消而爲灰，煎海則消而爲鹽，乾汞則消而爲粉，熬錫則消而爲丹，故澤中潦消於炎暉。鼎中之水，乾於壯火，蓋五藏心爲君火正化，腎爲君火對化，三焦爲相火正化，膽爲相火對化，得其平則烹煉飲食，糟粕去焉。不得其平，則燔灼藏府，津液竭焉。夫一身之心火，甚於上爲膈膜之消，甚於中爲腸胃之消，甚於下爲膏液之消，甚於外爲肌肉之消。上甚不已則消及於肺，中甚不已則消及於脾，下甚不已則消及於肝腎，外甚不已則消及筋骨，四藏皆消盡，則心始自焚而死矣。故

《素問》有消癉、消中、消渴、風消、膈消、肺消之説，消之證不同，歸之火則一也。』此三消從火之説，二公言之詳矣。又按《袖珍方》云：『人身之有腎，猶木之有根，故腎藏受病，必先形容憔悴。雖加以滋養，不能潤澤。故患消渴者，皆是腎經爲病由。壯盛之時，不自保養，快情恣慾，飲酒無度，食脯炙丹石等藥，遂使腎水枯竭，心火燔盛，三焦猛烈，五藏渴燥，由是渴利生焉。此又言三消皆本於腎也。』又何栢齊曰：『造化之機，水火而已，宜平不宜偏，宜交不宜分。水爲濕爲寒，火爲熱爲燥。火性炎上，水性潤下，故火宜在下，水宜在上，則易交也。交則爲既濟，不交則未濟，不交之極則分離而死矣。消渴證不交而火偏盛也，水氣證不交而水偏盛也。制其偏而使之交，則治之之法也。』觀此諸論，則凡治消者，在清火壯水二者之間，但察三焦虚實，或滋或瀉，隨所宜而用之，若乎盡矣。然以予之見，猶有説焉。如《陰陽別論》曰：『二陽之病，發心脾』『其傳爲風消』，此以陽明爲十二經之海，土衰而木氣乘之，故爲肌肉風消也。《氣厥論》曰『心移寒於肺，爲肺消。飲一溲二，死不治』，此言元陽之衰而金寒，水冷則爲肺腎之消也。《邪氣藏府病形篇》曰『五藏之脈微小者，皆爲消癉』，此言寸口之弱見於外，以血氣之衰而消於内也。又如《氣交變大論》曰：『歲水太過，上臨太陽，民病渴而妄冒』。《五常政大論》曰：『太陽司天，寒氣下臨，心火上從，民病嗌乾善渴』，《至真要大論》曰『太陽司天，寒淫所勝，民病嗌乾渴而欲飲』，是皆以陰抑陽，以水制火。必以温劑，散去寒邪，其疾自愈。諸如此者，總皆消渴之類也。夫消者，消耗之謂。陽勝固能消陰，陰勝獨不能消陽乎。故凡於精神血氣肌肉筋骨之消，無非消也。予嘗治一薦紳，年逾四旬，因案牘積勞，致成大病，神困食減，時多恐懼，上焦無渴，不嗜湯水，或有少飲則沃而不行，然每夜必去溺二三升，莫知其所從來，且半皆濁液。最後延余診視，因相告曰：自病以來，通宵不寐者，已半年有餘。即間有朦朧似睡之意，必夢見亡人凶喪等事，鬼魅相親，其不免矣。余曰：不然。此以思慮積勞，損傷心腎，元陽既虧，則陰邪勝之，故多陰夢。陽衰則氣虚，陽不帥陰，則水不化氣，故飲水少而溺濁多也。陽氣漸回則陰邪自退，此正《内經》所謂『心移寒於肺，飲一溲二』之證耳。病本非輕，所幸者脈猶帶緩，肉猶未脱，胃氣尚存，可無慮也。乃以歸脾之屬，去白朮、木香，八味之屬，去丹皮、澤瀉。一以養陽，一以養陰。出入間用至三百餘劑，計人參二十餘斤，而後全愈。此非神消於上，精消於下之證乎？可見消有陰陽，不得盡稱爲火證，姑紀此一按，以爲治消者之鑒。

○**有病膺腫頸痛，胸滿腹脹，此爲何病，何以得之？**

以下至『帝曰善』，《大素》廿六癰疽。

〔楊〕因於癰腫有此二病，未知所由，故請之也。

○**岐伯曰：名厥逆。**

〔楊〕因癰腫熱聚，氣失逆上，上盛故頸痛，下虚故胸滿腹脹也。

案：『膺腫』宜從《大素》《甲乙》作『癰腫』。王冰據誤本，遂爲之注解，不可據也。『膺』蓋亦『癰』之異構俗字，與『膺腹』字字原自别矣。『膺』原作『臃』，又亦爲『膺』歟。或曰：原『癰』，俗加肉作『臍』，亦與『焦』作『膲』，『然』作『燃』之類同例。《史記·倉公傳》云『五日而臃腫』，此『膺腫』亦『臃腫』之訛耳。

〔張〕此以陰并於陽，下逆於上，故病名厥逆。

案：『頸痛，胸滿腹脹』共爲癰毒内攻之證。内攻必四肢冷，故曰『名厥逆』。此際當温養，使陰陽血氣合并不得分離，而厥逆漸回，則頸痛胸滿腹脹，亦當漸愈。若用藥則宜發散解毒，荊防蕘梔大黄芒硝之類，須其血氣相并之後，乃可施艾灸鍼石之治法也。

**○帝曰：治之奈何？岐伯曰：灸之則瘖，石之則狂，須其氣并，乃可治也。**

〔張〕瘖，失音也。石，總鍼石而言。

**○帝曰：何以然？岐伯曰：陽氣重上，有餘於上。灸之則陽氣入陰，入則瘖。石之則陽氣虛，虛則狂。須其氣并而治之，可使全也。帝曰：善。**

〔馬〕斯時也，陽氣重上而在上爲有餘，灸之則陽氣隨火而入陰分。火與陽俱入陰，不能支，故爲瘖。石之則陽氣在上，而又乘鍼出，則陽氣益虛，虛則狂。必須其陽氣從上而降，陰氣從下而升，陰陽相并，然後治之。或灸或鍼，可使全也。所謂陽氣者，衛氣也，陰氣者，營氣也。按此内傷之證，非由於外感者歟。

〔張〕氣并者，謂陰陽既逆之後，必漸通也。蓋上下不交，因而厥逆，當其乖離，而強治之，恐致偏絶，故必須其氣并，則或陰或陽，隨其盛衰，察而調之，可使保全也。

〔張〕陽氣有餘於上而復灸之，是以火濟火也。陽極乘陰則陰不能支，故失聲爲瘖。陽并於上，其下必虛，以石泄之，則陽氣隨刺而去。氣去則上下俱虛，而神失其守，故爲狂也。

〔箚〕琦曰：『氣并義未詳。』稻曰：『《調經論》曰：氣并則無血，血并則無氣。又曰：血之於氣并走於上，則爲大厥。厥則暴死，氣復反則生。又曰：陰與陽并，血氣以并，病形以成。按此云「須其氣并」者，厥氣復反，然後治之也。』

《甲乙》卷十一・寒氣客於經絡之中發癰疽第九下云：『曰：病癰腫頸痛胸滿腹脹，此爲何病？曰：病名曰厥逆，灸之則瘖，石之則狂，須其氣并乃可治也。陽氣重上（一本作『止』），有餘於上，灸之陽氣入陰，入則瘖。石之陽氣虛，虛則狂。須其氣并而治之使愈。』十一ウ

**○何以知懷子之且生也？岐伯曰：身有病而無邪脈也。**

〔識〕志云：『且生者，謂血氣之所以成胎者，虛繫於腹中，而無經脈之牽帶，故至十月之期，可虛脫而出。』簡按：『且生』志意似指分娩之際，而味經文殊不爾。吳云：『生者無後患之意。』

案：懷子者，謂姙娠一月至十月也。且生者，謂臨月產前也。之，猶與也。懷子之且生，謂懷子與且生也。蓋此際病證多端，但脈不病，故下文云『無邪脈也』。

〔識〕汪昂云：『病字王注解作經閉。按婦人懷子，多有嘔惡頭痛諸病，然形雖病而脈不病，若經閉其常耳，非病也。』

〔馬〕無邪脈者，尺中之脈和勻也。

〔張〕身有病，謂經斷惡阻之類也。身病者，脈亦當病或斷續不調，或弦澀細數，是皆邪脈，則真病也。若六脈和滑而身有不安者，其爲胎氣無疑矣。

〔眉〕許氏《說文》「懷姙」字皆作『褱妊』、作『褱子』。『包』字下，『壬』字下，『孕』字下，是也。

**○帝曰：病熱而有所痛者，何也？岐伯曰：病熱者，陽脈也。以三陽之動也。**

〔張〕陽脈者，火邪也。凡病熱者，必因於陽，故三陽之脈其動甚也。

**○人迎一盛少陽，二盛太陽，三盛陽明，入陰也。**

〔張〕人迎足陽明脈，所以候陽也。如《終始》《禁服》《六節藏象》等篇，俱詳明其義。言人迎一盛，病在足少陽，一盛而躁，病在手少陽。人迎二盛，病在足太陽，二盛而躁，病在手太陽。人迎三盛，病在足陽明，三盛而躁，病在手陽明也。凡邪熱在表，三陽既畢，則入於陰分矣。

**○夫陽入於陰，故病在頭與腹，乃䐜脹而頭痛也。帝曰：善。**

〔楊〕陽明血氣最大，故人迎三盛得知有病，太陽次少，故二盛，得知次，少陽最少，故一盛得知。熱病爲陽，大陽在頭，故熱病起大陽，先受□陽受，以下入陽明，故陽明次病。陽明□已未流少陽，故少有病。太陽入於少陰，陽盛陰虛，故頭痛陽盛，陰虛腹脹也。

〔張〕頭主陽，腹主陰。陽邪在頭，則頭痛，及其入於陰分，則腹爲䐜脹也。

案：《大素》『病』作『痛』，可從。頭痛爲表陽證，腹痛爲陰寒證。太陽病之『頭痛』，少陰病之『腹痛』，陽明病之『腹滿』是也。

《甲乙經》卷七・六經受病發傷寒熱病第一中云：『黄帝問曰：病熱有所痛者何也？岐伯對曰：病熱者，陽脈也。以三陽之盛也。人迎一盛在少陽，二盛在太陽，三盛在陽明。夫陽入於陰，故病在頭與腹，乃䐜脹而頭痛也。』

文久第三四月小盡日　書於何必讀書齋　漫然居士　森立夫

## 第四十補

帝曰：伏梁ウ九致死

〔楊〕因有膜裹膿血，在腸胃外四箱，有根在少腹中，不可按之。若按之痛，遂致於死，名曰伏梁。

案：『每切按之致死』者，言伏梁在少腹者，切案之忽焉致將死之情狀，非真致死也。

帝曰：何以然至内癰ウ十

〔楊〕何以按之致死？以其伏梁下因於陰，膿血必上迫於胃管，上出於隔，使胃管生癰，故按之下引於陰，上連心腹，所以致死。脘□□□。

禁芳草石藥ヲ十六

〔箚〕寬案：伯常謂熱中消中不可服芳草石藥，而帝疑不服此二者，恐其病不愈，故以致問也。『禁』

上不必補『不』字，其義自通。

三九　發蒙解惑ヲ二　寒氣ウ三　蜷ウ四　絀同　炅ヲ五　腸胃之間七ヲ、八ヲ　喘蝡揣ヲ九　宿昔十一ウ、十三ウ　積ヲ十一　尸厥ウ十四　上出ウ十四

成聚ヲ十五　癉熱焦渴ウ十五　百病生於氣ヲ十八　肺布葉舉ウ廿　喘喝ウ廿二　膜原ウ六

四十　鼓脹ヲ一　雞矢醴ウ一　血枯ウ四　竭盡ヲ六　烏鰂同　藘茹ヲ六　雀卵同　後飯同　鮑魚汁同　伏梁ウ九　胃脘ウ十　内癰同

刺法ヲ十二　肓之原ヲ十三　水溺濇之病ヲ十四　熱中消中ヲ十五　高梁同　芳草石藥同　瘨狂同　緩心和人ウ十六　慓悍ウ十六　土惡木同

膺腫ウ廿　瘖ヲ廿一　氣并同　懷子之且生ウ廿二　頭痛陽　腹脹陰廿三ウ

## 刺腰痛篇第四十一

《大素》卅腰痛全載。

**○足太陽脈，令人腰痛，引項脊尻背，如重狀。**

〔識〕尻，熊音『苦高反』。簡按：《説文》『尻，也。從尸九聲』。《廣雅》『尻，臀也』。又《增韻》『丘刀切。脊梁盡處』。此與古義異，當考。

〔紹〕先兄曰：『吳云：尻，臀也。按：尻臀自異。吳説誤。』

案：尻、肛古今字，然統言則尻、臀不分，説已具於《藏氣法時論廿二》中ヲ十五，宜併看。項脊，謂引上部。尻背，謂引下部也。

**○刺其郄中，太陽正經出血，春無見血。**

〔識〕《經別篇》曰：『足太陽之正，别入於膕中。』高據王注爲是，馬、張以爲崑崙穴，誤。

〔馬〕此言膀胱經腰痛之狀，而有刺之之法也。

《外臺》卅九引《甲乙》云：『委中者，土也。在膕中央動脈，足太陽脈之所入也。爲合ウ六三，主腰痛俠

脊至頭沈沈然。』六六ヲ

〔楊〕項脊尻，皆是足太陽脈行處，故腰痛者引郄中，足太陽刺金門。足太陽在冬，春時氣衰，出血恐虛，故禁之也。

案：楊注『以刺其郄中』屬上句，爲病證，以足太陽正經爲金門也。此説非是。金門足太陽郄，一名關梁，在足外踝下，不主腰痛也。

**○少陽，令人腰痛，如以鍼刺其皮中，循循然不可以俛仰，不可以顧。**

〔馬〕此言膽經腰痛之狀，而有刺之之法也。

〔識〕吳云：『循循，漸也。言漸次不可以俛仰也。』張云：『遲滯貌。』簡按：《離合真邪論》云『其行於肺（當作『脈』）中循循然』，當從吳注。

〔劄〕何晏《論語》注：『循循，次序貌。』

**○刺少陽成骨之端出血，成骨在膝外廉之骨獨起者，夏無見血。**

〔楊〕少陽，足少陽也。其脈行頸循脇，出氣街，以行腰，故腰痛不可俛仰及顧。成骨，膝髕外側起大骨。足少陽脈循髀出過，故腰痛刺之。足少陽在春，至夏氣衰，出血恐虛，故禁之。

〔識〕《甲乙》作『盛骨』。吳云：『成骨之端，陽關穴也。』張同。志云：『膝外廉陽陵泉之下（當作上），有獨起之骨，爲成骨。蓋足少陽主骨，至此筋骨交會之處』。樓氏《綱目》云：『按：此謂陽陵泉穴。』簡按：《甲乙》『陽關，在陽陵泉上三寸，犢鼻外陷者中』『陽陵泉，在膝下一寸，□外廉陷者中』，考王注，二穴並不相當，必是別穴。

案：『成骨端』當犢鼻，陽關中間大骨節下，可容指處即是。

〔馬〕此言膽經腰痛之狀，而有刺之之法也。

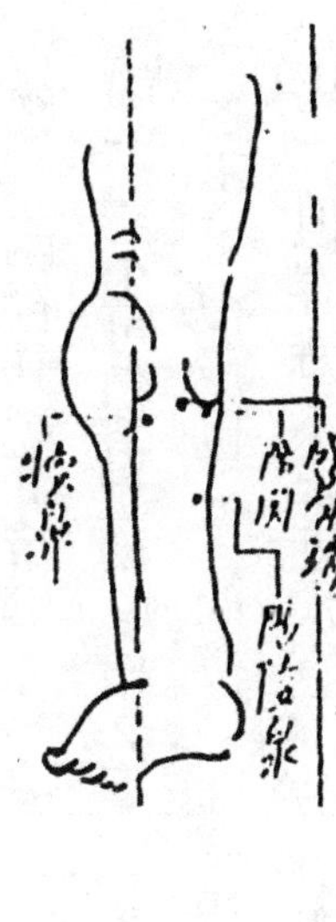

**○陽明，令人腰痛，不可以顧。顧如有見者，善悲。**

〔吳〕仲景所謂『如見鬼狀』是也。善悲者，陽明熱甚而神消亡也。《經》曰『神有餘則笑不休，不足則悲』，此之謂也。

**○刺陽明於䯒前三痏，上下和之出血，秋無見血。**

〔楊〕足陽明支者，循喉嚨，入缺盆。又支者，循腹裏，下氣街，故腰痛不可顧。陽明穀氣虛，故妄有所見。虛爲肝氣所尅，故善悲。下循胻外廉，故刺之以和上下。足陽明在仲夏，至秋而衰，出血恐虛，故禁之也。

〔識〕《新校正》云『䯒，《甲乙》作骭』，今《甲乙》作䯒。簡按：䯒，《字書》『牛脊骨』。胻，《說文》『脛耑也』，《廣雅》『脛也』。然本經䯒、胻通用。

〔紹〕䯒，《大素》作骭。《爾雅·釋親》『胻，脛也』。《史·鄒陽傳》《索隱》引《埤蒼》『骭，脛也』。又《詩·巧言》《傳》『骭，腳脛也』。

案：『䯒』解已見於《脈要精微十七》《藏氣法時廿二》中。

案：據楊注，則『䯒前』不直指三里，泛言足陽明䯒前之諸穴也。『上下和之』者，言上不可顧，下腰虛耳。

痛二證。刺之三痏而出血，則血脈自和，二證自愈也。此説似是。但『胻前三痏』之穴處，不外於三里、巨虛耳。

〔張〕上下和之，兼上下巨虛而言也。志、高同。

〔馬〕此言胃經腰痛之狀，而有刺之之法也。

**○足少陰，令人腰痛，痛引脊内廉。**

〔馬〕上文言足三陽之腰痛者盡矣，而已下二節，則言足少陰厥陰。但足太陰之腰痛，據《繆刺論》則本篇末節所言者是也。此一節言腎經腰痛之狀，而有刺之之法也。

案：脊内廉者，謂脊骨入肉内廉也。

**○刺少陰於内踝上二痏，春無見血，出血太多，不可復也。**

〔楊〕足少陰脈，上股内後廉，貫脊屬腎，胳膀胱，故腰痛引脊内痛也。出然骨之下，循内踝之後，故取内踝之下。少陰與大陽在冬，至春氣衰，出血恐虛，故禁之也。

〔識〕内踝上二痏，高云：『左右太谿二痏。』簡按：當以復溜爲正。

案：據《素問》作『内踝上』，則以復溜爲是。據《大素》作『内踝下』，則以太谿爲是。二穴俱爲足少陰腎經，兩存其説亦可。

〔識〕『不可復也』，《甲乙》『不』上有『虛』字。馬云：『腎氣不可復也。』張同。高云：『出血太多，至冬不可復藏也。』簡按：據《甲乙》謂血虛不可復也。

〔馬〕但春時木王則水衰，故春無見血，與足太陽同。若出血太多，則腰痛如故，腎氣不可復也。

〔高〕按：春夏秋皆言無見血，而冬時不言，意謂冬藏之時，陰血充滿，三時皆不足也。

案：此説似是而恐非是。蓋謂無見血，獨在冬時不言者，周密之時不可叨寫血者固然。故在冬時則不云『無見血』，而至春時言之者，言冬時不可刺，至春發陳之時，宜微鍼泄氣。若出血大多，則大虛不可復，或至於死也。

| | |
|---|---|
| 居陰之脈 | 足太陽經居陰分之脈 |
| 解脈 | 足太陽經分絡腰部之脈 |
| 解脈 | 同 |
| 同陰之脈 | 足少陽之絡別走厥陰之脈 |
| 陽維之脈 | 陽維 |
| 衡絡之脈 | 足太陽之外經別横行絡八髎者 |
| 會陰之脈 | 足太陽之中經別横行會於會陰者 |
| 飛陽之脈 | 陰維 |
| 昌陽之脈 | 陰蹻 |
| 散脈 | 足少陽厥陰之脈横門要部 |
| 肉裏之脈 | 足少陽膽經 |

**○厥陰之脈，令人腰痛，腰中如張弓弩弦。**

〔呉〕厥陰之脈，抵少腹，屬肝。肝主筋，肝病則筋急，故令腰中如張弓弩弦。

**○刺厥陰之脈，在腨踵魚腹之外，循之累累然，乃刺之。**

〔識〕呉云：『腨，足腹也。腨踵，足腹盡處也。累累然，邪之所結，如波隴在絡者。』

〔箚〕《平人氣象論》『平心脈來，累累如連珠』。

案：足厥陰之脈不在腨踵魚腹之外，而在内踝上，似不合。《大素》作『居陰之脈』，楊注以爲太陽絡，可從。案：足太陽經起於足小指之端，而正在腨踵魚腹之外側，此處絡脈有留血者，往往作累累貫珠之狀也。

案：張注云：『循之累累然者，即足厥陰之絡，蠡溝穴也。』《識》亦從之，然是穴在内踝上，而不在於魚腹之外，則叵從矣。

案：『居陰』，王氷以爲厥字草書，恐非是。蓋居陰者，古之俗呼，謂太陽經居陰分之經也。足三陽之經，只太陽自僕參至承扶，正爲居陰分也。後文『同陰之脈』『飛陽之脈』『昌陽之脈』，並皆爲古之俗偁，説詳於下。

**○其病令人善言，默默然不慧，刺之三痏。**

〔楊〕居陰脈，在腨踵魚腸之外，其處唯有足太陽脈，當是足太陽胳之也。

〔識〕簡按：善言默默，諸家注屬牽強，當仍全本删『善』字，義始通。志云：『不慧，語言之不明矣（「明矣」當作「爽也」）。』簡按：『其病云云』以下十五字，與前四經腰痛之例不同，恐是衍文。

〔箚〕《前漢·昌邑哀王傳》『清狂不惠』，蘇林曰：『或曰色理清徐而心不慧曰清狂。』

《甲乙經》卷九·腎小腸受病第八云『足太陽脈，令人腰痛，引項脊尻背如腫狀，刺其郄中。太陽正經，去血，春無見血』。

『少陽，令人腰痛，如以鍼刺其皮中，循循然不可以俛仰，不可以左右顧。刺少陽盛骨之端出血，盛骨在膝外廉之骨獨起者，夏無見血』。

『陽明，令人腰痛不可以顧。顧如有見者，善悲，刺陽明於胻前三痏，上下和之，出血，秋無見血』。

『足少陰，令人腰痛，痛引脊内廉，刺足少陰於内踝上二痏。春無見血，若出血太多，虚不可復』。『厥陰之脈，令人腰痛，腰中如張弓弩絃，刺厥陰之脈，在腨踵魚腹之外，循循累累然，乃刺之。其病令人善言，默默然不慧，刺之三痏』。

**○解脈，令人腰痛，引肩目䀮䀮然，時遺溲。**

〔識〕高云：『解，散也。解脈，周身横紋之脈，散於皮膚，太陽之所主也。』志同。簡按與王吳諸家少異。

案：此説非是，王注可從。足太陽經自委中兩分，入背部爲二行，又分絡腰部八髎，名曰解脈。是亦上古之俗偁耳。

〔馬〕此兩言解脈腰痛之狀，而刺之亦異其法也。解脈者，膀胱經之脈也（支本）。兩脈如繩之解股，故名解脈。解者，散行意也，言不合而别行也，故解脈令人腰痛（俠脊抵腰中），痛必引肩（循肩髆），目䀮䀮然不明（起於目内眥），時遺溲（絡腎屬膀胱），皆膀胱之證候也。

〔眉〕本篇『䀮䀮』三見，《大素》作『眊』、作『芒』、作『盳』，並一字耳。音荒，非音亡也。《老子》『怳』字，傅奕本作『芒』，與《大素》同理。

**○刺解脈，在膝筋肉分間，郄外廉之横脈，出血，血變而止。**

〔楊〕解脈行處爲病，與足厥陰相似，亦有是足厥陰胳脈。

〔識〕横脈（當作『膝筋肉分間』），志云：『大陽之委中穴也。』樓云：『愚按：膝外廉筋肉分間，即委陽穴也。』吳云：『郄，膕中横紋也。廉，稜也。』

案：郄外廉之横脈者，即膕中横紋委中，陽關間之横脈，見紫黑血絡者是也。

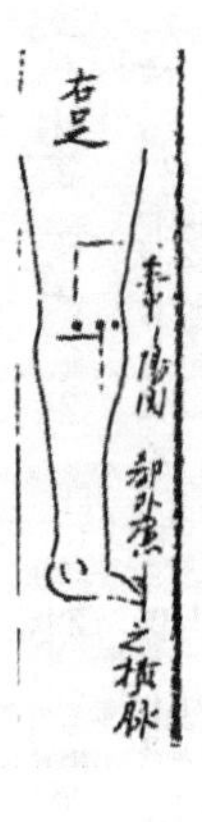


《甲乙經》云：『解脈令人腰痛，痛引肩，目䀮䀮然，時遺溲。刺解脈，在膝筋分肉間，在郄外廉之横脈，出血，血變而止。』九ノ十二ヲ

**○解脈，令人腰痛，如引帶常如折腰狀，善恐。**

案：『如引帶』未審，《大素》作『如別』，『別』即『列』訛，爲『裂』古字，《甲乙》作『裂』，可以徵矣。腰痛如裂者，謂其痛尤甚，如被破裂也，故不能伸腰，常如折腰之狀也。『善恐』，馬云：『膀胱與腎爲表裏，腎虚則多恐也。』吳、張同。此説非是。若是腎虚之善恐，則不當行刺絡瀉血法，宜從《大素》作『善怒』。五志在肝爲怒，蓋心血有餘，肝筋怒張，則爲善怒也。

**○刺解脈，在郄中，結絡如黍米。刺之，血射以黑，見赤血而已。**

〔楊〕前之解脈，與厥陰相似。今此刺解脈郄中，當是取足厥陰郄中之胳也。

〔識〕簡按：有兩解脈。全云：『恐誤未詳。』然考其證候，及所刺穴道，俱屬足太陽，故王以降，並無疑及者。

案：此條《大素》在後條『同陰之脈云云』之下，《甲乙》同。據此，則王冰次注時，以兩解脈條相次耳。蓋古經傳來有是兩解脈條，文義少異，故兩存之。與《刺瘧篇第卅六》有『瘧脈滿大急，刺背俞，用中鍼』條，『瘧脈滿大急，刺背俞，用五胠俞』條，兩條互有出入同例，古文往往有如此相足成其義者也。

案：此條比前『解脈』條，則其證稍劇，故郄中結絡如黍米，亦比前『郄外廉之横脈出血』，則其結血亦爲尤多，是所以有兩條也。

**○同陰之脈，令人腰痛，痛如小錘居其中，怫然腫。**

〔識〕同陰之脈，馬、張仍王注。吳云：『未詳。然曰刺外踝絶骨之端，則足少陽之脈所抵耳。故王氷註爲少陽之别絡。』簡按：《經脈篇》云：『足少陽之脈，直下抵絶骨之端。』吳證王注原於此。志云：『蹻脈有陰陽，男女陰陽，經絡交并，故爲同陰之脈。』高云：『陽蹻之脈，從陰出陽，故曰同陰。』並誤。

案：『同陰之脈』與『居陰之脈』同義，爲古之俗偁，即謂少陽之絡也。王注、楊注共可從。

〔識〕錘，《玉篇》『稱，錘也』。《廣雅》『權謂之錘，其形垂也』。馬依《太素》作『鍼』。張云：『如小錘居其中，重而痛也。』簡按：今從張注。

案：究腰痛之狀，（《大素》作）『如小鍼居其中』，謂屈申覺疼也。『如小錘居其中』，似不成義。若爲重而痛之狀，則『小』字遂不允，今從《大素》依馬注爲是。或曰『案：痛如小錘居其中，怫然腫者，言非全腰爲痛，只如小錘子居在其皮膚中，怫然起小腫，小腫之處作痛也』，亦通。

〔箚〕驪恕公曰：『《經脈篇》足少陽之别，名曰光明，去踝五寸，别走厥陰，（《甲乙》有『並經』二字）下絡足跗。王注蓋本於此。』寬案：怫然，言其痛上爲腫也。張爲痛狀，非。

案：張云『腫突如怒』，則非以爲痛狀也。

**○刺同陰之脈，在外踝上絶骨之端，爲三痏。**

案：王注所云『足少陽之别絡，乃别走厥陰，並經下，絡足跗，故曰同陰脈也』，今就此説作圖如下。

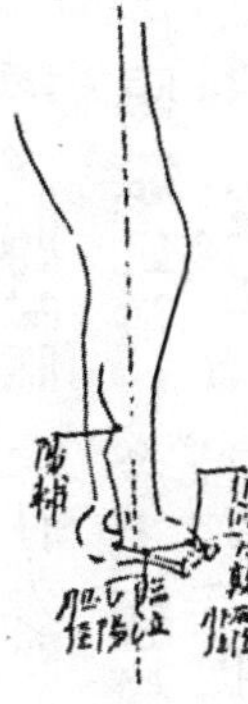

〔楊〕同陰脈，在外踝上絶骨之端，當是足少陽胳脈也。

○**陽維之脈，令人腰痛，痛上怫然腫。**

案：據此云『痛上怫然腫』之言，則前條云『怫然腫』，亦爲小腫起之義益明矣。

○**刺陽維之脈，脈與太陽合腨下間，去地一尺所。**

〔楊〕陽維，諸陽之會，從頭下至金門陽交即是也。行腰與足太陽，合於腨下間，上地一尺之中，療陽維腰痛之也。

〔識〕《新校正》及馬、張、高並爲承山穴。志云：『陽維起於諸陽之會，其脈發於足太陽金門，穴在足外踝下一寸五分（諸家並云一寸，唯《八脈攷》爲一寸五分），上外踝七寸，會足少陽於陽交，爲陽維之郄（見《甲乙》），故當與太陽合。腨下間而取之，蓋取陽維之郄也。郄上踝七寸，是離地一尺所矣。』簡按：陽交在脛外側，不宜曰腨下間。志注未爲得矣。『所』『許』同，詳見《通雅》。

案：『陽維之脈，脈與太陽合腨下間，去地一尺所』，以爲承山者，可從。《醫心方》卷二引《明堂》云：『承山，主腰背痛。』《外臺》卅九引《甲乙》同。而陽交不主腰痛，且不在腨下，不可從。

○**衡絡之脈，令人腰痛，不可以俛仰。仰則恐仆，得之舉重傷腰，衡絡絶，惡血歸之。**

〔紹〕考『衡』亦横也，見顔氏《匡謬正俗》。

○**刺之在郄陽筋之間，上郄數寸，衡居爲二痏，出血。**

〔楊〕衡脈，循脊裏。因舉重，衡脈胳絶，惡血歸聚之處，以爲□痛，可刺衡郄陽筋間。上數寸，衡氣居處。

〔識〕馬、張仍王注。吳云：『郄陽，浮郄、委陽二穴也。上郄數寸，上於委中數寸也。衡居，令病人平坐也。』志云：『郄陽，謂足太陽之浮郄。』高云：『刺之在浮郄會陽大筋之間，申明會陽之穴，上浮郄數寸，横居臀下也。』簡按：數説未允。樓氏引王注云：『今詳委陽正在郄外廉横紋盡處，是穴非上郄也。殷門，上郄一尺，是穴非數寸也。蓋郄陽筋者，按郄内外廉，各有一大筋，上結於臀，今謂外廉之大筋，故曰陽筋也。上郄數寸，於外廉大筋之兩間，視其血絡盛者，横居爲二痏出血。』此説極是。《甲乙》别條，有殷門主之，病候與此同，當參考。

案：足太陽，自委中别横行入腰中八髎之脈，謂之『衡絡之脈』也，王注所説，即是也。

案：王注與楊注其説稍同，樓氏所説亦無大異同。宜據王注，以委陽、殷門、横居二痏爲正，其圖如下。

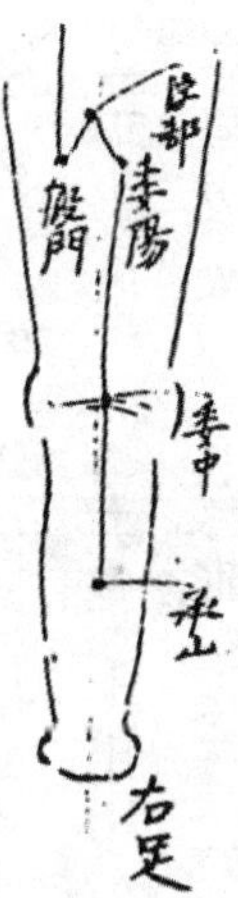


《甲乙》卷九云『同陰之脈，令人腰痛如小錘居其中，怫然腫。刺同陰之脈，在外踝上絶骨之端，爲三痏』。

『解脈，令人腰痛，如裂《素問》『引帶』作，常如折腰之狀，善怒，刺解脈，在郄中結絡如黍米。刺之，血射以黑，見赤血乃已』。全元起云：有兩解脈，病原各異。疑誤未詳。

『陽維之脈，令人腰痛，痛上怫然種，刺陽維之脈，脈與太陽合腨下間，去地一尺所』。

『衡絡之脈，令人腰痛，得俛不得仰。仰則恐仆，相之舉重傷腰，衡絡絶傷，惡血歸之。刺之在郄陽之筋間，上郄數寸，衡居爲二痏，出血』。

**○會陰之脈，令人腰痛，痛上漯漯然汗出，汗乾，令人欲飲，飲已欲走。**

〔馬〕此言會陰之脈，有腰痛之狀，而有刺之之法也。會陰者，本任脈經之穴名，督脈由會陰而行於背，則會陰之脈自腰下會於後陰。其脈受邪，亦能使人腰痛也。

〔高〕會陰在大便之前，小便之後，任督二脈相會於前後二陰間，故曰會陰。

案：足太陽之中經，別入會陰，故謂之會陰之脈也。

〔識〕漯漯然，《甲乙》作『濈然』。熊音『漯，徒合反。音踏』。張『音磊』。簡按：『湁漯，水攢聚貌』。見木玄虛《海賦》注。

案：漯漯，經傳無徵。《靈樞・瘨狂篇》『風逆暴，四肢腫，身漯漯，唏然時寒』，又云『少氣身漯漯也。言吸吸也』，《大素》卅少氣篇載此文，楊注云：『漯漯，吸吸，皆虛之狀也。』又雜病篇『厥，胸滿面腫，脣漯漯然，暴言難（《大素》無此文之可考）』。考漯蓋濕之隸變，《説文》作濕，隸作濕，又省一糸，以日增其中畫，遂成漯。漯字不成字，猶冒作冐、暴作暴（暴－曰換田）之例也。據《靈樞》『身漯漯』『脣漯漯』之言，則漯漯者，形容腫脹之狀。猶沓、諮、涾等字也。《文選・七發》注引《埤蒼》『沓，釜沸出也。徒答切』。《荀子・正名篇》『諮諮然而沸』注：『諮諮，多言也。』《文選・海賦》『長波涾㴹』注：『涾㴹，相重之貌。』可併考。《爾雅・釋地》《釋文》『隰，本或作隰。音習』。

**○刺直陽之脈，上三痏，在蹻上郄下五寸横居，視其盛者出血。**

〔楊〕刺直陽者，有本作『會陽』。喬上郄下，横居胳脈之也。

〔識〕馬、呉、張並據王注。高云：『直陽，太陽與督脈相合之脈也。』簡按：任脈與督脈相合之脈，蓋直、値通用，（見於《史記・甯成傳》）遇也，即兩脈會遇之義，《新校正》『直陽之脈，即會陰之脈』是也。王注《骨空論》云『任脈衝脈督脈者，一源而三岐也。以任脈循背者謂之督脈，自少腹直上者謂之任脈，是以背腹陰陽，別爲名目爾』，知是二脈分歧之處，即其會遇之地，故名之會陰，亦名直陽耳。志云：『會陰節後，當有刺條，刺直陽之前，宜有腰痛。或簡脱與。抑督與任交，病在陰而取之陽耶。』此説近是，然未察直陽即會陰也。

案：『直陽之脈』，諸説紛紛不一定，是因於就《素問》誤本而爲説也。今依《大素》則其義了然，無可疑矣。所云橫居者，飛陽、承山是也。『二痏在喬上郄下，下三寸所橫居』《大素》。

案：『橫居』與前文『衡居』同，可併考。

『喬』即『蹻』古字，與『腳』同音同義，説已見於《經脈別論廿一》八ヲ中。

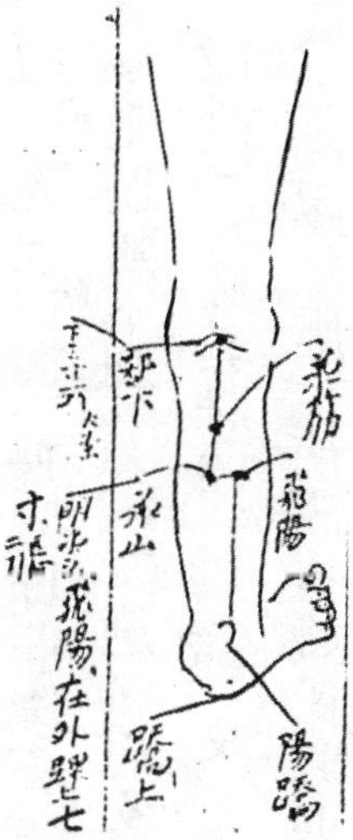

**○飛陽之脈，令人腰痛，痛上拂拂然，甚則悲以恐。**

〔識〕馬云：『本足太陽經穴名也。此穴爲足太陽之絡，別走少陰。』吳、張同。高云：『飛陽，陰維之脈也。陰維之脈起於足少陰之築賓，今曰飛陽者，《經脈篇》云足太陽之別，名曰飛陽，去踝七寸，別走少陰，是飛陽乃別出於太陽，而仍走少陰也。』簡按：高、志仍王注，考《經脈篇》飛陽在去踝七寸，且在少陰之後，而下文云在内踝上五寸。又云少陰之前，乃知飛陽非太陽經之飛陽也。下文云陰維之會，亦知飛陽是非陰維之脈也。蓋此指足厥陰蠡溝穴。《經脈篇》云：『足厥陰之別，名曰蠡溝，去内踝五寸，別走少陽。』從陰經而走陽經，故名飛陽，義或取於此歟。前注恐誤。

案：『五寸』《大素》作『二寸』，可從。《素問》作『五寸』者誤也。此從五寸爲説，非是。

案：『飛陽』，王以爲陰維之脈，可從矣。諸注非是。

〔馬〕痛之上怫怫然，言其腫如有怒而然也。

〔箚〕寛案：此言其痛上爲腫也。張爲痛狀，非。

案：拂拂、弗弗、怫怫，共爲沸騰之義，非有異義也。

〔紹〕先兄曰：飛陽即腓陽，古文『肥』作『⿱非巴』，與古蜚字相似，故訛作飛。而腓、肥古相通。《易・遯卦》『肥遁無不利』，《文選・思玄賦》作『飛遁』，曹子建《七啓》作『飛遯』，可見飛、肥古文相譌。又《易・咸卦》『咸其腓凶』，《釋文》『荀爽作肥』，即肥腓古文相通，可以證也。蓋足太陽之脈，別下貫踹内者，故云腨陽之脈。前説據姚氏《西溪叢話》。

案：飛陽，名義未審。今此説以爲腓陽之義，可從。楊注《大素》云：『有本飛爲蜚。』依此，則『飛』之爲『腓』，益明矣。

〔馬〕足太陽之絡，別走少陰。少陰之脈，從腎上貫鬲，其支別者，從肺出絡心，故甚則悲以恐也。恐者生於腎，悲者生於心。

〔張〕足太陽之脈絡腎，其別者當心入散，故甚則悲以恐，悲生於心，恐生於腎也。

**○刺飛陽之脈，在内踝上五寸，少陰之前，與陰維之會。**

案：依楊注，則『（《大素》作）太陰』即『少陰』訛耳。

〔楊〕足太陽別名曰飛陽，有本飛爲蜚。太陽去外踝上七寸，別走足少陰，當至内踝上二寸，足少陰之前與陰維會處，是此刺處也。

案：飛陽在外踝上七寸，爲足太陽旁光經，而此云『飛陽之脈』者，蓋謂陰維之脈。謂之『飛陽』者，亦古之俗偁耳。即指陰維之所起築賓（內踝上腨分中）之地而言也。今陰維之脈，令人腰痛，故刺之以復溜，在內踝上二寸，是足少陰腎經，而與陰維相合。《明堂》云『復溜，主腰痛引脊內廉』（《醫心方》卷二引）是也。

**○昌陽之脈，令人腰痛。痛引膺，目䀮䀮然。甚則反折，舌卷不能言。**

〔識〕馬云：『昌陽，係足少陰腎經穴名，又名復溜。足少陰之脈，其直行者，從腎上貫肝鬲，入肺中，循喉嚨，俠舌本，其支者，從肺出絡心，注胸中。故昌陽之脈，令人腰痛，其痛引膺，以膺即胸之旁也。』張、吳同。簡按：《甲乙》『復溜，一名昌陽』。下文云『舌卷不能言』，亦少陰所注故爾。今從馬注。

案：『膺』已見於《藏氣法時廿二》中。『䀮䀮』又見廿二（ウ十）中。

〔馬〕甚則反折，腰不能伸也。

案：反折者，謂腰痛不能俛也。《病源》卷五腰痛不得俛仰候云『陽病者，不能俛。陰病者，不能仰』，又云『腰痛不能低著』，可以徵矣。

**○刺內筋，爲二痏。在內踝上，大筋前，太陰後，上踝二寸所。**

〔楊〕內筋，在踝大筋前，大陰後，內踝上三寸所。太筋當是太陰之筋，內筋支筋□足太陽大筋之前，足大陰筋之後，內踝上三寸之也。

《醫心方》卷二引《明堂》云：『交信二穴，在內踝上二寸，刺入四分，灸三壯，主股樞踹內廉痛。』旁記云：陰喬脈也。踹，時袞反。腓腸也。正作腨。

案：內踝上三寸，大筋前，太陰後，上踝二寸所者，即陰蹻。交信、復溜二穴是也。『昌陽之脈』之腰痛，宜鍼交信、復留而愈也。《大素》作『三寸』者，恐誤矣。二穴共爲内踝上二寸處，據『爲二痏』之文，則爲二穴可知耳。今圖於下以備參考。二穴共爲足少陰腎經穴，又爲陰蹻脈也。

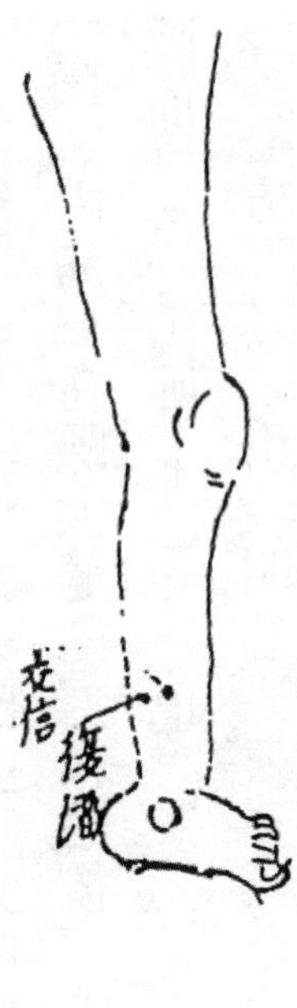


《甲乙經》云：『會陰之脈，令人腰痛。痛上濈然汗出，汗乾令人欲飲，飲已欲走，刺直陽之脈上三痏，在蹻上郄下三所横居，視其盛者出血。』《素問》『濈濈然』作『漯漯然』，『三所』作『五寸』。

『飛陽之脈，令人腰痛，痛上怫然，甚則悲以恐。刺飛陽之脈，在内踝上二寸（《素問》『五寸』作。）少陰之前與陰維之會』。

『昌陽之脈，令人腰痛，痛引膺，目䀮䀮然，甚則反折，舌卷不能言。刺内筋，爲二痏。在内踝上大筋後上踝一寸所』。（《素問》『大筋』作『太陰』。九ノ十三ヲ）

『飛揚，一名厥陽。在外踝上七寸，足太陽絡，實則腰背痛』。（《外臺》卅九引《甲乙》）

『承山，在兌端腸下，分肉間陷者中。主腰背痛』。（同上）足太陽之絡。

『復溜，一名伏白，一名昌陽，在足内踝上二寸陷者中，主腰痛引脊内廉』。（《外臺》卅九引《甲乙》）

案：《醫心方》卷二引《明堂》文同，但『溜』作『留』。此云『昌陽之脈』者，即指復留而言可知也。宜與前説併考。

『交信，穴在内踝上二寸，少陰前太陰後廉筋骨間，足陰蹻之郄，主股樞腨内廉痛』。（同上）

案：本文云『太陰後』者，亦指此交信而言也。此云『太陰後廉』者，正相合矣。

**○散脈，令人腰痛而熱。熱甚生煩，腰下如有横木居其中，甚則遺溲。**

〔識〕馬云：『愚於此節散脈有疑何，王注便以爲足太陰之地機，遍考他處，又無散脈之説。但按地機穴亦治腰痛不可俛仰，故且從王注耳。』吳云：『散脈，陽明别絡之散行者也。』高云：『衝脈也，衝脈起於胞中，秉陰血而澹滲皮膚，一如太陽通體之解脈，故曰散脈。血不充於皮膚，故腰痛而身熱。』志同。簡按：高及志以同陰以下六條，爲奇經八脈之義，故有此説。然衝脈不宜謂散脈，恐是強解。今從吳注。義具於下文。

案：散脈，楊以爲足少陽、足厥陰二經之别名，可從。散脈者，謂横散腰部之脈，與『解脈』同義，亦古之俗名耳。《經脈篇》云『膽足少陽之脈，其支者，横入髀厭中，其直者，下合髀厭中，以下髀陽，出膝外廉云云』，即横解之地也。諸注皆非是。《經脈篇》又云『膽足少陽也。是主骨所生病者，胸脇肋髀膝外至脛絶骨外踝前，及諸節皆痛』『肝足厥陰也。是動則病腰痛不可以俛仰，是肝所生病者，遺溺閉癃』，與此所説病證正相合。

**○刺散脈，在膝前骨肉分間，絡外廉，束脈，爲三痏。**

〔楊〕散脈，在膝前肉分間者，十二經脈中唯足厥陰、足少陽在膝前，主溲，故當是此二經之别名。在二經太胳外廉小胳，名束脈，亦名散脈也。

〔識〕吳云：『陽明之脈，至氣街而合，故令遺溺（當作「溲」）。陽明之脈，下膝髕中，循脛外廉，故刺其處。』張云：『按此節似指陽明經爲散脈，而王氏釋爲太陰，若乎有疑。但本篇獨缺太陰刺法，而下文有云上熱刺足太陰者，若與此相照應及考之，地機穴主治腰痛，故今從王氏之注。』高云：『膝前之骨，犢鼻穴也。及肉分間，三里穴也。絡外廉上廉穴也。』簡按：張據馬説從王注，雖似有理，然考《甲乙》地機穴，在膝下五寸，焉得言膝前？故樓氏《綱目》云：『王注謂地機者，非也。既云膝前骨肉分間，絡外廉束脈，當在三里、陽陵泉三穴上之骨上，與膝分間是穴，橫刺三痏也。』（三穴，當是二穴，或恐脫一穴與。）此説頗有理，今從吳以『散脈』爲陽明之別絡，從樓以膝前骨肉分間，不拘於穴，爲膝骨上肉分間，橫刺三痏之義。高注三穴，於束脈之義，未切貼。

案：『膝前骨肉分間，絡外廉，束脈』者，謂足少陽經陽交、陽陵泉、陽關之三穴。所云『三痏』蓋是也。

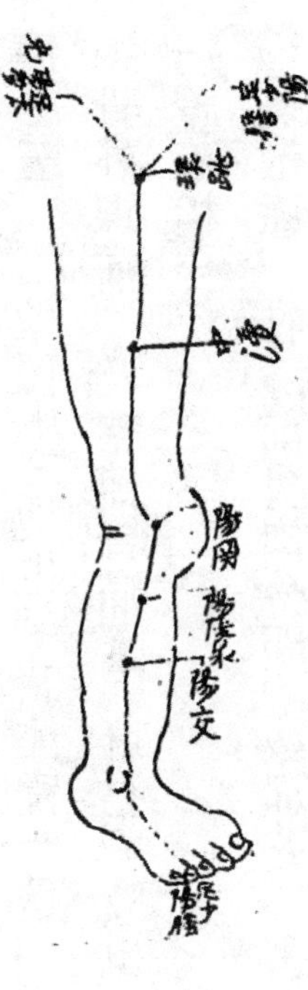


《甲乙經》『散脈，令人腰痛而熱，熱甚而煩，腰下如有橫木居其中，甚則遺溺。刺散脈，在膝前骨肉分間，絡外廉束脈，爲三痏』。（九ノ十三ヲ）

**○肉里之脈，令人腰痛，不可以欬，欬則筋縮急。**

〔識〕肉里之脈，吳云：『未詳。』馬、張依王注。志云：『肉者，分肉。里者，肌肉之文理也。』高云：『里，理同。肉理，肌肉之文理也。肉理之脈，外通於皮，内通於筋。腰痛不可以欬，不能外通於皮也。欬則筋縮急，不能内通於筋也。』簡按：諸説不一，今且從王注。

**○刺肉里之脈，爲二痏，在太陽之外，少陽絶骨之後。**

〔楊〕太陽外絶骨後，當是少陰，爲肉里脈也。

〔識〕《甲乙》『後』作『端』。簡按：《本輸篇》云『陽輔，外踝之上，輔骨之前，及絶骨之端也』。《氣穴論》云『分肉二穴』，王注云『在足外踝上絶骨之端三分，筋肉分間，陽維脈氣所發』，《新校正》云『詳處所，疑是陽輔』，今此節，《甲乙》作『絶骨之端』，明是陽輔，況筋縮急，膽病所主，宜無疑焉。高云『乃太陽附陽穴也』，此依《甲乙》云『附陽，太陽前少陰後』。而於筋縮急無所關，宜從王注。

案：肉里之脈，即陽輔也。足少陽膽經之病是也。《新校正》所説宜從。《氣穴論》云『分肉』，此云『肉里之脈』，其義正同，乃是陽輔之俗名耳，其徵如左。

陽輔，在外踝上四寸，輔骨前絶骨之端，如前三分許，去丘墟七寸，主腰痛如小錘居其中。弗然腫，不可以欬，欬則筋縮急。（《外臺》卅九引《甲乙》三十ウ）

《甲乙》云：『肉里之脈，令人腰痛，不可以欬，欬則筋攣。刺肉里之脈爲二痏，在太陽之外，少陽絶骨之端。』九ノ十三ヲ

**○腰痛俠脊而痛，至頭几几然，目䀮䀮欲僵仆，刺足太陽□中，出血。**

案：（《大素》『䀮䀮』作）『䀽䀽』即『𥅦𥅦』訛。或曰：『盳盳，誤。』可考。

〔楊〕足陽明在頭下，支者起胃下口，循腹裏，下至氣街，腹裏近脊，故腰痛。足陽明郄中，出血之也。

案：據《甲乙》等，則（楊注）作『陽明』者誤也。

委中，《外臺》引《甲乙》云：『在膕中央動脈，（《醫心方》二引《明堂》『央』下有『約文中』三字）主腰痛俠脊至頭沈沈然，目𥅦𥅦癲疾反折。』（《醫心方》引《明堂》作『風痓』，可考）

《甲乙》卷九·腎小腸受病第八云：『腰痛俠脊而痛，主頭几几然，目䀮䀮欲僵仆，刺足太陽郄中出血。』十三ウ

又卷七·六經受病第一中云：『厥俠脊而痛，主頭項几几，目䀮䀮然，腰脊強，取足太陽膕中血絡，嗌乾口熱如膠，取足少陽。』此條出《素問·刺腰痛篇》，宜在後刺腰痛內。(八ヲ)

案：『几几』宜從《大素》作『沈沈』，『沈沈』蓋與『貞貞』同音同義，謂其頭中心痛甚之狀也。『貞貞』已見《刺熱篇第三十二》中，可併考矣。若作『几几』，則謂腰痛俠脊而引頸項几几然，其筋攣急也。

**○腰痛上寒，刺足太陽陽明。上熱，刺足厥陰。不可以俛仰，刺足少陽。中熱而喘，刺足少陰，刺郄中出血。**

〔楊〕腰痛上熱，補當腰足大陽、足陽明脈。腰痛上寒，寫當腰足厥陰脈。足少陽主機關，不可俛仰，取足少陽。腰痛中熱□如喘氣動，可取足少陰郄中出之也。

『腰痛上寒，刺足太陽』者，《外臺》卅九引《甲乙》足太陽旁光經『扶承，一名肉郄，一名陰關，一名皮部。在尻臀下股陰上衝文中，一云股陰下衝文中』(《醫心》二引《明堂》作『股陰下衝文中』)注云：『扶承其身故曰之』。『主腰脊尻臀股陰寒大痛』(《醫心》二引《明堂》無。『大』字，《千金》同)又『胞肓，在第十九椎下兩傍各三寸陷者中，足太陽脈氣所發，伏而取之，主腰脊痛惡寒』(《醫心》二引。《明堂》同)《千金》云：『次窌、胞肓、承筋，主腰脊痛惡寒。』(卅ノ廿二ウ)

陽明，《外臺》卅九引《甲乙》云：『陰市，一名陰鼎，在膝上三寸伏兎下，若拜而取之。足陽明脈氣所發，主腰痛如清水。』(今本《甲乙》無所考)

『上熱刺足厥陰』，《外臺》卅九引《甲乙》云：『中封，在足踝前一寸，仰足而取之，陷者中，伸足乃得之。主臍少腹引腰中痛，身黃時有微熱。』

『不可以俛仰，刺足少陽』，《外臺》引《甲乙》云：『章門，主腰痛不得反側』(三九ノ三四ウ)『京門，在監骨腰中季肋本俠脊，主腰痛不可久立俛仰。』(同)

『中熱而喘，刺足少陰』，《外臺》引《甲乙》『大鍾，在足跟後衝中，主虛則腰痛寒厥，煩心悶喘，少氣不足以息五六ヲ』『涌泉，主腰痛，喘逆。』五五ヲ

『刺郄中出血』，《外臺》引《甲乙》『委中，在膕中央動脈，主腰痛挾脊，身熱。』六六ヲ『足太陽脈之所入也，爲合。甄權、《千金》、楊操同。』六三ウ

《甲乙》云：『腰痛上寒，取足太陽陽明，痛上熱，取足厥陰。不可以俛仰，取足少陽。中熱而喘，取足少陰郄中血絡。』九ノ十三ウ

《靈樞》卷十・雜病篇云：『腰痛，痛上寒，取足太陽陽明。痛上熱，取足厥陰。不可以俛仰，取足太陽。中熱而喘，取足少陰膕中血絡。』

〔識〕『腰痛上寒』以下三十八字，又見於《靈・雜病篇》，『痛』下更有『痛』字。吳云：『皮膚上寒，是爲寒包熱，宜寫其表。』張云：『上寒上熱，皆以上體言也。』高云：『此言腰痛寒熱，亦刺三陽三陰，不但三陽三陰之脈，令人腰痛而始刺也。上文言六氣，而不及太陰，故此亦不言太陰也。』簡按：據《靈樞》，當從吳注。言三陽三陰，而不言太陰者，必是脫文。上熱，《靈樞》《甲乙》『上』上有『痛』字。吳云：『皮膚上熱，是爲熱實而達於表，宜寫其裏，故刺足厥陰。』『不可以俛仰』，吳云：『少陽之脈，行於身之兩側，故俛仰皆不利。』張同。高云：『陰陽樞轉不和，故刺足少陽，所以和其樞，而使陰陽旋轉也。』『中熱而喘』，張云：『少陰主水，水病無以制火，故中熱。少陰之脈，貫肝膈，入肺中，故喘，當刺足之少陰，涌泉、大鍾悉主之。』簡按：吳云『少陰之郄，水泉也』，志云『郄，隙也。謂經穴之空隙爲郄。陰郄者，足少陰之築賓穴也』，並誤。

**○腰痛上寒不可顧，刺足陽明。上熱，刺足太陰。中熱而喘，刺足少陰。**

〔楊〕前腰痛刺郄中，此刺膕中之也。

〔識〕志云：『此以下至引脊内廉，刺足少陰，係衍文[凡六十二字]。愚按：王氏所取之穴，不過承襲前人，或彼時俗在取，非出於經旨也。』高云：『衍文，舊本注云：古本並無，王氏所添也。』簡按：今從志、高而不釋。

案：此條據《大素》考之，則前條之重複，而有少異者，古書此例甚多，說具於前文『解脈』下[七ウ]，今不贅於此矣。志、高共以爲衍文，則非是。

案：『不可顧』三字《大素》無，可從。『腰痛不可顧』之文，見前文少陽及陽明[一ウ、二ウ]腰痛條，可考。《甲乙》云：『腰痛不可轉側，章門主之。』[九ノ十四ヲ]『腎腰痛不可俛仰，陰陵泉主之。』[同]共係於足太陰脾經，則與此自別，録以存考。

『足陽明』，《外臺》引《甲乙》云：『巨虚下廉，[三里下五寸]主腰引少腹痛。』[三九ノ四一ウ]『氣衝，在歸來下一寸，鼠鼷上一寸，動應手。足陽明脈氣所發，主腰痛控睾少腹及股，卒俛不得仰。』[同上ノ四六ウ]

『足太陰』『陰陵泉』說在前。

（《大素》作）『足少陰，膕中血路』者，謂足少陰及膕中血絡也。『膕中』即委中，爲足太陽經，宜與前條併考。蓋是古來有二本，其文不同，故有此重複，所以不可不兩存也。

**○大便難，刺足少陰。**

以下至『刺足少陰』三十六字，《大素》無。

案：王注以爲涌泉，可從。《外臺》引《甲乙》云：『涌泉一名地衝，在足心陷者中，屈足捲指宛宛中，主腰痛，大便難。』[三九ノ五五ヲ]

**○少腹滿，刺足厥陰。**

《醫心方》卷二引《明堂》云：『大衝二穴，在足大指本節二寸，或一寸半陷者中，主腰痛少腹滿。』三八ヲ

《外臺》卌九引《甲乙》云：『太衝者，土也，足厥陰脈之所注也，爲輸。』二六ウ

**○如折，不可以俛仰，不可舉，刺足太陽。**

《醫心》引《明堂》云：『束骨二穴，在足小指外側本節後陷者中，主腰痛如折。』二ノ三九ウ《外臺》引《甲乙》同。

又云：『崑崙二穴，主腰痛不可俛仰。』二ノ三六ウ《外臺》引《甲乙》同。

《外臺》引《甲乙》云：『京骨，主腰背不可俛仰。』三九ノ六四ヲ

《醫心》引《明堂》云：『申脈，主腰痛不能舉。』二ノ三七ヲ

《外臺》引《甲乙》三九ノ六四ウ』同，『舉』下有『足』字。

《外臺》引《甲乙》云：『僕參，主腰痛不可舉足。』三九ノ六四ウ

**○引脊内廉，刺足少陰。**

《醫心》引《明堂》云：『復留，主腰痛引脊内廉。』二ノ三六ウ

**○腰痛引少腹控䏚，不可以仰。刺腰尻交者，兩髁胂上，以月生死爲痏數，發鍼立已。**

〔楊〕䏚，以沼及。胂，脊骨兩葙肉也。案：『以沼及』即『以沼反』訛。

〔紹〕先兄曰：『王注《長刺節論》云：腰髁骨者，腰旁俠脊平立陷者中，按之有骨處也。』

〔馬〕按：此節備見《繆刺論》，彼云『邪客於足太陰之絡，令人腰痛』，則知此係脾經腰痛也。兩髁胂之上，即八髎中之第四髎，下髎穴也。

《外臺》引《甲乙》云：『下扇，主腰痛少腹痛。』三九ノ七二ウ《醫心》引《明堂》云：『主腰痛不反側，尻脽

中痛。』二ノ廿一ヲ

〔馬〕朘，季脇之下，空軟處也。

《甲乙》卷九云：『腰痛，引少腹，控朘，不可以仰，刺尻交者兩髁胂上。以月死生爲痏數，發鍼立已。』《素問》云：『左取右，右取左。』十三ウ

〔眉〕『朘』本篇音釋作『眇』正字，曰『亡表切』。『朘』ヒハラ、ヨハゴシ。詳見《玉机真藏論攷注》七オ

**○左取右，右取左。**

案：此六字《大素》所無，蓋王氏據《繆刺論》加入者歟。

**重廣補注黃帝內經素問卷第十一**

**素問攷注卷第十一**

文久第三曆仲夏既望書畢
未知有間人森立之養竹翁
頃日梅天無雨炎蒸不堪端午作

外夷未發兵，銳氣滿江城。
空看千門上，高風動旆旌。

第四十一補

尻 ヲ一

〔箚〕《藏經音義》引《聲類》云：『尻，臋也。』

如重狀ヲ一

案：如重狀者，《金匱》卷中腎著條云『腰以下冷痛，腹重如帶五千錢』，方謂此也。

骱骭前三痏ウ三

〔紹〕《説文》『骭，骹也。從骨交聲』。骹下曰脛也

几几ヲ十九

〔識〕几几，熊『音朱（當作「殊」），如羽鳥飛』。馬云：『成無己釋《傷寒論》，以爲伸頸之貌也。』張云：『凭伏貌。』志云：『短羽之鳥，背强欲舒之象。』簡按：《通雅》云：『《説文》𠘧，鳥之短羽，飛𠘧𠘧也。孫愐收作几。』《韻會》云：『有鉤挑者爲几案之几，音寄。不鉤挑者爲八，音朱，鳥短羽也。』鄭明選《粃言》云：『《黄帝内經》云：腰痛挾脊痛，至頭八八然。八音殳，鳥之短羽者。人病（當作「痛」）頭項强臂縮則似之，與几字不同。几字尾上引，八字則否。』此宜以音朱爲正，張似爲几字而釋，蓋本於《本事方》。《本事方》爲几案之几，非也。當考。

〔識〕陳無擇、程應旄『八八』作『兀兀』音忽，並非也。馬云：『此言腰痛之證，有關於足太陽者。』原抄

解脈ヲ七

〔紹〕《醫學讀書記》曰：『詳本篇，備舉諸經腰痛，乃獨遺帶脈，而重出解脈。按帶脈起於少腹之側季脇之下，環身一周，如束帶然，則此所謂腰痛如引帶，常如折腰狀者，自是帶脈爲病。云解脈者，傳寫之誤也。』堅按：此説未是。

四一　尻肛ヲ一　循循然ウ一　脊内廉ウ三　居陰之脈ウ四　默默然不慧ヲ五　解脈ヲ六　别裂ヲ七　如小錘居其中怫然腫ウ同

漯漯然ヲ十一　反折ヲ十四　頭沈沈然ウ十八　八八同　清狂ウ五

# 素問攷注卷第十二

重廣補注黄帝内經素問卷第十二

風論篇第四十二

〔新〕按：全元起本在第九卷。《大素》全存

**○黄帝問曰：風之傷人也，或爲寒熱，或爲熱中，或爲寒中，或爲癘風，或爲偏枯，或爲風也，其病各異，其名不同，或内至五藏六府，不知其解，願聞其説。**

〔眉〕《甲》十風上。

以下至篇末，《大素》廿八諸風數類。

《千金方》卷八·論雜風狀第一云：『凡風之傷人，或爲寒中，或爲熱中，或爲厲風，或爲偏枯，或爲賊風。』ヲ三

〔滑〕『偏枯』當作『偏風』，下文以春甲乙云則爲偏風是也。

案：此云『偏枯』，後云『偏風』，蓋文異而義同。滑説爲得。但《病源》卷一風病門二候别出風偏枯候云：『其狀半身不隨，肌肉偏枯小而痛，言不變，智不亂是也。』偏風候云：『偏風者，風邪偏客於身一邊也。人體有偏虚者，風邪乘虚而傷之，故爲偏風也。其狀或不知痛痒，或緩縱，或痺痛是也。』應知泛言

之，則半身不隨之證，謂之偏枯，又曰偏風，析言之，則半身不隨瘦小者，謂爲偏枯，半身不隨不瘦小者，名曰偏風也。《甲乙》卷十風下云：『偏枯不仁，手瘈偏小，筋急，大陵主之。』十一ヲ是謂《病源》所云『偏枯』也。

《尚書大傳》卷四略説『湯扁，扁者枯也』康成注：『言湯體半小家扁枯。』

〔識〕『或爲風也』，《千金》作『或爲賊風』，滑云『或當作均』，高云『或爲風病之無常』。簡按：下文有腦風、目風、漏風、内風、首風、腸風、泄風，恐『爲』『風』之間有脱字。

案：《甲乙》作『其爲風也』，則指腦風、目風等而言，宜從也。《大素》《千金》作『或爲賊風』，『賊風』猶風也，蓋賊害人之風者，亦指腦風、目風等而言，非有二義，所受本自有二本耳。

〔楊〕風氣一也，徐緩爲氣，急疾爲風。人之生也，感風氣以生，其爲病也，因風氣爲病，是以風爲百病之長，故傷人也，有成未成。傷人成病，凡有五别。一曰寒熱，二曰熱中，三曰寒中，四曰癘病，五曰偏枯。此之五者，以爲風傷變成，餘病形病名各不同。或爲賊風者。但風之爲病，所因不同，故病名病形亦各異也。

**○岐伯對曰：風氣藏於皮膚之間，内不得通，外不得泄。風者善行而數變。**

〔楊〕言風入於藏府之内爲病，遂名藏府之風。風氣藏於皮膚之間，内不得通生大小便道，外不得腠理中洩，風性好動，故喜行數變，次爲病之也。

〔張〕風寒襲於膚腠，則玄府閉封，故内不得通，外不得泄，此外感之始也。

〔紹〕堅按：《千金方》錯綜此段，更演其義曰：『風者善行而數變，在人肌膚中，内不得泄，外不得散，因人動靜，乃變其性。有風遇寒，則食不下，遇熱，則肌肉消而寒熱。有風遇陽盛，則不得汗，遇陰盛，則汗自出。肥人有風，肌肉厚則難泄，喜爲熱中目黄，瘦人有風，肌肉薄，則常外汗，身中寒，目淚出。有風遇於虚，腠理開，則外出凄凄然如寒狀，覺身中有水淋狀，時如竹管吹處，此是其證也。有風遇於實，腠理閉，則内伏令人熱悶，是其證也。』八ノ三ヲ

**○腠理開則洒然寒，閉則熱而悶。**

〔楊〕風氣之耶，得之因者，或因飢虚，或因復用力，腠理開發，風入毛腠，洒然而寒。腠理閉塞，内壅熱悶，洒□洗，如洗而寒也。

〔箚〕〔楊注〕□，當是『音』字。寛案：洒洗音通，楊如洗解，非是。

〔張〕風性動，故善行數變。風本陽邪，陽主疏泄，故令腠理開，開則衛氣不固，故洒然而寒。若寒勝則腠理閉，閉則陽氣内壅，故煩熱而悶。

**○其寒也則衰食飲，其熱也則消肌肉，故使人怢慄而不能食，名曰寒熱。**

〔楊〕其寒不洩在内，故不能食。其熱不洩在外，故銷肌肉也。是以使人惡風而不能食，稱曰寒熱之病。怢慄，振寒皃也。

案：衰食飲者，謂能食也，與『不能食』相反對。楊注相混同，非是。

〔識〕『怢慄』，樓云：『怢，陀骨切。忽忘也。見《集韻》慄，懼也。』怢，能音『他對切』。考字書並無振寒之義。《甲乙》作『解㑊』，於文理爲妥。

案：怢慄，惡寒戰振之皃，與『勑濇』『衈沂』等同。《千金》卷九發汗丸第六『神丹丸，治傷寒勑濇惡寒』廿ウ。《靈樞·邪氣藏府病形篇第四》云：『虚邪之中身也，灑淅動形。』二ノ五ウ《大素》十五色脈尺診載此文『灑淅』作『衈沂』。

〔張〕寒邪傷陽則胃氣不化，故衰少食飲，熱邪傷陰則津液枯涸，故消瘦肌肉，寒熱交作則振寒，故爲怢慄不食。此上三節，皆以明風爲寒熱也。

案：此所云『寒熱』，謂外邪寒熱之證，與瘧病自別矣。《傷寒論・太陽上》『太陽病，得之八九日，如瘧狀，發熱惡寒，熱多寒少。』廿四『若形似瘧，一日再發。』廿六『太陽病，發熱惡寒，熱多寒少。』廿八又厥陰病之『先厥，後熱』六七、九十、十一、十三、十四，『寒多熱少』七十，並與此云『寒熱』同。凡爲寒熱之證者，與瘧彷彿，非邪直入於胃之證，故舌苔白而不黄燥，蓋邪入於皮膚，舍於經絡，在腸胃之外募原者，是邪搏飲血，故爲寒熱之證也。《靈樞・百病始生篇六十六》云『虚邪之中人也，始於皮膚。皮膚緩則腠理開，開則邪從毛髪入。入則抵深，深則毛髪立，毛髪立則淅然，故皮膚痛。留而不去，則傳舍於絡脈。在絡之時，痛於肌肉，其痛之時息，大經乃代。留而不去，傳舍於經。在經之時，洒淅喜驚云云』可以徵矣。

〔識〕『名曰寒熱』，簡按：《脈要精微論》云『風成爲寒熱』，並謂虚勞寒熱，即後世所謂風勞也。

案：此説似是而實非。此所云『寒熱』者，全是外邪初發之寒熱，決非風勞之類也。後文云『癘風，或名曰寒熱』者，即是風勞也。説具於後文中。

**○風氣與陽明入胃，循脈而上至目内眥，其人肥則風氣不得外泄，則爲熱中而目黄。**

〔楊〕以下言熱中病也。風氣從皮膚，循足陽明之經入於胃中。足陽明經，從目内眥入屬於胃，故循其脈至目内眥。以其人肥，腠理蜜實不開，風氣壅而不得外洩，故内爲熱中，病目黄也。案：『密』訛『蜜』。

案：『風氣』猶云邪氣也。此云『與陽明入胃』者，謂仲景所云陽明證也。『熱中』者，非胃中熱之謂，肌肉血脈中之熱也，爲腸胃外之熱。《瘧論》云：『寒生於内，故中外皆寒。』所云『中』字義與此同，攷注詳於彼。三十五案：『目黄』，《太陽中篇》一七『面目及身黄』，《陽明篇》三五『陽明中風，一身及目悉黄』，又八七『傷寒發汗已，身目爲黄』，共與此相合。此以人之肥瘦分寒熱二證，亦大概之言耳。蓋肥是氣血壯實，瘦是氣血虚弱之義也。

**○人瘦則外泄而寒，則爲寒中而泣出。**

〔楊〕以下言寒中之病也。人瘦則腠理疏虚，外洩温氣，故風氣内以爲寒中，足陽明脈虚冷，故目泣出也。

案：《太陽中篇》載發汗後入陰證卅二、卅四、卅五、卅六、卅七、卅八、卅九、四十與此云『寒中』同。泣出者，内有飲寒之證。《金匱》中痰飲篇十二云：『膈上病痰云云，目泣自出。』可併考。

**○風氣與太陽俱入，行諸脈俞，散於分肉之間，與衛氣相干，其道不利，故使肌肉憤䐜而有瘍，衛氣有所凝而不行，故其肉有不仁也。**

〔楊〕以下言癘病也。巨陽，足太陽也。風氣之耶，與足太陽二氣俱入十二經脈輸穴之中，又散於分肉腠理之間，其與太陽俱入於輸衛上來者。淫耶之氣與衛氣相干，致令衛氣澀而不行，故肌肉賁起，腹脹有所傷也。以衛氣凝聚不行，故肉不仁也。（《太素》凝作涘）涘義當凝也。旁記：賁，房粉反。《切》博昆反。勇也。涘，桑吏反。

〔識〕高云：『風之傷人，或爲癘風者，乃風氣與太陽俱入行諸太陽之脈俞。脈，經脈也。俞，俞穴也。太陽之氣主通體，今行諸脈俞，而散於通體分肉之間。分肉，分腠之肌肉也。散於分肉，更與周身之衛氣相干。風氣行於脈俞，散於分肉，干於衛氣，則正氣不能通貫，其道不利。其道不利，故使肌肉憤然䐜脹而有瘍。瘍，癘瘍也。此肌肉有瘍，因脈外之衛氣，有所凝而不行，故其肌肉癘瘍，而亦有不仁也。』簡按：此以下至『有不仁也』，諸家並爲論瘍及不仁，故吳於篇首補『爲瘍，爲不仁』二句，而高獨接下文，爲癘證之瘍及不仁，文理相貫，頗覺勝於前注，今從之。

案：高注暗與楊注合，似是，乃與問語亦相符。蓋成癘者，其證有漸，其外發者，爲肌肉賁䐜，爲瘡瘍，其内鬱者，爲肌肉不仁，共是癘風初起之證候也。『肌肉憤䐜』者，謂肌肉上㾦瘰如麻豆腫起也。『肉不仁』者，《本草經》所云『死肌』也。

〔識〕熊音『憤，音忿。發也。䐜，充人反。瘍，以章反。瘡也』。吴云：『憤䐜，腫起也。瘍，癰毒也。』簡按：王注《生氣通天論》『痤』字云：『謂色赤䐜憤。』亦腫起之義。《巢源》諸癩候云：『皰，肉如桃核小棗。』蓋謂此類也。

**○癘者，有榮氣熱胕，其氣不清，故使其鼻柱壞而色敗，皮膚瘍潰。**

〔識〕趙府本、熊本『氣』作『衛』。滑云：『有』字衍。胕、腐同。此段當作『風寒客於脈而不去，名曰癘風。癘者，榮衛熱胕，其氣不清，故使鼻柱壞而色敗，皮膚瘍潰』。簡按：此未知果是否，録以存一説。《長刺節論》云『病大風，骨節重，鬚眉墮，名曰大風。刺肌肉爲故，汗出百日。刺骨髓，汗出百日。凡二百日，鬢眉生而止鍼』，又《四時氣篇》云『癘氣（當作「風」）者，素刺其腫上已，刺以鋭鍼，鍼其處，按出其惡氣，腫盡乃止。常食方食，無食他食』，並與此節相同，曰大風，曰癘氣，即癘之謂耳。

〔馬〕唯鼻爲呼吸之所，外焉五氣入於鼻，内焉腐氣出於鼻，致使鼻柱變壞，面色敗惡，皮膚成瘡瘍而潰爛。

案：《骨空論》所云『大風』自別，謂凡外邪也。馬氏以混之，誤也。

〔紹〕堅按：榮氣，猶言營血。

案：『胕』即『腐』之異構，王注亦以『胕』爲胕壞，則爲腐而讀也。

案：鼻者，爲肺氣出入呼吸之門户。鼻柱，即軟骨之最者，故内血腐敗，則柱骨壞敗而潰爛消解也。不啻癘風，黴毒之人往往鼻柱壞者有之，亦敗血之所爲也。

案：鼻柱壞而色敗者，内毒也。皮膚瘍潰者，外毒發出也。《大素》作『傷潰』同義。『傷』與『瘡』古多通用，『傷潰』猶言『瘡潰』也。

**○風寒客於脈而不去，名曰癘風。**

〔楊〕胕，腐也。太陽與衛氣在營血之中，故濁而熱於胸腹，上衝於鼻，故鼻頞骨壞，其氣散於皮膚，故皮膚潰爛。以其耶風寒氣客脈，留而不去爲病，稱曰癘風。力誓反也。

**○或名曰寒熱。**

〔楊〕言前癘風，或名寒熱之病也。

〔識〕滑本删此五字。簡按：此衍文，諸注屬強解。

〔馬〕然亦有時而發寒熱，故或者亦以寒熱名之也。

案：寒熱者，血中有邪之證候，故諸瘡癧腫必先發寒熱，所以《靈樞・寒熱篇》專説鼠瘻寒熱也。癘風，亦是風寒客於脈之病，所以始終有寒熱，故一名曰寒熱也。滑氏删此五字，尤誤矣。楊、馬共與王注同，可從。

《甲乙經》云：『風氣與太陽俱入行諸脈俞，散分肉間，衛氣悍，邪時與衛氣相干，（《素問》無『衛氣悍邪時』五字）其道不利，故使肌肉憤瞋而有瘍，衛氣凝而有所不行，故其肉有不仁。厲者，有榮氣熱浮，其氣不清，故使其鼻柱壞而色敗，皮膚瘍以潰。風寒客於脈而不去，名曰厲風，或曰寒熱。』（十ノ六ウ）

**○以春甲乙傷於風者，爲肝風。以夏丙丁傷於風者，爲心風。以季夏戊己傷於邪者，爲脾風。以秋庚辛**

**中於邪者，爲肺風。以冬壬癸中於邪者，爲腎風。**

〔楊〕春甲乙者，木王時也。木王盛時衝上風來，名曰耶風。木盛近衰，故衝上耶風來，傷於肝，故曰肝風。餘曰放此也。

〔馬〕觀此節，曰傷曰中互言，則『傷』『中』二字無別，後世名中風門爲中風，名傷風門爲傷，視中風爲重，傷風爲輕。朱丹谿有『曰中曰傷之辨』，贅矣。

〔張〕按本節以四時十干之風，分屬五藏，非謂春必甲乙而傷肝，夏必丙丁而傷心也。凡一日之中，亦有四時之氣，十二時之中亦有十干之分，故得春之氣則入肝，得甲乙之氣亦入肝，當以類求，不可拘泥，諸氣皆然也。

案：曰傷、曰中，曰風、曰邪，互言同意。其春夏云『傷風』，季夏云『傷邪』，秋冬云『中邪』者，自是下字法則，不得不然者也。

**○風中五藏六府之俞，亦爲藏府之風。**

〔楊〕藏府輸者當是背輸，近傷藏府之輸，故曰藏府之風之也。

〔識〕簡按：馬、呉、張仍王注，以『風中五藏六府之俞，亦爲藏府之風』二句，爲偏風之所由。志、高則接上文四時五藏之風爲一節。以『亦』字考之，志、高爲是。高云：『各以五行之時日受邪，而五藏之氣應之，則爲五藏之風。若風中五藏六府之俞穴，傷其經脈，亦爲藏府之風。既曰傷於風，復曰傷於邪，以明風者邪氣也。既曰傷於邪，復曰中於邪，以明傷者中之謂也。此申明或内至五藏六府，而爲藏府之風者如此。』

案：王、馬、呉、張共可從矣。後文『各』字指『五藏六府之俞』而言也。汪、李亦仍王注。

**○各入其門户所中，則爲偏風。**

〔楊〕門户，空穴也。耶氣所中之處，即偏爲病，故名偏風也。

〔識〕志圈『各』上爲别段，注云：『此論風邪偏客於形身，而爲偏風也。門户者，血氣之門户也。』簡按：《刺節真邪論》云『虚邪偏客於身半，其入深，内居榮衛。榮衛稍衰，則真氣去，邪氣獨留，發爲偏枯』。由之推之，門户即榮衰弱之處。志以爲血氣之門户，近是。案：此説叵從。

〔馬〕此言風證之有偏風者，自風各入藏府而然也。風中五藏六府之俞穴，各入其門户，則或左或右，或上或下，偏於一所，是之爲偏風也。此正所以答首節偏枯之問耳。

〔識〕《神巧萬全方》云：『經有偏風候，又有半身不遂候，又有風偏枯候，此三者大要同，而古人别爲之篇目，蓋指風則謂之偏風，指疾則謂之半身不遂，其肌肉偏小者，呼爲偏枯。』

《病源》卷一·風偏枯候云：『風偏枯者，由血氣偏虚，則腠理開，受於風濕。風濕客於半身在分腠之間，使血氣凝濇不能潤養，久不瘥，真氣去，邪氣獨留，則成偏枯。其狀半身不隨，肌肉偏枯小而痛，言不變，智不亂是也。』

又風半身不隨候云：『半身不隨者，脾胃氣弱，血氣偏虚，爲風邪所乘故也。脾胃爲水穀之海，水穀之精化爲血氣，潤養身體，脾胃既弱，水穀之精潤養不周，致血氣偏虚，而爲風邪所侵，故半身不隨也。』

又偏風候云：『偏風者，風邪偏客於身一邊也。人體偏虚者，風邪乘虚而傷之，故爲偏風也。其狀或不知痛痒，或緩縱，或痺痛是也。』

《甲乙經》云：『以春甲乙傷於風者，爲肝風。以夏丙丁傷於風者，爲心風。以季夏戊己傷於風者，爲脾風。以秋庚辛傷於風者，爲肺風。以冬壬癸傷於風者，爲腎風。風氣中五藏六府之俞，亦爲藏府之風，各

入其門户。風之所中，則爲偏風。』（十ノ六ウ）（後有重出則此宜刪）

**○風氣循風府而上，則爲腦風。**

〔楊〕風府在項入髮際一寸，督脈陽維之會，近大陽入腦出虚。風邪循脈入腦，故名腦病也。案：『虚』字可疑，或是『處』訛。

〔識〕吴云：『腦風，腦痛也。』簡按：《醫説》云『腦風，頭旋偏痛』。《病源》有風頭眩候，恐即腦風。（案：《病源》已下十一字，依《原抄》。）《聖濟總録》云：『腦户者，督脈足太陽之會也。風邪搏其經，稽而不行，則腦髓内弱，故項背怯寒，而腦户多冷也。方具於十五卷。』

《病源》風頭眩候云：『風眩者，由血氣虚風邪入腦，而引目系故也。五藏六府之精氣，皆上注於目，血氣與脈并於上系，上屬於腦，後出於項中。逢身之虚則爲風邪所傷，入腦則腦轉而目系急，目系急故成眩也。』

**○風入係頭，則爲目風眼寒。**

〔楊〕耶氣入於目系在頭，故爲目風也。（《太素》『眼寒』作『眠寒』）

〔馬〕故風入腦而爲腦風，目在於前，而其系則在於頭之腦。風入腦頭，則傳入於日，而爲目風，其眼當畏寒也。

**○飲酒中風，則爲漏風。**

〔楊〕因飲酒寒眠，腠開中漏汗，故爲漏風。有本『目風眼寒』也。

〔箚〕寛案：據下文，《太素》似是。

〔張〕酒性温散，善開玄府。酒後中風，則汗漏不止，故曰漏風，《病能論》謂之酒風。

案：據楊注則《素問》元來有二本，一作『眼寒』，屬上句，王冰所依是也，一作『眠寒』，屬下句，楊注所依是也，其義俱通。

**○入房汗出中風，則爲内風。**

〔楊〕入房用力汗出，中風内傷，故曰内風也。

〔識〕吳云：『今人遺精欬血，寢汗骨蒸，内風之所致也。』簡按：《評熱病論》云『勞風，法在肺下』，與内風迥別，王注恐誤。《張氏醫通》云：『入房汗出中風，嗽而面赤。《内經》謂之内風，脈浮緊，小青龍；脈沈緊，真武湯。』

案：『内風』者，内謂房内也。《倉公傳》云：『病得之酒且内。』[七ウ、十四ウ]又云：『病得之内。』[十二ヲ]又云：『因以接内。』[十六ヲ]又云：『自止於内。』[十四ウ]並可以徵矣。蓋從内所得之風病，名曰『内風』也，又名『勞風』。勞風者，房勞所得，故又謂之『勞風』也。

**○新沐中風，則爲首風。**

〔楊〕新沐髮已，頭上垢落，腠開得風，故曰首風之也。

〔識〕吳云：『沐，濯首也。』張云：『一曰沐浴。』簡按：《和劑局方》有『洗頭風』。《證治要訣》『於窗罅間梳洗，卒然如中，呼爲簷風』，此亦首風之屬也。

**○久風入中，則爲腸風飧泄。**

〔楊〕皮膚受風曰久，傳入腸胃之中洩痢，故曰腸風。

〔識〕馬云：『風久入於其中，則爲腸風，其食有時不化而出也。』簡按：吳、張並爲腸風下血之證，非也。

〔箚〕寛案：據上下文例，『飱泄』二字疑衍文。

案：《説文》『飱，餔也。思渾切』。作『飱』爲俗字增劃體，猶『怨』作『㤪』、『枚』作『牧』之例。又云：『餐，吞也。七安切或從水作湌。』《廣韻》云『俗作湌』，又云『餔，日加申時食也』。據此，則凡『飱泄』字並皆從《大素》作『湌泄』爲正。『飱』亦爲『餐』俗體，與『飡』字增劃，俗作『飱』者，其體同，而其字原實不同耳。説已具於第二四ヲ中。今改正爲以七安切是。楊上善二ノ四ヲ云：『湌音孫。』此音非是，爾來皆讀如此，宜改正也。《本草綱目》卷卅二·蜀椒附方引《普濟方》云：『餐瀉不化。』所云『餐瀉』即『飡泄』，可以徵也。

**○外在腠理，則爲泄風。**

〔楊〕風在腠理之中，洩汗不止，故曰洩風之也。

〔識〕高云：『久風外在腠理，則爲隱疹之泄風。』簡按：此《金匱要略》所論，與本篇泄風不同，當考下文。《金匱》中十五ヲ《平脈》二十六云：『風氣相搏，風強則爲隱疹，身體爲癢，癢爲泄風，久爲痂癩。』張云：『自上文風氣循風府而上至此，共七種，所以明或爲風也。故有其病各異，其名不同之義。』

案：《本經》『充蔚子，莖治隱軫痒』。『隱軫』即『泄風』。説詳見於《傷寒論攷注·平脈篇》『隱疹』下。

案：以上腦風、目風、漏風、内風、首風、腸風、泄風七種，共邪風襲入之所爲，隨其人之性來虚實之不同，而其病證亦有不同耳。前文問中『或爲風也』之答語也。《大素》作『或爲賊風也』似是。

**○故風者，百病之長也。至其變化，乃爲他病也。無常方然，致有風氣也。**

〔楊〕百病因風而生，故爲長也。以因於風變爲萬病，非唯一途，故風氣以爲病長也。案：《醫心》卷三一ウ引文小異，蓋節引也。

〔識〕『然』《千金》作『焉』，滑本刪『致』以下五字。

〔箚〕琦曰：『無常』九字衍。

〔張〕風之始入自淺而深，至其變化乃爲他病，故風爲百病之長。《骨空論》曰：『風爲百病之始也。』

『無常方然』者，言變化之多，而其致之者，則皆因於風氣耳。

案：《四時刺逆從論》『是故邪氣者，常隨四時之氣血而入客也。至其變化，不可爲度』。

《甲乙經》云：『以春甲乙傷於風者爲肝風，以夏丙丁傷於風者爲心風，以季夏戊己傷於風者爲脾風，以秋庚辛傷於風者爲肺風，以冬壬癸傷於風者爲腎風。風氣中五藏六府之俞，亦爲藏府之風，各入其門户。風之所中則爲偏風，風氣循風府而上則爲腦風，入系頭則爲目風眼寒，飲酒中風則爲漏風，入房汗出中風則爲内風，新沐中風則爲首風，久風入中則爲腸風飧泄，而外在腠理則爲泄風，故曰風者百病之長也。至其變化，乃爲他病，無常方然，故有風氣也。』十ノ六ウ

《千金方》云：『凡風之傷人，或爲寒中，或爲熱中，或爲厲風，或爲偏枯，或爲賊風，故以春甲乙傷於風者爲肝風，以夏丙丁傷於風者爲心風，以四季戊己傷於風者爲脾風，以秋庚辛傷於風者爲肺風，以冬壬癸傷於風者爲腎風。風中五藏六府之輸，亦爲藏府之風，各入其門户，所中則爲偏風。風氣循風府而上則爲腦風，風入頭則爲目風眼寒，飲酒中風則爲酒風，入房汗出中風則爲内風，新沐中風則爲首風，久風入房中風則爲腸風，外在腠理則爲泄風，故曰風者百病之長也。至其變化，乃爲他病，無常方焉。』八ノ三ヲ

〔眉〕『無常』上當入『他病』二字看，『然』下宜入『者』字看。方，始也。他病，斥疫外之雜百病也。致者，其理之極致至要也。

○帝曰：五藏風之形狀不同者何，願聞其診及其病能。

〔楊〕診者，既見其狀，因知所由，故曰診也。晝間暮甚等，即爲狀也。欬短氣等，即爲病服之也。

〔紹〕按：『服』當『能』字。

案：『診』，《説文》『視也』，《廣韻》『候脈，又視也，驗也』。蓋診字從言，則本是視且問之義，故轉注爲診脈《扁倉傳》、診色此本文、診腹之字也。

○岐伯曰：肺風之狀，多汗惡風，色皏然白，時欬短氣，晝日則差，暮則甚。診在眉上，其色白。

〔楊〕皏，普幸反。白色薄也。肺風狀能凡有七：一曰多汗，二曰惡風，三曰色白，謂面色白薄也，四曰欶欬，五曰短氣，六曰晝間暮甚，以肺王大陰，故暮甚也，七曰診五色各見其部。薄澤者，五藏風之候也。白，肺色之也。

案：『皏』《説文》所無，《廣雅》云『皏，白也』，《玉篇》『皏，餲白也』，又『淺薄色也』。王念孫曰：《楚辭·遠遊》『玉色頩以脕顔兮』王逸注云：『面目光澤以鮮好也。』頩與皏聲義相近。

又案：《廣雅·釋訓》『景景，白也』。王念孫無解。立之謂：『景景』猶『皏皏』歟。又《集韻》上聲四十一迥『鮩，部迥切。白魚』。《廣韻》同上：『鮩，白魚名也。』又十五青『艵，普丁切。縹色』『頩，面色。又普冷切』。共似同音同義。

《甲乙》卷十七ヲ文同本文。

《千金方》云：『凡風多從背五藏輸入，諸藏受病，肺病最急，肺主氣息，又冒諸藏故也。肺中風者，其人偃臥而胸滿短氣冒悶汗出者，肺風之證也。視目下鼻上兩邊下行至口色白者，尚可治。急灸肺輸百壯，服續命湯，小兒減之。若色黄者，此爲肺已傷化爲血矣，不可復治。其人當妄言掇空指地，或自拈衣尋縫，如此數日死。若爲急風邪所中，便迷漠恍惚，狂言妄語，或少氣惙惙，不能復言。若不求師即治，宿昔而死。即覺便灸肺輸及膈輸肝輸數十壯，急服續命湯可救也。若涎唾出不收者，既灸當並與湯也。諸陽受風，亦恍惚妄語，與肺病相似，然著緩，可經久而死。』八ノ二ヲ

《醫心方》卷三引《病源》云：『肺中風，偃臥而胸滿短氣冒悶汗出，視目下鼻上兩邊下行至口色白，可治，急灸肺俞百壯。若色黃爲肺已傷化爲血，不可復治。其人當妄掇空指也，或自拈衣，如此數日死。』三ヲ

**○心風之狀，多汗惡風，焦絶善怒嚇，赤色，病甚則言不可快。診在口，其色赤。**

〔楊〕心風狀能有七：一曰多汗，二曰惡風，三曰燋絶，燋，熱也，絶，不通也，言熱不通也，四曰喜怒，五曰面赤色，六曰痛甚不安，七曰所部色見口，爲心部之也。

〔識〕焦絶，馬云：『心受邪正在中，故上中下三焦之氣，升降頗難，而似有阻絶也。』張云：『脣舌焦燥，津液乾絶也。』簡按：未詳。張據王義，姑從之。『善怒嚇赤色』《甲乙》無『嚇』字，作『色赤』。樓云：『嚇字衍。』高云：『木火相生，故善以怒而嚇人。』簡按：《莊子·秋水》云『鴟得腐鼠，鵷雛過之，仰而視之曰嚇』，司馬云：『怒其聲，恐其奪己也。』又五藏之風，言情志者，唯心肝二藏耳，而於肝則云善悲，又云善怒，並爲可疑，今且仍王注。『診在口』，高本『口』作『舌』，注云：『舌，舊本訛口，今改。』

案：《四氣調神第二》八ヲ云：『逆秋氣則太陰不收，肺氣焦滿。』楊注亦以『焦』訓熱也，與此同義，宜併考。此所云『焦絶』，與『焦滿』其義相似。彼則肺氣不收，故爲肺脹喘滿之證，故曰焦滿。此則邪侵心經，故內外俱熱。絶不通，謂之焦絶，即是白虎湯之證。熱結在裏，表裏俱熱，時時惡風者也。諸注皆失解，只楊注可從。《大素》『嚇』下『者』字恐衍。『病甚』作『痛甚』，蓋古『病』『痛』多互誤，其義亦互相通，猶『腹』『腸』互誤，互通用之例也。

《千金方》云：『心中風者，其人但得偃臥，不得傾側，悶亂冒絶汗出者，心風之證也。若脣正赤尚可治，急灸心輸百壯，服續命湯。若脣或青或白或黄或黑者，此爲心已壞爲水，面目亭亭時悚動者，不可復治，五六日死一云旬日死。』八ノ二ウ

《醫心》引《病源》云：『心中風，但得偃臥，不得傾側汗出。若脣赤汗流者可治，急灸心俞百壯。若脣或青或白或黄或黑，此是心壞爲水，面目亭亭時悚動者，不可復治，五六日死。』三ノ二ウ

《甲乙經》云：『心風之狀，多汗惡風，焦絶善怒，色赤。病甚則言不快，診在口，其色赤。』

案：《甲乙》作『言不快』，無『可』字，似是。《大素》無『言』字，義自別。

〔紹〕琦曰：『心竅於舌，其脈别系舌本，經絡受邪，故言語蹇澀。』

**○肝風之狀，多汗惡風，善悲，色微蒼，嗌乾，善怒，時憎女子。診在目下，其色青。**

〔楊〕肝風狀能有八：一曰多汗，二曰惡風，三曰喜悲，四曰面色微青，五曰咽乾，六曰喜怒，七曰時憎女子，八曰所部色見之也。

〔呉〕肝脈環陰器，肝氣治則悦色而欲女子，肝氣衰則惡色而憎女子。

〔張〕肝爲陰中之陽，其脈環陰器，強則好色，病則妬陰，故時憎女子也。案：全據呉注而少異，可從。諸注並不了。

《甲乙》文同本文。一ノ七ヲ

《千金方》云：『肝中風者，其人但踞坐，不得低頭，繞兩目連額上，色微有青者，肝風之證也。若脣色青面黄尚可治，急灸肝輸百壯，服續命湯。若大青黑面一黄一白者，此爲肝已傷不可復治，數日而死。』

《醫心》引《病源》云：『肝中風，但踞坐，不得低頭，若繞兩目連額上，色微有青，脣色青面黄尚可治，急灸肝俞百壯。若大青黑面一黄一白者，是肝已傷不可復治，數日而死。』三ノ二ウ

**○脾風之狀，多汗惡風，身體怠墮，四支不欲動，色薄微黃，不嗜食。診在鼻上，其色黃。**

〔楊〕脾風狀能有七：一曰多汗，二曰惡風，三曰身體怠墮，謂除頭四支爲身體也，四曰四支不用，五曰面色微黃，六曰不味於食，七曰所部色見也。

〔箚〕吳曰：『墮、惰同。』

〔紹〕色薄微黃，琦曰：『土居以灌四旁，藏府精氣，變現爲色，則精明而厚，脾衰不能灌漑，故色薄。』

《甲乙》文同。

《千金》十五・上肉極第四ウ十四云：『凡風氣藏於皮膚，肉色則敗。以季夏戊己日傷於風爲脾風，脾風之狀多汗，陰動傷寒。寒則虛，虛則體重怠墮，四肢不欲舉，不嗜飲食。食則欬，欬則右脇下痛，陰陰引肩背，不可以動轉，名曰厲風。裏虛外實，若陽動傷熱，熱則實，實則人身上如鼠走，唇口壞，皮膚色變，身體津液脫，腠理開，汗大泄，名曰惡風。而須決其綱紀，知其終始，陰陽動靜，肉之虛實。實則瀉之，虛則補之。能治其病者，風始入肉皮毛肌膚筋脈之間，即須決之。若入六腑五藏，則半死矣。』

《千金》八云：『脾中風者，其人但踞坐而腹滿，身通黃，吐鹹汁出者尚可治，急灸脾輸百壯，服續命湯。若目下青手足青者，不可復治。』ウ二

《醫心》三引《病源》云：『脾中風，踞而腹滿，身通黃，吐酸，汗出者可治，急灸脾俞百壯。若手足青者，不可復治也。』ウ二

**○腎風之狀，多汗惡風，面痝然浮腫，脊痛不能正立，其色炲，隱曲不利。診在肌上，其色黑。**

〔楊〕腎風狀能有七：一曰多汗，二曰惡風，三曰面腫，四曰腰脊痛，五曰面色黑如烟炲大才反，六曰隱曲

不利，謂大小便不得通利，七曰所部色見。頤上，腎部也，有本爲『肌上』，誤也。（《太素》『肌上』作『頤上』）

〔識〕『痝然』，張云：『浮慘貌。』簡案：痝同義，具於《評熱病論》。

〔紹〕琦曰：『面腫者，風挾水氣上行，即《評熱病論》之風水也。』

〔識〕志云：『恐後人認爲一色，故曰蒼、曰炲、曰皏然、曰微黃，大意與《五藏生成篇》之論色同。炲，烟煤黑色也。』肌，高本作『䐅』，注云：『䐅，舊本訛肌，今改。䐅，兩頰肉也。䐅上，顴也。顴，腎所主也。』簡按：《説文》『䐅，頰肉也』。《五閲五使篇》云：『腎病者，顴與顏黑。』高注確有所據。然幾、几通用，故饑作飢，機作机，則『肌』不必改『䐅』。

〔紹〕『肌上』《大素》作『頤上』。楊曰：『頤上，腎部也。有本爲肌上，誤也。』琦曰：『診在肌上，未詳。《刺熱論》以頤候腎，肌或頤之譌也。』堅案：二説俱允，惜未知肌之爲䐅耳。

案：『痝』即『庬』，爲大義，説詳見於《評熱病論三十三》十三ヲウ中。『隱曲』已見於《陰陽別論第七》四ヲ十九ヲ、二所中。『胕』義又具於三十三十三中。『色炲』已見《五藏生成十》三ヲ中。

《甲乙》文同十ノ七ヲ，但『脊』上有『腰』字，與《大素》合。

《千金》云：『腎中風者，其人踞坐而腰痛，視脇左右未有黃色如餅粢大者尚可治，急灸腎輸百壯，服續命湯。若齒黃赤鬢髮直，面土色者，不可復治。』八ノ二ウ

《醫心》三引《病源》云：『腎中風，踞而腰痛，視脇左右，未有黃色如䴵餎大者可治，急灸腎俞百壯。若齒黃赤鬢髮直，面土色者，不可復治也。』三ヲ

（眉）《至真要大論》『太陽司天，寒淫所勝，甚則色炲』，王注：『寒氣勝陽，水行凌火。』

五藏風死色部位

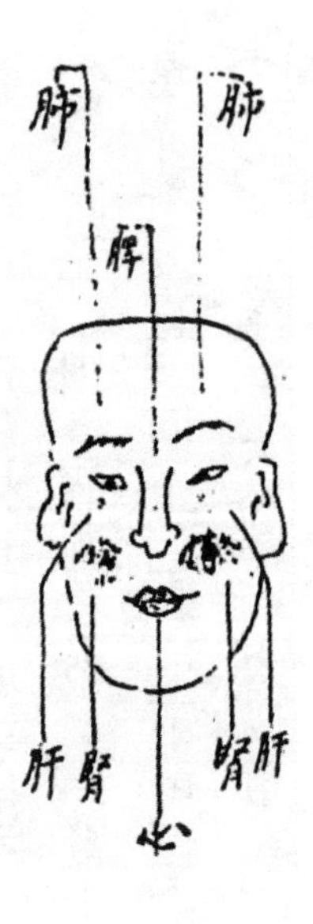


**○胃風之狀，頸多汗，惡風，食飲不下，鬲塞不通，腹善滿，失衣則䐜脹，食寒則泄，診形瘦而腹大。**

〔楊〕胃風狀能有八：一曰頸多汗，二曰惡風，三曰不下飲食，四曰膈不通，膈中饐也，五曰腹喜滿，六曰失覆腹脹，七曰食冷則痢，八曰胃風形診，謂瘦而腹大胃風候也。

《千金方》云：『新食竟取風爲胃風，其狀惡風頸多汗，膈下塞不通，食飲不下，脹滿，形瘦腹大，失衣則憤滿，食寒則洞泄。』八ノ三ウ《醫心》三引《小品》『膈』作『鬲』，『憤』作『填』，『即』作『則』。《甲乙》十ノ七ウ本文同。

案：此論五藏風及胃風，與《刺瘧論》有五藏瘧及胃瘧同理，蓋五藏經俞之別有胃俞胃經，而不論四時，兼食兼飲而來者，名曰胃風，後世所云挾食感冒即是耳。《金匱》所云『槃飪之邪，從口入者，宿食也』，指此所云『胃風』也。

〔識〕簡按：此《腹中論》所謂鼓脹之屬，與《和劑局方》胃風湯之胃風，《醫説》不伏水土之胃風不同。《聖濟總録》有治方，具於十七卷。『失衣則䐜脹』，吳云『風寒助邪，脈益凝濇，故令䐜脹』，張云『失衣則陽明受寒於外，故爲䐜脹』。簡按：王注中熱，恐誤。『診形瘦而腹大』，高云：『猶言診其形色則瘦，診其腹上則大，以明五藏診色，六府診形之義。』

案：《識》以『胃風』爲鼓脹之屬，恐未然。蓋外邪兼食傷，故食飲不下，鬲塞不通，腹善滿也。失衣則䐜脹者，後世所云『脫著風』也。此云䐜脹者，食飲不化之證，將爲下利之兆在於此也，非鼓脹之謂。葛根湯或柴桂湯之類宜選用。食寒則泄者，不換金正氣散或錢氏白朮散之類。形瘦腹大者，自是淨府湯之所主也。愚見如此，尚俟後考耳。

○**首風之狀，頭面多汗惡風。當先風一日，則病甚。頭痛不可以出内，至其風日，則病少愈。**

案：據王注則《素問》本文原亦作『先當風』，今本偶誤耳。

〔楊〕首風狀能有三：一曰頭面多汗，二曰惡風，三曰診候不出者，不得遊於庭也。出内者，不得在室也。

〔識〕志云：『風者，天之陽氣。人之陽氣，以應天之風氣。諸陽之氣，上出於頭，故先一日則病甚。』男兆璜曰：『風將發而所舍之風亦發，故先一日病甚，人氣之通於天也。』張云：『凡患首風者，止作無時，故凡於風氣將發，必先風一日而病甚頭痛，以陽邪居於陽分，陽性先而速也。先至必先衰，是以至其風日，則病少愈。』《聖濟總録》云：『陽之氣，以天地之疾風名之，風行陽化。頭者，諸陽之會，與之相應也。方具於十五卷。』

〔紹〕《三因方》處以附子摩頭散，即《金匱》頭風摩散。

《千金方》云：『新沐浴竟取風，爲首風。其狀惡風而汗多頭痛。』八ノ三ウ 《醫心》引《小品》『而』作『面』三ノ六ウ

《甲乙經》云：『首風之狀，頭痛，面多汗惡風。先當風一日則病甚頭痛，不可以出内，至其風日則病少愈。』十ノ七ウ

案：前文已云『新沐中風則爲首風』，是先說病因，此重說病狀也。據《千金》及《甲乙》則作『頭

痛面多汗』似是，今本《大素》《素問》共誤脱耳。

案：先當風一日者，謂新沐日也。其時邪將入尚未入，頭痛尤甚惡風寒也。至其風日者，謂新沐之翌日，邪氣正入之日也。至此日，比昨日頭痛少愈也。《傷寒論·太陽中》云『病常自汗出，宜桂枝湯』（廿三），『病人藏無他病云云，宜桂枝湯』（廿四）與此同義。

**○漏風之狀，或多汗，常不可單衣，食則汗出，甚則身汗，喘息惡風，衣常濡，口乾善渴，不能勞事。**

案：前文云『飲酒中風則爲漏風』，是先説病因，此重説病狀，與前條首風同例。

〔楊〕漏風狀能有七：一曰多汗，謂重衣則汗，衣單則寒，二曰因食汗甚，病甚無汗，三曰惡風，四曰衣裳恒濕，五曰口乾，六曰喜渴，七曰不能勞事也。

案：《大素》偶脱『喘』字，楊就誤本爲注解，以爲無汗，而至後文『衣裳濡』，不通。

〔識〕《聖濟總録》云：『飲酒中風則爲漏風，漏風之狀云云。』又曰：『身熱解墮，汗出如浴，惡風少氣，病名酒風。（出《病能論》）夫酒所以養陽，酒入於胃，與穀氣相薄，熱盛於中，其氣慓悍，與陽氣俱泄。使人腠理虚而中風，令人多汗惡風，不可單衣。其喘息而少氣者，熱熏於肺，客於皮毛也。口乾善渴者，汗出多而亡津液故也。解墮而不能勞事者，精氣耗竭，不能營其四肢故也。謂之漏風者，汗出不止，若器之漏，久而不治，轉爲消渴。方具於十三卷。』

『常不可單衣』，汪昂云：『汗多腠疎，故常畏寒。馬注以爲畏熱，雖單衣亦欲卻之。昂按：既云畏熱，下何以又言惡風乎？』高云：『多汗表虚，欲著複衣，故常不可單衣也。』

〔紹〕《三因方》與《病能論》酒風錯綜，處以麋銜湯。『常不可單衣』，汪説最穩。『身汗』，琦曰：『二字衍。』『不能勞事』，琦曰：『陽泄而虚，故不耐勞事也。』

〔紹〕『衣常濡』，《太素》『常』作『裳』。堅按：王注亦云『衣裳濡』，恐原本爲然。

案：《説文》巾部『常，下帬也。從巾尚聲。鉉音：市羊切。或從衣作裳』。據此，則《素問》作『常』爲本字，《大素》作『裳』爲今字，不可讀爲尋常之義。

《千金方》云：『因醉取風爲漏風，其狀惡風多汗，少氣口乾善渴，近衣則身如火燒，臨食則汗流如雨，骨節懈墮，不欲自勞。』六ノ三ヲ

《醫心》引《小品方》無『善』字，『身』下有『熱』字，『墮』作『惰』，『勞』作『營』。六ウ

《甲乙》與本文同。十ノ七ウ

案：『不能勞事』，《千金》作『骨節解惰，不欲自勞』八字，《醫心》引《小品》『自勞』作『自營』，共謂不能作勞自已之事，文異義同耳。

**○泄風之狀，多汗，汗出泄衣上，口中乾，上漬其風，不能勞事，身體盡痛則寒。**

〔楊〕洩風狀能有四：一曰多汗汚衣，二曰口乾，三曰上漬皮上冷也，四曰勞則體痛寒也。

〔識〕簡按：上文久風入中，則爲腸風飧泄，外在腠理則爲泄風，本節則云多汗，汗出泄衣上，蓋此其汗泄甚於漏風。《新校正》據《千金》改『内風』，難必矣。『上漬其風』，呉云：『上漬，半身之上，汗多如浸漬也。』志（當作高）四字爲一句，注云：『泄衣上則身濕，既濕且冷，一如水漬而有風，故曰上漬其風也。』簡按：四字未詳，或恐是衍文。呉云：『此不及腦風、目風、内風、腸風、飧泄者，古亡之也。言胃風而上文未嘗及者，亦上文亡之也。』

案：此説非是。蓋『腦風』『目風』者，言不爲偏風者，或入上部脈絡中則爲此二病也。『内風』與『泄風』同，而『内風』則房勞風證，爲内證，『泄風』則房勞風證，爲外證也。『腸風』自是下受風冷，水

穀不化之證也。『胃風』附於五藏風之病，故略於上而詳於下也。古文往往有此例矣。

〔紹〕《三因方》從《千金》作『内風』，治以附子湯。方：附子生，去皮臍　人參各半兩　茴香炒　茯苓　山藥各一分　甘草炙　乾薑炮，各三分　右爲剉散，每服四大錢，水二盞，薑三片，鹽少許，煎至七分，去滓，空心服。『上漬其風』，琦曰：『其風』二字衍。身體盡痛，汗出液燥，營衛澀滞，故有此證。猶桂枝加芍藥生薑人參新加湯身疼痛之類。琦以爲重感於寒，謬。

《醫心方》引《小品方》云：『新房室竟取風爲泄風，其狀惡風汗流沾衣。』三ノ六ウ

《千金》八ウ三載此文，『泄風』作『内風』。

〔新〕按：本論前文先云漏風、内風、首風，次言入中爲腸風，在外爲泄風，今有泄風而無内風，孫思邈載内風，乃此泄風之狀，故疑此『泄』字『内』之誤也。

案：《醫心》引《小品》作『泄風』，而此次條云『勞風之爲病，法在肺下云云』，《千金方》『泄風』作『内風』，而『勞風云云』接前文『沾衣』下，而不提頭。據此考之，則王氏蓋依《千金》，誤以『勞風』與『内風』混歟。十二ノ二ウ四引王注《小品》作『泄風』，與《素問》合，《千金》作『内風』，恐誤。因考房勞中風謂之内風，又謂之泄風，泄風言其證，内風言其因，非有異義。蓋首風、漏風、内風，前只言病因，此只説病證耳。猶前文問云『偏枯』，答云『偏風』，問云『癘風』，答云『癘或名曰寒熱』之例也。

**○帝曰：善。**

案：本篇凡一章。蓋風邪之傷人，無不先爲寒熱者，故先説惡寒發熱，次説熱中陽證，寒中陰證，次説癘風，次説偏枯，次説諸風證《素問》作『風』，《大素》作『賊風』，其義同，初出腦風、目風亦偏枯之類，中出漏風、内風、首風，末出久風，中外二證，腸風泄風，次説五藏風及胃風，又説首風、漏風、泄風病狀，次序井然，意義相受，真古聖之

遺經也。

癸亥六月三日書於讀未能讀書齋中

此日西城有災，西南大風卷沙，患赤眼痛，默坐無事。

自別正光親喜撰，竹床磁枕清無限，天行難逭一般邪，

青要主人亦病眼（正光，酒名。喜撰，茶名。共屬於上品） 氷臺子

第四十二補

以春甲乙傷於風者爲肝風 四二ノ八ウ

〔識〕以下五十七字，吳移下文『故風者百病之長也』之上，近是。案：此說非是，叵從。

漏風 ウ十一

《病能論》六四一云：『有病身熱解墮，汗出如浴，惡風少氣，此爲何病？岐伯曰：病名曰酒風。帝曰：治之奈何？岐伯曰：以澤瀉朮各十分，麋銜五分，合以三指撮，爲後飯。』十三ノ二ウ

內風 ウ十一

〔紹〕龔氏《壽世保言（『言』當作『元』）》以爲腎水虛衰，陰虛陽實，卒倒無所知之證。

診 ヲ十四

真本《玉篇》『診，除忍反。《說文》：診，視也。野王案：《史記》「臣意診其脈」是也。《聲類》：診，驗也』。

五藏風 ヲ廿

《醫心方》卷三引《小品方》云：『春甲乙木，東方清風，傷之者爲肝風。入頭頸肝頸愈中，爲病多汗

惡風，喜怒兩脇痛，惡血在內，飲食不下，支節時腫，顏色蒼茫，嗌乾仇衄。』旁記：泄，私列、餘制二反。漏也，歇也。蒼茫，莫郎反。蒼茫大水之皃。仇，又作鼽，巨鳩反。寒鼻塞也。嗌，於六反。《說文》云：咽也。

夏丙丁火，南方湯風，傷之者爲心風。入胸脇府藏心俞中，爲病多汗惡風，憔悴喜悲，顏色赤，洞泄清穀。仲夏戊己土，同南方陽風，傷之者爲脾風。入背脊脾俞中，爲病多汗惡風，肌肉痛，身體怠惰，四支不欲動，不嗜食，顏色黃。憙因人虛實之變。陽氣有餘，陰氣不足者，內外生熱，在中者，令人喜飢。若陽氣不足，陰氣有餘者，則內如有寒從中出，腸鳴而痛。秋庚辛金，西方涼風，傷之者爲肺風。入肩背肺俞中，爲病多汗惡風，寒熱，欬動肩背，顏色白霈然，病瘧，晝差夕甚。冬壬癸水，北方寒風，傷之者爲腎風。入腰股四支腎俞中，爲病多汗惡風，腰脊骨肩背頸項痛，不能久立，便出曲難不利，陰痺按之不得，小便腹脹，面痝然有澤腫，時眩，顏色黑，令人厥。旁記：痝，普江反。面皮起皃作痝，莫江反。病困也。厥，居月反。尸厥也。《玉篇》作瘚，氣逆也。

（眉）依後文例，則『肝頸』之『頸』衍。

（眉）（小便腹脹）『便』字恐衍。

右四時正氣之風，平人當觪之，過得病，證候如此。

## 痺論篇第四十三

〔新〕按全元起本在第八卷。

《大素》全存。

**○黃帝問曰：痺之安生？岐伯對曰：風寒濕三氣雜至，合而爲痺也。**

以下至『重感於風寒濕之氣也』，《大素》廿八痺論。

〔楊〕風寒濕等各爲其病，若三氣雜合共爲一病，稱爲痺。

真本《明堂經》『大淵，主痺逆氣』楊注：『又病在陽者命曰風，病在陰者命曰痺，陰陽俱病命曰風痺，此痺之大論也。』是本於《靈・壽夭剛柔篇》。

〔識〕張云：『痺者，閉也。觀《陰陽別論》曰一陰一陽結謂之喉痺，《至真要大論》曰食痺而吐，是皆閉塞之義可知也。故風寒濕三氣雜至，則壅閉經絡，血氣不行，而病爲痺，即痛風不仁之屬。』華佗《中藏經》云：『痺者，風寒暑濕之氣，中於人藏府之爲也。痺者，閉也。五藏六府感於邪氣，亂於真氣，閉而不仁，故曰痺。』鄭玄注《易通卦驗》云：『痺者，氣不達爲病。』簡按：經中痺有四義：有爲病在於陰之總稱者，見於《壽夭剛柔篇》；有專爲閉塞之義者，如食痺喉痺是也；有爲麻痺之痺，王注云『𤸷痺』者是也；有爲痛風歷節之義，如本篇行痺、痛痺、著痺之類是也。此他總不離乎閉塞之義，學者宜細玩焉。《一切經音義》引《蒼頡篇》云：『痺，手足不仁也。』

〔箚〕《漢・藝文志》『五藏六府痺十二病方三十卷』，師古曰：『痺，風濕之病。音必二反。』《說文》『痺，濕病也。從疒畀聲』。朱氏《活人書》『痺者，閉也。閉而不仁，故曰痺也』。寬案：《陰陽別論》『喉痺』注古抄本『痺音閉』，因考痺古音與閉同，痺，閉也，猶是『禮，履也』之例。前注不及此義何。

案：『痺』解已見於《診要經終十六》ウ十補中，宜併看。

《千金》卷八諸雜風狀第一云：『諸痺由風寒濕三氣併客於分肉之間，迫切而爲沫，得寒則聚。聚則排分肉，肉裂則痛，痛則神歸之。神歸之則熱，熱則痛解，痛解則厥，厥則他痺發，發則如是。此內不在藏，而外未發於皮膚，居分肉之間，真氣不能周，故爲痺也。』ウ四

（眉）案：天地間之氣無數，要之三分則風寒濕，四分之則風寒濕暑，五分之則風寒濕暑燥，六分之則風寒濕暑燥火。

〔眉〕案：師古注解四字於《漢書》本文，尤不妥當，今日雜病太半係《漢書》所云之痺。

○**其風氣勝者，爲行痺**。

〔識〕馬云：『其風氣勝者，風以陽經而受之，故爲行痺之證，如蟲行於頭面四體也。』張云：『風者，善行數變，故爲行痺。凡走注歷節疼痛之類皆是也。』簡按：張依樓氏《綱目》下痛痺、著痺同。《張氏醫通》云：『行痺者，走注無定，風之用也。越脾加朮附湯。』

《千金方》云：『其風最多者，不仁則腫，爲行痺。』八ノ四ウ

案：《金匱》上·血痺第六云：『血痺，外證身體不仁，如風痺狀。』所云風痺，即行痺也。

○**寒氣勝者，爲痛痺**。

〔識〕馬云：『其寒氣勝者，則寒以陰經受之，故當爲痛痺之證。寒氣傷血，而傷處作痛也。』張云：『陰寒之氣，客於肌肉筋骨之間，則凝結不散。陽氣不行，故痛不可當，即痛風也。』《張氏醫通》云：『痛痺者，痛無定處，乃濕氣傷腎，腎不生肝。肝風挾濕，流走四肢，肩髃疼痛，拘急浮腫。《金匱》烏頭湯。身體痛，如欲折，肉如錐刺及（當作『刃』）割。《千金》附子湯。』

《千金方》云：『其寒多者，爲痛痺。』八ノ四ウ

○**濕氣勝者，爲著痺也**。

〔楊〕若三合一多，即別受痺名。故三中風多，名爲行痺。謂其痺病，移轉不住，故曰行痺。三中寒多，陰盛爲痛，故曰痛痺。三中濕氣多，住而不移轉，故曰著痺。著，住也。此三種病，三氣共成，異於他病，有寒有熱，有痛不痛，皆名痺也。

〔識〕馬云：『其濕氣勝者，則濕以皮肉筋脈而受之，故當爲著痺之證。當沈著不去，而舉之不痛也。』

張云：『著痺者，肢體重著不移，或爲頑木不仁，濕從土化，病多發於肌肉。』簡按：陳氏《三因方》云：『腫滿重著爲濕勝。』此似以著痺爲濕腳氣矣。志云：『《靈樞》有風痺，《傷寒論》有濕痺，是感一氣而爲痺也。本篇論風寒濕三氣錯雜而至，相合而爲痺也。《周痺篇》曰：風寒濕氣，客於外分肉之間，迫切而爲沫，沫得寒則聚，聚則排分肉而分裂也。分裂則痛，痛則神歸之。神歸之則熱，熱則痛解。痛解則厥，厥則他痺發。發則如是，是寒痺先發，而他痺復發也。本篇論風氣勝者爲行痺，濕氣勝者爲著痺，是三氣雜合，而以一氣勝者爲主病也。經論不同，因證各別。臨病之士，各宜體認。』《張氏醫通》云：『著痺者，痺著不仁，或左或右，半身麻木。或面或頭，或手臂，或腳腿，麻木不仁，並宜神效黃芪湯。』

案：《儒門事親》卷十五即爲世傳神效名方，此方蓋本卷所載歟。

《千金方》云：『其濕多者，則爲著痺。』八ノ四ウ

《甲乙經》云：『痺將安生？曰：風寒濕三氣合至，雜而爲痺。其風氣勝者爲行痺，寒氣勝者爲痛痺，濕氣勝者爲著痺也。』十ノ二ウ

案：『著痺』之『著』，與《金匱》中『腎著之病，身體重』同義。又《千金》卷十七卅二ウ有大小附著散，可併考。

**○帝曰：其有五者何也。岐伯曰：以冬遇此者爲骨痺，以春遇此者爲筋痺，以夏遇此者爲脈痺，以至陰遇此者爲肌痺，以秋遇此者爲皮痺。**

〔楊〕冬時不能自調，遇此三氣以爲三痺，俱稱骨痺，以冬骨也。餘四放此。至陰，六月，脾所主也。

〔識〕樓云：『凡風寒濕所爲行痺痛痺著痺之病，冬遇此者爲骨痺，春遇此者爲筋痺，夏遇此者爲脈痺，長夏遇此者爲肌痺，秋遇此者爲皮痺，皆以所遇之時，所客之處命名，非此行痺、痛痺、著痺之外，又別有

骨痺、筋痺、脈痺、肌痺、皮痺也。』案：樓説與楊注暗合。

《甲乙經》云：『曰：其有五者何也？曰：以冬遇此者爲骨痺，以春遇此者爲筋痺，以夏遇此者爲脈痺，以至陰遇此者爲肌痺，以秋遇此者爲皮痺。』二十ノ二ウ

**○帝曰：內舍五藏六府，何氣使然？**

〔楊〕五時感於三氣，以爲五痺，其義已知，而有痺病內舍藏府之中，何氣使然也。

**○岐伯曰：五藏皆有合，病久而不去者，內舍於其合也。故骨痺不已，復感於邪，內舍於腎。筋痺不已，復感於邪，內舍於肝。脈痺不已，復感於邪，內舍於心。肌痺不已，復感於邪，內舍於脾。皮痺不已，復感於邪，內舍於肺。所謂痺者，各以其時，重感於風寒濕之氣也。**

《甲乙》文與本文同，但無『重』字。

〔楊〕五藏合者，五藏五輸之中皆有合也。諸脈從外來合五藏之處，故合爲內也。是以骨筋脈肌皮等五痺，久而不已，內舍於合。在合時，復感耶之氣，轉入於藏，入藏者死之也。

**○凡痺之客五藏者，肺痺者，煩滿喘而嘔。**

以下至『在脾』，《大素》卷三陰陽雜説。

〔楊〕耶氣客肺及手太陰，故煩滿善歐也。

《玉機真藏第十九》云：『今風寒客於人，使人毫毛畢直，皮膚閉而爲熱，當是之時，可汗而發也。或痺不仁腫痛，當是之時，可湯熨及火灸刺而去之。弗治病入舍於肺，名曰肺痺。發欬上氣，弗治肺即傳而行之肝，病名曰肝痺，一名曰厥。脇痛出食，當是之時，可按若刺耳。』

《陰陽別論第七》云：『二陽之病，發心脾，有不得隱曲，女子不月。』

案：此云『凡痺之客五藏者』，並皆飲閉之謂也。

**○心痺者，脈不通，煩則心下鼓，暴上氣而喘，嗌乾善噫，厥氣上則恐。**

〔楊〕耶氣客心及手太陽，故上下不通，煩則少腹故脹等病也。案：『故』恐『鼓』訛。

〔識〕『心下鼓』，馬云：『鼓字爲句，心下鼓戰也。』高云：『心虛則煩，故煩則心下鼓。鼓猶動也。』

簡按：王注『鼓滿』，誤。

案：『心下鼓』《大素》無『心』字，則『下鼓』爲腹脹義，王注蓋亦有所受耳。蓋心煩者，在下則腸胃閉塞爲鼓脹，在上則飲迫心竅爲煩熱，上下不通，故有其勢如此者。

〔馬〕逆氣上乘於心，神氣不足，若懼淩弱，故爲恐也。《宣明五氣篇》云：『精氣并於腎則恐。』今心氣不足，爲水所淩耳。

**○肝痺者，夜臥則驚，多飲數小便，上爲引如懷。**

〔楊〕耶氣客肝及足厥陰脈，厥陰脈係目及陰，故臥驚，數小便。『演』當『涎』，謂涎流壞中心也。

〔紹〕『多飲數小便』，琦曰：『熱上淫肺，故多飲。肝鬱欲泄，故便數。』

（《太素》『引』作『演』，『懷』作『壞』。）

〔識〕『上爲引如懷』，高云：『《經脈論》云：肝病，丈夫㿗疝，婦人少腹腫，故上爲引於下，有如懷物之狀。』

案：夜臥則驚者，謂夜臥纔合眼則不爲眠而驚駭也。上爲引如懷，今姑據王注似妥。

〔眉〕許氏《說文》『懷妊』字皆作『裹妊』、作『裹子』，『包』字下、『壬』字下、『孕』字下是也。

**○腎痺者，善脹，尻以代踵，脊以代頭。**

〔楊〕耶客腎及少陰之脈，故喜脹，脊曲也。

〔識〕高云：『尻，尾骨也。尾骨下蹲，以代踵足，骨痿也。脊骨高聳以代頭，天柱傾也。』簡按：王以拘急釋之，諸注並同。高以痿弱解之，義各別。

案：尻以代踵者，謂腰骨痿躄［イザリ］不能行步也。脊以代頭者，謂曲脊傴僂，項骨低下不能仰天者也。龜背［セムシ］病是也。蓋腎痺，輕者爲脹，重者爲後二病也。

○**脾痺者，四支解墮，發欬嘔汁，上爲大塞。**

〔楊〕耶客脾及足太陰脈，不得營於四支，故令懈惰。又發脾欬，胃寒歐冷水也。（《太素》『塞』作『寒』。）

〔紹〕先兄曰：『按：大塞義未詳，豈飲食不進之謂歟？』琦曰：『下云入藏者死，此列五藏痺，未見死候。且五藏惟腎痺爲骨痺之診，餘並藏之本病，絶與痺無與。故林氏云：詳從上，凡痺之客五藏者，至痺聚在脾。全元起本在《陰陽別論》中，此王氏之所移也。蓋因有肺痺、心痺等名，遂以意竄入。殊不知經所云肺痺、心痺云者，乃病之變名，如《五藏生成篇》亦有五藏痺證，與本篇風痺之義渺不相涉也。率意移之，過矣。』堅案：琦説是。

案：《大素》亦與全本同，則琦説可從矣。

案：上爲大塞，謂咽喉閉塞，『咽中如有炙臠』（《金匱》下・婦人雜病），後世所云『梅核氣』（《直指方》）之類也。《甲乙》卷九（五ヲ）邪在肺五藏六府受病第三云：『咳喘不得坐，不得臥，呼吸氣，素咽不得，（《外臺》廿九卷引《甲乙》「素」作「索」）雲門主之。』雲門爲脾經足太陰脈氣所發，與此脾痺之證正相合。又據《大素》下文有『淫氣壅塞，痺聚在脾』之文，與此云『上爲大塞』正合。

〔眉〕《醫心方》引《明堂》云：『雲門，主喉痺，胸中暴逆，欬逆喘，胸中熱，心腹痛。』二ノ廿四ウ

**○腸痺者，數飲而出不得，中氣喘爭，時發飧泄。**

〔《大素》〕旁記：『爭，《切》側莖反。』

〔楊〕耶客大腸及手陽明脈，大腸中熱，大便難，肺氣喘爭，時有洩飡也。

〔張〕腸痺者，兼大小腸而言。腸間病痺則下焦之氣不化，故雖數飲而水不得出，水不出則本末俱病，故與中氣喘爭。蓋其清濁不分，故時發飧泄。

〔馬〕此言腸痺胞痺，六府痺中之亦各有其證也。夫五藏各有其痺，而六府亦有其痺也。

案：腸痺，兼大小腸及胃而言也，並是宿飲内寒之諸證也。蓋『數飲而出不得』係小腸，『中氣喘爭』係胃，『時發飧泄』係大腸也。

**○胞痺者，少腹膀胱按之内痛，若沃以湯，澀於小便，上爲清涕。**

案：《大素》（『腹』）作『腸』，（『湯』）作『陽』，共誤字。

〔楊〕膀胱盛尿，故謂之胞，即尿脬。脬，匹苞反。耶客膀胱及足太陽，膀胱中熱，故按之髀熱，下則小便有濇，則鼻清涕出也。案：『鼻』字即『上』字之注解。

〔新〕全元起本『内痛』作『兩髀』。

〔馬〕膀胱在少腹之内，胞在膀胱之内，胞受風寒濕氣而爲痺，則少腹膀胱按之内痛，若沃以湯，澀於小便也。言胞痺者，大約是膀胱爲病耳。

案：胞爲精室，著在於膀光之後，女子則以子宮爲胞也。呉、馬説如此，可從。《氣厥論三十七》云『胞移熱於旁光，則癃溺血也』與此同理。王、楊、張等直以『胞』爲旁光一名胞之義。恐非是。若是爲旁

光之一名胞，則下文『少腹旁光』之文難通也。《示從容論七十六》云『脾胞膀胱』，宜併考。

案：少腹旁光按之内痛者，謂皮上少腹皮内旁光也，乃是少腹按之，旁光内痛之義，蓋亦倒置之文法耳。《傷寒論·厥陰篇》『少腹滿，按之痛者，此冷結在膀胱關元也』與此同文例。

〔識〕按之内痛，若沃以湯，簡按：《百病始生篇》云：『積其著於伏衝之脈者，揣之應手而動，發手則熱氣下於兩股，如湯沃之狀。』並言肌熱之狀。據此，則『内痛』作『兩髀』似是。

案：如以湯沃，爲股内之證，今脚氣病往往有此狀，亦水濕熱閉之所爲耳。全本、《大素》共作『兩髀』，則《素問》作『内痛』，恐是王冰改字朱書之分耳。

案：『上爲清涕』者，《示從容論七十六》云『腦髓涕唾哭泣悲哀，水所從行，此皆人之所生，治之過失』。知是鼻涕口唾，皆是水飲之餘波所及也。

（眉）案：如以湯沃之，則兩髀股間中心筋絡之際，忽如火箸或湯入之之狀，熱痛不可堪，脚氣病往往有此症。《識》以爲肌熱之狀，非是。

○**陰氣者，靜則神藏，躁則消亡。**

〔楊〕五藏之氣爲陰氣也，六府之氣爲陽氣也。又能不勞五藏之氣，則五神各守其藏，故曰神藏也。賊即反若怵惕思慮，悲哀動中，喜樂無極，愁憂不解，盛怒不止，恐懼不息，躁動不已，則五神消滅，傷藏者也。

〔識〕馬云：『此言藏府所以成痺者，以其内傷爲本，而後外邪得以乘之也。陰氣者，營氣也。陰氣精專，隨宗氣以行於經脈之中。惟其靜，則五藏之神自藏而不消亡。若躁，則五藏之神消亡而不能藏矣。所以有五痺者，必重感於邪，而成五藏之痺也。至於六府之所以成痺者，何哉？飲食固所以養人，而倍用適所以害人，故飲食自倍，腸胃乃傷也。腸胃既傷，則邪得以乘俞入之，而爲痺矣。按《生氣通天論》云：陽氣者，精則養神，柔則養筋，論衛氣也。此節云云，論營氣也。王注分藏府，看書有法，但不知陰氣爲營氣耳。』簡按：此十九字，吳移於《生氣通天論》，未知舊經果然否，今且依馬註。

**○飲食自倍，腸胃乃傷。**

〔楊〕凡人飲食，胃實則腸虚，腸實則胃虚，腸胃更實更虚，故得氣通，長生久視，若飲食自倍，則氣不通，夭人壽命也，此則傷府也。

案：馬注以陰氣陽氣爲營衛，可從。然以余觀之，則營衛之不調，本因於胃氣不和，胃氣不和即因於飲食失度，蓋飲食不節則水飲内生，其不在腸胃中，而在腸胃外者，隨其處而生痺閉，所以有諸痺證者，由於此也。營衛二氣之行，爲之靜躁者，亦因於飲閉之阻隔也。凡水飲得溫則通利，得冷則閉塞，熟解此理，則陰陽虚實晰然明白，可得而知耳。陰氣，琦以爲血氣，可從。血氣，即營氣也。

〔紹〕琦曰：『府陽藏陰，故藏氣謂之陰氣。言人能安靜志氣，則神藏於内，陰平陽祕，水升火降，精氣内治，邪不得干。若時時躁動，擾其血氣，則陽神消耗，《生氣通天論》所謂起居如驚，神氣乃浮也。神氣消亡，故邪得入之。腸胃本受盛轉輸之府，然飲食不節，每致受傷，此統言藏府所以受邪之由也。』

**○淫氣喘息，痺聚在肺。**

〔楊〕淫，過也。喘息，肺所爲也。喘息過者，則肺虚邪客，故痺聚也。

〔識〕『淫氣』，滑云：『王注云云，如此則屬内傷，非風寒濕三氣雜至而爲外傷者，《宣明五氣篇》云邪入於陰則爲痺，所謂邪者，豈指淫氣而言耶？』馬云：『邪氣浸淫，喘息靡寧。正以肺主氣，惟痺聚在肺，故喘息若是。』（下文意並同）志云：『此申明陰氣躁亡，而痺聚於藏也。淫氣者，陰氣淫泆，不靜藏也。淫氣而致於喘息，則肺氣不藏，而痺聚在肺。』下文意並同吳云：『氣失其平，謂之淫氣。痺聚者，風寒濕三氣凝聚也。』簡按：《生氣通天論》云：『風客淫氣，精乃亡，邪傷肝也。』《說文》『淫，浸淫隨理也』，徐曰：『隨其脈理而浸漬也。』

案：此六句並冠以『淫氣』二字，與《生氣通天》三『風客淫氣』同義。彼以四字一句，冒於後三節，故後文次以三『因』字，與此有六『淫氣』字同文例，宜併考。言風邪淫漬陽氣，則爲喘息，是淫氣痺閉湫聚而在肺經也。下皆倣此。

**○淫氣憂思，痺聚在心。**

〔楊〕憂思心所爲，憂思過者，則心傷耶客，故痺聚也。

案：外邪憂思者，其淫氣聚閉在心經也，是亦水飲結邪，迫於心竅之證也。

**○淫氣遺溺，痺聚在腎。**

〔楊〕歐唾，腎所爲也。歐唾過者，則腎虛耶客，故痺聚也。

案：腎主水，今淫氣閉塞在腎經，故爲遺溺之證。《大素》作『歐唾』，同理。但水液不順行，溢於上則爲歐唾，漏於下則爲遺尿也。

〔馬〕邪氣浸淫，膀胱遺溺，正以腎與膀胱爲表裏。惟痺聚在腎，故遺溺若是。

**○淫氣乏竭，痺聚在肝。**

〔楊〕肝以主血，今有渴之多傷血肝虛，故痺聚也。

〔馬〕邪氣浸淫，陰血乏竭，正以肝主血。惟痺聚在肝，故乏竭者若是。

案：《大素》（『乏竭』）作『渴乏』，楊注以『渴之多』解之，蓋『渴乏』者，渴燥匱乏之義。內渴乏，故引飲甚多也。是亦邪結飲閉在肝經之證。

案：乏竭者，不爲病證。注家以爲陰血乏竭之義，亦非病證，不與前後例同。《大素》作『渴乏』，似是。

**○淫氣肌絶，痹聚在脾。**

〔楊〕飢者，胃少穀也。飢過絶食，則胃虚，故痹聚。

〔馬〕邪氣浸淫，肌氣阻絶，正以脾主肌。惟痹聚在脾，故肌絶若是。

〔識〕吴云：『肌肉斷裂也。』志云：『肌肉焦絶。』

案：『肌絶』不成語，亦從《大素》作『飢絶』『在胃』爲是。蓋飢絶，即絶飢，謂甚飢也。但甚飢而不能食者，是邪飲閉結在胃中之證。（『在脾』《太素》作『在胃』。）

**○淫氣雍塞，痹聚在脾。**

此八字《素問》無，《大素》有之，今據補正。

〔楊〕穀氣過塞，則實而痹聚於脾也。

案：雍塞，蓋謂胸滿也。若邪飲閉結在脾經，則必爲胸滿之證也。或曰『雍是膺壞字。膺塞，即胸塞也』，未知可否，姑録二説以備考。

案：肺之『喘息』，心之『憂思』，腎之『遺尿』，肝之『渴乏』，脾之『雍塞』，胃之『飢絶』，共爲飲邪痹聚之候。上文所云『凡痹之客五藏』者，此所云『淫氣』『痹聚』，與《生氣通天》三云『風客淫氣』正合。此『喘息』與前文『肺痹，喘而嘔』合，『憂思』與『厥氣上則恐』合，『遺尿』唾歟與『善脹』合，『渴乏』與『多飲』合，『雍塞』與『上爲大塞』合。

案：此舉五藏與胃之痺聚者，與《刺瘧篇》六卅五藏瘧之外有胃瘧同理，宜從《大素》補入八字也。

○**諸痺不已，亦益内也。其風氣勝者，其人易已也。**

〔楊〕所謂五痺不已者，各其時亦重感賊邪，寒濕之氣益内，五藏之痺者死。益風者，易已也。

〔張〕在表者不去，必日内而益深矣。風爲陽邪，可以散之，故易已。然則寒濕二痺，愈之較難，以陰邪留滯，不易行也。

〔識〕馬云：『或云亦益内，作入房，説亦通。』志云：『亦者，言不止在皮肉筋骨之合於内也。』簡按：馬或説屬未妥。《醫通》『益』作『溢』。

案：『諸痺不已』已下至篇末，《大素》廿八痺論。《傷寒論》六病中風，並皆爲欲愈之候，亦與此同理。可知陰病難治，皆爲寒濕相勝，水飲閉聚，陽氣乏少之證也。

○**帝曰：痺其時有死者，或疼久者，或易已者，其故何也？**

〔楊〕痺之輕重，無過此三，故爲問之也。

○**岐伯曰：其入藏者死。**

〔楊〕以藏有神，故痺入致死也。

〔馬〕正以邪氣入於内藏，故藏氣已絶，所以死也。

〔紹〕孫思邈論腳氣曰：『黄帝曰：緩風濕痺是也。』然則痺之入藏，豈腳氣衝心之類乎？

案：以余觀之，凡水氣疝氣腳氣之類，皆入藏者必死，不必謂衝心也。

○**其留連筋骨間者，疼久。**

〔楊〕偏着相繫在於筋骨之間，故筋骨疼痛之也。

案：『偏』恐『留』訛。前文所云『痛痺』『著痺』『骨痺』『筋痺』是也。

**○其留皮膚間者，易已。**

〔楊〕流行在於皮膚淺處之間，動而又淺，故易已也。

案：前文所云『風痺』『脈痺』『肌痺』『皮痺』是也。

**○帝曰：其客於六府者，何也？岐伯曰：此亦其食飲居處，爲其病本也。**

〔高〕猶言食飲自倍，居處失宜，乃府痺之病本也。

《傷寒論》卷二·傷寒例第四條云：『土地温涼，高下不同，物性剛柔，湌居亦異。』此王注全用此文，而作『食居不異』，故《新校正》引《傷寒論》作『食居亦異』。據此，則王注作『不異』，其誤已久耳。案：『湌』即『餐』俗體。《一切經慧琳音義十四》(十一ヲ)《大寶積經》第六十七卷『餐食』下云『倉單反。《説文》吞也。從食奴聲也。奴音殘，或從水作湌。經文從冫(音冰)，非也』可以徵矣。或曰『湌即食俗字』，未得明徵，恐非是。

《吕覽》卷二十·達鬱五云：『凡人三百六十節，九竅五藏六府，肌膚欲其比也，血脈欲其通也，筋骨欲其固也，心志欲其和也，精氣欲其行也。若此則病無所居，而惡無由生矣。病之留，惡之生也，精氣鬱也。』

又卷三盡數二云：『輕水所，多秃與癭人。重水所，多尰與躄人。甘水所，多好與美人。辛水所，多疽與痤人。苦水所，多尪與傴人。凡食無彊厚味，無以烈味重酒，是以謂之疾首。食能以時，身必無災。』案：此亦『食居』爲病之義也。

**○六府亦各有俞，風寒濕氣中其俞，而食飲應之，循俞而入，各舍其府也。**

〔楊〕以上言痹入藏，以下言痹入府所由。風寒濕等三氣外耶中於府輸，飲食居處内，耶應内以引外，故痹入六府，中其輸者亦府之合也。

〔馬〕六府之分肉，皆各有俞穴。風寒濕之三氣，外中其俞，而内之飲食失節應之，則邪氣循俞而入，各舍於六府之中，此痹之所以成也。按：三百六十五穴皆可以言俞，今曰俞者，凡六府之穴，皆可以入邪，而王注止以足太陽經在背之六俞穴爲解，則又理之不然者也。若止以井滎俞原經合之俞穴解之，猶未盡通，況背中之六俞乎？

案：《傷寒論·序》云：『經絡府俞，陰陽會通。』此『俞』字與彼同義。《甲乙經》卷三·手太陰及臂第二十四云：『黄帝問曰：願聞五藏六府所出之處。岐伯對曰：五藏五俞，五五二十五。六府六俞，六六三十六俞。經脈十二，絡脈十五，凡二十七氣上下行，所出爲井，所溜爲滎，所注爲俞，所過爲原，所行爲經，所入爲合。以上《九鍼十二原》文別而言之，則所注爲俞，總而言之，則手太陰井也、滎也、原也、經也、合也，皆爲之俞，非此六者謂之間。』是亦總偁之俞。本文『俞』字正是此義，王注以爲背俞，恐誤，楊注可從。

**○帝曰：以鍼治之奈何？岐伯曰：五藏有俞，六府有合，循脈之分，各有所發，各隨其過，則病瘳也。**

〔楊〕五藏輸者，療痹法，取五藏之輸。問曰：療痹之要，以痛爲輸，今此乃取五藏之輸，何以通之？答曰：有痛之痹，可以痛爲輸。不痛之痹，若爲以痛爲輸，故知量其所宜，以取其當，是醫之意也。療六府之痹，當取其合良，以藏府輸合，皆有藏府脈氣所發，故伺而誅之。

〔紹〕《太素》作『各治其遇』，『遇』當『過』譌。

〔張〕五藏有俞，六府有合，乃兼藏府而互言也。

〔識〕馬云：『循藏府經脈所行之分，各有發病之經，乃隨其病之所在而刺之，則或俞或合，其病無有於不瘳也。』志云：『各隨其有過之處而取之。』簡按：張以所發爲井穴，『過』字，吳、張、高依王注讀爲平聲，並非也。

案：此説叵從。今從馬注，以爲病之所經過之處，隨以刺之則病愈也。王注亦同。竊謂《甲乙》《大素》『隨』作『治』，似是。『治』與『隨』聲相近，故誤爲『隨』字耳。

**○帝曰：榮衛之氣，亦令人痺乎？**

〔楊〕此問營衛二氣，何者與三氣合爲痺也。

**○岐伯曰：榮者，水穀之精氣也。和調於五藏，灑陳於六府，乃能入於脈也。故循脈上下，貫五藏，絡六府也。**

〔楊〕營衛血氣，循經脈而行，貫於五藏，調和精神，絡於六府，灑陳和氣。陳，起也。故與三氣而合，以爲痺也。但十二經，藏脈貫藏胳府，府脈貫府胳藏，皆爲營氣。何因此□言於營氣，唯貫於藏，但胳於府。然此所言但舉一邊，藏府之脈，貫胳是同之也。

〔張〕榮氣者，陰氣也，由水穀精微之所化，故爲水穀之精氣。《衛氣篇》曰：『精氣之行於經者爲營氣。』《正理論》曰：『穀入於胃，脈道乃行，水入於經，其血乃成。夫穀入於胃，以傳於肺，五藏六府，皆以受氣。其清者爲營，濁者爲衛，營在脈中，衛在脈外，故於藏府脈絡，則無所不至。』《靈樞八營衛生會篇十八》云：『人受氣於穀，穀入於胃，以傳與肺。五藏六府，皆以受氣。其清者爲營，營在脈中』『營出於中焦』『中焦亦並胃中出上焦之後，此所受氣者，泌糟粕，蒸津液，化其精微。上注於肺脈，乃化而爲血，以奉生身，莫貴於此。故獨得行於經隧，命曰營氣。』

又卷八營氣第十六云：『營氣之道，内穀爲寶，穀入於胃，乃傳之肺。流溢於中，布散於外。精專者，行於經隧，常營無已，終而復始，是謂天地之紀，故氣從太陰出云云，是督脈也。』

**○衛氣者，水穀之悍氣也。其氣慓疾滑利，不能入於脈也。故循皮膚之中，分肉之間，熏於肓膜，散於胸腹。**

〔張〕衛氣者，陽氣也。陽氣之至，浮盛而疾，故曰悍氣。慓，急也。皮膚之中，分肉之間，脈之外也。肓者，凡腔腹肉理之間，上下空隙之處，皆謂之肓。如《刺禁論》曰『鬲肓之上，中有父母』，《左傳》曰『膏之上肓之下』者，是皆言鬲上也。又《腹中論》曰『其氣溢於大腸，而著於肓，肓之原在齊下』，《九鍼十二原篇》曰『肓之原出於脖胦』，《脹論》曰『陷於肉肓，而中氣穴』，則肓之義，不獨以胸鬲爲言又可知也。膜，筋膜也。（義詳後七十一）衛氣不入於脈，無所不至，故其行如此。如《衛氣篇》曰『其浮氣之不循經者爲衛氣』，《邪客篇》曰『衛氣者，出其悍氣之慓疾，而先行於四末分肉皮膚之間，而不休者也』，《本藏篇》曰『衛氣者，所以温分肉，充皮膚，肥腠理，司開闔者也』，皆與此節互有發明。

案：分肉者，謂赤肉白膚之分界也。赤肉爲營氣之所行，白膚爲衛氣之所循也。

**○逆其氣則病，從其氣則愈，不與風寒濕氣合，故不爲痺。帝曰：善。**

〔楊〕衛之水穀悍氣，其性利疾，走於皮膚分肉之間，薰於胃募，故能散於胸腹。壅之則生癰疽之病，通之無疾，是以不與三氣合而爲痺也。

〔張〕營衛之氣但不可逆，故逆之則病，從之則愈。然非若皮肉筋骨血脈藏府之有形者也，無跡可著，故不與三氣爲合，蓋無形亦無痺也。

《甲乙》云：『諸痺不已，亦益内也。其風氣勝者，其人易已也。曰：其時有死者，或疼久者，或易已者，何也？曰：其入藏者死，其留連筋骨間者疼久，其留連皮膚間者易已。曰：其客於六府者，何如？曰：此亦其飲食居處，爲其病本也。六府亦各有俞，風寒濕氣中其俞，而食飲應之，循俞而入，各舍其府也。曰：以鍼治之奈何？曰：五藏有俞，六府有合，循脈之分，各有所發，各治其過則病瘳矣。曰：營衛之氣亦令人痺乎？曰：營者水穀之精氣也，和調五藏，灑陳六府，乃能入於脈，故循脈上下，貫五藏，絡六府也。衛者，水穀之悍氣也。其氣剽疾滑利，不能入於脈也。故循皮膚之中，分肉之間，熏於肓膜，聚（《素問》作『散』）於胸腹。逆其氣則病，順其氣則愈，不與風寒濕氣合，故不爲痺也。』

**○痺或痛，或不痛，或不仁，或寒，或熱，或燥，或濕，其故何也？**

〔楊〕三氣爲痺之狀，凡有廿（當作『其』）七，故請解之。

**○岐伯曰：痛者，寒氣多也。有寒故痛也。**

〔楊〕內受寒氣既多，復衣單生寒，內外有寒，故痺有痛。

〔馬〕故曰：其寒氣勝者，爲痛痺也。

〔張〕寒多則血脈凝滯，故必爲痛，如《終始篇》曰『病痛者，陰也』。

**○其不痛不仁者，病久入深，榮衛之行濇，經絡時疏，故不通，**

（《太素》作『故疏而不通』。）

〔識〕『不通』，諸注並依《甲乙》『通』作『痛』，今從之。

〔張〕『通』當作『痛』，《甲乙經》亦然。疏，空虛也。榮衛之行濇，而經絡時疏，則血氣衰少。血氣衰少則滯逆亦少，故爲不痛。《逆調論》曰：『榮氣虛則不仁，衛氣虛則不用。』

**○皮膚不營，故爲不仁。**

『病久』已下至此，真本《明堂經》『少商主手臂不仁』下，楊注引無『疏而』二字。

〔張〕不營者，血氣不至也。

案：以上答『不痛不仁』之問語也。蓋不痛亦是不仁之一端。不仁者，必不痛，不痛者，不必爲不仁也。《逆調論》『不用』二字，恐是『不痛』誤。說詳於彼[四三]下。

**○其寒者，陽氣少，陰氣多，與病相益，故寒也。**

〔楊〕仁者，親也，覺也。營衛及經絡之氣疏澀，不營皮膚之中，故皮膚不覺痛癢，名曰不仁。所感陽熱氣少，陰寒氣多，與先所病相益，故痺爲寒也。

案：『與病相益』者，即前文所云『諸痺不已，亦益內也』之『益』，而從來之水飲與外來之寒濕相增益，故不能爲熱而爲寒也，內濕外濕互相益之謂也。少陰及腳氣共此理。

**○其熱者，陽氣多，陰氣少，病氣勝，陽遭陰，故爲痺熱。**

〔楊〕所感陽熱氣多，陰寒氣少，陰陽二氣相逢相擊，陽勝爲病，故爲痺熱也。

〔識〕吳『遭』作『乘』，云：『舊作陽遭陰，未當。今依《甲乙》改陽乘陰，爲近理。』滑云：『或熱下有或燥問，今此無答辭。』

〔紹〕高曰：『知陰氣盛而主濕，則知陽氣盛而主燥矣。』志曰：『燥者，謂無汗。』堅按：高本於馬注，然上文『或燥』二字，疑後人所添。

〔眉〕案：此說頗有理，然《大素》亦有『或燥』二字，則爲難輒從。

〔馬〕痺所以燥者，雖未之言，而即濕者以反觀之，則衛氣多營氣少，遇熱太甚，兩陽相感，則可以知其爲燥矣。

**○其多汗而濡者，此其逢濕甚也。陽氣少，陰氣盛，兩氣相感，故汗出而濡也。**

〔楊〕所感陽氣，以少濕與寒氣相感，故寒而汗濡衣濕也。

〔張〕兩氣者，寒濕兩氣也。《脈要精微論》曰『陰氣有餘，爲多汗身寒』，其義即此。

〔識〕張兆璜云：『陽熱盛者，多汗出。濡濕之汗，又屬陰寒，醫者審之。』

案：此說可從。《大素》作『多寒汗而濡』，不費辨而足。

案：兩氣相感者，內飲水濕之氣與外邪寒濕之氣相感動而發痺者，身寒而汗出也。與前文『與病相益』同義。

案：問十九オ有『燥』，而答無『燥』者，蓋熱中兼燥也。與前文十九ウ『不痛』之答『不痛不仁』同言之同例。本書或有如此文例，問答不符合者，是古文簡略之故耳。

〔眉〕《至真要大論》『所謂感邪而生病也』注：『外有其氣而內惡之，中外不喜，因而遂病，是謂感也。』

**○帝曰：夫痺之爲病，不痛何也？**

〔楊〕三氣合而爲病稱痺，而有不痛者，其故何也？

**○岐伯曰：痺在於骨則重，在於脈則血凝而不流，在於筋則屈不伸，在於肉則不仁，在於皮則寒。故具此五者，則不痛也。**

〔識〕汪昂云：『痛則血氣猶能週流，五者爲氣血不足，皆重於痛，故不復作痛。諸解欠明。』

〔紹〕琦曰：『五者具則自皮入骨，所謂病久入深，明不痛之爲重也。』

〔馬〕此言痺在五者不爲痛，除寒氣勝者而言之也。帝意痺之爲病皆當痛也，而今曰以寒氣勝者爲痛痺，其風濕所感者不爲痛何也。伯言風濕所感者，雖不爲痛，亦不盡能脱然無累也。在於骨則重云云，故具此五者則不痛耳。

〔張〕具此五者，則筋骨皮肉血脈之間，氣無不痹，故不得爲痛也。

案：前文云肌痹，此云肉，可知『肌』即『肉』，白膚之次，赤肌是也。此云皮，亦兼膚而言也。此五證即是痱也。説具於《玉機十九》十七ヲ中。

〔眉〕真本《明堂經》『大淵主痹逆氣』，楊注引用此節文，大如《太素》，而『涘』字旁訓『之佛流』，可知涘者澀義。（《太素》『凝』作『涘』。）

**○凡痹之類，逢寒則蟲，逢熱則縱。帝曰：善。**

此節真本《明堂經》『大淵』注引用『凡』字至『縱』字，與《太素》同文，唯上『則』作『即』。

〔楊〕三氣爲痹，所在有五。一人具此五者，爲痛。其痹不痛，此爲不痛之痹。有云痹者痛者，未爲解痹者也。不知者，不覺不仁也。

〔識〕馬云：『蟲，《甲乙》作急。王氏以爲如蟲行者，非。蓋風勝爲行痹，非逢寒也。』張云：『逢寒則筋攣，故急。逢熱則筋弛，故縱也。』吳同。簡按：志仍王注。高云：『寒濕相薄，故生蟲。』太誤。《巢源》云：『凡痹之類，逢熱則痒，逢寒則痛。』

〔紹〕堅按：《太素》『逢熱』作『逢濕』，非是。

案：『蟲』與『痛』『疼』同音，而『疼』字《説文》作『痋』，『動病也。從疒蟲省聲』，鉉音『徒冬切』，《釋名》『疼，痹也。氣疼疼然煩也』，畢沅曰：『疼』字，《説文》所無，有『痋』字，云『動痛也。從疒蟲省聲』。今本《説文》作『動病』，誤。據《一切經音義》引正之。又云，疼又作『痋』『胗』二形，同『徒冬切』《慧》四十三ノ十六ウ，《廣雅》『疼，痛也』。此云痺也。今本作『𤶓』，無『也』字。據《一切經音義》引改增。《説文》『痺，濕病也。從疒畀聲』。《内經》有痛痺，此故云『疼，痺也』。今人讀疼爲『徒登切』，聲之轉也。《廣雅》『疼，痛也』，王念孫曰：『疼者，《易通卦驗》云：多病疕疼腰痛。疼與痋同，今俗語言疼聲如騰。《衆經音義卷十四》云：疼，下里間音騰，則唐時已有此音。』立之謂：《釋名》『疼，痺也』，《廣雅》『疼，痛也』，又《釋名》云『氣疼疼然煩也』，依此則凡痺證之痛不與諸痛同，如《金匱》上『太陽病，關節疼痛而煩，此名濕痺』，《千金》七腳氣門『附子湯，治濕痺，緩風，身體疼痛，如欲折肉，如錐刺刀割。』十七ヲ又『蓼酒，治四肢有氣。冬「冬疼」恐字臥腳冷』廿三ヲ之類，並謂濕痺疼煩，陣陣作痛之狀也。《説文》訓『動痛』，亦陣痛之謂耳。《素問》作『蟲』，蓋『痋』之古字。『痋』當從蟲，作『虫』者，是篆文之略體也。今作『蟲』者，猶『癖』之作『辟』，『癘』之作『厲』之例。《千金》『疼』作『冬』七ノ十七ヲ亦與此同例，偶存古字者也。『蟲』與『縱』押韻，亦叶，則不可輒從《甲乙》改作『急』也。《通卦驗》云『疕疼』者，『疕』亦『痺』之借字，異構歟。

文久癸亥六月十二日未刻書於五禽堂南箱

蜀椿華下清飆多處　　涒淡翁立之

第四十三補

胞痺ヲ九

〔紹〕先兄曰：『高云：言六府之痺，不言胃膽三焦者，腸胃皆受糟粕，言腸不必更言胃矣。胞爲經血之海，膽爲中精之府，言胞不必言膽矣。三焦者，中瀆之府，水道出焉，言膀胱不必更言三焦矣。』

四二　癘厲ヲ一　偏枯偏風ウ一　洒然ヲ二　怢慄ヲ三　寒熱同　風氣ヲ四　寒中ウ四　熱中ヲ四　肉不仁ヲ五　憤䐜ヲ五　癘ヲ六　瘍傷

瘡六ヲ　胕腐七ヲ　寒熱七ウ　五藏風八ウ、十四ヲ　藏府之風八ウ　偏風九ヲ　腦風十ウ　目風十一ヲ　漏風同ウ　内風同　首風十二ヲ　腸風飱泄同ウ　泄風同　風者百病之長又十二ヲ　診十三ウ　眻然十四ヲ　焦絶十五ヲ　怒嚇同　瘥然十六ウ　色炲同　隱曲不利十八ウ　五藏及胃風廿ウ　失衣廿ヲ　常裳廿三ヲ

四三　痺一ヲ　行痺二ヲ　痛痺二ウ　著痺三ヲ　骨痺腎四ウ　筋痺肝同　脈痺心同　肌痺脾同　皮痺肺同　五藏痺五ウ　心下鼓六ヲ　尻以代踵七ウ　脊以代頭同　嘔汁同ウ　上爲大塞同　内痛八ウ　兩髀如沃湯八ウ　清涕同　陰氣九ウ　淫氣十ウ　遺溺十一ウ　渴乏十二ヲ　飢絶同　雍塞十二ウ　食居十四ヲ　俞十五ウ　榮十六ウ　衛十七ウ　分肉十八ヲ　餐飡十四ヲ　不仁廿ヲ　兩氣相感廿一ヲ　不知同ウ　蟲疼廿二ヲ

## 痿論篇第四十四

〔新〕按：全元起本在第四卷。

《大素》全存。

**○黄帝問曰：五藏使人痿，何也？**

以下至篇末，《大素》廿五・五藏痿。

〔楊〕痿者，屈弱也。以五藏熱，遂使皮膚脈筋肉骨緩痿屈弱不用，故名爲痿。然五藏之熱，使人有痿何如也。

〔識〕吳云：『痿與萎同，弱而不用之意。』高云：『承上篇痺證而論痿證也。痿者，四肢委弱，舉動不能，如委棄不用之意。』潘氏《醫燈續焰》云：『痿者，委也。足痿不用，有委靡不振之義，故字從委。』簡按：痿耑係於四肢委弱之疾，而有肺痿陰痿等證，《巢源》作肺萎陰萎，知是痿與萎同，吳爲明確。蓋痿痺瘚三疾相類，古多混同。《說文》『痿，痺疾也』，《前哀帝紀》『痿痺』師古云『痿，亦痺病也』，枚乘《七發》『出輿入輦，命曰蹷痿之機』，此類是也。故本經分三篇而詳論之。

〔紹〕志曰：『夫五藏各有所合，痺從外而合病於内，外所因也，痿從内而合病於外，内所因也。』琦曰：『痺痿相似而不同，痺爲外感，痿屬内傷，痺雖有内傷而外感多，痿雖非外感而内傷甚。』

〔箚〕《漢・哀帝紀》注，蘇林曰：『痿音萎枯之萎。』《吕覽》：『多陽則痿。』又曰：『鬱處足則爲痿爲蹷。』

〔眉〕案：痿即攤緩也。

**○岐伯對曰：肺主身之皮毛。**

案：皮謂皮膚，曰皮則膚在中，自表言之則曰皮，從中言之則曰膚。又曰『肌膚，白肉是也』。此自皮上言之，故倆曰皮毛耳。『皮膚』義已見於《玉機真藏十九》十四ウ中。蓋身之有毛髮，猶地之有草木，木中自有堅軟大小，故人獸有爪牙及角，爪角亦毛髮類之最堅大者也。

**○心主身之血脈。**

案：皮膚下有血脈灌注，全身之中無所不至，或有迸出者，或有伏行者，猶地上土下共有水之義。《説文》『脈，血理之分，行於體中謂之脈』。《慧音》二ノ二ヲ引

**○肝主身之筋膜。**

案：筋與膜同類而異形，所以連綴藏府，維持骨節，保養膕肉，爲之屈申自在者也。亦中有堅軟大小，猶草木根柢之有大小堅軟而保持土石之義。《説文》『筋，肉之力也』。

下文曰：『筋膜乾則筋急而攣，發爲筋痿。』

〔張〕蓋膜猶幕也。凡肉理藏府之間，其成片聯絡薄筋，皆謂之膜，所以屏障血氣者也。凡筋膜所在之處，脈絡必分，血氣必聚，故又謂之膜原，亦謂之脂膜。

**○脾主身之肌肉。**

案：《説文》『肉，胾肉』『肌，肉也』『脂，戴角者脂，無角者膏』。蓋全身之白肌赤肉，共皆脾之所主，猶天下有土地，地自有肥瘠。凡一切有質者，皆土屬也。《大素》作『脂肉』，與『肌肉』同，脂亦謂白肉之處也。

**○腎主身之骨髓。**

〔楊〕欲明五藏之瘻，先言五藏所生也。膜者，人之皮下肉上，膜，肉之筋也。

楊注『膜』解太精切，其曰『皮下肉上』者，猶皮裹肉中也。以『膜』訓『肉之筋也』，太妙。

《平人氣象論》八十云：『藏真散於肝，肝藏筋膜之氣也。藏真通於心，心藏血脈之氣也。藏真濡於脾，脾藏肌肉之氣也。藏真高於肺，以行榮衛陰陽也。《甲乙》「以」字作「肺」，是。藏真下於腎，腎藏骨髓之氣也。』案：與此同義，宜併考。

案：大表皮上之始謂之皮毛，身内肉中之極謂之骨髓，故《傷寒論·太陽上篇》云『病人身大熱，反欲得衣者，熱在皮膚，寒在骨髓也。身大寒，反不欲近衣者，寒在皮膚，熱在骨髓也』可以徵矣。蓋骨髓之在肉中，猶土中有金石也。

凡邪之先入於皮毛者，必惡寒嗇嗇，次入於血脈者爲發熱，次入於筋膜者項背強几几，次入於肌肉者身體痛，次入於骨髓者骨節疼，是邪氣入身中之次序也。

**○故肺熱葉焦，則皮毛虚弱，急薄著則生瘻躄也。**

〔楊〕肺熱即令肺葉燋乾，外令皮毛及膚弱，急相著生於手足，瘻辟不用也。

〔張〕肺瘻者，皮毛瘻也。蓋熱乘肺金，在内則爲葉焦，在外則皮毛虚弱而急薄。若熱氣留著不去，而及於筋脈骨肉，則病生痿躄。躄者，足弱不能行也。

〔識〕吳云：『著，留而不去也。』張云：『皮毛虛弱，而爲急薄，熱氣留著不去。』志云：『《靈樞》云：皮膚薄著，毛腠夭焦，著者皮毛燥著而無生轉之氣，故曰著則生痿躄也。』

〔識〕吳云：『躄，足不用也。肺主氣，氣病則不能充周於身，故令手痿足躄。』汪昂云：『肺主皮毛，傳精布氣，肺熱葉焦，則不能輸精於皮毛，故虛弱急薄，皮膚燥著，而痿躄不能行，猶木皮剥則不能行津於枝幹而枯也。』簡按：《史記·韓王信傳》『僕之思歸，如痿人不忘起』張揖云：『痿，不能行（當作「起」）。』《吳越春秋》云：『寡人思（當作「念」）吳，猶躄者不忘走。』『躄』又作『躃』，《禮記釋文》『躃，兩足不能行也』。由此觀之，痿、躄，並足癈之疾。然痿者，痿弱之義。躄者，兩足不能行之稱。自不能無別焉。王則依《疏五過論》『痿躄爲攣』之語，釋爲攣躄，吳則分爲手足之病，倶似拘泥。此據他藏之例，當曰皮痿，而曰痿躄者，蓋肺爲痿證之主也。

〔紹〕琦曰：『思慮忿怒，五志之火内熾，消鑠肺金，故喘息有音而肺葉焦枯。肺所以行營衛治陰陽，飲食之精，必自肺家傳布，變化津液，灌輸藏府。肺藏一傷，五藏無所稟受，故因之以成痿躄也。』

案：『肺』下《大素》有『氣』字，《甲乙》同，與他四藏文例正合，宜從改正也。葉者，謂肺藏全體千萬之膜囊，正如葉者，《舉痛論三九》所云『布葉』是也。葉焦者，《四氣調神二》所云『肺氣焦滿』與此相似，但彼爲肺脹，故曰『焦滿』也，此爲肺痿，則焦枯之謂，而爲焦熱之義則同耳。

案：肺氣熱者，内七情之氣焦爍之所爲。其證必欬嗽上氣，外令皮毛虛弱。皮毛虛弱者，脫肉羸瘦之謂也。《大素》作『皮毛膚弱』，其義不異，然『膚』恐『虛』誤。是蓋腎痿勞欬之漸也。若是急速煎薄而著於一方，則或爲痿，或爲躄。《甲乙》『著』字『重』，可從。與前後文例合。『急』字不以漸來之義，『生』

字不輒作之謂，二字活看，其義可尋求也。

**○心氣熱，則下脈厥而上，上則下脈虛，虛則生脈痿，樞折挈脛，縱而不任地也。**

〔楊〕心主血脈，心藏氣熱，令下血脈厥逆而上，下脈血氣上行則下脈虛，故生脈痿。樞折，腳脛瘲緩，不能履地也。

〔識〕樞折挈，吳云：『樞紐關節之處，或折或挈。』志本『挈』一字句，注云：『樞折，即骨繇而不安於地。骨繇者，節緩而不收，以上《根結篇》文故筋骨懸挈不收。』汪昂云：『樞紐之間，如折如挈。』簡按：《説文》『挈，懸（當作「縣」）持也』。推王意，謂膝腕之樞紐，失其懸持，如折去也。此注爲長。《甲乙》『挈』作『瘈』，非。

〔箚〕《根結篇》云：『折關敗樞。』又云：『樞折，即骨繇而不安於地。』又云：『樞折則脈有所結而不通。』按：『挈』字上恐有脫字。

案：『樞折挈』者，言骨節樞紐之處，筋脈之氣虛而失其養榮，故不接續維持其氣，離折而爲挈引也。關節挈引，故其脛筋縱緩而不能正立任地也。此證名爲脈痿也，乃與『瘴瘲』同義。『瘈瘲』字義已見《診要經終十六》《玉機真藏十九》《藏氣法時廿一》中，宜併考。『挈』恐『瘴引』之古字僅存者，與『掣』『瘈』『瘛』同，與《説文》『挈持』字，字原自別。

案：此證腎虛火動，熱及於心家者，爲上熱下冷，乃血燥而筋引，引則必縱。一掣一縱，左攤右緩，由於此而起。此所云『脈痿』，腎虛類中之證，今俗名『與伊與伊』者是也。

**○肝氣熱，則膽泄口苦，筋膜乾。筋膜乾，則筋急而攣，發爲筋痿。**

〔楊〕攣者，有筋寒急，案：『筋寒』恐誤倒。有熱筋乾爲攣，如筋得火卷縮爲攣，伸爲瘲，故爲筋痿也。

〔張〕膽附於肝，肝氣熱則膽汁溢泄，故爲口苦。筋膜受熱則血液乾燥，故拘急而攣，爲筋痿也。

〔識〕簡按：《奇病論》『膽虛，氣上溢而口爲之苦，名膽癉』。

案：《邪客篇》『募筋』，《大素》作『幕筋』，與此云『筋膜』同，而『幕』爲古字。説詳見於《瘧論》三十五中。

**○脾氣熱，則胃乾而渴，肌肉不仁，發爲肉痿。**

〔楊〕脾胃相依，故脾熱則胃乾燥，故肉不仁，發爲肉痿也。

〔紹〕琦曰：『肉痿似屬痺症，謂之痿者，必兼病筋骨也。《生氣通天論》云：濕熱不攘，大筋緛短，小筋弛長，緛短爲拘，弛長爲痿。又曰：秋傷於濕，發爲痿厥。《陰陽應象論》曰：地之濕氣，感則害皮肉筋骨。蓋脾既受濕，必流於關節，內熱應之，則爲痿躄，非止於肌肉不仁也。』案：此説可從。

案：肝膽脾胃共其地相接，故肝經有熱氣則膽泄，脾經有熱氣則胃乾，與少陽病之口苦，陽明病之口渴同理。蓋口苦膽病屬飲症，飲家嘔苦汁，每每有之。口渴胃病屬內熱，暑中或負重用力則生大渴，可以徵也。嘔膽刺少陽血絡，見《四時氣》十九《邪氣藏府病形》四中。

**○腎氣熱，則腰脊不舉，骨枯而髓減，發爲骨痿。**

〔楊〕腎在腰中，所以腎氣熱，腰脊不舉，骨乾熱煎髓減，故發爲骨痿也。

《刺腰痛篇》四十一云：『足少陰令人腰痛，痛引脊內廉，刺少陰於內踝上二痏，春無見血，出血太多，不可復也。』

案：腎經有熱氣，則腰脊不舉，是飲血雍閉在腎經，即濕熱也。若至於骨枯、髓減之極，則發爲骨痿之證，不能行步也，骨蒸勞熱之屬是也。

案：肺心曰則生，肝脾腎曰發爲，互文同義，蓋『則生』與『發爲』，共久久漸成之義。《陰陽應象》五云『春必温病，秋必痎瘧，夏生飧泄，冬生欬嗽』，《生氣通天》三云『春傷於風，邪氣留連，乃爲洞泄，秋爲痎瘧，發爲痿厥，春必温病』文例與此同，宜併考。

案：肺經有熱，則布葉焦而皮毛虚弱。布葉焦者欬喘，皮毛虚弱者自汗出，是爲表證。若肺熱内入，急薄及於腎家，則濕熱附著不去，遂成痿躄之證。風病痱疾，皆因於痰之類是也。下四藏仿此。

《甲乙經》云：『黄帝問曰：五藏使人痿何也？岐伯對曰：肺主身之皮毛，心主身之血脈，肝主身之筋膜，脾主身之肌肉，腎主身之骨髓。故肺氣熱則葉焦，焦則皮毛虚弱，急薄著，著則生痿躄矣。故心氣熱，則下脈厥而上，上則下脈虚，虚則生脈痿，樞折瘈脛，腫而不任地。《素問》『瘈』作『挈』，『腫』作『瘲』肝氣熱，則膽熱泄口苦，筋膜乾。筋膜乾則筋急而攣，發爲筋痿。脾氣熱，則胃乾而渴，肌肉不仁，發爲肉痿。腎氣熱，則腰脊不舉，骨枯而髓減，發爲骨痿。』十ノ十二ウ

**○帝曰：何以得之？岐伯曰：肺者藏之長也，爲心之蓋也，**

〔張〕肺位最高，故謂之長，覆於心上，故謂之蓋。

〔識〕志云：『藏真高於肺，朝百脈而行氣於藏府，故爲藏之長。』簡按：《病能論》《九鍼論》並云『肺者，五藏六府之蓋也』。

**○有所失亡，所求不得，則發肺鳴，鳴則肺熱葉焦。**

案：前文謂五藏氣熱，此已下謂内因，所以爲五藏熱之理也。此先説所以爲肺熱也。

〔李〕有志不遂，則鬱而生火。火來乘金，不得其半則自鳴。肺鳴者，其葉必焦。

案：失亡，謂志有所失亡也。

〔識〕吳此下補『生痿躄』三字。簡按：此據上文著則生痿躄之語，亦未爲得。

**○故曰五藏因肺熱葉焦，發爲痿躄，此之謂也。**

〔楊〕肺在五藏之上，是心之蓋，主氣，故爲藏之長也。是以心有亡失，求之不得，即傷於肺。肺傷則出氣有聲，動肺葉燋，五藏因肺葉燋熱，遂發爲痿辟也。

〔識〕吳云：『「故曰」以下，古語也。』馬、張同。志云：『謂《下經·本病篇》有此語也。以上論肺熱葉焦而成五藏之熱，此下論五藏各有所因而自成脈肉筋骨之痿。』

案：此云『五藏』，前文云『急薄著』。據此考之，則肺熱内侵於腎，發爲痿躄也，與他四藏不同。説見於前文中。

**○悲哀太甚，則胞絡絶。胞絡絶，則陽氣内動。發則心下崩，數溲血也。**

案：悲哀太甚，所以爲心熱爲脈痿之因也。心下崩者，即崩中。楊注可從。白字澤蘭『治乳婦内衄』，内衄，即謂崩血也。

〔識〕高本『胞』作『包』，云：『包，舊本訛胞，今改。悲哀太甚則心氣内傷，故包絡絶。包絡，心包之絡也。包絡絶則血外溢，而陽熱之氣内動。其發病也，則心氣下崩，下崩則數溲血也。』簡按：此依《新校正》改字，而其義則原於王及楊注，頗見確實。馬云：『此包絡者，乃胞絡宫之胞字，正婦人受胎之所，彼心包絡之包字不從肉，王注以胞爲包者，非。《評熱病論》云：胞脈者屬心，而絡於胞中，故悲哀太甚，則心系急。胞之絡脈阻絶，上下不交，亢陽内動，逼血下崩，令人數爲溺血也。』張同。若依此説，以胞爲女子之胞，則丈夫必無脈痿之證，乖違甚矣。志云『胞之大絡即衝脈也』，亦爲臆解，但『絶』字宜從，馬注爲阻絶之義。

**○故本病曰大經空虚，發爲肌痺，傳爲脈痿。**

〔楊〕胞胳者，心上胞胳之脈，心悲哀太甚，則令心上胞胳脈絶。手少陽氣内動有傷，心火崩損，血循手少陽脈下，尾血，致令脈虚爲脈痺，傳爲脈痿。

〔識〕張云：『血失則大經空虚，無以滲灌肌肉，榮養脈絡，故先爲肌肉頑痺，而後傳爲脈痿。』簡按：志以爲胞之大絡，高同。當從王注。

案：『肌痺』，不得不通。然《大素》作『脈痺』，尤似可從。

案：『發爲』『傳爲』文例已見《生氣》三中。

**○思想無窮，所願不得，意淫於外，入房太甚，宗筋弛縱，發爲筋痿，及爲白淫。**

〔識〕馬云：『思想既已無窮，所願又不得遂，其意久淫於外，或至入房太甚，宗筋弛縱。』高云：『思想無窮，所願不得，則怫鬱於内，肝氣傷矣。意淫於外者，其意淫縱於外，不静存也。入房太甚，宗筋弛縱者，房勞過度，陰器衰弱也。』簡按：據下文『使内也』語，筋痿之證，因思想無窮，所願不得，意淫於外，而又重之以房勞。馬添一『或』字釋之，高以四句爲三款，且以宗筋弛縱爲陰痿，並似乖於經旨。

案：『思想無極，所願不得者，意淫於外』者，言肝在志爲怒，有不得意則必生忿怒之氣勢也。是肝氣之外淫者也。『入房太甚』者，言所願不得，則肝氣内鬱不伸，因遂妄生淫欲，是肝氣之内虚者也。今世往往有士人青雲之望，所願不得如意，遂令肝氣鬱伏，叨排悶於房内，爲筋痿les 譯曳證者，乃與本文正相合矣。

案：『思想無窮云云』，所以爲肝熱，爲筋痿也。白淫者，精自泄也。爲腎虚之外證。

（眉）真本《明堂》魚際下楊注引此節文，而曰『宗筋即陰』。

（眉）案：《靈・五味論》『陰者積筋之所終也』。

（眉）《腹中論》王注：『清液，清水也。亦謂之清涕。清涕者，謂從窈漏中漫液而下，水出清冷也。』《外臺》卷三十九・明堂篇『大赫，主女子赤淫，男子精溢陰上縮』《醫心》二卷同。所謂『赤淫』與此『白淫』同理可知。赤白沃，赤白帶下也。而男子有白淫無赤淫，故又名精溢也。女子多赤淫，又多白淫也。

**○故下經曰：筋痿者，生於肝，使內也。**

案：生於肝，生於使內之義。古文簡略有如此例。

〔楊〕思想所愛之色，不知窮已無厓之心，不遂所願，淫外心深，入房太甚，遂令陰器施縱也。陰爲諸筋之宗，故宗筋傷則爲筋痿，婦人發爲白淫。『經曰』者，已說之經，引之爲證也。『使內』者，亦入房也。

案：《大素》無『肝』字，可從。『下經』已見《逆調論卅四》九ウ中。『内』字已見《風論四二》十二ヲ中。

**○有漸於濕，以水爲事。若有所留，居處相濕，肌肉濡漬，痹而不仁，發爲肉痿者，故下經曰：肉痿者，得之濕地也。**

案：『有漸於濕云云』，所以爲脾熱爲肉痿也。

〔楊〕漸，漬也。濕處停居相漬，致肌肉痹而不仁，遂使肉皆痿痺也。名曰肉痿也。

〔識〕馬云：『漸音尖。《詩》云：漸車帷裳。注：漸，漬也。』張云：『漸，有由來也。』

〔箚〕琦曰：『居處相濕』四字有誤。

〔紹〕琦曰：『肉痿似屬痺症，謂之痿者，必兼病筋骨也。《生氣通天論》曰：濕熱不攘，大筋緛短，小筋弛長。緛短爲拘，弛長爲痿。又曰：秋傷於濕，發爲痿厥。《陰陽應象論》曰：地之濕氣，感則害皮肉筋骨。蓋脾既受濕，必流於關節，內熱應之，則爲痿躄，非止於肌肉不仁也。』

〔識〕呉云：『留，久留於水也。相，伴也。言居處之間，或伴乎濕也。』張云：『相，並也。』馬云：

『其居處又濕。』志云：『有濕濁之所留，而居處又兼卑下，外内相濕。』簡按：『相』字難解，姑從志。

案：『居處相濕』者，謂居處俱相濕卑也。蓋居謂安住之平居，處謂止息之憩處也，其義不同。楊注可從。言冒觸雨露及涉浴之類，有漸於濕及以水爲事，則身體中濕氣若有所留，覺有不平處，又其居處俱相卑濕，或其肌肉中有汗稍少灌注，常爲濡漬也。《脈要精微論十七》云『當病灌汗』，是其大汗如灌者也。此云濡漬，其汗在肉中，不大灌注者也。故其氣痺閉，而爲不仁之證。肉痿，即不仁之甚者。蓋全身肌肉痿弱不仁，故謂之肉痿也。

（眉）案：居小處大。居，謂宅居也。處，謂地處也。

**○有所遠行勞倦，逢大熱而渴。渴則陽氣内伐，内伐則熱舍於腎。腎者，水藏也。今水不勝火，則骨枯而髓虚，故足不任身，發爲骨痿。故下經曰：骨痿者，生於大熱也。**

〔楊〕勞倦逢於大熱，渴則陽明内代者，陽明主穀，其氣熱盛，復有外熱來加，陽明之脈内，即代絶。内外熱盛，下合水腎，水不勝火，故骨枯髓竭。骨枯髓竭，故足不任身，發爲骨痿。

〔張〕遠行勞倦，最能生熱，陽盛則内伐真陰，水不勝火，故主於腎。

〔識〕馬云：『渴則衛氣内伐其陰氣。』簡按：《營衛生會篇》云『衛氣内伐擊也』，馬蓋原於此。

〔箚〕稻曰：『内伐，古言也。』

案：骨痿，亦脚氣之類也。《醫心方》卷八引蘇敬論云『夫脚氣爲病，本因腎虚』，又引唐侍中論云『凡脚氣病者，蓋由暑濕之氣鬱積於内，毒厲之風吹薄其外之所致也』可以徵矣。

案：肺云有所亡失，所求不得，心云悲哀太甚，肝云思想無窮。蓋肺心肝三藏氣血之所在，心情關焉。故有所勞苦心情，則爲此三藏之痿證也。脾云有漸於濕，以水爲事，腎云有所遠行勞倦，蓋脾主肌肉，腎主骨水，爲形藏，故水濕之氣感於内而爲肉痿，暑濕大熱感於内而爲骨痿也。

**○帝曰：何以別之？岐伯曰：肺熱者，色白而毛敗。**

〔楊〕白是肺色，毛，肺之所主也。

〔馬〕此言別五藏之痿，當驗五色五合之證也。

**○心熱者，色赤而絡脈溢。**

〔楊〕赤是心色，胳脈心之所主也。胳脈脹見爲溢也。

**○肝熱者，色蒼而爪枯。**

〔楊〕倉，青也。青爲肝色，爪肝所主也。

**○脾熱者，色黄而肉蠕動。**

〔楊〕黄爲脾色，肉脾所主也。

案：『蠕動』字，又作『耎』『需』『濡』『喘』，並音『而兖切』。詳見於《三部》二十ノ八ウ中。

**○腎熱者，色黑而齒槁。**

〔楊〕『熇』當爲『槁』，色黑齒枯槁也。黑爲腎色，齒腎所主也。故毛敗，脈溢，爪枯，濡動，齒槁者，即知五藏熱而痿也。

**○帝曰：如夫子言可矣。論言治痿者獨取陽明，何也？岐伯曰：陽明者，五藏六府之海，主閏宗筋，宗筋主束骨而利機關也。**

〔楊〕陽明主於水穀，故爲藏府之海，能潤宗筋，約束骨肉，利諸機關也。

『陽明』已下至『足痿不用』，《大素》卷十帶脈下再出之，此楊注卷十所載也。

〔識〕《甲乙》『閏』作『潤』。馬、吳並云『閏潤同』。馬云：『宗筋在人，乃足之強弱所係也。但陽明實則宗筋潤，陽明虛則宗筋縱。世疑宗筋即爲前陰。按《厥論》有曰：前陰者，宗筋之所聚，則宗筋不可以前陰言。』張云：『宗筋者，前陰所聚之筋也，爲諸筋之會，凡腰脊谿谷之筋皆屬於此，故主束骨而利機關也。』簡按：《五音五味篇》云『宦者，去其宗筋』，依此則張注似是。然前陰是宗筋之所會，故言斷其前陰而爲去其宗筋，但不可即謂宗筋爲前陰也。王注似詳備，而有所未盡，宜參考諸篇而始得其義。據王所說，痃癖、痃氣，橫弦豎弦之屬，蓋宗筋努張之所致也。

〔識〕吳云：『束，管攝也。』《骨空論》云：『俠髖爲機，膕上爲關。』又據《邪客篇》兩肘兩腋兩髀兩膕者，皆機關之室。

〔箚〕琦曰：『宗筋，毛際橫骨上下兩傍之豎筋也。上絡背腹至頭項，下貫髖尻脛股。』

〔汪〕宗筋，謂陰毛中橫骨上下臍兩旁之豎筋也。上絡胸鬲，下貫髖尻，又經背腹上頭項，故云宗筋，主束骨利機關。然腰者，腎之大關節，所以司屈伸，故曰機關。

（眉）案：閏、潤古今字，（《大素》『閏』作『潤』）從玉門聲。今本《廣韻》從玉，可證《説文》之説誤。

（眉）《大素》『骨』上有『肉』字，是也。

（眉）真本《明堂》魚際下楊注曰：『宗筋即陰。』

（眉）『宗筋』説，此王注三見甚是，即心下至小腹五對筋及白條等是。

**○衝脈者，經脈之海也。主滲灌谿谷。**

〔楊〕陽明以爲藏府海，衝脈血氣壯盛，故爲經脈之海，主滲灌骨肉會處，益其血氣。卷十所載

〔識〕《五音五味篇》云：『衝脈起於胞中，上循脊（當作「背」）裏，爲經絡之海。』《動輸篇》并《海論》云：『衝脈者，爲十二經之海。』

**○與陽明合於宗筋，陰陽總宗筋之會，會於氣街，而陽明爲之長，皆屬於帶脈，而絡於督脈。**

〔楊〕衝脈與陽明二脈，合於陰器，惣聚於宗筋，宗筋即二核及莖也，復會於左右氣街，以左右陽明爲主，共屬帶脈，仍胳於督脈，以帶脈爲控帶也。

〔識〕滑（當作『汪』，下同）云：『陰陽總宗筋之會，此即《厥論》前陰者，宗筋之所聚，太陰陽明之所合之義也。』張云：『宗筋聚於前陰。前陰者，足三陰、陽明、少陽及衝任督蹻九脈之所會也。九者之中，則陽明爲五藏六府之海，衝爲經脈之海，此一陰一陽總乎其間，故曰陰陽總宗筋之會也。』簡按：高云：『陰陽，陰蹻陽蹻陰維陽維也。』未若滑、張二氏有所據也。

〔識〕氣街，志云：『腹氣之街。』《甲乙》一名氣衝。簡按：《説文》『街，四通道也』，又曰『衝，通道也』，知字異而義同。

〔眉〕陰陽，謂男陽莖，女陰牝也。

〔識〕《經别篇》云：『當十四椎出屬帶脈。』《二十八難》云：『帶脈者，起於季脇，迴身一周。』楊注云：『帶之爲言束也。言揔束諸脈，使得調柔也。迴，繞也。繞身一周，猶束帶焉。』

**○故陽明虚，則宗筋縱，帶脈不引，故足痿不用也。**

〔楊〕陽明穀氣虚少，則宗筋之莖施縱。帶脈不爲牽引，則筋脈施舒，故足痿之。（此注亦卷十所載）

〔楊〕陽明胃脈，胃主水穀，流出血氣，以資五藏六府，如海之資。故陽明稱海，從於藏府流出行，廿八脈皆歸衝脈，故稱衝脈爲經脈之海。是爲衝脈以陽明水穀之氣，與帶脈督脈相會，潤於宗筋，所以宗筋能管束肉骨而利機關。宗筋者，足太陰、少陰、厥陰三陰筋及足陽明，皆聚陰器，故曰宗筋。故陽明爲長，若陽明水穀氣虚者，則帶脈不能控引於足，故足痿不用也。

〔識〕吴云：『不引，不能收引也。』高云：『不引者，不能延引而環約也。』簡按：吴義爲長。

〔汪〕引謂牽引。

案：宗筋云縱，帶脈云不引，是互文而言。不引者，即是縱之義耳。

**〇帝曰：治之奈何？岐伯曰：各補其滎而通其俞，調其虚實，和其逆順，筋脈骨肉，各以其時受月，則病已矣。帝曰：善。**

〔楊〕五藏熱痿，皆是陰虚，故補五藏陰經之滎。陰滎，水也。陰輸，是木少陽也。故熱痿通其輸也。各以其時者，各以其時受病之日調之皆愈也。

〔識〕吴云：『十二經，有滎有俞，所溜爲滎，所注爲俞，補致其氣也，通行其氣也。』張云：『上文云獨取陽明，此復云各補其滎，而通其俞。蓋治痿者，當取陽明，又必察其所受之經而兼治之也。如筋痿者，取陽明厥陰之滎俞，脈痿者，取陽明少陰之滎俞，肉痿骨痿其治皆然。』高云：『各補其在内之滎血，而通其在外之俞穴。正虚則補以調之，邪實則寫以調之。』志同。簡按：當仍吴、張。

〔識〕『和其逆順』，馬云：『補則逆取，寫則順取。』志云：『和其氣之往來也。』高云：『逆者和之使順，順者和之不使逆。』簡按：《陰陽應象大論》『陰陽反作，病之逆從也』吴注：『逆從，不順也。』蓋此言逆順，亦是不順之謂，義始通。

〔識〕『以其時受月』，高云：『肝主之筋，心主之脈，腎主之骨，脾主之肉。各以其四時受氣之月而施治之，則病已矣。受氣者，筋受氣於春，脈受氣於夏，骨受氣於冬，肉受氣於長夏也。』簡按：吴改『月』

作『氣』，不可從。

案：《大素》作『各以其時受日則病已矣』，蓋謂肝木痿證，以甲乙日刺之也。他四藏皆仿此。

案：此篇只一章。反復丁寧論五藏之痿證，而末尾説其治專在陽明，此謂鍼刺，而湯藥之治亦此理也，不可不以活看也。後世腳氣之病，其理皆在於此篇中，學者宜知凡受濕邪之人，皆因於内虛之理耳。

文久癸亥七月朔書於聆風亭南窻下
虛心道人森立之又號竹僊

第四十四補

急薄著ヲ三

〔箚〕寬案：『著』字蓋語助，謂急薄之甚也。吳訓『熱氣中留著』，志云『皮毛燥著』，共未妥。

痿躄ヲ三

〔箚〕《太素》『躄』作『辟』。寬案：躄、辟古字通用。《荀子》『不能以辟馬毀輿致遠』，賈誼曰：『類辟且病痱。』師古曰：『躄，足病。』

生於肝使内也ヲ十

〔箚〕琦本作『肝』作『疾』，曰：『疾謂過甚。』寬案：《太素》無『肝』字，王注亦不及肝義。恐有誤。

樞折挈脛ウ四

案：據《根結篇》則『樞折』二字熟語，『樞折』猶『折樞』，謂關節樞紐之處，筋脈不通也。挈脛者，謂膝節之氣不通，故挈引脛脈，故足緩縱而不能正履於地也。『樞折挈脛』猶云『折樞挈脛』，『折樞』

謂緩縱，『掣瘲』謂攣引也。前説以『樞折掣』三字爲句，非是，乃與『頭項強痛』同文例。

心下崩ウ八

案：心下崩者，言血在心下，崩損迸出，遂爲溲血便血，雖在下，其原在心下包絡之中也。『心下崩』與『心肝澼』同義。《大奇論》八四云『腎脈小搏沈，爲腸澼下血云云』『心肝澼，亦下血』，宜參。

筋膜オ二

傳抄本《達磨大師易筋經·膜論篇》曰：『髓骨之外，皮肉之内，以至五藏六府，四肢百骸，無處非筋，亦無處非膜。膜較於筋稍軟，膜較於肉稍勁，筋則分縷半附骨肉，膜則周遍附著於肉於筋，有分其狀若此。鍊筋則易，鍊膜則難。蓋修鍊之功，以氣爲主，天地生物，氣之所至，百物生長，修鍊氣至，筋膜齊堅。然而筋體虚，靈氣至則起膜，體沈濁氣不能倍充，不能起發。鍊至筋之後，必宜倍加功力，務俟周身膜皆騰起，與筋齊堅，外著於皮，並堅其内，始爲氣充，始爲了當。不則筋堅無助，譬猶植物無培無土，非云全功。』此書首有唐貞觀二年季春三月三原李靖序，次有宋人明人序。

## 厥論篇第四十五

〔新〕按全元起本在第五卷。

《大素》卷廿六寒熱厥全存。

**○黄帝問曰：厥之寒熱者何也？**

〔楊〕夫厥者，氣動逆也。氣之失逆，有寒有熱，故曰厥寒熱也。九月反。逆氣。

真本《明堂》『列缺，治寒厥』楊注：『凡厥有二種，有寒厥，有熱厥。』

〔張〕厥者，逆也。氣逆則亂，故忽爲眩仆脱絶，是名爲厥。愚按：厥證之起於足者，厥發之始也。甚至猝倒暴厥忽不知人，輕則漸甦，重則即死，最爲急候。後世不能詳察，但以手足寒熱爲厥，又有以腳氣爲厥者，謬之甚也。雖仲景有寒厥熱厥之分，亦以手足爲言，蓋彼以辨傷寒之寒熱耳，實非若《内經》之所謂厥也。觀《大奇論》曰『暴厥者，不知與人言』，《調經論》曰『血之與氣，并走於上，則爲大厥，厥則暴死，氣復反則生，不反則死』，《繆刺論》曰『手足少陰、太陰、足陽明之絡五絡俱竭，令人身脈皆重而形無知也。其狀若尸，或曰尸厥』，若此者，豈止於手足寒熱及腳氣之謂耶？今人多不知厥證，而皆指爲中風也。夫中風者，病多經絡之受傷，厥逆者，直因精之内奪，表裏虛實，病情當辨，名義不正，無怪其以風治厥也。醫中之害，莫此爲害。

〔識〕簡按：《千金方》凡例以厥爲腳氣，然王注已言及之，則唐時有爲其説者可知也。考《靈·寒熱病篇》曰『厥痺者，厥氣上及腹則死（「則死」二字疑衍）』，此特似指腳氣冲心。厥，《爾雅》作『瘚』，《説文》亦作『瘚』，云『屰气也。從疒從屰從欠』，又云『欮，瘚或省疒』，《史記·扁倉傳》作『蹶』，劉熙《釋名》『厥，逆氣也』。顔師古注《急就章》云『瘚者，氣從下起，上行又心脇也』。厥有氣厥、血厥、痰厥、酒厥、藏厥、蛔厥、色厥等，《景岳全書》論之詳焉。

案：《傷寒論》六云『凡厥者，陰陽氣不相順接，便爲厥。厥者，手足逆冷者是也』，應知厥者，陰陽氣血之二氣不相順接之名，其不相順接之際，陽氣衰於下則爲寒厥，陰氣衰於下則爲熱厥。仲景於厥陰篇中偏以寒厥爲之説，故曰『厥者，手足逆冷是也』，是專論寒厥之一端耳，非與《素問·厥論》其説不同也。但三陰厥逆爲陰厥證，三陽煩熱，鬱鬱微煩中七、蒸蒸發熱明六、八手足温之類，並爲陽厥證也。

案：厥，本爲氣逆之名。故凡氣逆諸證，皆得名厥，後文所云三陰三陽之厥是也。

（眉）《捧心方》卷六·腳氣篇曰：『黄帝時名爲厥，兩漢之間名爲緩風，宋齊之後謂之腳氣。』

（眉）宋臣《千金方・凡例》曰：『古之經方言多雅奥，以蹷爲脚氣。』

**〇岐伯對曰：陽氣衰於下，則爲寒厥。陰氣衰於下，則爲熱厥。**

〔楊〕下，謂足也。足之陽氣虛也，陰氣乘之足冷，名曰寒厥。足之陰氣虛也，陽氣乘之足熱，名曰熱厥也。

〔張〕凡物之生氣必自下而升，故陰陽之氣衰於下，則寒厥熱厥由之而生也。

**〇帝曰：熱厥之爲熱也，必起於足下者，何也？**

〔楊〕寒熱逆之氣生於足下，今足下熱不生足上，何也？

**〇岐伯曰：陽氣起於足五指之表，陰脈者，集於足下，而聚於足心，故陽氣勝，則足下熱也。**

〔楊〕五指表者，陽也。足心者，陽也。（案：『陽也』恐『陰也』訛。）陽生於表以温足下，今足下陰虛陽勝，故足下熱，名曰熱厥熱也。

〔張〕足指之端曰表，三陽之所起也。足下足心，三陰之所聚也。若陽氣勝則陰氣虛，陽乘陰位，故熱厥必從足下始。凡人病陰虛者，所以足心多熱也。

案：《經脈篇》云：『脾足太陰之脈，起於大指之端，循指内側白肉際，過核骨後，上内踝前廉。腎足少陰之脈，起於小指之下，邪走足心。肝足厥陰之脈，起於大指叢毛之際，上循足跗上廉。』據此，則『集足下』謂肝脾二經，『聚於足心』謂腎經也。集者，鳩集之謂。聚者，聚合之義。

案：《甲乙經》云『膀胱出於至陰。至陰者，金也。在足小指外側去爪甲如韭葉，足太陽脈之所出也』（三ノ四一ウ），『膽出於竅陰。竅陰者，金也。在足小指次指之端，去爪甲如韭葉，足少陽脈之所出也』（三ノ卅九ヲ），『胃出厲兑。厲兑者，金也。在足大指次指之端，去爪甲角如韭葉，足陽明脈之所出也』（三ノ卅七ウ），此所云『陽氣起於足五指之表』者，正合矣。

案：『足下熱』，蘇遊《玄感論》云：『骨蒸，其源先從腎起。腎既受已，次傳於心，心初受氣云云。手足五心皆熱。』《外》十三ノ十九ヲ

**○帝曰：寒厥之爲寒也，必從五指而上於膝者，何也？岐伯曰：陰氣起於五指之裏，集於膝下，而聚於膝上，故陰氣勝，則從五指至膝上寒。其寒也不從外，皆從内也。**

〔楊〕五指裏陰也，膝下至於膝上陽也。今陽虚陰勝之故，膝上下冷也。膝上下冷，不從外來，皆從五指之裏，寒氣上乘冷也。

案：《甲乙經》云『脾在隱白。隱白者，木也。在足大指端内側，去爪甲如韭葉。足太陰脈之所出也』三ノ三，四ウ『腎出湧泉。湧泉者，木也。在足心陷者中，屈足捲指宛宛中，足少陰脈之所出也』三ノ三，六ウ『肝出大敦。大敦者，木也。在足大指端去爪甲如韭葉及三毛中，足厥陰脈之所出也』三ノ三，五ウ，此云『陰氣起於五指之裏』者是也。

〔張〕裏言内也，亦足下也。若陰氣勝則陽氣虚，陽不勝陰，故寒厥必起於五指，而上寒至膝。然其寒也，非從外入，皆由内而生也。故凡病陽虚者，必手足多寒，皆從指端始。

案：少陰四逆，厥陰病厥，共本文所云『寒厥』是也。

**○帝曰：寒厥何失而然也？**

〔楊〕厥，失也。寒厥之氣何所失逆，致令手足冷也。

〔張〕厥之將發，手足先寒者，是爲寒厥。

**○岐伯曰：前陰者，宗筋之所聚，太陰陽明之所合也。**

〔馬〕前陰者，陰器也，外腎也。宗筋者，陰毛中横骨上下之竪筋也。

〔張〕宗筋者，衆筋之所聚也。如足之三陰陽明少陽，及衝任督蹻筋脈皆聚於此，故曰宗筋。此獨言太陰陽明之合者，重水穀之藏也。蓋胃爲水穀氣血之海，主潤宗筋，又陰陽總宗筋之會，會於氣街，而陽明爲之長，故特言之，以發明下文之義。

〔識〕簡按：甯氏《析骨分經》云：『睾丸，外腎也，屬足厥陰肝經。』又《韻會》云：『外腎爲勢，宫刑，男子割勢。』據此，則宦者去其宗筋者，割去睾丸也。

**○春夏則陽氣多而陰氣少，秋冬則陰氣盛而陽氣衰。**

〔楊〕大便處爲後陰，陰器爲前陰也。宗，惣也。人身大筋惣聚，以爲前陰也。手太陰脈胳太腸，循胃口，足太陰脈胳胃，手陽明脈屬大腸，足陽明脈屬胃，此二陰陽之脈，皆主水穀，共以水穀之氣，資於諸筋，故令足太陰、足少陰、足厥陰、足陽明等諸筋聚於陰器，以爲宗筋，故宗筋太陰陽明之所合也。春夏爲陽，故人足陽明春夏氣盛，秋冬爲陰，故人足太陰秋冬氣盛也。

**○此人者質壯，以秋冬奪於所用，下氣上爭，不能復，精氣溢下，邪氣因從之而上也。**

〔識〕『下氣上爭不能復』，吳云：『下氣，身半以下之氣也。上爭者，陽搏陰激，身半以下之氣亦引而上爭也。』馬云：『是在下之腎氣乃因強力，而遂與上焦之氣相爭，不能復如其舊。』高云：『在下之陰氣，上爭於陽，致陽氣不能復，復内藏也。』

〔識〕『精氣溢下』，吳云：『陰精之氣，湧溢泄出而下也。』志云：『陽氣上出，則陰藏之精氣亦溢於下矣。』簡按：《上古天真論》『二八腎氣盛，天癸至，精氣溢寫』，知是亦言精氣漏泄，然彼由腎氣有餘，此因上盛下虛，義遞異。

〔識〕『邪氣因從之』，張云：『陽虛則陰勝爲邪。』簡按：吳云『邪氣，陽氣也。以其失所，目之爲邪』，此解太誤，若改『陽』字作『陰』，則纔通。

案：『精氣溢下，邪氣因從之』者，謂以秋冬奪於所用，下氣上爭，不能復，是腎虛火動，上熱下冷，腎藏所傳陰精之氣，不能上達於肺部，故水寒下流，邪氣乘之，不爲熱化而爲寒化也，所云少陰病厥逆是也。

**○氣因於中。**

〔識〕汪昂云：『寒從内發，即前不從外之意。』高云：『陰寒之邪氣因於中，而陽氣日衰。』簡按：此一句，諸説參差。《甲乙》『於』作『所』，而吳則以此四字移上文『前陰者宗筋之所聚』之上，馬則改『因』作『困』，張則以『氣』爲上文之精氣、邪氣，志則爲氣因於中焦水穀之所生，並不甚清晰。考上文意，汪、高所釋似允當，今姑從之。

案：此云『氣因於中』，氣即上文所云『下氣』之『氣』也。馬云『在下之腎氣』，可從。前云『精氣溢下』，後云『腎氣有衰』，可併考矣。中者，謂脾胃。下文云『氣聚於脾中』，其義可互發矣。蓋『氣因於中』者，腎氣熏上，因脾氣而布於四末之謂也。

**○陽氣衰，不能滲營其經絡。陽氣日損，陰氣獨在，故手足爲之寒也。**

〔楊〕此人，謂是寒厥手足冷人也。其人形體壯盛，從其所欲。於秋冬陽氣衰時，入房太甚有傷，故曰奪於所用。因奪所用，則陽氣上虛，陰氣上爭，未能和復。精氣溢洩益虛，寒耶之氣因虛上乘，以居其中。以寒居中，陽氣衰虛。夫陽氣者，衛氣也。衛氣行於脈外，滲灌經胳以營於身，以寒耶居上，衛氣日損，陰氣獨用，故手足冷，名曰寒厥也。

〔識〕張兆璜云：『滲者，滲於脈外。營者，營於脈中。營氣、宗氣皆精陽之氣，營行於脈中，諸陽之氣淡滲於脈外，非獨衛氣之行脈外也。』滑（當作汪）云：『張子和曰：秋冬陰壯陽衰，人或恃賴壯勇，縱情嗜慾於秋冬之時，則陽奪於内，陰氣下溢，邪氣上行。陽氣既衰，真精又竭，陽不榮養，陰氣獨行，故手足寒，發爲寒厥也。』

案：經在絡内，絡在經外，故經云營，絡云滲，下字切當。《傷寒論·厥陰篇廿一》云：『傷寒六七日不利，便發熱而利，其人汗出不止者死，有陰無陽故也。』所云陰陽，與此云陰氣、陽氣同。營血謂之陰氣，衛氣謂之陽氣也。

案：『陽氣日損』，『日』字可弄觀。蓋無與邪相抗之陽氣，故一日日無熱而厥。《傷寒論·厥陰篇十三》云『傷寒脈微而厥，至七八日膚冷，其人躁，無暫安時者，爲藏厥』，又廿三云『發熱而厥，七日下利者，爲難治』，並可以徵矣。

《傷寒論·厥陰篇》云：『凡厥者，陰陽氣不相順接便爲厥，厥者，手足逆冷者是也。』

**○帝曰：熱厥何如而然也？岐伯曰：酒入於胃，則絡脈滿而經脈虚，脾主爲胃行其津液者也。陰氣虚則陽氣入，陽氣入則胃不和，胃不和則精氣竭，精氣竭則不營其四支也。**

〔楊〕酒爲熟液，故人之醉酒，先入并胳脈之中，故經脈虚也。脾本爲胃行於津液，以灌四藏，今酒及食先滿胳中，則脾藏陰虚。脾藏陰虚，則脾經虚。脾經既虚，則陽氣乘之。陽氣聚脾中，則穀精氣竭。穀精氣竭，則不營四支。陽耶獨用，故手足熱也。

〔識〕『絡脈滿而經脈虚』，志云：『《靈樞·經脈篇》曰：飲酒者，衛氣先行皮膚，先充絡脈。夫衛氣者，水穀之悍氣也。酒亦水穀悍熱之液，故從衛氣先行皮膚，從皮膚而充於絡脈，是不從脾氣而行於經脈，故絡脈滿而經脈虚也。』

〔紹〕『陰氣虛則陽氣入』，先兄曰：『張云：濕熱在脾，則脾陰虛，陽獨亢而胃不和矣。脾胃俱病則精氣竭，故不能營其經絡四支也。高云：入者絡脈之熱，復入於胃也。』

《靈樞·經脈篇》云：『飲酒者，衛氣先行皮膚，先充絡脈，絡脈先盛，故衛氣已平，營氣乃滿而經脈大盛。脈之卒然動者，皆邪氣居之，留於本末不動，則熱不堅則陷且空，不與衆同，是以知其何脈之動也。雷公曰：何以知經脈之與絡脈異也？黄帝曰：經脈者，常不可見也，其虛實也，以氣口知之。脈之見者，皆絡脈也。』

《靈樞·論勇篇》云：『酒者，水穀之精，熟穀之液也，其氣慓悍。其入於胃中則胃脹，氣上逆滿於胸中，肝浮膽横，當是之時，固比於勇士。氣衰則悔，與勇士同類。不知避之，名曰酒悖也。』

**○此人必數醉若飽以入房，氣聚於脾中，不得散。酒氣與穀氣相薄，熱盛於中，故熱徧於身，內熱而溺赤也。夫酒氣盛而慓悍，腎氣有衰，陽氣獨勝，故手足爲之熱也。**

〔楊〕此具言得病所由，此人謂手足熱厥之人，數經醉酒及飽食，酒穀未消，入房，氣聚於脾藏。二氣相傳，內熱於中，外遍於身，內外皆熱。真陰內衰，陽氣外勝，手足皆熱，名曰熱厥也。

〔識〕『氣聚於脾中』，馬云：『下氣上爭，聚於脾中。』志云：『穀氣聚於脾中。』高同。

〔識〕腎氣日衰，陽氣獨勝，宋本『日』作『有』，呉作『自』，《張氏醫通》云：『論得寒厥之由，以其人陽氣衰，不能滲榮其經絡，陽氣日損陰氣獨在，故手足爲之寒也。附子理中湯。論得熱厥之由，則謂其人必數醉若飽以入房，氣聚於脾中，腎氣日衰，陽氣獨勝，故手足爲之熱也。加減腎氣丸。』

〔張〕按：本篇寒熱二厥，一由恃壯，以秋冬奪於所用，故陽氣衰而爲寒厥，一由數醉若飽入房，故精氣竭而爲熱厥。二者皆因於酒色致傷，真元乃爲是病，故本篇首言其所由。然則，厥之重輕，於茲可見矣。

〔馬〕夫酒氣本盛而慓悍，惟腎陰既衰，胃陽獨勝，手足皆爲之熱者宜也。

**○帝曰：厥或令人腹滿，或令人暴不知人，或至半日，遠至一日，乃知人者，何也？**

〔楊〕令人腹滿及不知人，以爲失逆，稱爲厥者，請聞所以。

**○岐伯曰：陰氣盛於上則下虚，下虚則腹脹滿。**

〔楊〕上謂心腹也，下謂足也。上陽非無有陰，下陰非無有陽，氣之常也。今陰氣并盛於上，下虚故腹滿也。

〔識〕《甲乙》無『脹』字。馬云：『下氣上爭，則行之於上，則下虚，故氣在腹而不在足，所以腹中脹滿也。夫曰陰氣盛於上則腹滿者，上文之寒厥。』高云：『陰寒之氣盛於上，則上下皆陰，而陽氣虚於下。下虚則腹脹滿，以明腹滿而爲寒厥之意。』簡按：張云『陰虚於下，則脾腎之氣不化，故腹爲脹滿』，恐非。

案：『腹脹滿』者，水飲閉結之謂也。蓋陰寒之證，皆是水飲所爲，縱有邪氣，亦不爲熱化而爲寒化，所以腹滿而四逆，即寒厥之類證也。《金匱》上・腹滿篇十云『趺陽脈微弦，法當腹滿』，又云『病者腹滿，按之不痛爲虚』，又云『腹滿時減，復如故，此爲寒，當與温藥』《外臺》七ノ三四ヲ，范汪療腹中寒氣脹，雷鳴切痛，胸脇逆滿，附子粳米湯方。後云『仲景《傷寒論》同』今本《金匱》無『脹』字，係誤脫。又七ノ四五ヲ仲景《傷寒論》『寒疝腹滿，逆冷，手足不仁云云。烏頭桂枝湯主之』今本《金匱》誤。今據《外臺》，並與此同理，張注可從。

**○陽氣盛於上，則下氣重上，而邪氣逆，逆則陽氣亂，陽氣亂則不知人也。帝曰：善。**

〔楊〕心腹爲陽，下之陽氣重上心腹，是爲耶氣逆亂，故不知人也。

〔識〕《新校正》陽氣盛於上，據《甲乙》作『腹滿』二字。詳辨其義，滑亦從之，而馬、吳諸家仍原文而解之。簡按：帝問有二『或』字，故舉陰氣盛於上，陽氣盛於上之兩端而答之，則《新校正》似是而郤非。馬云：『乃上文之熱厥耳。』高云：『陽熱之氣盛於上，則下氣重上而邪氣逆，逆則陽氣亂，亂則心神不寧，故暴不知人，以明暴不知人而爲熱厥之意。』

〔識〕『下氣重上』，吳云：『重平聲，併也。邪氣，氣失其常之名也。』簡按：《腹中論》云『陽氣重上，有餘於上』，此亦論厥逆也，即是同義。

〔紹〕《醫學讀書記》曰：『《素問》曰：「陰氣盛於上則下虛，下虛則腹脹滿。」又曰：「陽氣盛於上則下氣重上，而邪氣逆，逆則陽氣亂，陽氣亂則不知人。」此二段乃岐伯分答黄帝問「厥或令人腹滿」「或令人昏不知」二語之辭。所謂陰氣者，下氣也。下氣而盛於上，則下反無氣，下無氣則不化，故腹脹滿也。所謂下氣者，即陰氣也。陽氣上盛，則陰氣上奔，陰從陽之義也。邪氣亦即陰氣，以其失正而上奔，即爲邪氣。邪氣既逆，陽氣乃亂，氣治則明亂則昏，故不知人也。《甲乙經》削「陽氣盛於上」五字，而增「腹滿」二字於「下虛則腹脹滿」之下，則下氣重上之「上」，林氏云當從《甲乙》，謂未有陰氣盛於上，而又陽氣盛於上者，二公並未體認分答語辭，故其言如此。殆所謂習而弗察者耶。』堅按：此説明確，正與《原識》合。

〔識〕『不知人也』，志云：『猝然昏瞶，或仆撲也。』吳此下補『逆之微者，半日復。逆之甚者，一日復，復則知人矣』十九字。簡按：經文未知舊如此否，要之不可定然矣。

〔紹〕『不知人也』，琦舉仲景《脈法》《生氣通天論》薄厥、《調經論》大厥、《繆刺論》文曰：合數條之義，皆血氣相薄，陽氣鬱冒不行，與寒熱之厥不同。

《史記》『扁鵲曰：若太子病，所謂尸蹷者也。夫以陽入陰中，動胃纏緣，中經維絡，别下於三焦膀胱。是以陽脈下遂，陰脈上爭。會氣閉而不通，陰上而陽内行，下内鼓而不起，上外絶而不爲使。上有絶陽之絡，下有破陰之紐，破陰絶陽之色已廢脈亂，故形靜如死狀，太子未死也。夫以陽入陰支蘭藏者生，以陰入陽支蘭藏者死，凡此數事，皆五藏鬲中之時暴作也』。

〔附案〕尸厥之病，細釋文義，推其情機，不外於陽實犯陰之證，而其所以致之者，殆是思慮鬱結，氣宇不暢所使然也。今更檢《内經》説厥諸條，如《生氣通天論》曰『陽氣者，大怒則形氣絶，而血菀於上，使人薄厥』，《厥論》云云（即本文），《大奇論》曰『脈至如喘，名曰暴厥。暴厥者，不知與人言（《脈經》《太素》並作『氣厥』）』，《陽明脈解篇》曰『厥逆連藏則死，連經則生』，《調經論》曰『血之與氣并走於上，則爲大厥。厥則暴死，氣復反則生，不反則死』，皆足與本文相發。《金匱》首篇曰『問曰：寸脈沈大而滑，沈則爲實，滑則爲氣，實氣相搏，血氣入藏即死，入府即愈，此爲卒厥，何謂也？師曰：脣口青身冷，爲入藏即死。如身和汗自出，爲入府則愈』，此條《脈經》題云平卒尸厥脈證，而《巢源》尸厥候中亦載其文，蓋此類證，今世或有見焉。《本事方》有氣中一證，《證治要訣》曰『氣厥即中氣』，蓋氣厥與尸厥，其情無異，其證相均。《古今醫統》《醫宗金鑑》以尸厥爲類中風，説得欠精。（茝庭先生《扁倉傳彙考》附案）

案：尸厥者，飲厥也，肝厥也。今往往有此證，雖劇必愈。其云『入藏則死』者，卒中風、中惡之類也。

不爭齋阿部正寧君母壽光院尼公，嘗病肝厥，鬱閉不知人，殆如死人。但脈少應而心腹有暖氣，少腹微滿，能服水藥，每灸一壯，即動口目，二壯已上不復知痛，如此三日忽然氣復了了，未知何藥奏功而甦，遂調理半月而全愈。爾後經十許年，病他證而卒。蓋亦尸厥之一種耳。

**○願聞六經脈之厥狀病能也。**

以下至篇末，《太素》廿六經脈厥。

〔楊〕請聞手足三陰三陽氣所失逆，爲厥之狀。能者，厥能爲病。

〔識〕吳云：『能，猶形也。』張同。志云：『病能者，能爲奇恒之病也。』簡按：吳近是。詳見《病能論》篇首。

〔紹〕琦曰：『熱厥屬陽經，寒厥屬陰經，然陰陽虚實互乘，則陽經亦有寒厥，亦有熱厥也。』

案：『狀病能』三字不成語，云『狀』則不可又云『病能』，若云『病能』則無『狀』字而可耳。然則原作『病能』，傍書『狀』字爲『病能』二字之注文，而誤混正文歟？抑『狀』字本文，而『病能』二字卻是傍書歟？録以俟後考。

**○岐伯曰：巨陽之厥，則腫首頭重，足不能行，發爲眴仆。**

〔楊〕巨陽，太陽也。踵，足也。首，頭也。足太陽脈從頭至足，故太陽氣之失逆，頭足皆重，以其重故不能行也。手足太陽皆入於目，故目爲眴仆。眴，胡遍反。目搖也。

〔識〕『腫首頭重』，簡按：《脈解篇》『腫腰脽痛』，《著至教論》『乾嗌喉塞』乃與《論語》『迅雷風烈』，《楚辭》『吉月辰良』並同字法。腫，志本作『踵』，非。

〔紹〕《太素》『腫』作『踵』。堅按：此王氏所非。

〔識〕『眴仆』《甲乙》作『眩仆』。吳云：『眴，目眩亂也。仆，顛仆也。』馬云：『眴眩而仆倒，乃上重下輕之證也。』

案：『眴仆』已見《脈要精微十七》中，説見於彼。又《刺瘧篇卅六》ヲ七有『目眴眴然』之文，又《五藏生成十》ウ十二有『徇蒙招尤』之文，共可併看矣。

案：『巨陽之厥』，謂太陽經氣之逆也，非謂手足厥逆也。王注以爲『厥逆外形』，此證者，恐非是。

**○陽明之厥，則癲病欲走呼，腹滿不得臥，面赤而熱，妄見而妄言。**

〔楊〕足陽明脈從面下入腹至足，故陽明氣之失逆，癲疾走呼，腹滿不得臥，面赤而熱，妄見妄言，皆是陽明穀氣盛，熱耶氣所乘故也。

〔張〕陽明胃脈也，爲多氣多血之經。氣逆於胃，則陽明邪實，故爲癲狂之疾，而欲走且呼也。其脈循腹裏，故爲腹滿。胃不和則臥不安，故爲不得臥。陽明之脈行於面，故爲面赤而熱。陽邪盛則神明亂，故爲妄見妄言。

○**少陽之厥，則暴聾頰腫而熱，脇痛，䯒不可以運。**

〔楊〕手足陽明之脈皆入耳中，足少陽脈循頰下脇，循骭至足，故暴聾頰腫脇痛，腳骭不可運動也。

○**太陰之厥，則腹滿䐜脹，後不利，不欲食，食則嘔，不得臥。**

〔楊〕足太陰脾脈，主於腹之腸胃，故太陰脈氣失逆，腹滿不利不食，歐不得臥。

〔志〕食飲入胃，脾爲轉輸，逆氣在脾，故後便不利。脾不轉運，則胃亦不和，是以食則嘔，而不得臥也。

（《太素》䯒作骭。）

○**少陰之厥，則口乾溺赤，腹滿心痛。**

〔楊〕手少陰脈胳小腸，足少陰脈從上陰股内廉，貫脊屬腎，胳膀胱，胳心上，俠舌本。少陰氣逆，舌乾溺赤，腹滿心痛也。

〔志〕陰液不能上資，是以口乾心痛。肺金不能通調於下，故溺赤。水火陰陽之氣上下不交，故腹滿也。

○**厥陰之厥，則少腹腫痛，腹脹，涇溲不利，好臥屈膝，陰縮腫，䯒内熱。**

〔楊〕足厥陰脈從足上踝八寸，交出太陰後，上循股陰，入毛環陰器，抵少腹，俠胃。故少陰脈氣失逆，少腹痛瞋，溲不利，好臥屈膝，陰縮腫，脛内熱。有本『脛外熱』，足厥陰脈不行脈外，『外』爲誤耳。案：『脈外』即『脛外』誤。

〔識〕簡按：涇溲，諸家不釋，但張云『涇音經，水名』，義難通。《調經論》王注云『涇，大便也。溲，小便也』，楊上善云『涇作經，婦人月經也』，吴云『涇，水行有常也。溲，溺溲也。涇溲不利，言常行之小便不利也』，數説亦未穩當。《靈・本神篇》亦有腹脹經溲不利之文。經，《甲乙》作『涇』，蓋涇溲是小便。《集韻》『涇，去挺切。泉也』，劉熙《釋名》『水直波曰涇。涇，徑也，言道徑也』。溲者，二便之通稱。《國語》『少溲於豕牢』，《史記・倉公傳》有大小溲語，《吴越春秋》『太宰嚭奉溲惡』注『溲，即便也。惡，大便（當作「溲」）也』，故加『涇』字別於大便。《脈要精微論》言小便爲水泉，此亦一證。

案：『涇溲』即『經溲』，蓋『經』字自溲字水傍誤，而作涇溲耳。經溲者，謂全身水液在身爲經，出下爲溲，故謂之經溲也。但本篇『涇溲』，《大素》無『涇』字。《調經論》『涇溲』，亦《大素》無『涇』字。楊注云：『有本經溲者，經即婦人月經也。』據此，則《大素》本文元無『涇溲』字，但《靈・本神篇》文《大素》六載之，尚作『經溲不利』。楊注以爲『女子月經，并大小便不利』，則以『經』爲月經，以『溲』爲大小便，與《倉公傳》『大小溲』文合。又案：《倉公傳》『令人不得前後溲』，《索隱》曰：『溲音所留反。前溲謂小便，後溲大便也。』又有『一飲得前溲，再飲大溲』之文，共可以併考。

《靈・本神篇》『脾氣實則腹脹經溲不利』，《大素》卷六無名篇無『腹』字，楊注：『實則脹滿，及女子月經並大小便不利。』是上善以『經』爲月經，以『溲』一字爲大小便義。《甲乙》卷一・第一篇載《本神篇》文『經』作『涇』。

〔識〕『陰縮腫』，《甲乙》無『腫』字，是。

〔紹〕『屈膝』，先兄曰：『張云：肝主筋，爲罷極之本，故足軟好臥而屈膝。高云：屈膝，踡臥也。高說是。』

〔紹〕『陰縮腫』，先兄曰：『高云：陰縮腫，前陰痿縮而囊腫也。按，《巢源》虛勞陰疝腫縮候：疝者，氣痛也。衆筋會於陰器，邪客於厥陰少陰之經，與冷氣相搏，則陰痛腫而攣縮。

案：所云『陰疝腫縮』者，蓋謂陰丸左右一腫一縮也，今目擊陰疝，往往如此，此本文『陰縮腫』亦宜然。《甲乙》無『腫』字，及高注爲莖縮囊腫者，共非是。

〔琦〕以上並熱厥之候。

案：此說未可也。《素問》以經脈論之，不可以寒熱分之，其說具於後。

案：以上六經脈之厥，並是飲厥。蓋中有宿飲者，風寒濕邪襲入，則亦從寒化。巨陽之『頭重眴仆』，若苓桂朮甘之『起則頭眩』，真武湯之『振振欲擗地』之類是也。陽明之『腹滿妄見妄言』，若大承氣湯之『腹滿』[二卅]，『讝語、獨語如見鬼狀』[六卅]之類是也。少陽之『暴聾頰腫脇痛』，若『少陽中風，兩耳無所聞』[二]，『脇下鞕滿』[四]，小柴胡湯之『胸脇苦滿』，小柴胡湯之『耳前後腫』[陽明五三]之類是也。太陰之『腹脹後不利食則嘔』，若『陽明病，脇下鞕滿，不大便而嘔，舌上白胎者，可與小柴胡湯』[二五]，『食穀欲嘔，屬陽明也。吳茱萸湯主之』[四六]，『六七日，小便少者，雖不受食云云。宜大承氣湯』[一七]，小柴胡之『乾嘔不能食』[少陽四]，『少陰病，六七日，腹脹，不大便者，急下之，宜大承氣湯』[二四]，『厥陰之爲病，飢而不欲食，食則吐蚘』[一]，之類是也。少陰之『口乾溺赤，腹滿心痛』，若『陽明中風，口苦咽乾，腹滿小便難』[二十]，『陽明中風，腹都滿，脇下及心痛，久按之，氣不通，小便難』[三五]，大陷胸之『心下痛，按之石鞕』[八下]，『從心下至少腹鞕滿而痛，不可近』[十下]，小陷胸之『正在心下，按之則痛』[一下十]之類是也。厥陰之『少腹腫痛，腹脹涇溲不利，好臥，屈膝，陰縮腫，胻内熱』，若『病脇下，素有痞，連在臍傍，痛引少腹，入陰筋者，此名藏結，死』一下四，『少陰病，惡寒而踡，時自煩，欲去衣被者，可治』九，『少陰病，但欲臥』廿，『少陰病，四逆，或小便不利，四逆散主之』九三之類是也。並皆爲飲邪相搏之證，但經文不分寒熱虚實，只以經絡言之。仲景《論》以寒熱虚實爲之分解，故似有所不合。熟究此理，而後經論始得其意耳。

案：云『屈膝』及『胻内熱』，則可知必有四逆。四逆，故屈其膝。雖手足厥冷，胻内卻熱，可自知也。凡讀古文，有於言外求意如此者，學者以注意於此爲先務，則靈蘭明堂亦可積蹞步而至耳。

（眉）《至真要論》『溲便變』，又曰『便溲不時』。

（眉）《玉篇》『溲、溲同。上所留切。小便也』。

**○盛則寫之，虚則補之，不盛不虚，以經取之。**

〔識〕吳云：『《難經》曰：不盛不虚，以經取之者，是正經自病，不中他邪也。當自取其經。』六十九難正此謂也。馬云：『若不盛不虚，則在膽取膽，而不取之肝，在肝取肝，而不取之膽，所謂自取其經也。即名之曰經治，又曰經刺。』

〔箚〕琦曰：『盛者，邪之實。虚者，正之虚。不盛不虚，但通其經脈，則厥氣平矣。』

**○太陰厥逆，胻急攣，心痛引腹，治主病者。**

〔楊〕足太陰脈，從足上行循胻，後屬脾胳胃注心中，故足太陰氣動失逆，胻急攣，心痛引腹也。有胻急攣等病者，可療足太陰脈所發之穴，主療此病者也。餘放此。問曰：前章已言六經之厥，令復言之，有何別異也？答曰：二章説之先後經脈厥，而主病左右不同故也。

〔張〕治主病者，謂如本經之左右上下，及原俞等穴各有宜用者，當審其所主而刺之也。餘準此。按：

六經之厥，已具上文，此復言者，考之全元起本，自本節之下，別在第九卷中，蓋彼此發明，原屬兩篇之文，乃王氏類移於此者，非本篇之重複也。

〔紹〕琦曰：『按厥有寒熱兩候，前列六經症，皆熱厥，自此至末所言皆寒厥。』堅按：此下諸證不必屬寒者，琦説難從。

案：前文説六經脈中之氣逆，自此已下説手足六經脈之四肢厥逆，厥逆隨各經不同，乃述餘證以明之，因以各穴所主之病相照而治之，所云『治主病者』，謂《明堂經》所説也。《外臺》卅九引《甲乙》云『隱白，在足大指端内側，去爪甲角如韭葉，足太陰脈之所出也爲井。主足脛中寒，足下寒，氣滿胸中，腹脹，逆息熱氣』『大都，在足大指本節後陷者中，主厥手足清，厥心痛，腹脹滿，心尤痛甚者，胃心痛也』『商丘，在内踝微前下陷者中，主心下有寒痛筋攣痛』『三陰交，在内踝上三寸骨下陷者中，足太陰少陰厥陰之會，主足痿不欲行，善掣，腳下痛』『期門，肝募也。在第二肋端，不容傍一寸五分，上直兩乳，足太陰厥陰陰維之會，舉臂取之。主足寒心切痛，腹滿少腹尤大』『府舍，在腹結下三寸，足太陰陰維之會，主心腹滿積聚厥逆』，並與本文合。《傷寒論·太陽上篇》卅一、三『心煩，腳攣急』『厥逆，兩脛拘急』，又《霍亂》七『四肢拘急，手足厥冷』，《陰陽易》二『少腹裏急，熱上衝胸，膝脛拘急』，皆是脾經有水邪之證也。

○**少陰厥逆，虚滿嘔變，下泄清，治主病者。**

〔楊〕足少陰脈，貫脊屬腎胳膀胱，貫肺入肺注胸中，故足少陰脈氣失逆，心腹虚滿歐吐，下利，出青色者，少腹間冷也。

〔識〕吳云：『少陰腎也。腎間命門之火虚衰，不足以生脾土，故令虚滿。虚滿者，中虚而滿也。嘔變者，水穀已變，猶嘔逆而出，蓋少陰在下，故食至下焦，其色已變猶嘔也。泄清，下泄澄澈清冷也。』志云：『少陰之氣，上與陽明相合，而主化水穀。少陰氣厥，以致中焦虛滿，而變爲嘔逆。上下水火之氣不交，故下泄清冷也。按：嘔變當作變嘔。《靈・五味篇》云苦走骨，多食之令人變嘔，與此篇大義相同。且有聲無物曰嘔，故不當作嘔出變異之物解。』高云：『有欲嘔之變證。』簡按：佛典有變吐之語，知是嘔變、變嘔，乃嘔逆之謂。諸注恐屬強解。

〔劄〕《醫心方》引《醫門方》云：『治嘔逆變吐，食飲不下。』又治宿食不消方引《南海傳》云：『指剔喉中，變吐令盡。』

〔劄〕『下泄清』，寬案：清、圊通用。是疑仲景所謂下利清水也。諸注下泄清冷之解，恐誤。

案：『嘔變』亦單云『變』，即謂嘔吐，與胃反之『反』同義。『嘔變』又云『變嘔』，猶『胃反』又曰『反胃』之例。《五行大義》卷三引《養生經》云：『苦走骨，多食之令人變。』《五味篇》載此文作『變嘔』。《藏氣法時論廿二》『心病，其變病，刺郄中血者』，王注以爲『嘔變』病。《靈・口問篇廿八》云『中氣不足，胃使爲之變』，又《瘨狂篇》廿二云『風逆云云，飢則煩，飽則善變』，又云『血變而止』，又《刺節真邪》云『血變而止』，《氣交變大論六九》云『腹滿，溏泄，腸鳴，反下甚』，《傷寒論・不可下篇》云『嘔變，反腸出，顛倒不得安』，又《太陽中篇》火逆章云『欲小便不得，反嘔，欲失溲』。並可以徵矣。詳見於《四氣調神篇二》『寒變』下，《藏氣法時廿二》『變病』下。

案：下泄清者，即下利清水，謂單下水不交糞汁也，猶如瓜瓤瘟之下清水中有如瓜瓤者，戊午、己未、壬戌、癸亥所流行暴瀉疫，俗呼虎狼痢者正是也。其爲少陰腎經不治事，則全身之津液一齊下奔之證，無疑則此爲下水之義可知耳。《大素》『清』作『青』者，古多借『青』爲『清』。《厥病篇》『手足青至節』，

《雜病篇》作『手足清』，他篇皆作『清』。其或作『青』者，古文假借也，非青白之義。此楊注就誤字爲說，非是。

《外臺》卅九引《甲乙》腎人下云：『巨闕，在鳩尾下一寸。任脈氣所發，主心腹脹滿霍亂。』五九ウ『中管，一名太倉，在上管下一寸。手太陽、少陽，足陽明所生，任脈之會，主腹脹不通，心大堅，胃脹，霍亂，出泄不自知。』同『中庭，在亶中下一寸六分陷者中。任脈氣所發。主胸脇支滿，膈寒飲食不下，嘔吐食復還出。』六三ヲ

（眉）《希音》九卷九頁下『歐變』上《考聲》云：歐，謂欲吐也。《字書》云：胃中病也。律文作漚。下《切韻》通也。

**○厥陰厥逆，攣腰痛虚滿，前閉譫言，治主病者。**

〔楊〕足厥陰，環陰器，抵少腹，循喉嚨入頏顙，故足厥陰脈失逆，腰攣而虚滿，小便閉。譫，諸閻反。多言也。相傳乃銜反。獨語也。旁記『閻，《切》余廉反』。

〔識〕『前閉』，高云：『前陰閉結。』

《外臺》卅九肝人下云：『太衝，在足大指本節後二寸半，或一寸半陷者中。主小便不利如㿉狀，溏泄，㿉，足寒。』二七ウ『中封，在足内踝前一寸，仰足而取之陷者中，伸足乃得之。主疝㿉，臍少腹引腰中痛。』同『曲泉，在膝内輔骨下大筋上，小筋下陷者中，屈膝乃得之。主筋攣，膝不可屈伸，發狂。』二八ヲ『㿉閉後時少泄。』同

案：所云『厥陰厥逆』者，謂三陰厥逆諸證也。『前閉譫言』者，『少陰病欬而下利讝語者，被火氣劫故也，小便必難』四之類是也。云前閉，則有下利可知也。是古文簡略，可活看之處。

**○三陰俱逆，不得前後，使人手足寒，三日死。**

〔楊〕逆即氣之失逆，名曰厥逆。足三陰之脈同時失逆，必大少便不通，手足冷，期至三日死矣。

〔識〕張云：『或閉結不通，或遺失不禁，不得其常之謂也。三陰俱逆，則藏氣絶。《陽明脈解篇》曰厥逆，連經則生，連藏則死，此之謂也。』志云：『陰關於下也。』簡按：此謂二便不通。張注：『或遺失不禁。』誤。

案：『三陰俱逆』者，謂脾腎肝三經有邪而厥逆之證也。『不得前後』者，陽明病不可攻廿九、三十二條，死證卅四、卅五二條，少陰死證二條十八、十九，厥陰死證十八、廿二二條，乃與此合。《熱論》云『人之傷寒也，則爲病熱，熱雖甚不死，其兩感於寒而病者，必不免於死』，又云『三陰三陽，五藏六府皆受病，榮衛不行，五藏不通則死矣』，又云『兩感於寒者，病三日則少陽與厥陰俱病，則耳聾囊縮而厥，水漿不入，不知人，六日死』，共與此同義。《熱論》云『六日死』，此云『三日死』，其日期正合。言三陰共逆，不得前後，使人手足寒者，即《熱論》所云『三日少陽與厥陰俱病之時，而厥，水漿不入，不知人』者，又經三日而死也。故知此云『三日』，與《熱論》云『六日死』合。

**○太陽厥逆，僵仆嘔血善衄，治主病者。**

〔楊〕足太陽脈，起於鼻，傍目内眥，俠脊抵腰中，胳腎屬膀胱，故足太陽脈氣之失逆，僵仆歐血善衄。後倒曰僵，前倒曰仆。僵仆有傷，故歐血也。太陽歐逆連鼻，故善衄也。

〔高〕僵仆，即上文發爲眴仆之義。

〔識〕『嘔血善衄』，志云：『陽氣上逆則嘔血，陽熱在上則衄血，此大陽之氣厥逆於上，以致迫血妄行。』高云：『陽熱之氣不行，皮毛内傷絡脈，陽絡傷則血外溢，故嘔血善衄。』簡按：吳本無『嘔血』二字，義不相蒙。（昗）崑僭去之，非也。

〔馬〕『嘔血善衄』者，《靈樞・經脈篇》亦謂其病則鼽衄也。此則本經之證，而治其本經耳。

案：太陽厥逆，亦是水血之所爲。蓋邪在水血中，則陽邪盛於上，而下必逆冷。其甚者爲僵仆、爲嘔血，其微者爲衄也。此所云嘔血，與衄同理，經血逆行之所爲也。《太陽中篇》苓桂朮甘七三、真武四五之證，此所云『僵仆』之義。又麻黄湯之衄六十，及自衄七十，此所云善衄之義。

《外臺》卅九引《甲乙》膀胱人下云：『申脈，陽蹻所生也。在足外踝下陷者容爪甲。主癲疾互引，僵仆。』ウ六四『僕參，一名安邪。在跟骨下陷者中，拱足得之。足太陽陽蹻脈所會。主癲疾，僵仆。』ウ六四『承山，在兌端腸下，分肉間陷者中。主癲疾，瘈瘲，鼽衄。』ウ六五

**○少陽厥逆，機關不利。機關不利者，腰不可以行，項不可以顧。發腸癰，不可治，驚者死。**

〔楊〕足少陽脈，後循頸下掖，循胸過季脇，合髀厭中，下膝外廉，下外輔骨之前，抵絶骨上外踝之前，上跗，入小指次指間，支者貫爪甲□胳身之骨節機關，故少陽氣之失逆，機關不利。腰是機關，故不可行。以少陽循頸，故項不可顧也。脈循脇裏出於氣街，發腸癰病猶可療之，腸癰氣逆傷膽，死也。

〔張〕足之少陽，膽經也。機關者，筋骨要會之所也。膽者，筋其應，少陽厥逆則筋不利，故爲此機關腰項之病。腸癰發於少陽，厥逆者相火之結毒也，故不可治。若有驚者，其毒連藏，故當死。

〔識〕高云：『少陽經厥氣逆，則樞轉有乖，故機關不利，不能樞轉，從外則發腸癰。發腸癰則內鬱之氣從癰而泄，不可治少陽之主病，當治陽明之腸癰。此少陽厥逆，病能發於陽明，當治陽明，故不言治主病者。』簡按：高據仲景『嘔家有癰膿，不可治嘔，膿盡自愈』之例而釋之，未知於經旨何如，存備一說。

案：高與楊注暗合，可從。楊注以爲『發腸癰』者，水寒血鬱外泄，故猶可療腸癰也，若驚者，寒鬱

内逆傷膽，故死也。

〔馬〕肝之病發爲驚駭，而膽與之爲表裏，故驚則死矣。

〔琦〕發『腸癰不可治』五字衍。

案：少陽膽經，主仝身之津液，以收攝機關，故其經閉塞，則機關不利，爲此諸證也。若發腸癰則濁液通利而自愈，更不可治機關不利也。蓋驚者，水飲内擊之證。若機關不利加驚者，水寒内擊藏及於心家，故知爲死證也。

○**陽明厥逆，喘欬身熱，善驚，衄嘔血。**

〔楊〕足陽明逆氣乘肺，故喘欬也。足陽明主身熱，逆氣逆身喜驚。足陽明起鼻下行屬胃，氣逆，衄血，歐血而不療，加有驚者，神亂故死也。

〔識〕志云：『陽明氣厥則喘，上逆則欬也。陽明之氣主肌肉，故厥則身熱。二陽發病，主驚駭，衄血嘔血者，陽明乃悍熱之氣厥，氣上逆則迫血妄行，此病在氣而及於經血。』高云：『聞木音則善驚，熱迫於經則衄嘔血。上文發腸癰不可治，少陽當治陽明，是治陽明之意已寓於上，故此不言治主病者。』簡按：腸癰治陽明，未見所據。其不言治主病者，恐是脱文。

〔紹〕《太素》『嘔血』下有『不可治驚者死』六字，蓋剩。

案：此説似是。然《甲乙》亦有此六字，則不可輒從。因考胃經壅遏發厥逆者，必有喘欬身熱，上逆之證。善驚者，亦水血上迫於心家之候，若其衄或嘔血者不可治。其喘欬身熱，蓋隨失血之勢，而邪氣自除，内鬱自通，故其厥逆諸證亦自愈也。若但驚者，内鬱不通，邪熱迫於心家，故爲死證也。此所云陽明，仲景太陽麻黄大青龍證，其衄血可併考也。

**○手太陰厥逆，虛滿而欬，善嘔沫，治主病者。**

〔楊〕手太陰脈，下胳太腸，還循胃口上膈屬肺，故氣逆而成病。

〔張〕此下言手六經之厥逆也。

〔箚〕《倉公傳》『煩懣食不下，嘔沫』。

〔識〕吳云：『肺主治節，行下降之令，肺病則不能降，故虛滿而欬。虛滿之久，必有留沫，故嘔沫。』高云：『肺氣滿欬，不能四布其水津，故善漚沫。』

案：本條即肺脹欬嗽之證也。嘔沫者，即吐痰汁也。《外臺》卅九引《甲乙》肺人下云：『魚際，在手大指本節後內側散脈中。主欬嗽，喘，痺走胸背，不得息。』ヲ廿二『太淵，在手掌後陷者中。主脾逆氣，寒厥，胃氣上逆，心痛，欬逆，肺脹滿彭彭。』ヲ廿二『尺澤，主欬嗽唾濁。』ヲ廿二

**○手心主少陰厥逆，心痛引喉，身熱，死，不可治。**

〔楊〕手心主。手厥陰心包胳脈，起於胸中，出屬心包，下膈歷胳三焦。手少陰脈，起心中俠咽上。故二脈失逆，心痛引喉也。心包之脈歷胳三焦，故心受耶而痛遍行三焦，致令身熱，名真心痛，死不可療。若身不熱，是則逆氣不周三焦，故可療之也。

〔識〕高云：『手心主厥陰包絡，手少陰心經，經厥氣逆，皆有心痛之病。喉者，肺氣也。心痛引喉，則兩火上炎而爍金，又兼身熱如焚如焰，則死不可治。』馬云：『《邪客篇》言：心者，五藏六府之大主也，精神之所舍也。其藏堅固，邪弗能容也。容之則心傷，心傷則精（『精』字衍）神去，神去則死。此所以死不可治。』

案：心經有邪，必應發熱，不可厥逆。今厥逆者，即炎上之義，天地否之象，所以爲必死也。其煩心掌熱心脇痛者，猶可愈也。《經脈篇》十可併考。

**○手太陽厥逆，耳聾泣出，項不可以顧，腰不可以俛仰，治主病者。**

〔楊〕手太陽脈起於小指之端，上行至肩上入缺盆，循頸至目兑眥，卻入耳中，故手太陽氣逆，耳聾目泣出，項不可顧，不得俛仰也。

〔識〕『腰不可以俛仰』，吳云：『其脈屬於小腸，小腸繫腰之部分，故腰不可以俛仰。』張云：『《四時氣篇》曰：邪在小腸者，連睾系屬於脊，故腰不可以俛仰也。』簡按：王以爲錯簡文，吳、張強爲之解，似不切貼。

《外臺》卅九引《甲乙》小腸人下云：『前谷，在手小指外側，本節前陷者中。主耳鳴，頷腫不可顧，頸腫不可以顧，目痛泣出。』五十ウ『陽谷，在手外側腕中，兑骨之下陷者中。主耳聾鳴，至腰項急，不可以左右顧及俛仰。』五一ウ

**○手陽明少陽厥逆，發喉痺嗌腫痓，治主病者。**

〔楊〕手陽明脈，上眉出髃前廉，上出柱骨之會，上下入缺盆，支者從缺盆上貫頰，手少陽支者從膻中出缺盆，上項係耳後，故二脈氣逆，喉嚨痺，咽嗌腫，頸項痓，痓身項強直也。

〔識〕馬云：按全元起本『痓』作『痙』。痓音熾，《傷寒論》有剛痓、柔痓。痙音敬，風強病也。此痓當以痙爲是，後世互書者非。《靈樞·熱病篇第二十七》節有風痙證。高云：『《經脈篇》云：大腸手陽明之脈，是主津液。今手陽明經氣厥逆，津液不榮於經脈故痓，當資手陽明經之津液。』簡按：張云『痓謂手臂肩項強直也』，此蓋拘泥於本經之所流注故云爾。

《外臺》卅九引《甲乙》大腸人下云：『三間，一名少谷，在手大指本節後内側陷者中。主喉痺腫如哽。』廿三ウ『兌端，在脣上端，手陽明脈氣所發。主痓互引脣吻。』二六ヲ

又三焦人下云：『翳風，在耳後陷者中，按之引耳中。主痓不能言。』七九ヲ『消濼，在肩下臂外開腋斜肘分下行。主項背急。』七八ウ『中渚，在手小指次指本節後間陷者中。主嗌外腫，喉痺。』七七ヲ

**重廣補注黃帝内經素問卷第十二**

**素問攷注卷第十二**

文久癸亥九月初四日夜三更燈下收豪於莽軒下

醒翁森立之

昨夕劉棠邊君吐血升餘，忽焉捐舍。嗚呼，哀哉。享年三十有九，與柳沜先生同齡也。

第四十五補

癲病欲走呼十四ヲ

案：此云『癲病欲走呼』，則其實爲狂病也。《脈解篇》有『狂巔疾』之文，《陰陽類論》有『巔疾爲狂』之言，《靈樞·癲狂篇》云『癲疾者，疾發如狂者，死不治』，並是癲狂統言，云癲而實爲狂之義也。

不可治廿三ウ

案：（《大素》『不可治』作『不熱可治』）楊注云『若身不熱，是則逆氣（當補『不』）周三膲，故可療也』，是謂熱厥冰冷證也，或是承氣所應之證。見《温疫論》體厥條若厥逆且身熱者，上熱下冷『裏寒外熱少陰卅七』之證，四逆輩所主，爲死證也。

腫首頭重十三ウ

案：（《大素》『腫』作『踵』）『踵』即『腫』之假借字。《莊子·庚桑楚》『擁腫之與居』，《釋文》『腫，本作踵』可以徵矣。《爾雅·釋木》注『瘿腫無枝條』，《釋文》『腫，本或作瘇』，是亦假『瘇』爲『腫』。

䯒ウ十四

案：《説文》『骹，脛也』『骭，骹也』『脛，胻也』『胻，脛耑也』。此四字皆同義同音，而謂脛骨也。『骹』與『䯒』同義，謂行步相交也。『干』與『巠』同義，莖榦直立之謂也。

四四　皮毛爪角ヲ二　血脈同　筋膜同　骨髓ヲ三　痿ヲ一　躄辟ヲ三　肺熱葉焦同　樞折挈ウ四　則生發爲ウ六　胞絡絶ヲ八
筋痿ウ九　居處ウ十　肌肉濡漬同　骨痿ウ十一　絡脈溢ウ十二　肉蠕動ウ十二　陽明ヲ十三　宗筋同　機關同　衝脈ヲ十四　帶脈同　督脈同
時受月日ウ十五

四五　厥ヲ一　足下足心ヲ三　集聚同　氣因於中ヲ六　陽氣衛絡陰氣經營六ウ　酒ウ七　腹脹滿ウ九　不知人尸厥ウ十　病能ヲ十三　腫
踵ウ十三　眴仆ウ十三　癲病欲走呼ヲ十四　䯒骭ウ十四　涇溲ウ十五　飲厥ウ十六　治主病者ウ十七　嘔變ウ十八　下泄清ヲ十九　清青ヲ十九　三陰俱
逆ヲ廿　三日死同　不可治廿二ヲ、同ウ　嘔沫ヲ廿三

# 素問攷注卷第十三

## 重廣補注黄帝内經素問卷第十三

### 病能論篇第四十六

《大素》存，但『病厥腰痛』一節缺。

〔新〕按全元起本在第五卷。

〔識〕馬云：『能音耐。《禮·樂記》「故不耐無樂」，其「耐」作「能」。《靈樞·陰陽二十五人篇》皆有『能』字，古蓋耐、能通用。《陰陽應象大論》云病之形狀耐受，故此以病能名篇。』張兆璜云：『病能者，言奇病之形能也。』簡按：吴釋前篇病能云：『能，猶形也。』此解爲是。

〔眉〕『前篇』斥《厥論》。《厥論》曰：『願聞六經脈之厥狀病能也。』

案：『能』字已詳見於《陰陽應象五》中。

《風論》『願聞其診及其病能』王注：『診謂可言之證，能謂内作病形。』

〔紹〕《一切經音義》『姿態』下曰：『古文作能。』

〔箚〕《本事方》卷二引本篇文『第六卷·病能論云：云云』。此篇全本在第五卷，而此云六卷，可疑。

案：元板《素問》以二十四卷爲十二卷，故此篇在六卷。《本事》所引卷數正合。據此，則宋時已有十二卷本，非元時始合卷歟。

（眉）『病能』，『能』即『態』古字。《説文》作『態、能』二形同，音貸。他代切。《廣韻》同。而馬蒔曰『音耐』，大誤。若『音耐』則奴代切。技能、堪能之字，非形能之義也。詳見《本草經攷注》。

**○黄帝問曰：人病胃脘癰者，診當何如？岐伯對曰：診此者，當候胃脈。**

（吳）吸門之下賁門之上，受納水穀之脘，名曰胃脘。

案：『胃脘』已解於《陰陽別》七中。

（識）『當候胃脈』，滑云：『即《脈要精微》附上右外，以候胃也。』馬云：『右關。』吳、張、志同。

簡按：附上右外，尺膚之位而非脈之分位，以寸關尺配五藏六府者，《難經》以後之説。此言胃脈者，必別有所候。

（紹）《醫學讀書記》曰：『云當候胃脈者，謂趺陽也。趺陽脈不必沈且細，而今沈且細者，氣逆於上，而下乃虚，下虚則沈細也。人迎甚盛者，氣逆於上則上盛，上盛故人迎甚盛。夫氣聚於上，而熱不行，胃脘壅遏得不畜積爲癰耶。』埼亦以爲趺陽，曰蓋胃癰之候，寸口之脈未有不洪數者。然診趺陽昉於仲景，《內經》所未見，則此説亦難從。

**○其脈當沈細，沈細者氣逆，逆者人迎甚盛，甚盛則熱。人迎者胃脈也，逆而盛則熱聚於胃口而不行，故胃脘爲癰也。帝曰：善。**

（楊）胃管癰者，胃口有熱，胃管生癰也。得胃脈者，寸口脈也。寸口者，脈之大會，手太陰之動也。故五藏六府十二經脈之所終始也。平人手之寸口之中，胃脈合浮與大也。今於寸口之中診得沈細之脈，即知胃有傷寒逆氣，故寸口之脈沈細，上之人迎洪盛者也。盛則胃管熱也。上人迎者，在喉兩邊，是足陽明胃脈者也。胃氣逆者，則手之寸口沈細。喉邊人迎盛大，故知熱聚胃口不行爲癰。紆恭反。腫也。案：『紆恭反』三字，恐傍注誤入歟。

〔張〕胃氣逆而人迎盛，逆在藏而熱在經也，即《終始》等篇所云『人迎三盛，病在陽明』之謂。

〔識〕簡按：《聖濟總録》云：『夫陰陽升降，則榮衛流通。氣逆而隔，則留結爲癰。胃脘癰者，由寒氣隔陽，熱聚胃口，寒熱不調，故血肉腐壞。以氣逆於胃，故胃脈沈細。以陽氣不得下通，故頸人迎甚盛，令人寒熱如瘧，身皮甲錯，或欬或嘔，或唾膿血。觀伏梁之病，亦有俠胃脘内癰者，以其裏大膿血，居腸胃之外故也。』方附於一百二十九卷。

《病源》卷三十三内癰候云：『内癰者，由飲食不節，冷熱不調，寒氣客於内，或在胸鬲，或在腸胃。寒折於血，血氣留止，與寒相搏，壅結不散，熱氣乘之，則化爲膿，故曰内癰也。胸内痛，少氣而發熱，以手按左眼，意視右眼見光者，胸内結癰也。若不見光，熛疽，内若吐膿血者，不可治也。急以灰掩其膿血，不爾者，著人腸内，有結痛，或在脇下，或在臍左近，『近』恐『邊』訛結成塊而壯熱，必作癰膿，診其脈數而身無熱者，内有癰。』

案：所云内癰，謂胃管癰也。蓋内癰非一，胃管癰亦内癰中之一端耳。《大奇論四八》所云『肝雍』即胃脘癰。説詳見於彼，可參看。

案：胃脈，楊以爲寸口脈，不可從。蓋已傳來之古説歟。《靈樞·動輸篇六十二》云：『胃氣上注於肺，其悍氣上衝頭者云云，并下人迎。此胃氣别走於陽明者也。故陰陽上下，其動也若一，故陽病而陽脈小者爲逆，陰病而陰脈大者爲逆，故陰陽俱靜俱動，若引繩相傾者病。』又《四時氣篇十九》云：『氣口候陰，人迎候陽也。』又《禁服篇四十八》云：『寸口主中，人迎主外，兩者相應，俱往俱來。若引繩大小齊等，春夏人迎微大，秋冬寸口微大，如是者名曰平人云云。人迎三倍，病在足陽明。』又《五色篇四十九》云：『切其脈口，滑小緊以沈者，病益甚在中。人迎氣，大緊以浮者，其病益甚在外，其脈口浮滑者，病日進。人迎沈而滑者，病日損。其脈口滑以沈者，病日進在内，其人迎脈滑盛以浮者，其病日進在外。脈之浮沈，及人迎與寸口氣小大等者，病難已。病之在藏沈而大者，易已。小爲逆，病在府浮而大者，其病易已。人迎盛堅者，傷於寒。氣口盛堅者，傷於食。』並皆氣口與人迎相共言之。此亦宜同理，不須辨耳。因考『當候胃脈』云者，謂下文所云『人迎者胃脈也』，『其脈當沈細』云者，謂寸口脈也。

《甲乙經》卷十一邪氣聚於下脘發内癰第八云：『曰有病胃脘癰者，診當何如？曰：診此者，當候胃脈，其脈當沈濇（《素問》『細』作）。沈濇者，氣逆。氣逆者，人迎甚盛，甚盛則熱。人迎者，胃脈也。逆而盛則熱聚於胃口而不行，故胃脘爲癰。』

**〇人有臥而有所不安者，何也？岐伯曰：藏有所傷，及精有所之寄則安，故人不能懸其病也。**

下至『不得偃臥』，《大素》卅臥息喘逆。

〔楊〕人之夜有臥不安者，五藏内傷，入房太甚，泄精過多，有所不足，故倚臥不安，不能懸定，病致起動也。案：『致』恐『數』訛。

〔識〕吳本作『精有所倚則臥不安』，注云：『藏，陰也，主靜，故藏有傷損，則有不足之患。陰精有所偏倚，則有亢甚之害，均之令人夜不安也。』簡按：諸家順文解釋，義難通。吳據《甲乙》而刪改，但『精』字仍舊文，殆爲明晰，今從之。

案：《大素》作『精有所乏，倚則不安』。楊注以爲『泄精過多，有所不足，故倚臥不安』，宜從。《甲乙》作『情有所倚，則臥不安』，其義自異，然亦通。《素問》本文恐誤本，其義難通，故諸注未得明解也。

〔識〕『不能懸其病』，吳云：『不能懸其病於空，使之不我疾也。』馬云：『懸者，絶也。按《逆調論》第六節有「不得臥而息音者」，諸證尤詳。但此曰不安，則不能安寢也，與彼有異。』

〔紹〕堅按：琦曰『懸其病，未詳，疑有誤』，似是。

〔箚〕寛案：據楊注，則、側通用，或『臥』字訛。懸乃懸斷之義，《後漢・皇甫規傳》注：『懸，猶停也。』

案：《大素》作『故人不能泩懸其病』，楊注云：『不能懸定病（當補『處』），數起動也。』據此，則『泩』恐『注』，或『住』訛。『注懸』者，安臥之義，言不能安臥，故數起動也。

王注云：『故人不能懸其病處於空中也。』言不能坐立也。《素問》本文『安』上脱『不』字，故王注爲『臥安』之義，故解『懸』字如此。然與帝問『有所不安』不合，應知《素問》『安』上脱『不』字。今據《大素》作『倚則不安』，以王注『不能懸其病處於空中』解之，亦通。

又案：人有臥而有所不安者，蓋虚勞不足，似病非病，似不病非不病，唯是嗜臥而臥亦不安。是因於藏有所傷，及精有所乏，其臥亦倚側不安，其狀似不病，故他人不能見察其病也。竊謂：縣、見一音，遂『見』誤作『懸』歟？録俟後考耳。《大素》作『泩懸』，蓋泩與省、醒等字一音借字，『泩懸』即『醒見』，謂醒醒然見察其病也。或曰：『泩，恐星字。星懸者，言病在内而不現，其證但有臥不安，不能如星懸於天，的識其病狀也。』

《甲乙經》卷十二第三云：『曰人有臥而有所不安者何也？曰：藏有所傷及精有所倚，則臥不安（《素問》作『精有所寄則安』，《太素》作『精有所倚則不安』），故人不能懸其病也。』

〔眉〕《大奇論》：『脈來懸鉤浮，脈至如懸雍。』又曰：『懸去棗華而死。』

**○帝曰：人之不得偃臥者何也？岐伯曰：肺者，藏之蓋也。**

〔高〕偃臥，正臥也。《評熱論》云：『不能正偃者，胃中不和也。』故舉而復問。楊注解『偃臥』以『正臥』二字，已見於《評熱病論卅三》中，彼楊注解『正偃』以『仰臥』二字。

〔紹〕《廣雅》『偃，仰也』。

〔識〕《痿論》云：『肺者，藏之長也，心之蓋也。』《靈・九鍼論》云：『五藏之應天者肺，肺者五藏六府之蓋也。』

**○肺氣盛則脈大，脈大則不得偃臥。**

〔楊〕肺居五藏之上，主氣。氣之有餘則手大陽脈盛，故不得偃臥也。

〔紹〕『脈大』，先兄曰：『滑云：脈謂脈隧也。』

案：肺主氣，肺氣盛則全身之脈管氣滿，故在手寸口亦其脈大。王注：『氣促喘奔，故不得偃臥也。』蓋脈大而不得偃臥者，其證爲肺脹無疑也。《評熱病論》云：『不能正偃者，胃中不和也。正偃則欬甚，上迫肺也。』蓋胃中不和則肺氣不利，肺脹而欬嗽，《欬論》所云『此皆聚於胃關於肺』者是也。

**○論在奇恒陰陽中。**

案：此七字《大素》無。

《甲乙》十二第三云：『曰：人之不得偃臥者何也？曰：肺者藏之蓋也。肺氣盛則脈大，脈大則不得偃臥。』

**○帝曰：有病厥者，診右脈沈而緊，左脈浮而遲，不然病主安在。**

〔張〕此言厥逆而爲腰痛者，其病在腎也。『不然』《甲乙經》作『不知』，於義爲妥，當從之。

此說可從也。《大素》此一節，今本缺。然《大素》往往與《甲乙》合，則必作『不知』，可以推知矣。

〔識〕馬云：『此當見於兩尺也。』吳、張同。簡按：本經無寸關尺之說，此特言左右耳，必非兩尺之謂也。『不然』，馬、吳、張並仍《甲乙》作『不知』。志、高從舊文釋之，故屬強解。

**○岐伯曰：冬診之右脈，固當沈緊，此應四時。左脈浮而遲，此逆四時。**

〔張〕冬氣伏藏，故沈緊者爲應時。浮遲者爲逆，逆則爲厥矣。

〔志〕脈合四時，故冬診之，左右脈皆當沈緊。今左脈反浮而遲，是逆四時之氣矣。

**○在左當主病在腎，頗關在肺，當腰痛也。**

〔識〕吳云：『關，關系也。』志云：『腎主冬氣，而又反浮在左，故當主病在腎，頗關涉於肺，當爲腰痛之病。』簡按：《甲乙》無『關』字。《奇病論》云：『其盛在胃，頗在肺。』句法正同。

**○帝曰：何以言之？岐伯曰：少陰脈貫腎絡肺，今得肺脈，腎爲之病，故腎爲腰痛之病也。帝曰：善。**

《靈樞·本輸篇二》云：『少陽（《大素》《甲乙》作『少陰』）屬腎，腎上連肺，故將兩藏。』（《大素》十一《本輸》）《水熱穴論六十一》云：『腎者，至陰也。至陰者，盛水也。肺者，太陰也。少陰者，冬脈也。故其本在腎，其末在肺，皆積水也。』

案：肺腎異地而通氣，相爲母子。肺主一身之氣，腎主一身之水。水以氣常循環不止，氣得水常滋潤不止，此機化一變則衆惡萌起。腎虛發欬發腫，肺脹亦發欬發腫之類是也。此厥腰痛之病，亦爲腎肺不相通於氣之證。所云上熱下冷，《金匱》虛勞腰痛，用腎氣丸（上廿六ウ）便是也。

**○有病頸癰者，或石治之，或鍼灸治之而皆已，其真安在？岐伯曰：此同名異等者也。**

〔楊〕同稱癰名，鍼灸石等異療之。

〔識〕《癰疽篇》云：『發於頸者名曰夭疽，其癰大而赤黑，不急治則熱氣下入淵腋，前傷任脈，内薰肝肺，十餘日而死矣。』㬰云：『真正治之法也。』簡按：當仍《甲乙》作『其治』。志云：『等，類也。』高云：『頸癰之名雖同，而在氣在血則異類也。』

○**夫癰氣之息者，宜以鍼開除去之。**

〔楊〕息者，增長也。癰氣長息，宜以鍼刺開其穴，寫去其氣。

〔識〕馬云：『以小鍼開除而去病者，正以癰間有氣頓息不（當作「未」）至甚也。』㬰『息』改『瘜』，云：『瘜，腐肉也。鍼，鈹鍼也。所以去瘜（當作「腐」）肉。』張云：『息，止也。癰有氣結而留止不散者，治宜用鍼以開除其氣，氣行則癰愈矣。』高云：『頸癰而氣之止息者，其病在氣，宜以鍼開通其氣而除去之，此氣息成癰，而有鍼刺之真法也。頸癰而氣盛血聚者，其病在血，宜石刺去血而寫之，此血聚成癰，而有石刺之真法也。此所以同病異治而皆已也。』簡按：《説文》『瘜，寄肉也』。徐鍇曰：『息者，身外生之也。故古謂賖貰生舉錢爲息錢，旋生土爲息壤也』。《方言》作『腮』。王釋爲死肉，㬰則爲腐肉，無所考據。張注允當，今從之。

案：《説文》『癰，腫也』『腫，癰也』。凡一處腫起者，名之曰腫，又曰癰也。以腫爲水腫之義者，轉注也。蓋癰腫發於頸者，自有氣血之分。其氣腫者，宜以小鍼開散其氣結而愈。其血腫者，將成膿汁，故宜以砭石鈹鍼之類寫去其惡血而愈也。楊注可從，張説與楊合，王以爲息肉，誤矣。

○**夫氣盛血聚者，宜石而寫之，此所謂同病異治也。**

〔楊〕氣盛血聚未爲膿者，可以石熨寫其盛氣也。氣盛膿血聚者，可以砭石之鍼破去也。

〔識〕吳此下（當作『上』）補『膚頑内陷者，宜灸以引之』十字，云：『以上文有其問，故僭補之。』張兆璜云：『陷下者又宜灸，始言鍼灸，而後止言鍼石者，蓋此篇論五藏之相傳，而腎藏之氣已傳於肝，故止宜鍼宜石。設或有回陷於腎者，又常灸之。此雖不明言，蓋欲人意會，讀者宜潛心參究，不可輕忽一字。』簡按：吳補固僭矣，而張說亦鑿，俱不可從。

〔紹〕堅按：蓋癰氣之息，是膿未成者，氣盛血聚，是膿已成者。

案：此説未是。蓋氣盛血聚是膿未成者，故宜石而寫也。已成膿者，宜灸而温之。若其癰氣之息止，留結而不散爲腫者，宜小鍼而宜寫散耳。此病與癰疽自別，故曰同名而異等。等者，品階之義，謂其病形雖同，自異氣血等差也。下文又曰『同病而異治』，熟玩文義，則非以膿之成不成異之治，可知矣。

《甲乙》卷十一·第九下云：『目病頸癰者，或石治之，或鍼灸治之，而皆已，其治何在？曰：此同名而異等者也。夫癰氣之息者，宜以鍼開除去之。夫氣盛血聚者，宜石而寫之，此所謂同病而異治者也。』十一ウ

『目』恐『曰』誤，或云『有』誤。

**○帝曰：有病怒狂者，此病安生？**

〔識〕《靈·癲狂篇》云：『狂始發，少臥不飢，自高賢也，自辨智也，自尊貴也。善罵詈日夜不休。』《通評虛實論》云：『癲疾厥狂，久逆之所生也。』又《千金方》云：『狂風罵詈，撾斫人，名熱陽風。』即怒狂也。

**○岐伯曰：生於陽也。帝曰：陽何以使人狂？岐伯曰：陽氣者，因暴折而難決，故善怒也。病名曰陽厥。**

〔識〕馬云：『此人者，因猝暴之頃有所挫折，而事有難決，志不得伸。』吳云：『暴折而抑之，不得剖

決。』志云：『決，流行也。』高云：『決，散也。』簡按：吳注爲是。

案：《廣雅・釋詁》『折，曲也』。《戰國策・西周策》『則周必折而入於韓。』注：『折，曲也。』

〔張〕陽氣宜於暢達，若暴有折剉，則志無所伸，或事有難決，則陽氣被抑，逆而上行，故爲怒狂。病名陽厥。

**○帝曰：何以知之？岐伯曰：陽明者常動，巨陽少陽不動，不動而動大疾，此其候也。**

〔楊〕足陽明人迎脈常動，有病名陽厥，以陽氣暴有折損不通，故狂而喜怒。以其太陽少陽不動，而大疾以爲候也之也。

〔馬〕足陽明經常動者，《靈樞・動輸篇》言：『足陽明獨動不休。』故凡衝陽即趺陽、地倉、大迎、下關、人迎、氣衝之類，皆有動脈不止，而衝陽爲尤甚。彼足太陽膀胱經、足少陽膽經則不動者也。雖膀胱經有天窗、委中、崑崙，膽經有天容、懸鐘、聽會，而皆不及胃經之尤動也。今二經不動，而至於動之甚速，此其病之怒狂，故諸陽之脈有如此耳。

**○帝曰：治之奈何？岐伯曰：奪其食即已。夫食入於陰，長氣於陽，故奪其食即已。**

〔張〕五味入口而化於脾，食入於陰也，藏於胃以養五藏氣，長氣於陽也。食少則氣衰，故節奪其食，不使胃火復助陽邪，則陽厥怒狂者可已。

**○使之服以生鐵洛爲飲。夫生鐵洛者，下氣疾也。帝曰：善。**

案：（《大素》「夫生」下有）『長氣推』三字恐衍。蓋前文『長氣於』三字，誤衍於此歟。

〔楊〕衰其食者，少食也。穀氣熱，故推入腹内陰中。長盛陽，所以憎於狂病。故奪於情少食，令服生鐵落，病則愈矣。生鐵落，鐵漿之也。案：『憎』，『增』訛。

案：『生鐵洛』，王冰以爲『生鐵液』，楊注以爲『鐵漿』，並可從。張從《唐本草》已後之説，以爲爐治間鎚落之鐵屑也，非是。《本草》白字中『鐵落，味辛平，主風熱』，黑字『一名鐵液，可以染皂，除胸膈中熱氣塞食不下』。日華子云：『鐵液，治心驚邪時疾熱狂。』陳藏器云：『鐵漿，主癲癇發熱，急黄，狂走等。』《圖經》云：『初鍊去鑛，用以鑄鎢器物者，爲生鐵。再三銷拍，可以作鍱者，爲鑐鐵，亦謂之熟鐵。』因考白字單云『鐵者』，蓋謂生鐵也。《本草和名》『鐵』訓曰『阿良加禰』，《和名抄》『鐵』訓曰『久呂加禰』，《長生療養方》『生鐵』訓『久呂加禰』，此等古訓有所受而言，可以爲徵矣。洛、落共爲『酪』之古字。醴酪、杏酪之字古唯作『落』，故酪酥字亦作『落蘇』。《本草和名》引《藥訣》云：『鹵鹹，一名青牛落。』《本草和名》引《拾遺》：『茄子，一名落蘇。』《證類》引孟詵同。是也。

〔識〕簡按：唐本注云『諸鐵療病，並不入丸散，皆煮取漿用之』，此云爲飲，亦煮取漿者與。

〔識〕簡按：《列子·湯問》『吳楚之國有大木焉，其名爲櫾柚音，碧樹而冬生，實丹而味酸，食其皮汁，已憤厥之疾』，張湛注云：『氣疾也。』《梁書·姚察傳》『自免憂，後因加氣疾』。蓋憤厥乃陽厥之類，而氣疾所指不一。凡狂易癲眩，驚悸癇瘈，心神不定之證，宜概稱氣疾焉。若以疾訓速，或爲效驗疾速之義，或爲逆氣疾速之謂，乖謬亦甚。

案：顔師古注《急就篇》云：『疝，腹中氣疾上下引也。』

**○有病者身熱解墮汗出如浴，惡風少氣，此爲何病？岐伯曰：病名曰酒風。**

《風論》云：『飲酒中風，則爲漏風。』又云：『漏風之狀，或多汗，常不可單衣，食則汗出，甚則身汗，喘息惡風，衣常濡，口乾善渴，不能勞事。』

《醫心方》卷三引《小品方》云：『因醉取風爲漏風，其狀惡風多汗，少氣口乾渴，近衣則身熱如火燒，

臨食則汗流如雨，骨節解惰，不欲自營。』六ウ《千金》卷六『渴』上有『善』字，無『熱』字，『營』作『勞』。三ヲ

**○帝曰：治之奈何？岐伯曰：以澤瀉、朮各十分，麋銜五分，合以三指撮爲後飯。**

〔楊〕飲酒汗出得風名曰酒風，先食後服故曰後飯。

澤舄，一名水舄。味甘寒，治風寒濕痺，消水，養五藏，益氣力，肥健。白字

案：《素問》作『澤瀉』者，非是。俗『寫』『舄』字一誤作『寫』，再誤連『澤』字從水旁作『瀉』，或又有從艸作『蕮』者，見《本草和名》及《集韻》。《大素》作『寫』者，亦『舄』字之俗字增畫，當音昔，猶『豉』字作『鼓』、『席』字作『廗』、『范』字作『萢』、『苑』字作『菀』之例，皆書家欲字體茂美之爲耳。詳見於《本草經攷注》。

朮，一名山薊。味苦温，治風寒濕痺死肌，止汗除熱消食，作煎餌。白字 味甘無毒，主大風在身面，逐皮間水，風水結腫，利腰臍間血，消痰水，益津液。黑字

陶隱居曰：『白朮，葉大，有毛而作椏，根甜而少膏，可作丸散用。赤朮，葉細而無椏，根小苦而多膏，可作煎用。』

案：《素問》《傷寒論》皆作『朮』，則爲蒼朮可知耳。只陶云『白朮可作丸散用』，則與本文散服之義合。然則本文之朮宜用白朮歟？曰：不然。白朮之偁，陶氏始言之。古《本草》云味苦温，必是蒼朮。猶白字收苦菊、苦竹，不收甘菊、甘竹，黑字收甘菊、甘竹，不收苦菊、苦竹之例。且白字所説主治與本文所主相合，則此亦宜從古《本草》用蒼朮而可也。馬云『朮即蒼朮』是也。

薇銜，一名麋銜。味苦平，治風濕痺歷節痛賊風。白字 微寒無毒，逐水，療痿蹷。黑字 七月采莖葉陰乾。同上

案：酒風證，爲濕氣在血脈分肉間實熱之病，故用此三味末藥，以利水去濕，止汗除熱，飯後服之，與五苓散以白飲服之同理。楊注以爲先食後服，與《本草經》『病在胸鬲以上者，先食後服藥』之言合。此證汗出惡風少氣，乃爲水飲結邪在胸鬲之證也。王以爲『飯後藥先』，恐非是。何則？飯後藥先是服用丸散之定法，不須別記也，先食後服，而後可始言耳。

『薇銜』爲借字，『麋銜』爲本名。《本草經》用借字，《素問》用本字也。今據陶注以鈐鹿芹（國名）充之。説見於《本草經攷注》中。

〔張〕十分者，倍之也。五分者，減半也。合以三指，用三指撮合以約其數，而爲煎劑也。

〔識〕《聖濟》『十分』作『二兩半』，『五分』作『一兩一分』。陶氏《序録》云：『古秤惟有銖兩，而無分名，今則以十黍爲一銖，六銖爲一分，四分爲一兩。』然則四分爲一兩者，六朝以降之事，而此經云分者，非分兩之分，《總録》誤爾。《三因》『十分』作『一兩』，『五分』作『半兩』，乃與張注符矣。

〔紹〕《仲景方》於丸散特用『分』字，亦是裁分之謂，非六銖之分，即與本經同義。

〔識〕呉云『合，修合也。三指撮，言如三指寛一撮也』。簡按：陶《序例》『一撮者，四刀圭也。刀圭者，十分方寸匕之一，準如梧桐子大也』。此云三指撮者，乃一方寸匕餘也。張云：『合以三指，用三指撮合，以約其數而爲煎劑也。』考經文，此謂散藥也，張注謬爾。《聖濟》云：『右三味，擣羅爲散，每服二錢匕，沸湯調，食後服。』《三因》亦云：『右爲末，每服二錢，酒飲任調下，食前服。』

案：『三指撮』者，即《序例》所云『一撮』是也。爲四刀圭末藥，一服之量適當矣。《原識》以三指撮爲三撮之義者，恐誤。

又案：本文『三指撮』，與序例云『一撮』其義相合矣。蓋不以三指則不得云一撮也。

〔馬〕其藥後飯而服，謂之後飯也。王註以爲先用藥者，不知此證在表，先服藥則入裏。故後飯者，藥在飯後也。案：此説與楊注合，可從。

〔琦〕證雖在表，而欲其下滲，故先藥後飯。案：此説柱守王注，故爲如此強解也。

《醫心方》卷一ヲ廿四服藥節度第三引《葛氏方》云：『凡服藥不言先食後食者，皆在食前，其應食後者，自各説之。』

案：據此説，則食前服藥爲常例，若非常例，在食後服藥者，逐一説之也。本文所説亦是食後服，以其非常例，故曰爲後飯。後飯者，謂後於飯也。

〔箚〕徐氏《蘭臺軌範》『按：麋銜，即鹿啣草。三指爲撮，約二三錢。爲後飯，藥在飯後，非飯前也』。

《甲乙》卷十・第二云：『曰：有病身熱懈憜，汗出如浴，惡風少氣，此爲何病？名曰酒風，治之以澤瀉、朮各十分，麋銜五分，合，以三指撮，爲後飯。』ヲ十

（眉）小徐本《説文》曰『撮，二指撮也』，大徐本作『兩指撮也』，段玉裁注曰：『二疑三之誤。大徐本又改爲兩耳。』案：段説與余合矣。蓋『撮』之言粲也，參也。女三爲粲，物三爲參，可見撮亦三指撮之名也。若夫二指取之，則捫也，摸也，不得曰撮也。

（眉）《金匱》風引湯方後『取三指撮』。《外臺》『《集驗》療遺尿方：取雄雞腸燒灰爲末，用三指一撮服之云云。范注同』。所云『三指一撮』即是三指撮，即是一撮也。

**○所謂深之細者，其中手如鍼也。摩之、切之。聚者，堅也。博者，大也。**

〔楊〕診脈所知，中手如鍼，此細之狀也。切，按也。

〔馬〕首四句似以鍼法爲解。

〔識〕高以下二十四字，移於前頸癰（當作『故胃脘爲癰也』）之下。『上經者』以下六（當作『八』）十九字，移於『前在陰陽奇恒中』（當作『論在奇恒陰陽中』）之下，而爲之注釋，率屬牽強，不可從。

案：此四句，楊注以爲診脈之義，似是。云『所謂』者，知是古經所謂之文，即謂『深之細』『摩之』『切之』『聚』『博』也。蓋深之細，謂重按之得細脈也，故曰其中手如鍼也，解細脈之狀也。摩之，謂浮而診之也。博者，謂脈狀散漫洪大不緊實也，故解之曰大也。切之聚，謂沈而診之也。聚者，謂脈狀緊實沈弦不散漫也，故解之曰堅也。云深之、摩之、切之者，謂診者手法也，云細、聚、博者，謂脈形也。蓋古經文云摩之、切之，聚、博，乃爲摩之博，切之聚之義，與『頭項強痛』文例同。『深之細摩之切之聚博』九字，古脈書文耳。

○**上經者，言氣之通天也。下經者，言病之變化也。**

〔楊〕上經言上通天之氣，下經言下病之變化也。又自腰以上隨是何經之氣，以爲上經。自腰以下以爲下經，上經通於天氣，下經言其變化之也。

案：《逆調論》卅四云：『下經曰：胃不和則臥不安，此之謂也。』所云『下經』說病，與此所云『下經言病之變化』正合。又《疏五過論七七》云『上經下經，揆度陰陽』，可互徵矣。《痿論四四》亦引『下經』，可併考。

○**金匱者，決死生也。**

〔楊〕金匱之章，作決死生之論也。

案：《靈·歲露篇》『請藏之金匱，命曰三實』。又《陰陽二十五人篇》『金櫃藏之，不敢揚之』。此所云『金匱』，蓋謂之歟。

又案：《見在書目．五行家》有『黄帝注金匱十卷』，又『黄帝金匱疏，陳氏撰』，又《天元氣大論》（『氣』當作『紀』）云『請著之玉版，藏之金匱，署曰天元紀』，亦合矣。又《氣穴論五八》云『藏之金匱』，可併考。

〔識〕簡按：《漢．高帝紀》如淳云『金匱，猶金縢也』，師古曰：『以金爲匱，保慎之義。』此文見於《金匱真言論》篇名下。

**○揆度者，切度之也。**

案：切，是脈診之名。

**○奇恒者，言奇病也。所謂奇者，使奇病不得以四時死也。恒者，得以四時死也。**

〔楊〕得病傳之，至於勝時而死，此爲恒也。中生喜怒，令病次傳死者，此爲奇也。

〔眉〕《方盛衰論》『聖人持診之道，奇恒之勢，乃六十首』，王注：『奇恒勢六十首，今世不傳。』

**○所謂揆者，方切求之也，言切求其脈理也。度者，得其病處，以四時度之也。**

〔楊〕揆者，方將求病所在揆量之也。度者，得其病處，更於四時，度其得失之也。

〔馬〕揆度，以度病爲義。奇病不必以四時而死，如《奇病論》《大奇論》之類。恒病得以四時而死，如《藏氣法時論》合於四時而死之類。揆以切求其脈理，度以得其病處，遂以四時度之，此皆古經篇之義也。王注置之弗釋，蓋不考諸義之爲篇名，然謂之他篇之錯簡則是也。

〔張〕此節觀其辭意，皆釋經文未明之義，而與本論無涉，且其有見於經者，有不見於經者，王氏謂古經斷裂，繆續於此者是也。

案：『揆度』『奇恒』已見於《玉版論要篇十五》中，『奇恒之府』見於《五藏别論十一》中，可併考。

案：『奇恒』蓋古言，其諸正證可以理推知者，謂之恒，其諸變證不可以常論律者，謂之奇也。奇，病也。蓋《素問》《大素》共『奇』下脱『恒』歟。説見十五中。

本論凡八章，一論胃管癰，二論臥不安，三論不得偃臥，四論厥腰痛，五論頸癰，六論怒狂，七論酒風，八論釋古經篇名。

又案：第一章云『其脈沈細』，即末章所云『深之細者』，受此句而發之也。第三章云『脈大』，末章云『摩之』『博者，大也』，第四章云『右脈沈而緊』，《甲乙》『緊』作『堅』，末章云『切之聚者，堅也』，共亦受前文而爲之解釋也。第三章末云『論在奇恒陰陽中』，末章解釋『上下經金匱奇恒揆度』之義，蓋亦受此句而述之歟。第四章云『冬診之，右脈固當沈緊，此應四時，左脈浮而遲，此逆四時』，末章云『所謂揆者，方切求之也，言切求其脈理也。度者得其病處，以四時度之也』，是受四章四時應逆之二脈而言之，且《大素》卷卅酒風條後題曰『經解』，而載此文，其次第與《素問》合，則此末章數句，似不可斷爲錯簡，今録拙考以存疑耳。

『上經下經』，蓋謂第三章所云『陰陽』也。

文久第三歲次癸亥九月十六夜雨中燈下

書於無所有亭　醒翁　立之

今日送棠邊君柩於平塚常感寺，歸路逢雨，高島久貫被訪，共酌而醉眠，眠覺後書之。

棠邊謚曰『最勝院履道現覺居士』九月三日捐舍

第四十六補

帝曰有病厥者ヲ六

《甲乙》九·第八云：『黄帝問曰：有病厥者，診右脈沈堅，左手浮遲，不知病生安在。岐伯對曰：冬診之，右脈固當沈堅，此應四時，左脈浮遲，此逆四時。左當主病，診左在腎，頗在肺，當腰痛。曰：何以言之？曰：少陰脈貫腎絡肺，今得肺脈，腎爲之病，故爲腰痛。』ウ十一

帝曰有病怒狂者ウ九

《甲乙》十一·第二云：『曰：有病狂怒者，此病安生？曰：生於陽也。曰：陽何以使人狂也？曰：陽氣者，因暴折而難決，故善怒，病名曰陽厥。曰：何以知之？曰：陽明者常動，太陽少陽不動，不動而動大疾，此其候也。曰：治之奈何？曰：衰（《素問》作「奪」）其食即已。夫食入於陰，氣長於陽，故奪其食即已，使人服以生鐵落爲後飲。夫生鐵落者，下氣候也。』（《素問》「候」作「疾」）ウ一

氣疾ウ十一

《御覽》七百二十三引《後周書》曰：『姚僧坦，字法衛，吳與武康人也。大將軍襄樂公賀蘭隆先有氣疾，加以水腫喘息奔急。僧坦即爲處方，諸患悉愈。』ヲ六

## 奇病論篇第四十七

〔新〕按全元起本在第五卷。

《大素》全存。

○**黄帝問曰：人有重身，九月而瘖，此爲何也？**

《大素》卷卅卷首缺頁。『病』字已下有之。

〔識〕《詩·大雅》『大任有身』，《毛傳》『身，重也』，《箋》『（「重」）謂懷孕也』，馬『重，平聲』。

〔馬〕此乃阻絶之絶，非斷絶之謂。《生氣通天論》云『大怒則形氣絶，而血菀於上』，亦阻絶之絶。

**○岐伯對曰：胞之絡脈絶也。**

〔識〕馬云：『瘖，瘂也。醫書謂人之受孕者，一月肝經養胎，二月膽經養胎，三月心經養胎，四月小腸經養胎，五月脾經養胎，六月胃經養胎，七月肺經養胎，八月大腸經養胎，九月腎經養胎，十月膀胱經養胎。先陰經而後陽經，始於木而終於水，以五行之相生爲次也。然以理推之，則手足十二經之經脈，晝夜流行無間，無日無時而不共養胎氣也，必無分經養胎之理。今曰九月而瘖，蓋時至九月，則姙胎已久，兒體日長，胞絡宫之絡脈繫於腎經者，阻絶而不通，故間有爲之瘖者，非人人然也。』《靈樞·經脈篇》云：『腎足少陰之脈，從腎上貫肝鬲，入肺中，循喉嚨，挾舌本』。張云：『瘖，聲啞不能出也』。簡按：徐之才逐月養胎法，見於《千金方》。蕭氏《女科經綸》云：『張嶟璜按：瘖謂有言而無聲，故經曰不能言。此不能二字非絶然不語之謂，凡人之音，生於喉嚨，發於舌本，因胎氣肥大，阻腎上行之經。以腎之脈入肺中，循喉嚨，繫舌本。喉者，肺之部，肺主聲音，其人切切私語，心雖有言，而不能聽，故曰瘖。肺腎子母之藏，故云不必治。若大全解作不語，則爲心病，以心主發聲爲言也，與子瘖了不相干』。嶟璜所論如此。然《醫説》引邵氏《後聞見録》云：『郝翁名允，博陵人。一婦人姙，咽嘿不能言。翁曰：兒胞大經壅，兒生經行則言矣。不可毒以藥』。又引《醫餘》云：『孕婦不語，非病也。聞如此者，不須服藥。臨産日，但服保生丸、四物湯之類，産後便語，亦自然之理，非藥之功』。並是子瘖，瘖乃舌瘖。腎之脈繫舌本，其理自明，蕭所引卻是迂謬。又考郭氏《保慶集》第九論有産後不語用七珍散，則知不啻胎前有此證也。

案：胞者，子藏也。《五藏別論十一》謂之女子胞，繫於腎是也，與《痿論四四》所云『悲哀太甚，則胞絡絶』自別，彼謂『心包絡』，即包字之從肉作『胞』者，與此云『胞絡』不相涉也。

**○帝曰：何以言之？岐伯曰：胞絡者繫於腎，少陰之脈，貫腎，繫舌本，故不能言。**

〔識〕張云：『胞中之絡，衝任之絡也。』吳云：『謂子室中之支絡也。繫，根系也。』

**○帝曰：治之奈何？岐伯曰：無治也，當十月復。**

〔楊〕婦人懷子□名曰重身，膀胱□胞胳腎屬膀胱，不言女子胞，今云胞胳繫腎足少陰，少陰上繫舌本者，以是女子胞胳亦繫於腎，故任身九月有胞胳絶者，瘖不能言。□□□□生，還復舊也。

**○刺法曰：無損不足，益有餘，以成其疹。**

〔識〕此以下止『疹成也』，吳、志爲別章，是。

案：此説恐非是。王注以爲前章之刺法，與楊注同，可從矣。

〔識〕吳云：『疹，病也。』張、志同。簡按：《國語》：『孤子寡婦疾疹。』《傷寒例》云：『小人觸冒，必嬰暴疹。』王注恐非。

案：『疹』《説文》作『疢』，云：『熱病也。從疒從火。』徐鉉曰：『今俗別作疹，非是。丑刃切。』轉注之義，爲凡疾疹之義。然此云『成疹』，則『成疹』二字自是久固疾疹之謂，故王以『疹』爲『久病』也。以余觀之，則以『成疹』爲久病則可，不可直以『疹』爲久病也。

**○然後調之。**

〔新〕按：《甲乙經》及《大素》無此四字。按全元起注云：『所謂不治者，其身九月而瘖，身重不得爲治，須十月滿生後，復如常也，然後調之。則此四字，本全元起注文，誤書於此，當刪去之。』今本《大素》亦此四字無，此説可從也。

〔識〕此四字，宜據《新校正》刪之，明是全注羼入，諸家爲原文釋之者何諸。

**○所謂無損不足者，身羸瘦無用鑱石也。無益其有餘者，腹中有形而泄之。泄之則精出，而病獨擅中，故曰疹成也。**

『小腹當有形』已見於《脈要精微論十七》中。

〔楊〕身之羸瘦更用鑱石，此爲損不足也。腹中有形，此爲有餘。益之以成其病，斯乃損於有餘，治病也。益有餘爲病易知，損實爲病難知之，故須言之。

〔識〕『無用鑱石也』，志云：『鑱，謂鍼。石，砭石也。《鍼經》曰：形氣不足，病氣不足，此陰陽氣俱不足也。不可刺之，刺之則重不足。重不足則陰陽俱竭，血氣皆盡，五藏空虛，筋骨髓枯，老者絶滅，壯者不復矣。是以身羸瘦者，不可妄用鍼石。』

〔識〕腹中有形而泄之，志云：『泄，謂用鍼寫之。《鍼經》曰：刺之害中而不去則精泄，精泄則病益甚而恇。按：腹中胞積皆爲有形，在女子胞則無益其有餘，在息積曰不可灸刺，在伏梁曰不可動之，是腹中有形者，皆不可刺泄。刺雖中病，而有形之物不去，則反泄其精氣。正氣出而邪病反獨擅於其中，故爲疹成也。』簡按：馬、張仍王爲重身之義，非也。

〔紹〕無治也，張子和《治病百法》舉此段曰：『雖有此論，可煎玉燭散二兩，水一椀同煎至七分，去滓放冷，入蜜少許，時時呷之，則心火下降，而肺金自清，故能作聲也。』堅按：玉燭散係於四物湯、承氣湯、朴消各等分，水煎。出《三法六門》。

〔紹〕『刺法曰』至『疹成也』，琦曰：『此節蓋他經脱文。』

〔箚〕驪恕公曰：『據《甲乙》，「疹」「成」疑倒。』

《甲乙經》卷十二·婦人雜病第十云：『黄帝問曰：人有重身，九月而瘖，此爲何病？岐伯對曰：胞之絡脈絶也。胞絡者繫於腎，少陰之脈貫腎繫舌本，故不能言，無治也。當十月復。治法曰：無損不足溢（當作「益」）有餘，以成其辜（《素問》『疹』作）。所謂不足者，身羸瘦，無用鑱石也。無益其有餘者，腹中有形而泄，泄之則精出而病獨擅中，故曰成辜。』

案：『無損不足，益有餘，以成其疹』，是三句古刺法書之文也。『所謂』以下數句，是解經之文也，與《小鍼解》等同例。言無損不足者，勿用諸大鍼出血，以其身羸瘦少血故也。無益其有餘者，勿用微鍼泄氣。以其腹中有病形，泄其氣，則其精氣自脱出，而其病形獨擅着在腹中故也。其損不足，益有餘，共使小疴爲大病之法也，故曰疹成也。本文解凡病之有餘不足，不足勿用諸大鍼，有餘勿用小鍼之戒。岐伯述之以爲重身勿用鍼治之義，於是乎羸瘦以爲任身血少之羸瘦，腹中有形以爲腹内有胎之義，引此以示無治之徵也。

鑱鍼與石鍼同形，蓋以古之砭石代鐵作之者謂之鑱鍼，其制頭大末小，形與砭石同，故《扁鵲傳》亦有『鑱石』之文。《索隱》『鑱謂石鍼也』，與此同文例。所云『鑱石』者，合偁石與鐵之二鍼也。《九鍼十二原》云：『一曰鑱鍼，鑱鍼者頭大末鋭，去寫陽氣。』《九鍼論》云：『鑱鍼者，取法於中鍼，去末寸半卒鋭之，長一寸六分，主熱在頭身也。』《官鍼篇》云：『病在皮膚無常處者，取以鑱鍼於病所，膚白勿取。』《九鍼論》云：『大其頭而鋭其末，令無得深入而陽氣出。』

又案：鑱石，猶云鍼石，揔偁大小九鍼而言也。鑱石、鍼石共見於《湯液醪醴十四》中，可併考。泄之亦謂用鑱石而泄之，前云用鑱石，後云泄之，互成其義也。

**○帝曰：病脇下滿，氣逆，二三歲不已，是爲何病？岐伯曰：病名曰息積。**

《大素》卅・息積病。

〔馬〕脇下脹滿，氣甚喘逆，頻歲未愈者，乃氣息日積使然也，故名曰息積。

〔識〕吳云：『息積，即息賁，肺積也。』張云：『積不在中，而在脇之下者，初起微小，久而至大，則脇滿氣逆，喘促息難，故名息積。今人有積在左脇之下，俗名爲痞者，其即此證。惟小兒爲尤多，蓋（當作「若」）飲食過傷，脾不及化，則餘氣留滯，而結聚於此，其根正在脇間，陽明病劇則上連於肺，此其所以爲息積也。』簡按：《百病始生篇》云『稽留不去，息而成積』。據此，則息謂生長，出《前漢·宣帝紀》師古注猶瘜肉之瘜也。《聖濟總録》云：『夫消息者，陰陽之更事也。今氣聚脇下，息而不消，積而不散，故滿逆爲病。然氣客於外，不干胃府，故不妨食，特害於氣息也。導引能行積氣，藥力又藉導引而行故也。』有方附於五十七卷。此以『息而不消，積而不散』解『息積』之義，極是矣。而至謂害於氣息，則竟未免岐誤。

案：脇下滿氣逆，爲喘息之狀。二三歲不已者，是後世所云哮喘也。《五十六難》謂之『息賁』，此謂之『息積』，一也。蓋息賁者，氣息奔迫之義。其沈久不愈，漸踰歲月者，謂之息積。即息賁不愈，留結爲積之義。《五十六難》云：『肺之積名曰息賁，在右脇下，覆大如杯。久不已，令人灑淅寒熱，喘咳發肺壅，以春甲乙日得之。何以言之？心病傳肺，肺當傳肝，肝以春適王。王者不受邪，肺復欲還心，心不肯受，故留結爲積，故知息賁以春甲乙日得之。』可以徵也。

**○此不妨於食，不可灸刺。積爲導引，服藥，藥不能獨治也。**

〔楊〕脇下滿，肝氣聚也。因於喘息則氣不行，故氣聚積，經二三歲名曰息積，無妨於食，而不可灸。可以刺而引精并服藥，氣行不可復刺。朱字拙考。又案：『藥』字宜疊。

〔馬〕此病有關於肝膽肺經，無與於胃，故不妨於食也。但不可灸刺之，蓋灸則火熱內爍，刺則氣寫經虛也。必漸次積爲日用導引之功，調和之藥，二者並行斯病可愈。若止用藥而不導引，則藥不能以獨治也。

〔高〕積，漸次也。須漸次爲之導引而服藥，導引運行則經脈之虧者可復。若但服藥，則藥不能獨治也。

《甲乙經》卷八・經絡受病第二云：『曰：病脇下滿氣逆行，三二歲不已，是爲何病？曰：病名息賁，此不妨於食，不可灸刺。積爲導引服藥，藥不能獨治也。』ヲ十

〔紹〕《三因方》舉本證擬有磨積圓胡椒、木香、全蝎，化氣湯縮砂仁、桂心、木香、甘草、茴香、丁香皮、青皮、陳皮、乾生薑、蓬朮、胡椒、沈香，及導引法，文繁不録。

**○帝曰：人有身體髀股䯒皆腫，環齊而痛，是爲何病？岐伯曰：病名曰伏梁，此風根也。其氣溢於大腸，而著於肓。肓之原在齊下，故環齊而痛也。不可動之，動之爲水溺濇之病也。**

案：王注云『此一問答之義，與《腹中論》同，以爲奇病，故重出於此』。據此，則『重出於此』者，爲王氏之所作。諸注已見於《腹中論》，故今不贅於此。

案：《難經》以『息賁』爲肺積，以『伏梁』爲心積，與此所説同義。二病共爲心腹之病，而其原皆在腎，是心腎肺腎相通氣脈之理也，故特舉此二病以爲奇病歟。《甲乙》與《大素》合，其全文已見《腹中論》，宜併看。

《大素》卷卅・伏梁病。

《五十六難》云：『心之積名曰伏梁，起齊上，大如臂，上至心下。久不愈，令人病煩心，以秋庚辛日得之。何以言之？腎病傳心，心當傳肺。肺以秋適王，王者不受邪。心欲復還腎，腎不肯受，故留結爲積，故知伏梁以秋庚辛日得之。』

《靈樞・經筋篇》云：『手少陰之筋，其病内急心承伏梁。其成伏梁，吐血膿者，死不治。』

《腹中論四十》云：『病有少腹盛，上下左右皆有根，此爲何病？可治不？岐伯曰：病名曰伏梁。帝曰：伏梁何因而得之？岐伯曰：裹大膿血，居腸胃之外。不可治，治之每切按之致死。帝曰：何以然？岐伯曰：此下則因陰，必下膿血。上則迫胃脘生鬲，俠胃脘内癰，此久病也，難治。居齊上爲逆，居齊下爲

從，勿動亟奪，論在刺法中，此風根也。其氣溢於大腸而著於肓，肓之原在齊下，故環齊而痛也。』

**○帝曰：人有尺脈數甚，筋急而見，此爲何病？**

〔識〕簡按：《十三難》云『脈數，尺之皮膚亦數』，丁氏注：『數，心也。所以臂内之皮膚熱也。』蓋與此同義。

《大素》卅・疹筋。

〔紹〕《難經經釋》於《十三難》下曰：『今去經文大小字而易數字，數者，一息六七至之謂。若皮膚則如何能數？』案：所言經文者，《邪氣藏府病形篇》也。

案：經文凡云『尺寸』者，謂寸口與尺澤之脈也。《十三難》《邪氣藏府病形》共云『尺之皮膚』，亦指尺澤而言耳。《陰陽應象大論》五所云『按尺寸，觀浮沈滑濇，而知病所生』，《十三難》又云『與寸口尺内相應，假令色青，其脈當弦而急』，並同義，乃謂寸口弦而尺澤内急。如此讀，則無處不通矣。丁注、徐説並不可從。

**○岐伯曰：此所謂疹筋，是人腹必急。白色，黑色見則病甚。**

〔楊〕尺脈數筋急見出者，此爲疹筋。疹筋，筋急腹急。此必金水乘肝故色白，黑即甚也。有本爲『尺瘦也』。

〔紹〕堅按：《太素》無『脈』字，爲一作『尺瘦』者尤是。蓋血液虚少，故尺肉削減，即爲腹筋竪急之診。此『脈』字芟去，而《素》《靈》中遂無尺部診脈之説矣。

案：《陰陽應象大論五》云『按尺寸』者，既是謂寸口、尺澤二脈，則不得謂無尺部診脈之説也。今本《素問》作『尺脈』者，蓋亦指尺澤脈而言歟。王注云『今尺脈數急，脈數爲熱，熱當筋緩，反尺中筋急而見』，是亦似以尺脈爲尺澤脈。

〔張〕尺脈數甚，陰邪有餘而水不足也。筋急而見，筋脈拘急而形色外見也。筋者肝之合，陰氣不足，則肝失所養，故筋急而見。疹筋者，病在筋也。

案：疹筋，猶云筋病，是腎虚火動，脈數，小腹裏急之證也。《金匱》虚勞裏急，用小建中湯，或腎氣丸是也。『白色』二字，屬上句讀。此證失血甚多，當色白也。若黑色見者，其病尤甚也。所云黑色者，見腎水本色，是爲虚極，故曰病甚也。楊注似如此讀，而未明了。諸注皆爲『白黑二色見者病甚』，恐非是。

**○帝曰：人有病頭痛以數歲不已，此安得之？名爲何病？**

《大素》卅・頭齒痛。

案：據楊注，（《大素》作）『歲數』全是誤倒。

案：頭痛，元非病名，爲病證。故《病源》不收頭痛門，但有頭面風候，而併收頭痛，是亦非病名之徵也。頭痛，外邪表證所固有也。其經久不愈者，濕邪入人身水血肉分間不解是也。後世名曰淡厥頭痛，因風雨陰晴爲頭痛者也。

**○岐伯曰：當有所犯大寒，内至骨髓。髓者以腦爲主，腦逆故令頭痛，齒亦痛。**

〔楊〕大寒入於骨髓，流入於腦中，以其腦有寒逆故頭痛，數歲不已。齒爲骨餘，故亦齒痛。

案：大寒至骨髓者，即濕邪入腎經不去也。骨髓、齒共腎之所主，故云骨髓、齒，則腎經有濕邪可以知耳。

**○齒痛，不惡清飲，取之陽明，惡清飲，取手陽明。**

此十七字，今據《大素》補正，『之』恐『足』訛，楊注可考。

〔楊〕上齒雖痛，以足陽明穀氣，故飲不□惡冷，可取足陽明。下齒痛，取手陽明也。

〔馬〕今大寒入髓而氣逆上行，故令頭痛，齒爲骨餘，亦兼齒痛也。此病氣逆而然，故亦名之曰厥逆耳。

○**病名曰厥逆。帝曰：善。**

〔王〕全注：『人先生於腦，緣有腦則有骨髓，齒者骨之本也。』

案：《五藏生成十》云：『諸髓者，皆屬於腦。』《靈樞・海論》云：『腦爲髓之海。』蓋腦髓齒骨共係於腎，腎經有濕邪，留滯不去，故其氣逆上，令人頭熱足寒，故名曰厥逆也。『腦』解詳見於第十中。

《甲乙經》卷四第二云『曰：人有尺膚緩甚（一云又存瘦甚），筋急而見，此爲何病？曰：此所謂狐筋。狐筋者，是人腹必急白色，黑色見此病甚』。（《素問》『狐』作『疹』）十五ウ

案：《甲乙》作『狐』者『疹』字訛歟。『疹』『狐』二字草體相似，因誤耳。

又卷九・第二云：『黄帝問曰：病頭痛，數歲不已，此何病？岐伯對曰：當有所犯大寒，内至骨髓。骨髓者，以腦爲主，腦逆，故令頭痛齒亦痛。』ウ一

○**帝曰：有病口甘者，病名爲何，何以得之？岐伯曰：此五氣之溢也。名曰脾癉。**

《大素》卅・脾癉消渴。

〔識〕五氣之溢也，呉云：『腥焦香臊腐也。』張云：『五味之所化也。』馬云：『五藏之氣也。』志云：『五氣者，土氣也。土位中央，在數爲五，在味爲甘，在藏爲脾。』高同，云：『溢，泛溢也。』簡按：萬曆本《醫説》作『土氣』，志注爲是，王意亦當如此。案：《大素》亦作『五氣』，則此説叵從。

案：脾能受五味，其五氣以養五藏，此其常也。今過食肥美，故不能行五氣以養五藏，五氣上溢令口甘也。呉、張説爲得。

〔識〕脾癉，《聖濟總録》云：『夫食入於陰，長氣於陽，肥甘之過，令人内熱而中滿，則陽氣盛矣。故單陽爲癉也。其證口甘，久而弗治，轉爲消渴，以熱氣上溢故也。』有方附於四十五卷。

案：脾好燥而惡濕，今脾傷於肥甘，而内熱薰灼，故名曰脾癉。癉之爲言殫也。殫，盡也。詳見於《脈要精微十七》中。

〔紹〕五氣，琦曰：『五當作脾。』

〔箚〕《漢藝文志》『五藏六府癉十二病方四十卷』。

**○夫五味入口，藏於胃，脾爲之行其精氣。津液在脾，故令人口甘也。此肥美之所發也。此人必數食甘美而多肥也。肥者，令人内熱，甘者，令人中滿，故其氣上溢，轉爲消渴。治之以蘭，除陳氣也。**

〔楊〕五氣，五穀之氣也。液在脾者，五□也。肥羹令人熱中，故脾行涎液，出廉泉，入口中，名曰脾癉。内熱氣溢，轉爲消渴。以蘭爲湯飲之，可以除陳氣也。

〔識〕枚乘《七發》『甘脆肥濃，命曰腐腸之藥』。《甲乙》作『數食美而多食甘肥』，爲是。

〔箚〕稻曰：『所謂肥甘不足於口之肥，謂肉也。』

〔紹〕琦曰：『食肥則陽氣滯而不達，故内熱。食甘則中氣緩而善留，故中滿。中滿而熱，脾氣上溢，故口甘也。』

〔張〕肥者，味厚助陽，故能生熱。甘者，性緩不散，故能留中。熱留不去，久必傷陰，其氣上溢，故轉變爲消渴之病。蘭草性味甘寒，能利水道，辟不祥，除胸中痰澼。其氣清香，能生津止渴，潤肌肉，故可除陳積畜熱之義。

案：五味入口，藏於胃，脾爲之行其精氣者，此其常也。如此脾中無有津液，配其津液以灌四傍（《玉机十九》）。

津、淡、液、濃猶曰水血，故脾者，配分所受於胃水穀精粹之氣，上以達四藏，下以灌二腸焦胱之官也。津液常有而不可滯留也。若津液滯留在脾，則失脾氣運轉之化，濕熱内鬱之所生，故令人口自覺甘味，此脾氣不化之所爲，見脾土之本味，猶見真藏脈之例。王注云『津液在脾，是脾之濕』，一言而足矣。

内熱，謂五内熱，言多食肥肉，則脾氣不能運化其津液，以達自餘四藏，故外四藏失滋潤而生内熱也。

中滿者，謂胃中滿塞，言多食甘美則脾氣失運化，故胃中滿塞。其氣上溢，令人口甘也。若不早治則内熱尤甚，轉而爲消渴之證也。

〔識〕《聖濟總録》『治脾癉口甘中滿蘭草湯。蘭草一兩，切，右一味，以水三盞煎取一盞半，去滓分温三服，不拘時候』。簡按：李杲《試效方》有蘭香飲子，《蘭室祕藏》名甘露膏，治消渴飲水極多，善食而瘦。王遜《藥性纂要》云：『《素問》所謂治之以蘭，除陳氣者，幽蘭、建蘭之葉，非蘭草、澤蘭也。』建蘭、幽蘭古所無，此襲寇宗奭、陳嘉謨之謬説耳。

《本草》白字上『蘭草，一名水香，味辛平。生池澤。利水道，殺蠱毒，辟不祥，久服輕身，益氣不老，通神明』。

黑字云『無毒，除胸中痰癖』，陳藏器云：『本功外去惡氣』。

案：蘭草，芳香，生水澤濕地，故能解散水濕鬱熱閉結之氣，令水道通利，真治脾氣不和之上品，與柴胡之推陳知（當作『致』）新同理。

《甲乙》卷十一・第六云：『曰：有病口甘者，病名曰何，何以得之？曰：此五氣之溢也。名曰脾癉。夫五味入口發於脾，胃爲之行其精氣。津液在脾，故令人口甘。此肥美之所發也。此人必數食美而多食甘肥。肥令人内熱，甘令人中滿，故其氣上溢，轉爲消癉（《素問》作『渴』）。治之以蘭，除陳氣也。』ウ六

**○帝曰：有病口苦，取陽陵泉。口苦者，病名爲何，何以得之？**

《大素》卅・膽癉。

〔新〕按全元起本及《太素》無『口苦取陽陵泉』六字，詳前後文勢，疑此爲誤。

《醫心》卷二引《明堂》云：『陽陵泉，在膝下一寸外廉陷者中，刺入六分灸三壯，主口苦。』三ウ《外臺》引《甲乙》同。據此，則本或有此六字，王氏所見如此與。抑此六字傍記，誤混入於正文歟。

〔識〕此六字宜據《新校正》而刪之，諸家費解。

**○岐伯曰：病名曰膽癉。夫肝者，中之將也，取決於膽，咽爲之使。**

《靈蘭祕典論八》云：『肝者將軍之官，謀慮出焉。膽者中正之官，決斷出焉。』

《靈樞・經脈篇十》云：『肝足厥陰之脈云云。上貫膈布脇肋，循喉嚨之後上入頏顙。』

**○此人者，數謀慮不決，故膽虛。氣上溢而口爲之苦，治之以膽募俞，治在陰陽十二官相使中。**

〔楊〕膽爲肝府，肝爲内將，取決於膽。其人有謀慮不決於傷膽，氣上膽溢，從咽入口，口苦名曰膽癉，可取膽募日月穴也。

〔識〕《甲乙》無『虛』字。吳『虛』作『噓』，云：『噓氣，氣上溢（當作『出』）也。』汪昂云：『吳改膽虛作膽噓，欠通。氣上溢，即噓字之義。』馬云：『此膽氣以煩勞而致虛。』張云：『數謀慮不決，則肝膽俱勞，勞則必虛，虛則氣不固，故膽氣上溢。』簡按：數謀慮不決，宜膽氣怫鬱，《甲乙》似是。《聖濟總録》云：『數謀不斷，則清淨者濁而擾矣，故氣上溢而爲口苦也。《經》所謂是動則病口苦，以氣爲是動也。』有方附於四十二卷。《衛生寶鑑》有龍膽瀉肝湯，與東垣方不同。

〔識〕吳云：『膽募，日月穴也。膽俞在脊十椎下兩傍各一寸五分。』簡按：《甲乙》云『日月，膽募也。在期門下五分』，馬以爲期門，誤。王注腹募背俞，原於《六十七難》。

〔識〕『治在』之『治』，吳改作『論』，注云：『即《靈蘭祕典》所論也。』張同。簡按：王云『今經已亡』，未知何是。

《甲乙》卷九第五云：『黄帝問曰：有口苦取陽陵泉，口苦者病名爲何，何以得之？岐伯對曰：病名曰膽痺。夫膽者中精之府，（《素問》無此句）肝者中之將也，取決於膽，咽爲之使。此人者數謀慮不決，膽氣上溢，（《素問》下有『虚』字）而口爲之苦，治之以膽募俞，在陰陽十二官相使中。』

案：『治在』之『治』，《大素》《甲乙》共無，據王注則《素問》獨有之，蓋無『治』字者似是。《素問》偶衍歟？抑是王氏所補之朱字歟？

**○帝曰：有癃者，一日數十溲，此不足也。身熱如炭，頸膺如格，人迎躁盛，喘息氣逆，此有餘也。**

《大素》卅・厥死。

〔識〕吳云：『不得小便也。癃而一日數十溲者，由中氣虚衰，欲便則氣不能傳送，出之不盡，少間則又欲便，而溲出亦無多也。』簡按：《口問篇》云『中氣不足，溲便爲之變』。陳氏《三因方》云：『淋古謂之癃，名稱不同也。癃者，罷也。淋者，滴也。今名雖俗，於義爲得。』此説非是。戴侗《六書故》曰：『淋癃實一聲也。漢殤帝諱隆，故改癃爲淋。改隆慮縣爲林慮縣。』蓋《内經》《本草經》皆用癃字，作淋皆後人所改。

〔紹〕楊曰：『癃，淋也。』堅案：《六書故》曰『人病小便淋瀝不通者，今謂之淋，古作癃云云』。淋，犂鍼切，又良中切。癃，良中切。《史記・孝景本紀》《索隱》曰：『隆慮，音林閭，避殤帝諱改之。』

〔識〕吳云：『身熱如炭，胃主肌肉故也。頸膺如格，胃脈循喉嚨，下乳内廉故也。』張云：『如格者，上下通，若有所格也。』

案：格，《説文》『木長皃』，《廣韻》『樹枝』。蓋『如格』者，謂頸膺之間其氣不通，不能柔軟，如樹木之竪立也。乃與『如炭』一對爲文。張云『若有所格』者，非是。後世以『格』爲活字，因用『柯』字代之。《玉篇》『格，柯額切。式也，量也，度也，至也，來也』。是非古義。又《玉篇》『柯，音哥。枝也。《説文》曰：斧柄也』。是以《説文》『斧柄』之字，借用『如格』字也。《素問》云『如格』，偶與古義合，真岐黄之遺言，可不貴而重乎。

案：『身熱如炭』者，謂灼熱如炭火也。《生氣通天論三》云『體若燔炭』與此同義，宜併考。

〔識〕馬云：『其息喘，其氣甚逆。』張云：『喘息者，呼吸急促也。氣逆者，治節不行也。』

○**太陰脈微細如髮者，此不足也。其病安在，名爲何病？**

〔張〕人迎躁盛者，足陽明動脈，在結喉兩傍，所以候陽也。太陰脈微細者，即兩手寸口之脈，所以候陰也。

○**岐伯曰：病在太陰，其盛在胃，頗在肺，病名曰厥，死不治。**

〔識〕馬云：『此病在太陰經之不足，觀氣口微細之脈可知也。其氣盛在於胃，觀人迎躁盛之脈可知也。至於喘息氣逆，頗關在肺，然肺虚也，非盛也，特邪氣耳。』簡按：參之於王説，義尤明晰。呉以太陰爲脾，張則爲脾肺二藏，與經旨左矣。

〔張〕陰不入陽，故其盛在胃。陽不入陰，故太陰微細。病名曰厥者，陰陽皆逆也，故死不可治。

案：癃病而一日數十溲者，是腎氣不足也。『身熱如火，頸膺強急如格木，人迎躁盛』此三者，胃之虚熱盛而上迫於心肺也。故曰病在太陰，其盛在胃也。喘息、氣逆，此二者專係於肺部之證，而亦胃虛之所爲也。『太陰脈微細如髮』者，固爲肺經所關，然其實五藏俱虛之脈，而專因於腎氣不足也，是亦腎肺相通於氣之徵也。必竟此『五有餘二不足』，腎虛火動，上熱下冷之證也。

**○此所謂得五有餘二不足也。帝曰：何謂五有餘二不足？岐伯曰：所謂五有餘者，五病之氣有餘也。二不足者，亦病氣之不足也。今外得五有餘，内得二不足，此其身不表不裏，亦正死明矣。**

〔楊〕癃，痳也。人有病一日數十溲，腎氣不足也。手太陰脈如髮，肺氣不足也。此則二藏不足也。身熱如火，一有餘也。頸及膺二氣盛如格，三有餘也。頸前胃脈人迎躁盛，四有餘也。喘息氣逆，五有餘也。人之遇病，外有五有餘，内有二不足者，病在手足太陰，藏於胃中，動之於肺，非定在於表裏。名曰厥死之病，不可療之也。

〔張〕若此五病者據王注，邪氣有餘也。二病者，正氣不足也。欲寫其邪，則陰虛於裏。欲補其虛，則陽實於外。救裏不可，治表亦不可，此不表不裏之病，即陽證陰脈之類，有死而已，不能爲也。

案：病名曰厥者，上熱下冷之謂。馬云：『蓋人迎盛於氣口者爲格，以陽氣上逆而陰氣不得運於外也。』此正有合於是耳，可從。

〔紹〕凡病虛實相錯者，藥有所顧忌，下手最難，此即是也。仲景稱云難治者，亦皆虛實相錯之證也。

〔紹〕琦曰：『癃而數溲，熱鬱而氣不化也。頸膺如格，上焦閉拒也。人迎躁甚，胃熱也。喘息氣逆，肺邪實也。太陰寸口之脈微細如髮，肺藏虛也。此肺之治節不行，故水道不利，而肺之受熱，由陽明積熱上壅，肺受熱淫，格逆於上故也。』

《甲乙》卷九·第十一云：『曰：有癃者，一日數十溲，此不足也。身熱如炭，頸膺如格，人迎躁盛，喘息氣逆，此有餘也。《素問》下有『陽氣大盛於外』一句陰氣不足，則太陰脈細如髮者，此不足者也。其病安在？曰：病在太陰，其盛在胃，頗在肺，病名曰厥，死不治。此得五有餘二不足也。曰：何謂五有餘二不足？曰：所謂五有餘者，病之氣有餘也。二不足者，亦病氣之不足也。今外得五有餘，內得二不足，此其不表不裏，亦死證明矣。』十六ヲ

**○帝曰：人生而有病巔疾者，病名曰何？安所得之？**

〔張〕凡百病之生，必由外感內傷。人有初生者，未犯邪氣，即有巔疾，故欲以明之。

案：『巔疾』者即『癲疾』，古字假借用『巔』字耳。《本草》白字『蛇蛻，治小兒百二十種驚癇，瘈瘲，癲疾』。所云『癲疾』與此合，後世名曰『驚風』是也。

〔張〕愚按：巔疾者，即癲癇也。本經巔、癲通用，於此節之義可見，諸家釋爲頂巔者非。蓋兒之初生即有病癲癇者，今人呼爲胎裏疾者即此，未聞有胎病頂巔者也。凡諸篇有書『巔』字者，當因此以辨其義。

**○岐伯曰：病名爲胎病，此得之在母腹中時，其母有所大驚，氣上而不下，精氣并居，故令子發爲巔疾也。**

案：母之驚氣入子之胎內，而與子之精合并而居。高云：『精與驚氣并居。』可從也。

〔楊〕人之生也，四月爲胎，母爲人物所驚，神氣并上驚胎，故生已發爲癲疾也。

〔紹〕堅案：《說文》『胎，婦孕三月也』。段校曰：玄應兩引，皆作『二月』。《巢源》《千金》並曰『妊娠三月始胎』。仍知楊注『四』字蓋是『三』譌。然此胎字妄不過在孕之謂，不必限某月。

案：古『四』字作『亖』，故與『三』字相訛。說見於《寶命全形》廿五中。

〔識〕《甲乙》其『母』下有數字。張兆璜云：『胎中受病，非止驚癇，妊娠女子，飲食起居大宜謹慎，

則生子聰俊，無病長年。』高云：『其氣上不下，則精與驚氣并居，既生以後，故令子發爲癲疾也。此癲疾爲先天奇病，而屬於不治也。』

《甲乙》卷十一第二云：『黄帝問曰：人生而有病癲疾者，安所得之？岐伯對曰：此得之在母腹中時，其母數有大驚，氣上而不下，精氣并居，故令子發爲癲疾。』

**○帝曰：有病痝然如有水狀，切其脈大緊，身無痛者，形不瘦，不能食，食少，名爲何病？**

《大素》廿九·風水論。

《靈·熱病第二十三》云：『痱之爲病，身無痛者《病源》《外臺》『者』字無，四肢不收云云。』因考『身無痛』者，自是古言，猶云無痛處也。

〔識〕痝、龐、庬同。《玉篇》『大也』，乃狀浮起貌也。龐又龐雜之龐，故王兼二義而釋之。詳見於《評熱病論》。

案：『庬』字解已見於卅三中。

**○岐伯曰：病生在腎，名爲腎風。**

〔識〕馬云：『腎屬水，故腎虚則水稸，腎不宜感風，故風在則體浮，風熱則脈大，風與水搏則脈緊，脹滿則薄脾而不能食，雖食亦少。《水熱穴論》云：腎者，胃之關也。關門不利，故聚水而成其病，則欲其能食也難矣。』高云：『水因風動，故名腎風。』簡按：王注《風論》云『腎藏受風，則面痝然而腫』，而張則云『非外感之風』，乃風由内生者，内風之説未經見，則不可從。

**○腎風而不能食，善驚，驚已心氣痿者死。帝曰：善。**

〔楊〕龐然者，面皮起之皃。腎風之狀，凡有六别，一面皮起，二脈大緊，三身無痛，四形不瘦，五食少，六喜驚。人有病此六狀，名曰腎風。心不痿者可療得生，痿者死矣。

〔識〕吳云：『腎邪陵心，令人善驚。若驚已而心氣猶壯，是謂神王，生之徒也。驚已而心氣痿者，是謂神亡，死之屬也。』志云：『腎風非死證，此病生在腎，逆傳其所勝故死。』簡按：痿，馬、張仍王義。

《甲乙》卷八·第五云：『曰：有病痝然如水氣狀，切其脈大緊，身無痛者，形不瘦，不能食，食少，名爲何？曰：病主（《素問》作「生」）在腎，名曰腎風。腎風而不能食，善驚不已，（《素問》無「不」字）心氣痿者死。』（十六ヲ）

案：據《甲乙》則『腎風而不能食』已下爲死證也。蓋腎風者，爲中濕虛腫之證。其脈大緊者，寒濕在中，真氣虛散也。《金匱》（上）虛勞第六云：『脈弦而大，弦則爲減，大則爲芤，減則爲寒，芤則爲虛，虛寒相搏，此名爲革。婦人則半產漏下，男子則亡血失精。』所云『弦大』與此云『大緊』同義，身無痛者，亦是水濕虛候，只重之謂。形不瘦者，有水氣也。不能食，食少，謂或不能食，或能食亦少也。此證未至於死證，腎氣丸、理中湯之類宜酌用也。若不能食，善驚不已者，水濕入胃，胃氣不化，上迫於心竅，故令驚不已。水寒迫心，則心氣萎弱，必死之候也。《大素》（『心氣痿』）作『心痿』，蓋心痿者，心中不仁之謂歟。小腹不仁之尤甚者，或至心下，是水病必死之候也。或曰：『心痿，恐心悸之訛。』心痿、心氣痿，共不得明解，録存考耳。

案：此篇凡十章，一爲重身九月之瘖病勿刺，二爲息積爲導引服藥，三爲伏梁，四爲疹筋，五爲頭齒痛，六爲脾癉，七爲膽癉，八爲癃，九爲癲疾，十爲腎風，並皆非平常所有之病也，故入此篇中。

又案：『痿』恐『痵』訛。心氣痵者，謂心下氣悸，即爲水飲上迫之證。《説文》『痵，氣不定也』，是爲心悸之字。《素問》亦用此字，而訛作『痿』耳。

文久三年九月廿九日收毫　白駒山人源立之

素問攷注卷第十三

第四十七補

奇病論ヲ一

〔識〕吳云：『奇病，特異於常之病也。』簡按：凡風也，痺也，厥也，痿也，屬類頗多，此篇所載重身、聲瘖、息積、疹筋等，率皆奇特之病，故以奇病名篇。

疹筋ヲ九

〔識〕吳云：『病筋也。』簡按：《聖濟總録》云『大熱則筋緩，寒則筋急，今也肝氣内虛，虛則生寒，故筋急而見。其尺脈數甚者，蓋尺裏以候腹中，其人腹急則尺脈見數，數亦爲虛，以腹内氣虛故也。氣既寒而筋急，其色又見白黑，是爲寒甚之證』，有方附於四十二卷。又《外臺》云：『痃癖發，即兩筋弦急。』陳氏《婦人良方》云：『痃者，在腹内近臍左右各有一條筋脈急痛。大者如臂，次者如指，因氣而成，如弦之狀，名曰痃氣也。』慧琳《一切經音義》云：『痃病，即腹中冷氣病也。發即脈脹牽急如似弓弦，故俗呼爲痃氣病也。』據王注，此即疹筋也。

名曰厥逆ヲ十

〔識〕《聖濟總録》方附於五十一卷，李氏《蘭室祕藏》有羌活附子湯，羅氏《衛生寶鑑》有麻黄附子細辛湯，危氏《得效方》有白附子散，並治大寒犯腦頭痛。

帝曰善ヲ十

〔識〕高云：『帝曰善』三字衍文。

消渴ヲ十三

〔箚〕稻曰：《甲乙》作『消癉』，是。經中消渴，他篇無所見。

案：《大素》《素問》共作『消渴』，則此説亦叵從。

夫肝者中之將也。ウ十三

〔識〕《甲乙》『肝』上有『膽者中精之府』六字，與《新校正》所引異。《靈・師傳篇》云：『肝主爲將。』《六節藏象論》云：『十二（當作「十一」）藏皆取決於膽。』《本輸篇》云：『肝合膽。膽者，中精之府。』《五行大義》引《河圖》文同。蓋本節主膽而言，《甲乙》文爲正焉。《聖濟總録》作『夫膽爲中正之官，清淨之府，十一藏之所取決，咽爲之使』。

不表不裏ヲ十七

案：五有餘二不足，共是飲結之證，而在皮膚之内，腸胃之外，腎肺二經之間，故曰不表不裏也。所云表者，謂太陽表證也，裏者，謂陽明裏證也。

四六　病能ヲ一　胃脘癰ウ一　泩懸ヲ四　肺脹ウ五　腰痛ヲ七　腎肺ヲ七　頸癰ウ七　怒狂ウ九　陽厥同　生鐵洛ヲ十一　酒風ヲ十二　澤瀉朮麋銜ヲ十二　三指撮同　上經下經ヲ十五　金匱ウ十五　奇恒ヲ十六　揆度同　奇恒陰陽ヲ六　懸見ヲ五

四七　瘖ヲ一　胞同　刺法ヲ三　息積ウ五　導引服藥ウ六　伏梁ヲ七　尺脈ヲ八　疹筋ウ八　白色黑色同　頭痛數歲ウ九　厥逆ヲ十　脾癉ウ十　消渴ウ十一　蘭同　膽癉ウ十三　肝取決於膽ウ十三　陰陽十二官相使同　瘽ヲ十五　如格同　如炭同　厥ヲ十六　五有餘二不足ウ十六　巓疾ヲ十八　胎病ウ同　痝然ウ十九　腎風同　脈大緊同　心氣痿ヲ廿

## 大奇論篇第四十八

高本刪『論』字。

〔新〕按全元起本在第九卷。

《大素》全存。

**○肝腎俱至，則疝瘕，少腹痛，婦人月使不來。**

（眉）《脈經》卷五扁鵲診諸反逆死脈要訣第五載此文，多與《大素》同，今以朱筆校之。

**○肝滿，腎滿，肺滿，皆實即爲腫。**

〔楊〕此三藏之滿實，皆爲癰腫。

〔識〕張云：『滿，邪氣壅滯而爲脹滿也。此言肝腎肺經皆能爲滿，若其脈實當爲浮腫，而辨如下文也。』簡按：王以滿爲脈氣滿實。考文理，張注爲勝。王注『癰腫』，必是壅腫，傳寫之訛耳。

案：此説似是，然楊亦爲『癰腫』，則王亦有所受而言。《説文》『癰，腫也』『腫，癰也』。據此，則以『腫』爲癰腫者，蓋古言之偶存歟。

案：肝滿者，下文所云『兩胠滿』。腎滿者，胠下至少腹滿。肺滿者，兩脅滿是也。蓋肺氣不利，故脅滿，腎氣不利，故腹滿，肝氣不利，故兩胠滿。脅爲肺之部位，少腹爲腎之部位，胠爲肝之部位。滿有虛實，實者或爲癰腫，虛者否也。此所云癰謂内癰也。内癰有數證，上在脇肋内謂之肺癰，中在兩胠内謂之肝癰，即胃管癰也，下在少腹内謂之腸癰。如此解之，則其義明了，無可疑矣。諸注並非。楊、王二家雖無明解，其義亦宜如此耳。

**○肺之雍，喘而兩胠滿。**

〔楊〕肺以主氣，故肺生癰有喘也。肺脈上膈近脇，故肺癰脇滿也。

《金匱》上·第七云：『若口中辟辟燥欬，即胸中隱隱痛，脈反滑數，此爲肺癰。欬唾膿血，脈數（當補「虛者爲肺痿」）實者爲肺癰。問曰：病欬逆，脈之何以知此爲肺癰？當有膿血，吐之則死，其脈何類？師曰：寸口脈微而數，微則爲風，數則爲熱，微則汗出，數則惡寒。風中於衛，呼氣不入。熱過於榮，吸而不出。風傷皮毛，熱傷血脈。風舍於肺，其人則欬。口乾喘滿，咽燥不渴，多唾濁沫，時時振寒。熱之所過，血爲之凝滯，畜結癰膿，吐如米粥，始萌可救，膿成則死。』『肺癰喘不得臥，葶藶子大棗瀉肺湯主之。』『欬而胸滿振寒，脈數，咽乾不渴，時出濁唾腥臭，久久吐膿如米粥者，爲肺癰，桔梗湯主之。』

《病源》卷三十三肺癰候云：『肺癰者，由風寒傷於肺，其氣結聚所成也。肺主氣，候皮毛，勞傷血氣，腠理則開，而受風寒。其氣虚者，寒乘虚傷肺，寒搏於血，藴結成癰，熱又加之，積熱不散，血敗爲膿，肺處胸間。初肺傷於寒則微嗽，肺癰之狀，其人欬，胸内滿，隱隱痛而戰寒。診其肺部脈緊，爲肺癰。又肺癰，喘腳滿。』案：『腳滿』恐『胠滿』譌。

〔識〕馬云：『按《甲乙》「雍」作「癰」。肺肝腎三經不宜生癰，此「雍」斷宜作「壅」。蓋言氣之壅滯也。』吴、張並云『雍、壅同』。案：此説叵從。

案：『癰』或作『瘫』。《集韻》云：『癰，或作臃，亦書作⿱雍肉。』據此，則《素問》作『雍』者，蓋是『⿱雍肉』之古字，或是『⿱雍月』之壞字耳。

『兩胠』宜從《大素》作『兩脅』。吴本改『胠』作『脇』，可從。

**○肝雍，兩胠滿，臥則驚，不得小便。**

〔楊〕兩胠，謂在側箱兩肋下空處，肝府足少陽脈，行在脇下，故肝瘫兩胠滿也。足小陽別脈上肝貫心，故熱盛爲瘫，因即心驚也。肝脈環陰，故肝病熱甚不得小便。有本作『小和』，字誤。

〔張〕胠音區，腋下脇也。

《病源》卷卅三内癰候云：『内癰者，由飲食不節，冷熱不調，寒氣客於内，或在胸鬲，或在腸胃。寒折於血，血氣留止，與寒相搏，壅結不散，熱氣乘之，則化爲膿，故曰内癰也。胸内痛，少氣而發熱，以手按左眼，意視右眼見光者，胸内結癰也。若不見光熛，疽或在脅下，或在臍左近，結成塊而壯熱，必作癰膿。診其脈數而身無熱者，内有癰。《養生方》云：四月勿食螺雞肉，作内癰，在胸掖下，出瘻孔。』

《病能論四六》云：『黄帝問曰：人病胃脘癰者，診當何如？岐伯對曰：診此者當候胃脈，其脈當沈細。沈細者氣逆，逆者人迎甚盛，甚盛則熱。人迎者胃脈也，逆而盛，則熱聚於胃口而不行，故胃脘爲癰也。』

《腹中論四十》云：『伏梁，裹大膿血居腸胃之外，此下則因陰，必下膿血，上則迫胃脘生鬲，俠胃脘内癰。』

案：臥則驚者，乃水血帶熱，迫於心家之候也。不得小便者，水血帶熱，將作膿之候也。

**○腎雍，腳下至少腹滿。**

〔楊〕腎脈上至十四椎，屬於帶脈，行兩胠，故從兩胠至少腹滿。

案：楊以下句至『偏枯』爲一節，爲之注解，非是。蓋從篇首『肝滿』至於此爲一章。

《金匱》卷中·第十八云：『腸癰之爲病，其身甲錯，腹皮急，按之濡如腫狀，腹無積聚，身無熱，脈數。此爲腸内有癰膿。薏苡附子敗醬散主之。』

又云：『腸癰者，少腹腫痞，按之即痛如淋，小便自調，時時發熱，自汗出，復惡寒，其脈遲緊者，膿未成，可下之。當有血。脈洪數者，膿已成，不可下也。大黄牡丹湯主之。』

《病源》卷三十三腸癰候云：『腸癰者，由寒温不適，喜怒無度，使邪氣與榮衛相干在於腸内，遇熱加之。血氣藴積，結聚成癰，熱積不散，血肉腐壞，化而爲膿。其病之狀，小腹重而微強抑之即痛。小便數似淋，時時汗出，復惡寒，其身皮皆甲錯，腹皮急如腫狀。診其脈洪數者，已有膿也。其脈遲緊者，未有膿也。

甚者腹脹大，轉側聞水聲。或繞臍生瘡，穿而膿出，或膿自臍中出，或大便去膿血，惟宜急治之。』

**○脛有大小，髀胻大，跛易偏枯。**

〔楊〕以少陰脈虛，受病行於兩腳，故脛大小，脾胻大，跛左右二腳，更病故爲易也。又爲偏枯病也。胻稱膝胻、股胻、髀胻，謂胻通膝上下也。

〔張〕足脛或腫或消，是謂大小。自髀至胻，或爲大，或爲跛，或掉易無力，或偏枯不用，是皆腎經壅滯不能運行所致。

〔識〕簡按：易，是痿易、狂易之易，謂跛而變易其常。王注恐謬。

案：前文視三處之滿，而知三處之內癰，此則見脛之大小，而知左右之跛與偏枯也。其預知之法相同，故接前文而言之。雖似一章，其實二章也。《甲乙》無下『大』字，似是。蓋脛之左右不當有大小，今左右或偏大或偏小者，腎經、肝經、脾經之壅滯令然也。宜早急爲之治，不爾則髀胻拘攣而跛易。跛易者，謂或右或左，一腳跛弱而變易其用也，猶狂易之發狂而改易其本性之例耳。其屬虛寒者，或爲半身不隨，瘦小偏枯之證也。

或曰：下『大』字，《大素》有之，則不必從《甲乙》亦可。言平人脛自有左大右小，或右大左小者，此人不早治則或爲髀胻偏大之證，或爲一足跛躄易常之證，或爲半身枯小不隨之證，宜如此讀也。可從矣。

《甲乙經》卷十一・第八云：『肝滿、腎滿、肺滿皆實則爲瘇。肺癰，喘而兩脛《素問》作『胠』滿，肝癰，兩脅《素問》作『胠』下滿，臥則驚，不得小便。腎癰，胠《素問》作『腳』下至少腹滿，脛有大小，髀脛跛易偏枯。』ウ九

**○心脈滿大，癇瘛筋攣。**

〔楊〕心脈滿實仍大，是則氣熱盛，故發小兒癇病，以其少血陰氣不足，故寒而筋攣也。

〔張〕心脉滿大，火有餘也。心主血脉，火盛則血涸，故癇瘛而筋攣。

〔識〕《甲乙》「瘛」作「痓」。張云：「癇音間（當作「閑」），癲癇也。瘛音熾，抽搐也。攣音戀，拘攣也。」高云：「神氣不通於心包則癇，神氣不行於骨節則瘛，癇則筋攣於内，瘛則筋攣於外也。」簡按：下文云「二陰急爲癇厥」，《通評虛實論》云「刺癇驚脉五」，《靈樞·經筋篇》云「癇瘛及痓」，《寒熱病篇》云「暴攣癇眩足不任」，《内經》言「癇」者如此（詳見《通評虛實論》注）。《玉機真藏論》云「筋脉相引而急，病名曰瘛」，王注「筋脉受熱而自跳掣，故名曰瘛」，《靈·邪氣藏府病形篇》云「心脉急甚者爲瘛瘲，肝脉微濇爲瘛攣筋痺」（瘛瘲，詳見《診要經終篇》注），並與本篇互發。

案：癇瘛，謂眼口摩引喎斜。筋攣，謂四支筋脉拘攣也。瘈，見《藏氣法時二二》中。瘈瘲，見《診要經終十六》中。瘛，見《玉機真藏十九》中，宜併考。

**○肝脉小急，癇瘛筋攣。**

〔楊〕小則陰陽二氣不足，急即爲寒。是爲虛寒，熱乘爲癇，及寒爲筋攣之。

〔張〕肝藏血，小爲血不足，急爲邪有餘，故爲是病。夫癇瘛筋攣病一也，而心肝二經皆有之，一以内熱，一以風寒，寒熱不同，血衰一也，故同有是病。

**○肝脉騖暴，有所驚駭，脉不至，若瘖，不治自已。**

〔楊〕肝至有驚氣者，是因驚魂，失瘖不言，或脉不至，皆不療自已之也。

〔張〕騖，馳騾也。暴，急疾也。驚駭者，肝之病，故肝脉急亂者，因驚駭而然。甚有脉不至而聲瘖者，以猝驚則氣逆，逆則脉不通，而肝經之脉循喉嚨，故聲瘖而不出也。然此特一時之氣逆耳，氣通則愈矣，故不治自已。

〔識〕熊音『鶩音務，奔也』。志云：『鶩，疾走（當作「奔」）也。又亂馳也。』簡按：《後漢・光武紀》注：『直騁曰馳，亂馳曰鶩。』志注據此。馬云：『《金匱真言論》云：肝之病發驚駭。』吳云：『脈不至，在諸病爲危劇。若其暴喑失聲，則是肝木厥逆，氣壅不流，故脈不至耳。不必治之，厥還當自止。』簡按：志圈脈上別爲一章，非。

〔紹〕琦曰：『鶩暴，迅急鼓動之意。陽氣不安，故爲驚駭得之。』《本事方》氣中下云：『經云無故而瘖，脈不至，不治自已，謂氣暴逆也。氣復則已。』

**○腎脈小急，肝脈小急，心脈小急不鼓，皆爲瘕。**

《大素》接於下文『腎脈大急云云』。

〔楊〕腎肝二脈小急，及心脈不皷，皆内虛寒氣，故爲瘕也。

〔識〕馬云：『瘕者，假也。塊似有形而隱見不常，故曰瘕，脈本急矣，而其急中甚小，又不鼓擊於手，則是沈也。必有積瘕在中，故脈不和緩耳。今三部之脈如此，皆可以即其本部而決其爲瘕也。』簡按：《巢源》云：『瘕，假也。謂虛假可動也。』又云：『謂其有形假而推移也。』蓋癥瘕分而言之。癥，積也。瘕，聚也。然癥積亦可稱瘕，《氣厥論》『虙瘕』，《陰陽類論》『血瘕』，《邪氣藏府病形篇》『水瘕』，《水脹篇》『石瘕』，《厥病篇》『蟲瘕』，《傷寒論》『固瘕』，《神農本經》『蛇瘕』，《倉公傳》『遺積瘕』『蟯瘕』之類是也。《説文》云：『瘕，女病。』蓋依於《骨空論》『女子帶下瘕聚』誤爲此説耳。郭璞注《山海經》『瘕疾』云『蟲病也』，此亦因有蟲瘕、蟯瘕而言，並不可從。李氏《必讀》云：『瘕，遐也。歷年遐遠之謂也。』歷年遐遠之病，豈止於瘕聚乎？

案：瘕者，即積聚，水血内結之所爲。故《病源》云：『瘕病者，由寒温不適，飲食不消，與藏氣相搏，積在腹内，結塊瘕痛，隨氣移動是也。言其虚假不牢，故謂之爲瘕也。』是也。其腎經之脈小而急者，腎藏瘕聚之候也。《千金方》卷十九ヲ五云『腎病，手足逆冷，面赤目黄，小便不禁，骨節煩疼，少腹結痛，氣衝於心，其脈當沈細而滑，今反浮大，其色當黑而反黄，此是土之剋水，爲大逆，十死不治』是也。所云『沈細而滑』，與『小急不鼓』同。所云『少腹結痛，氣衝於心』者，瘕也。其肝經之脈動小急者，亦肝藏瘕聚之候也。《千金》十一ヲ五云『肝病，胸滿脇脹，善恚怒叫呼，身體有熱而復惡寒，四肢不舉，面白，身體滑，其脈當弦長而急，今反短濇，其色當青而反白者，此是金之剋木，爲大逆，十死不治』是也。所云『胸滿脇脹』者，瘕也。其脈『弦長而急』者與『小急』同。其云『長』、云『滑』，共謂胃氣之有加之者也。但心脈不鼓可疑。蓋『心脈小急甚』者，或有至於不鼓者，蓋水血迫於心經，故令脈道閉塞而不鼓動也。

**○腎肝并沈，爲石水。**

〔新〕詳『腎肝並沈』至下『并小弦欲驚』，全元起本在《厥論》中，王氏移於此。《大素》廿六·經脈厥載之，蓋與全本同也。今此低一字書之，以示王氏已前之舊面耳。

〔楊〕腎肝雖爲下部，腎脈沈，肝脈浮而強，今肝脈與腎脈并沈，是陰氣盛。腎以主水，故爲石水。石水謂盛冬凝水堅鞕如石，名曰石水，言此水病之甚也。旁記：鞕，五猛反。強也。

〔識〕呉云：『沈脈行肌肉之下也。石水者，水凝不流，結於少腹，其堅如石也。腎肝在下，居少腹之分。脈沈爲在裏，故腎肝倶沈，爲石水之象。』馬云：『水氣凝結，如石之沈，故名爲石水也。《陰陽別論》有「陰陽結邪，多陰少陽，名曰石水，小腹腫」，《靈·邪氣藏府病形篇》有「腎脈微大爲石水，起臍以下，至小腹腄腄然。上至胃脘，死不治」，《水脹篇》黄帝有石水之問，而岐伯無答，必有脱簡，皆是積聚之類。』

簡按：《金匱要略》云『石水，其脈自沈，外證腹滿不喘』。尤怡注云：『石水，水之聚而不行也。因陰之盛而結於少腹，故沈而不喘。』吳以爲堅如石，誤。《張氏醫通》云：『腎肝共沈爲石水，真武湯主之。』

○**并浮，爲風水**。

〔楊〕浮爲陽也，風爲陽也。肝脈浮弦。今腎脈與肝脈并浮，然腎肺俱陰，居於下部，故爲風水也。（『肺』恐『肝』誤）

〔張〕此言水病之有陰陽也。腎肝在下，肝主風，腎主水。肝腎俱沈者，陰中陰病也，當病石水。石水者，凝結少腹，沈堅在下也。肝腎俱浮者，陰中陽病也，當病風水。風水者，遊行四體，浮泛於上也。

○**并虛，爲死**。

〔楊〕腎肝并虛，是爲陰陽俱虛，爲水，必死。

〔張〕根本空虛，有表無裏也，故當死。

案：虛者，即芤脈也。

○**并小絃，欲驚**。

〔楊〕脈小者，血氣少也。腎肝二脈血氣俱少，仍弦者是爲腎肝皆虛，又爲脾氣來乘，故驚恐也。

〔張〕肝腎并小，真陰虛也。小而兼弦，木邪勝也。氣虛膽怯，故爲欲驚。

〔紹〕《太素》『欲』作『亦』。先兄曰：『吳云：欲者，萌而未然也。琦曰：句疑有誤。』

案：腎爲水原，肝爲血原，故腎肝二經之水血不通利，則爲水氣，爲驚恐也。凡驚證皆是水飲迫於心家之所爲。《刺熱篇三十二》云『肝熱病，熱爭則驚』，《金匱》云『奔豚病，從驚恐得之』（上第八），是肝腎二經之水血爲驚之徵也。

○**腎脈大急沈，肝脈大急沈，皆爲疝**。

《大素》『腎脈』接於前文『皆爲瘕』下。

〔楊〕腎肝二脈大，爲多氣少血。急沉皆寒，是爲寒氣内盛，故爲疝病也。

〔識〕馬云：『或結於少腹，或結於睾丸，或結於睾丸之上下兩旁腎肝二脈經歷之所，皆是也。積土以高大者曰山，疝有漸積之義，故名。』簡按：《説文》云『疝，腹痛也』。劉熙《釋名》云：『心痛曰疝。疝，詵也。先（當作「氣」）詵詵然上而痛也。』又曰：『疝，詵也。詵詵引小腹急痛。』顔師古《急就篇》注云：『疝，腹中氣疾上下引也。』《金匱要略》云：『腹痛脈弦而緊，弦則衛氣不行，即惡寒。緊則不欲食，邪正相搏，即爲寒疝。』樓氏《綱目》云：『疝名雖七，寒疝即疝之總名也。』

〔張〕疝者，寒氣結聚所爲。脈急者，挾肝邪。脈沈者，在陰分。沈急而太陰邪盛也。

〔箚〕《漢藝文志》『五藏六府疝十六病方四十卷』師古曰：『疝，心腹氣病。音山諫反，又音刪。』

案：疝者，少腹痛病也。瘕者，大腹痛病也。統言則云疝瘕，析言云疝、云瘕。疝者，血中有寒邪係於腎部下焦，故其病不移動，但其氣上衝者或有之，即水血結聚於下之證也。《平人氣象十八》云『寸口脈，沈而弱，曰寒熱及疝瘕少腹痛』，又云『脈急者，曰疝瘕少腹痛』，是疝瘕統言者也。而弱脈者爲虚，脈急者爲實也。

○**心脈搏滑急爲心疝。**

〔楊〕揣，動也。滑，陽氣盛而微熱，急爲多寒。心氣寒，寒盛而微熱，寒勝，故結爲心疝也。

〔識〕高云：『心脈搏滑急則心氣受邪，故爲心疝。《脈要精微論》曰：診得心脈而急，病名心疝。少腹當有形也。』

案：疝爲水血之病，蓋腎水迫於心血，故令心脈急也。説詳見於《脈要精微論十七》中。『搏』『揣』解又見十七中。搏、揣共擊動有力之義。

〇**肺脈沈摶爲肺疝**。

《大素》『肺疝』接於後文『脾脈外鼓沈云云』。

〔楊〕肺脈應虚浮，今更沉寒多，故爲肺疝也。

〔張〕病疝而心脈摶滑急者，寒挾肝邪乘心也，肺脈沈摶者，寒挾肝邪乘肺也。所云『寒』即水寒，『肝邪』即血中之邪熱，謂之濕熱也。

〔識〕志云：『肺脈當浮而反沈摶，是肺氣逆聚於内，而爲肺疝矣。』高云：『肺疝，氣疝也。』簡按：《四時刺逆從論》『肺風疝』有目無證，不可得而知。《史・倉公傳》云：『氣疝客於膀胱，難於前後而溲溺赤。』《巢源》『氣疝，乃七疝之一，腹中乍滿乍減而痛，名曰氣疝。』高以爲氣疝者，蓋肺主氣故也。

案：肺脈沈摶者，謂沈而摶擊應手也。蓋肺與腎其氣相通，金生水之理也。故肺經受寒邪，則直傳於腎部，爲疝痛，名曰肺疝也。

已下至『爲驚』廿一字，《脈經》無。

〇**三陽急爲瘕**，

以下至『二陽急爲驚』，《大素》廿六寒熱相移。

太陽手小腸足旁光府。

〔楊〕瘕謂女子宫中病，男子亦有瘕而爲病。凡脈急者多寒，三陽謂太陽，候得太陽脈急，爲是陰勝多寒。男子爲瘕，女子爲石瘕之病。

〇**三陰急爲疝**。

太陰手肺足脾藏。

〔識〕志云：『此言疝瘕之病，病三陰三陽之氣而見於脈也。』子繇曰：『瘕者，假也。假物而成有形。疝字從山，有艮山高起之象，故病在三陽之氣者爲瘕，三陰之氣者爲疝。』玉師曰：『瘕在腸胃之外，故三陽急。疝病五藏之氣，故三陰急。』馬云：『王注分瘕爲血疝，爲氣者，未的當。知二病爲氣血相兼也。』簡按：三陽三陰，據下文二陰二陽，王注爲是，諸家亦仍王注。

案：馬已云『積土以高大者曰山，疝有漸積之義，故名』，志注蓋據之。太陽旁光經，故曰瘕在腸胃之外。太陰肺經，故曰疝病五藏之氣。蓋在腸胃之外者，水瘕《邪氣藏府病形》、血瘕《陰陽類七十九》是也，病五藏之氣者，心疝、肺疝本篇是也。因知瘕爲腸胃外病，疝爲衝任中病也。『三陰三陽說』見於《陰陽類論七十九》中。

**○二陰急爲癇厥，**

二陰手心足腎藏。

〔楊〕二陰，少陰也。候得少陰脈急，是爲陽與陰急，陽勝發爲少兒癇病手足逆冷也。

〔識〕馬云：『二陰者，心也。其脈來急，正以心經受寒。寒與血搏，發而爲癇爲厥。』志云：『癇厥者，昏迷仆撲，卒不知人。』簡按：癇厥唯是癇病，志注爲長。

案：二陰急者，謂少陰腎經之脈急，腎經有邪，則上及於心家，乃水剋火之理也。《陰陽類論七九》云『二陰二陽皆交至，病在腎，罵詈妄行，巔疾爲狂』，與此相類之證也，宜併考。

**○二陽急爲驚。**

二陽手大腸足胃府。

〔楊〕二陽，陽明也。陽與陰爭，少陰勝，發大小人驚也。

〔新〕詳『三陽急爲瘕』。至此，全元起本在《厥論》，王氏移於此。

〔識〕張云：『木邪乘胃，故發爲驚。《陽明脈解篇》曰：胃者，土也。故聞木音而驚者，土惡木也。是亦此義。』高本以『二陰』以下十一字，移於前節『若瘖，不治自已』下，非。

案：此四句一章，謂瘕驚爲陽邪，疝癎爲陰邪之理也。蓋瘕驚雖陽邪，亦能傷内，疝癎雖陰邪，亦能傷外也。《陰陽類論七九》云『三陽一陰太陽脈勝，一陰不能止，内亂五藏，外爲驚駭』，與此相類之證也。《甲乙》四·第一下云：『心肺（當作「脈」）滿大，癎瘛筋攣，肝脈小急，癎瘛筋攣。肝脈騖暴，有所驚駭，脈不至若瘖，不治自已。腎脈小急，肝脈小急，心脈小急不鼓，皆爲瘕。腎脈大急沈，肝脈大急沈，皆爲疝。肝腎脈并沈爲石水，并浮爲風水，并虚爲死，并小弦欲爲驚。心脈揣（《素問》『揣』作『搏』。下同）滑急爲心疝，肺脈沈揣爲肺疝。三陽急爲瘕，二陰急爲癎厥，（一本作『二陰急爲疝』）二陽急爲驚。』十二ヲ

**○脾脈外鼓沈爲腸澼，久自已。**

《大素》『脾脈』接前文『肺疝』下。

〔楊〕脾脈向外鼓，外鼓仍沉，沉寒爲利，胃氣強盛，故久自已也。

〔識〕吳云：『外鼓者，脈形向外而鼓也。外鼓有出表之象，故不必危之，久當自止也。』馬云：『此言心肝脾腎皆爲腸澼，而有死生之分者，以脈與證驗之也。腸澼者，腸有所積而下之也。然有下血者（即今所謂失血），有白沫者（即今所謂去積），有下膿血者（即今之所謂痢），病在於腸，均謂之腸澼也。』簡按：高云『腸澼，泄瀉也』，誤。詳見於《通評虚實論》。

案：外鼓沈者，言沈脈而外鼓自帶數脈，所云『陰病得陽脈』之義。《傷寒論·厥陰篇》十四云『下利脈沈弦者，下重也。脈大者，爲未止。脈微弱數者，爲欲自止，雖發熱不死』，又五三云『下利脈數，有微熱汗出。今自愈，設復緊爲未解』，與此同意。

**○肝脈小緩爲腸澼，易治。**

〔楊〕肝脈氣血雖少，胃氣強熱，故療易差之也。

〔張〕肝脈急大，則邪盛難愈，今脈小緩爲邪輕易治也。

案：此脈說，亦正與《厥陰篇》所論符，文在前條下，可併看。

**○腎脈小搏沈爲腸澼下血，血温身熱者死。**

〔楊〕腎脈氣血俱少，仍冷利下血者，胃氣虛冷故死。下血温身熱，皆胃氣散去也。

〔張〕腎居下部，其脈本沈。若小而搏，爲陰氣不足，而陽邪乘之，故爲腸澼下血。若其血温身熱者，邪火有餘，真陰喪敗也，故當死。

〔紹〕《醫學讀書記》云：『按：「温」當作「溢」。夫血寒則凝而不流，熱則沸而不寧，温則血之常也。身雖熱，何遽至死？惟血既流溢，復見身熱，則陽過亢而陰受逼，有不盡不已之勢，故死。今人失血之□（「後」），轉增身熱咳嗽者，往往致死，概可見矣。』琦曰：『下血家，脈靜身凉者愈，身熱則陰陽離絶故死。「温」字疑誤。』堅按：『血温』二字難解，二說並覺有理。竊疑下文有『血衄身熱者死』此一句，或誤文複出也。

案：《厥陰篇》云：『傷寒發熱下利，厥逆躁不得臥者死。』十九ヲ『傷寒發熱，下利至甚，厥不止者死。』廿『傷寒六七日，不利，便發熱而利。其人汗出不止者死，有陰無陽故也。』廿一『傷寒下利日十餘行，脈反實者死。』四一並與本論合，即正虛邪實之死證也。其所下之血，大熱如湯也。温即熱之謂。尤怡曰『温即血之常』，以爲温暖之義，失解矣。

**○心肝澼，亦下血，二藏同病者可治。**

〔識〕高云：『言心脈肝脈不和而病腸澼也，亦如腎脈之腸澼下血也。』志云：『此承上文而言陰血盛者，雖受陽薄，尚爲可治。蓋重陰血以待陽也。夫心主生血，肝主藏血，是以心肝二藏受陽盛之氣，而爲腸澼者，亦下血，如二藏同病，則陰血盛而可以對待陽邪，故尚爲可治之證。』簡按：諸家仍王義，志意略異，王注似妥。

**○其脈小沈濇爲腸澼，其身熱者死，熱見七日死。**

〔楊〕心肝二氣共爲腸澼下血，是母子相扶，故可療也。身熱以胃氣散去，遠至七日當至。

案：此云『身熱者死』，與前條同義，宜併考。蓋心肝中襞積之血爲暴下者，即是藏病尚不爲必死。其身熱者，正虛邪實，心肝二氣已盡，木火相亢之極，乃爲必死。『心肝辟』與『腸澼』自異，注家皆以爲『腸澼』，非是。蓋心肝澼下血與腸澼下血，其證雖同，其機大異，可活看也。『腸澼』見《生氣通天三》『太陽（當作「陰」）陽明』廿九中。

〔馬〕二藏同病，則木火相生，其病可治。至診其脈本沈矣，而小爲不足，濇爲血傷，幸身未熱，猶有可治。若身已熱，則時至七日，乃火之成數也。可以卜死期矣。

**○胃脈沈鼓濇，胃外鼓大，心脈小堅急，皆鬲偏枯。**

〔識〕吳云：『凡脈貴於中和。胃脈沈鼓濇，偏於陰也。外鼓大，偏於陽也。心脈小堅急，亦偏於陰也。鬲，陰陽閉絶也。偏枯，半身（當作「手足」）不用也。以其陰陽偏勝，故爲證亦偏絶也。』張云：『胃爲水穀之海，心爲血脈之主。胃氣既傷，血脈又病，故致上下否鬲，半身偏枯也。』簡按：馬云『爲膈證與偏枯』，高改『皆』作『背』，並非。志云『鬲者，裏之鬲肉』，尤誤。《張氏醫通》『趙以德云：胃與脾爲表裏，胃之陽虛，則內從於脾。從脾則脾之陰盛，故胃脈沈鼓濇。濇者，少血多氣之診也。胃之陽盛，則脾之陰虛。虛則不得與陽主內，反從其胃越出部分，而鼓大於臂之外。大者多氣少血之候也。心者，元陽君主之宅，生血生脈。今因元陽不足，陰寒乘之，故心脈少堅急。小者陽不足，堅急者陰寒之象也。夫心胃之三等脈，見一即爲偏枯。心乃天真神機開發之本，胃乃穀氣充天真之原，一有相失，則不能制其氣，而宗氣散，故分布不周，不周經脈則偏枯，不周五藏則瘖。瘖者，腎與包絡內絶也。』

案：鬲者，謂血氣隔絶也。吳、張説是。

○**男子發左，女子發右。**

〔張〕男子左爲逆，右爲從。女子右爲逆，左爲從。今以偏枯而男子發左，女子發右，是逆證也。

〔志〕從內而發於外，故曰發。

〔識〕簡按：張注本於《玉版論》，爲是。

〔紹〕《醫學讀書記》曰：『按：《玉版論要》云男左爲逆，右爲從，女子右爲逆，左爲從。本文蓋謂男子發左，女子發右，於法爲逆，然不瘖舌轉則受邪輕，故證雖逆而猶可治。若男子發右，女子發左，於法爲從，然瘖則受邪重，證雖從，必三歲必起也。設逆而邪重者，必死不治。從而邪微者，奚待三歲而後起哉？』琦曰：『男以陽爲主，女以陰爲主。左右者，陰陽之道路也。陽自左升，陰從右降。男子發右，陰病而陽未病。女子發左，陽病而陰未病。若男子發左，女子發右，則爲生者病矣。』

○**不瘖舌轉，可治，三十日起。**

〔識〕張云：『若聲不瘖，舌可轉，則雖逆於經，未甚於藏，乃爲可治，而一月當起。若偏枯而瘖者，腎氣內竭而然，其病必甚。如《脈解篇》曰：內奪而厥則爲瘖俳，此腎虛也。正以腎脈循喉嚨挾舌本故耳。』簡按：王注原於《奇病論》『重身九月而瘖』之義而釋之，恐謬。

**○其從者瘖，三歲起。**

〔識〕張云：『若男發於右而不發於左，女發於左而不發於右，皆謂之從。從，順也。然證雖從而聲則瘖，是外輕而内重也，故必三歲而後起。』高云：『《玉版論要》曰：男子右爲從，女子左爲從。其從者，謂男子發於右，女子發於左，不同於上文之發也。』簡按：王注左右互錯，馬、吳、志同，俱失經旨。

**○年不滿二十者，三歲死。**

〔楊〕胃脈，足陽明陽也。胃脈反更沉細皷動而濇。濇，寒也。其脈向外而皷，其氣傷多如此。診得足陽明脈沉皷而寒，向外皷而氣多，又得心脈血氣俱少，堅實而寒，然則胃之與心二者同病，名膈偏枯。男子發於左莂，女子發於右莂。若瘖不能言，舌不轉者死。若能言舌轉者，療之卅日能行，雖瘖舌轉順者，三年得差。若年不至卅，得前病者，三年而死也。

〔張〕以氣血方剛之年，輒見偏枯廢疾，此稟賦不足早凋之兆也，不出三年死矣。

案：以上説偏枯病脈證，男女死生極妙。今驗之病人，其病在左者，其左脈必沈堅而大，其右脈如平，與此所説正合。

**○脈至而搏，血衄身熱者死。**

〔楊〕脈至而動，又陽虚衄血，身體應冷，而衄血身熱，虚爲逆，故死也。

〔識〕《甲乙》『血衄』作『衄血』。張云：『搏脈弦強，陰虚者最忌之。凡諸失血鼻衄之疾，其脈搏而身熱，真陰脱敗也。故當死。』

**○脈來懸鈎浮，爲常脈。**

〔楊〕夏秋二脈并至，以爲脈皷。

〔識〕張云：『失血之證多陰虚，陰虚之脈多浮大，故懸鈎而浮，乃其常脈，無足慮也。懸者，不高不下不浮不沈，如物懸空之義。脈雖浮鈎而未失中和之氣也。』簡按：懸乃懸空無根之象，鈎浮乃陽盛陰虚之候。《十五難》云『脈之來疾去遲，故曰鉤』，吕廣注云：『陽盛其脈來疾，陰虚脈去遲也。脈從下上至寸口疾，還尺中遲，環曲如鉤。』不似脈弦強而搏擊於指，此乃亡血家之常脈。若釋懸而爲不浮不沈，則於鉤浮之浮，其謂之何？呉既誤，而張襲之耳。呉又以常脈爲平人不病常脈，更誤。

案：（《大素》『搏』作『揣』）『搏』『揣』字異而義同，已見《脈要精微十七》中，此但云搏者，謂搏擊無常，參伍不調，洪大無根之脈也。蓋得此脈而身有熱，其衄血不止者，爲死證也必矣。

案：『懸』即『弦』字，同音通用。説已見《玉機真藏十九》中。夫衄血之脈見弦鉤浮，春夏秋三時之脈狀者，以此爲常脈，何者，血逆於上，則其脈亦逆於上，不得不然，所以冬之石脈決無有之也。蓋不論四時而見此弦鉤浮三脈者，爲胃氣未盡，真陽未敗也。至其鼓動失常，洪大無根，則爲必死也。

**○脈至如喘，名曰暴厥。暴厥者，不知與人言。**

〔楊〕氣厥不知言也。

〔識〕馬云：『喘者，氣湧而不和，脈體如之。』張云：『如氣之喘，言急促也。』高云：『喘，疾促不倫也。脈至如喘，失其常度，故名曰暴厥。申明暴厥者，一時昏憒不知與人言。』簡按：『如』《甲乙》作『而』，『如』『而』通用，出於《莊七年·左傳》杜注。下『如數』同。

案：『喘』與『緛』同，縮短之義。説已見第三ヲ五、第十ヲ十六中，宜併考。脈至而喘者，謂其動急促不接續也。

〔張〕暴厥，謂猝然厥逆而不知人也。

〔紹〕《脈經》《太素》並『暴厥』作『氣厥』。堅按：氣厥似是，蓋是許學士所謂氣中，與《氣厥論》之『氣厥』不同。盧氏《丹溪纂要》曰：『氣中，即俗謂之氣厥。』是，然惜不引《脈經》文。

**○脈至如數，使人暴驚，三四日自已。**

〔楊〕卒驚不療，三四日自已也。

案：人若有暴驚駭，則令脈數。《生氣通天論三》云『因於寒，欲如運樞，起居如驚，神氣乃浮』是也。

《甲乙》卷四經脈下云：『脾脈外鼓，沈爲腸澼，久自已。肝脈小緩爲腸澼，易治。腎脈小揣，沈爲腸澼下血。血《素問》作「溫」（當補「濕」）身熱者，死。心肝澼亦下血，二藏同病者，可治。其脈小沈濇爲腸澼，其身熱者，死。熱甚七日死。《素問》作「熱見」胃脈沈鼓濇，胃外鼓大。心脈小堅急，皆鬲偏枯，男子發左，女子發右。不瘖舌轉者可治，三十日起。其從者，瘖三歲起，年不滿二十者，三歲死。脈至而揣，衄血身有熱者死。脈來懸鉤浮者爲熱，《素》作「常脈」脈至而揣，名曰暴厥。暴厥者，不知與人言，脈至而數，使人暴驚，三四日自已。』ウ十二

**○脈至浮合，浮合如數，一息十至以上，是經氣予不足也。微見，九十日死。**

〔楊〕浮合之脈，經氣不足，微而見，九十日即死也。

〔識〕張云：『此下皆言死期也。』高云：『浮合於皮膚之上，如湯沸也。』諸家依王注。馬云：『微之爲言僅也。』吳云：『始見也，言始見此脈，便期九十日死，若見之已久，則不必九十日矣。所以在九十日者，以時更季易，天道變而人氣從之也。』志云：『士宗曰：微對顯言，微現此脈，期以九十日而死，若顯露之不踰時日矣。後之「交漆」亦猶是也。』高云：『微於皮膚之上，見此數極之脈，中按求之則不見也，故至九十日而死。經脈應月，一月一周，九十日者三周也。』簡按：士宗即是高世栻，前說似是。

案：浮合者，謂寸關部之位三指下一同合而浮脈也。如，而也。言脈陰陽俱浮而數，至於一息間十至以上者，是經氣之不足也。『予』蓋與『與』通，語助也。但古文無此例，宜以此爲徵也。『與』字，語助。見《經傳釋詞》，宜併看。《國語·周語》『余一人其流辟於裔土，何辭之與有』，言何辭之有；《晉語》『亡人何國之與有』，言何國之有也，與此同文例，則知『予』『與』同相通矣。下文十一『予』皆此義，其中作『之予』者二，正與《國語》之『之與』同。《大素》『是』下有『與』字，亦語助耳。

案：經氣，蓋謂肺經之氣也。十二經脈皆會於肺，故曰經氣也。若肺經氣不足，則其脈必浮數無度。若一息十至以上之脈，雖一時僅見，其死在近不過於十日，故曰微見九十日死也。與前條『三四日自已』同文例。馬云『其死僅在九日與十日間耳』，可從也。諸家以爲三月日者，非是。見此脈者，是爲火剋金之象。

**○脈至如火薪然，是心精之予奪也，草乾而死。**

〔楊〕心脈如勾，今如火新燃，是心脈急疾，火精奪，故至草乾水時，被剋而死。

〔紹〕《脈經》《太素》『薪』作『新』。堅按：作『新』似是。王注：『新然之火焰云云。』此似王本經文原作『新』字，然宋本併注作『薪』。

案：古抄本經注共作『新』，可從。今行明刊宋本作『薪』者，即『新』字增畫之例，非薪楚之義也。猶『菌』『蓆』『韮』『蕖』等之例也已。

案：『心』『胃』『胞』共云精，其義與『氣』同。蓋心，火藏也，其精血奪，則炎上亢極。所云如火然，瞥瞥不定，乃無根無胃氣之象。草乾而死者，水剋火之義。草乾者，初冬之候，故楊注以爲『草乾水時』，其義可從矣。

案：如火新然者，即所云『但鈎無胃氣』之義。

〔張〕如火薪然者，來如焰之鋭，去如滅之速。此火藏無根之脈，而心經之精氣與奪也。夏令火王，猶爲可支，草乾而死，陽盡時也。

**○脈至如散葉，是肝氣予虚也，木葉落而死。**

〔楊〕肝脈如弦，今散如五彩，變見不定，是爲肝木氣之虚損。至木葉落金時，被尅而死，有本爲『蘽棘，散葉也』。

〔識〕呉云：『飄零不定之狀也。木遇金而負，遇秋而凋，故深秋則死。』志云：『飄零虚散之象。』簡按：今《甲乙》作『蘽棘』。

案：《甲乙》作『蘽棘』似是。『蘽棘』蓋是但弦而無胃氣之脈狀，弦急尤甚，似觸棘鍼也。考『蘽棘』或作『蘽茦』，誤作『散葉』，又誤作『散采』（《大素》）歟。木葉落而死者，即金克木也。

〔紹〕堅按：蘽棘、散葉，其義自異。琦曰：『蘽棘，弦硬雜亂之象。』爲是。

**○脈至如省客，省客者，脈塞而鼓，是腎氣予不足也，懸去棗華而死。**

〔楊〕腎脈如石，今如省容，寒而皷動，是爲腎之水氣有傷，故至棗華土時，被尅而死之也。

案：『省客』宜從《大素》作『省容』爲是。省容，謂瘄瘦之容，其脈狀如以手觸近於瘠骨上是也。『省』即『瘄』之古字，而『瘄』與『瘠』『𤵸』一音，《玉篇》『瘠，才亦切。瘦也。𤵸，古文』，而無『瘄』字。《廣韻》上・三十八・梗收『瘄』字云『瘦瘄』。據此，則瘦瘠字，或音轉作瘄也。或曰：『省客之反爲瘠、脊等字，省客乃爲脊之義，謂脊呂骨也。』恐非是，尚録存疑耳。

案：省容之脈形，塞而鼓者是也。蓋脈塞而鼓者，但石無胃氣也。

〔識〕呉云：『省客，省問之客。』張云：『或去或來也。塞者，或無而止。鼓者，或有而搏，是腎原不固，而無所主持也。』

〔識〕『懸去棗華』，張云：『棗華之候，初夏時也。懸者，華之開，去者，華之落，言於棗華開落之時，火王而水敗。』馬云：『懸去，猶俗云虛度也。』吳移『懸去』於『鼓』字下。簡按：張注穩妥。

案：棗五月開花，開落踰月，至長夏土旺時而棗花悉去樹上而落地，故曰懸去也。楊以爲土時，可從，即土克水之義也。

**○脈至如丸泥，是胃精予不足也，榆莢落而死。**

〔楊〕莢，兼條反。如荳莢等草。無胃脈耎弱，今反如丸泥乾堅之丸，即是胃土兼氣之有損，故至榆莢木時而死之也。

〔識〕『如丸泥』，張云：『泥彈之狀，堅強短濇之謂。』志云：『往來流利如珠曰滑，如丸泥者，無滑動之象。』『榆莢落』，張云：『榆錢也，春深而落。木王之時，土敗者死。』馬云：『秋冬之交也。』簡按：《本草》蘇頌云：『榆三月生莢。』李時珍云：『未生葉時，枝條間先生榆莢，形狀似錢而小，色白成串，俗呼榆錢。』據此，則張注爲勝。

案：無胃氣之脈，自失滑澤流利，故名曰如丸泥也。以泥爲丸，喻其柔脆不滑也。張、志説俱是，榆莢落而死者，即木克土也。

**○脈至如橫格，是膽氣予不足也，禾熟而死。**

〔楊〕膽脈如弦，今如橫格之木，即是木之膽氣有損，至禾熟秋金時，被尅而死也。

〔識〕張云：『橫格，如橫木之格於指下，長而且堅，是爲木之真藏，而膽氣之不足也。禾熟於秋，金令王也，故木敗而死。』簡按：《説文》『格，木長貌』。王釋『格』爲木，蓋本於此。若張注爲橫木之格於

指下，則木之義於經文中無所取，不知其意果何如。張注全襲吳之誤

案：格，木長之字，轉注爲格式、格度之義。音古伯切，入陌韻。骨骼、鹿觡之字，亦與『格』同音同義。此云『横格』即『横木』之義。楊、王説俱是。禾熟而死者，即金克木也。

（眉）《廣韻》『格』亦入鐸韻，『音古落切。樹枝』，與『閣』『胳』等一音。

○**脈至如弦縷，是胞精予不足也，病善言，下霜而死，不言可治。**

〔楊〕心包脈至如鈎，今如弦之縷線，散而不聚，是爲心胞火府有損，故至霜雪水時，被剋而死。不好言者，心氣未盡，故可療也。

〔識〕馬云：『脈來如弓弦之縷，猶俗之所謂弦線也，主堅急不和。《奇病論》云：胞脈者，繫於腎，蓋婦人受胎之所，即胞絡宮。』張云：『如弦之急，如縷之細，真元虧損之脈也。胞，子宮也，命門元陽之所聚也。胞之脈繫於腎，腎之脈繫舌本，胞氣不足，當靜而無言，今反善言，是陰氣不藏，而虛陽外見，時及下霜，虛陽消敗而死矣。』

案：『弦』即『牽』假借，弦縷，謂牽引絲縷也，乃與『横格』『交莢』『涌泉』等同文例。胞精，謂心包膈幕也。楊注可從。云心精、云胞精者，以心、胞共藏精血也。《經脈篇》云：『心主手厥陰心包絡之脈，起於胸中，出屬心包絡，下膈歷絡三膲。』而心主是動則病喜笑不休，與此云『病善言』同理。蓋心包主血脈，今胞精不足，血脈乏少，其害及於心家，故令妄言妄笑也。下霜之節至而死者，水克火之義也。但心與心包，其位不同，故心云草乾而死，謂初冬已後也，心包云下霜而死，謂九月中霜降節後，立冬已前也。其不言者，不至血脈内竭，故可治也。

○**脈至如交漆，交漆者，左右傍至也，微見，三十日死。**

〔楊〕莢，兼條反。如莢等草實也。脈至如相交，左右傍至，是次轉，故微見卅日死也。

〔識〕『如交漆』，馬、呉、高並云：『交當作絞。』志云：『交，絞也。』張云：『如寫漆之交，左右傍至，纏綿不清也。』簡按：『左右傍至也』下恐脱『是其予不足也』一句，故馬云『藏府俱虛，大體皆弱』，呉云『陰陽亂也』，志云『衝任之脈絶也』，高云『復申明胞精不足之意』，率屬臆解。今《甲乙》『漆』作『棘』。

案：《大素》作『交莢』，可從。《素問》作『交漆』，恐是誤字。蓋『莢』即『茦』字。《説文》『茦，莿也』『莿，茦也』。《玉篇》『莿，七漬切。芒也，草木鍼也』。『茦』之作『莢』，猶『刺』『剌』之例。楊以爲豆莢字，非也。如交茦者，謂如交加棘鍼，左右傍至，緊細搏擊也，是亦弦纓之尤甚者也，其爲必死可知已。若微見此脈，不具其形者，亦三十日内必死之候也。宜與前條合而爲一條讀，不然則固是不足之文，不可得而解也。諸注皆不可從矣。

**○脈至如涌泉，浮鼓肌中，太陽氣予不足也，少氣味，韭英而死。**

〔楊〕足太陽是腎之府，脈今如泉之浮，皷而動，即膀胱胞氣水之不足，故至韭莢（案：『莢』恐『英』訛）華土時，被尅而死。一曰『韭英』也。

〔識〕馬以『少氣』爲句，注云：『太陽爲三陽，三陽主於外，今精氣不足，故浮鼓肌中，而欲出於外，其勢不能入於陰也，主少氣，正以脈湧則氣乏也。韭有英時，冬盡春初也。水已虧極，安能至於盛春耶？』張同。呉云：『少氣，氣不足也。少味，液不足也。韭至長夏而英，長夏屬土，太陽壬水之所畏也，故死。』高云：『氣爲陽，味爲陰。太陽有寒熱陰陽之氣，太陽虛故少氣味。英盛也，韭英乃季春土王之時，韭英而死，土剋水也。』簡按：少氣味，未詳，姑從馬説。『韭英』，呉、高似是。

〔紹〕琦曰：『少氣味，三字衍。』

〔箚〕《脈要精微論》『渾渾革至如湧泉』。

案：（《大素》作『脈至如泉浮鼓胞中』）『如泉浮鼓』者，虚陽上泛無根之象。『肌中』《大素》作『胞中』，可從。《素問》作『肌中』者，誤也。『胞中太陽氣』者，胞爲精室，在女子爲子藏，此氣傍臀上行，左爲精動脈胞經是也，右爲精血脈包絡是也，是亦屬太陽旁光經，故謂之胞中太陽氣也。若此氣不足，則食雖能入知覺，其氣味之力稍微少，所以然者，凡食物入胃之際，其氣味之甘美，舌知覺之，而後入胃，其甘美之氣味，能釀成全身之精液，故旁光經并精室所出之陽氣不足，則少氣味也。諸家並失解，今據《大素》始得窺古經之全文矣。韭花實以長夏開，至此而死者，乃土克水之義也。

**○脈至如頽土之狀，按之不得，是肌氣予不足也，五色先見黑，白壘發，死。**

〔楊〕脾脈代如雞足踐地，中間代絶，今按如委土之狀，無有脾胃耎弱之氣，又先累見黑白之色，是肺腎來乘，故死也。

〔識〕志云：『頽土，傾頽之土也。脾主肌肉，如頽土而按之不得者，無來去上下之象。』高同。志云：『五色先見黑，土位中央而分主於四季，當五色俱見，而先見黄。若五色之中而先見黑，是土敗而水氣乘之矣。』『白壘』《甲乙》作『白累』。馬云：『「壘」當作「藟」。《詩》云「緜緜葛藟」，藟亦葛之屬。』吳云：『壘者，癮疹之高起者。北方黑色主收藏，西方白色主殺物，故死。』張云：『壘、虆同，即蓬虆之屬。虆有五種，而白者發於春，木王之時，土當敗也。』簡按：壘、藟通，不必改。《爾雅》『諸慮山櫐』郭注云：『今江東呼櫐爲藤，似葛而麤大。』《廣雅》云：『藟，藤也。』《一切經音義》引《集訓》云：『藤，藟也。藟謂草之有枝條蔓延如葛之屬也。吳越間謂之藤。』《本草》馬、志云：『虆者，藤也。』則蓬虆明是藤蔓矣。據此，則藟所指不一，未知白壘是何物。張說難信，吳讀爲瘖癗之癗，亦恐非。

〔識〕志云：『玉師曰：以經水如浮波，心脈如火薪，肝脈如散葉，胃脈如泥丸，大陽如湧泉，肌脈如頹土，皆以五行之氣效象形容，蓋此乃五藏虛敗之氣，變見於脈，非五藏之病脈也。』

〔紹〕《脈經》白壘下注云：『一作藟。』堅按：《齊民要術》引《詩義疏》曰：『櫐，巨荒也。似燕薁，連蔓生，似艾（此二字據《詩釋文》補）白色，子赤可食，酢而不美，幽州謂之椎櫐。』

〔箚〕寬案：『五色先見』句，『黑白累發』句，言五色共見而黑白之色累發者，蓋陰陽互爭之候，故死。壘字當從《甲乙》《太素》作『累』爲是。諸家以白藟爲說，然諸《本草》不載白藟之名，故難從。又前疹筋證曰『白色黑色見則病甚』，王注：『色見，謂見於面部也。夫相五色者，白爲寒，黑爲寒，故二色見，病彌甚也。』

案：『頹土』與（《大素》作）『委土』同義，『頹』恐『頺』訛。蓋『委』字俗體從頁者，猶『豆』之作『頭』之例。『委土』者，謂所委積之土也，乃柔脆不堅固之義，故曰按之不得也。肌氣者，即脾氣，脾氣不足，則五色交見，先見黑者，土氣衰而水氣來侵也。『白壘』恐『白櫐』訛，《大素》《甲乙》作『白累』，可從。『白累』蓋與『蓬累』同，以其音同假作『白累』也，非有一種偁『白累』者也。『伏羲』作『庖犧』、『覇』作『白』之類，亦白、蓬通音之例也。白櫐發死者，木克土之義也。《醫心方》十六引《小品》云『有胲瘰瘰』，《外臺》引作『累累』廿五ウ。又引《病源》『壘壘有數胲』，今本《病源》作『累累』廿八ウ，可以徵壘、累互通用也。

**○脈至如懸雍，懸雍者，浮揣切之益大，是十二俞之予不足也，水凝而死。**

〔楊〕浮實切之益大，此是懸離之狀。懸離脈見，即五藏六府經輸氣皆不足。十二經輸皆屬太陽，故至水凍冬時而死亟急也，病至水凝而死。亟，居力反也。

〔識〕雍，《甲乙》作『癰』，王、馬、張以爲喉間之懸雍，志、高並云『雍』作『癰』，懸癰，虛腫之癰，上浮本大也，並非也。簡按：懸雍即懸甕，蓋雍、甕通。《山海經》『懸雍之山，晉水出焉』。（《素問識》作『甕』，《山海經》作『雍』，注云『雍音甕』。）郭璞（當作呉任臣）注云：『山腹有巨石如甕形，因以爲名。』甕又作瓮，《說文》『罌也』，《廣雅》『瓶也』，蓋取其大腹小口，而形容浮揣，切之益大之象也。『浮揣切之益大』，馬云：『揣切之際，其脈益大，而全無沈意。』張云：『浮短孤懸，有上無下也。』志云：『揣，度也。先輕浮而度之，再重按而切之，其本益大。』簡按：志注與經旨相反，不可從。呉『揣』下補『無力』二字，贅。『十二俞之予不足也』，《甲乙》『予』上有『氣』字。張云：『俞皆在背，爲十二經藏氣之繫，水凝而死，陰氣盛而孤陽絶也。』

案：『懸雍』即『懸甕』，《識》說可從，作『雍』爲古字。《大素》作『離』，全本同，恐是誤字。十二俞者，謂背部二行，肺、心、膈、肝、膽、脾、胃、三焦、腎、大腸、小腸、旁光之十二俞也。此十二俞氣，其原出於腸間下焦，故此氣不足，則有上無下，有浮大而無沈實，是虛陽盛於上，而陰氣絶於下也。此氣傍太陽旁光經而上行，即是水中之伏火與心胞絡其氣相通，出於下焦而不入三焦經，入屬膀光經也。此氣與胞中太陽氣同，而其出原自異，出於腎藏之原精室。水氣謂之胞中太陽氣，出於心包之原。下焦火氣，謂之十二俞氣，共爲太陽旁光經，而其原自水火之別。水爲精室，全身水液之所出。火爲下焦，全身火氣之所出。此篇所說十三氣，其理甚明亮，學者宜熟讀玩味而究其要也。三焦之焦從火，其爲火氣熏上之義，亦可以知耳。

**○脈至如偃刀，偃刀者，浮之小急，按之堅大急，五藏菀熟，寒熱獨并於腎也，如此其人不得坐，立春而死。**

〔楊〕浮之小急，按之堅急大者，此是偃刀之狀也。浮手取之即小，爲氣血具少，按之堅實急，寒多氣少，而即知五藏宛熟。寒熱之氣，唯并於腎，至春實耶來乘致死。

案：如偃刀者，謂仰刀，刃頭是也，故曰小急。小急者，細小緊急之義，注家皆以爲『偃刀，臥刀也，刀背也』，非是。五藏菀熟者，五藏鬱氣內蓄而成也。內蓄則爲寒熱，此是胃氣不和，五藏爲之鬱而生寒熱，即虛勞之證。五內鬱結，因爲寒熱也。寒熱獨并於腎者，胃虛則腎虛，自然之理，腎虛火動，則五藏煎灼爲寒熱。至於此，見如此，如偃刀之脈，是五藏之氣將盡，故其人不得正坐，必平臥也。立春而死者，木克土之義。脈如偃刀者，是胃氣將絶之脈，必死之候也。或曰『菀熟，猶云鬱極，謂五藏氣竭盡也』，似是。王注云『熟，熱也』，叵從。『菀』解已見於第二中。

**○脈至如丸，滑不直手，不直手者，按之不可得也，是大腸氣予不足也，棗葉生而死。**

〔楊〕直，當也。脈如彈丸，按之不可當於指下，此是滑不瞻直氣病脈狀也。至於孟夏棗葉，實耶來乘時死。

〔張〕如丸，短而小也，直，當也，言滑小無根而不勝按也。大腸應庚金，棗葉生，初夏火王則金衰故死。

〔馬〕棗葉之時，則先棗華之候矣。

〔識〕馬、吳並云直、値同。《甲乙》作『着』。

〔馬〕大腸之脈輕虛以浮，當與肺同，今大腸精氣不足，傳道失職，脈如丸滑，金非輕虛以浮之體矣。

案：大腸，肺之府，其氣相通，主津液者也。若大腸氣不足，則其脈圓滑。按而不得者，謂津液不足於內，失輕虛以浮之體。棗葉生而死者，火克金之理也。

**○脈至如華者，令人善恐，不欲坐臥，行立常聽，是小腸氣予不足也，季秋而死。**

〔楊〕脈之浮散，故如華也。心府小腸虛小，故多恐坐臥不安。心虛耳中如有物聲，故恒聽。至於季秋爲肺氣來乘，遂致於死也。

〔馬〕脈至如華者，是似草木之華虛弱，而按之無本也。其證令人善恐，以心氣不足也。不欲坐臥，以心氣不寧也。其行立之時，常有聽物之意，以恐懼之心勝耳，是乃小腸之氣不足所致也。蓋心與小腸爲表裏，小腸之病與心同也。小腸屬火，火王猶可生，至季秋則衰極而死矣。

案：小腸不足，至季秋而死者，季秋已是冬令，水克火之理，與『心精之奪，草乾而死』相合，而季秋乃爲草乾以前也。

案：此所説『經氣』已下至『小腸氣』，凡十三藏府配當之外，胞精與十二俞氣相配，五藏宛熟并腎者，亦爲脾土之部屬，今作圖以列於左。

| | | |
|---|---|---|
| 肺經氣 | 微見九十日死 | 火克金 |
| 心精 | 草乾而死 | 水克火 |
| 肝氣 | 木葉落而死 | 金克木 |
| 腎氣 | 懸去棗華而死 | 土克水 |
| 脾肌氣 | 白累發死 | 木克土 |
| 心胞精 | 下霜而死 | 水克火 |
| 胃 | 五藏菀熟寒熱獨并腎 | |
| 大腸氣 | 棗葉生而死 | 火克金 |
| 小腸氣 | 季秋而死 | 水克火 |
| 膽氣 | 禾熟而死 | 金克木 |
| 胞中太陽氣 | 韭英而死 | 土克水 |
| 胃精 | 榆莢落而死 | 木克土 |
| 三焦十二俞氣 | 水凝而死 | 水克火 |
| | 立春而死 | 木克土 |

癸亥小春廿日夜燈下　書於柳下盦

簣抵老人　源立之

第四十八補

風水ヲ九

〔馬〕腎肝脈并浮者，腎主水，肝主風，二部皆見浮脈，是畜水冒風，發爲腫脹，名曰風水。按風水之證，見《評熱論》《水熱穴論》《靈樞·論疾診尺篇》。又《平人氣象論》曰：『面腫曰風，足脛腫曰水。』

懸鉤浮爲常脈ヲ十九

〔紹〕『常脈』《脈經》作『熱』，《太素》作『脈鼓（按：即鼓字。）』，楊曰：『夏秋二脈并至，以爲脈鼓。』堅按：《脈經》《太素經》注並非。琦曰：『懸者，如物之懸。鉤者，中微曲。懸鉤，即芤脈，爲失血之常脈，以去血故中空也。』此與《原識》意合。

三十日死ウ廿五

〔識〕呉云：『月魄之生死，以三十日爲盈虛，故陰氣衰者不能過其期也。』高云：『經脈一周也。』

〔新〕按全元起本在第九卷。

## 脈解篇第四十九

《大素》全存，載在於卷八經脈病解ウ十八。

〔眉〕本篇者《靈樞·經脈篇》之解釋，猶如後《鍼解篇》解釋《靈·九鍼十二原篇》也。

**○太陽所謂腫腰脽痛者，正月太陽寅，寅太陽也，**

〔楊〕脽，尻也。音誰也。十一月一陽生，十二月二陽生，正月三陽生，三陽生寅之時，其陽已大，故曰太陽也。

〔識〕脽，《説文》『尻也』。《漢·東方朔傳》『連脽尻』注：『臀也。』蓋脽從肉，故王釋爲臀肉。此四字即與《厥論》『腫首頭重』、《著至教論》『乾嗌喉塞』字法正同。

〔志〕太陽爲諸陽主氣，生於膀胱水中，故以太陽之氣爲歲首。

〔馬〕按：膀胱諸證豈盡在正月哉，特論與時相應之義，有如此耳。蓋虛實在人，隨時爲病，不必盡在正月也。彼善養者，有實無虛，則時亦不能使之病矣。讀者於此類經典，不以辭而害意，斯可耳，後義倣此。

○**正月陽氣出在上，**

〔楊〕一陽在地下，深可初發也；二陽在地中，淺可出也；三陽在地上出，故曰正月陽氣出在上也。

○**而陰氣盛，陽未得自次也，故腫腰脽痛也。**

〔楊〕三陰猶在地上未没，故陰氣盛也。以陰氣盛隔陽氣，未得次第專用，故發腫於膚肉，生痛於腰也。

案：腫腰脽痛者，中濕也。蓋太陽旁光主水濕，邪中於此部，則爲此證也。《金匱》卷上濕病第二甘草附子湯條所云『風濕相搏，骨節疼煩，掣痛不得屈伸，或身微腫者』是也。『正月太陽云云，陰氣盛』者，身中濕氣盛，水飲易畜，故要脽爲腫痛也。此以正月太陽爲説者，猶《風論四二》『以春甲乙傷於風者爲肝風，以夏丙丁傷於風者爲心風』之類，即是配當之大義。一日之中，十二時之間，亦有甲丙之氣，此云『太陽』者，亦示濕邪着於水府之理耳。

〔眉〕『腫』字下句，『腫』上當入『身』字看，楊注是。

〔眉〕《至真要論》注：『脽，謂臀肉也。』

○**病偏虛爲跛者，正月陽氣凍解，地氣而出也。**

〔識〕高本『病』上有『所謂』二字，云：舊本『所謂』二字誤傳出也下，今改正。偏虛猶偏枯。《大奇論》云：『腎雍則髀骱大，跛易偏枯，故申明所謂病偏虛爲跛者。』

〔高〕地凍始解，地氣從下而上出也。

**○所謂偏虛者，冬寒頗有不足者，故偏虛爲跛也。**

〔楊〕正月已有三陽，故凍解，陽氣出於地也。先有三陰，故猶有冬寒陽氣不足也。人身亦爾。半陽不足故偏虛，跛謂左腳偏跛也。

〔識〕『所謂』二字，從高而删之爲是。

案：『所謂』二字宜在『病偏虛』上，而在於此者，乃是古文倒草之法。自有一種如此者，雖在於此，『偏虛爲跛』四字之爲古言，尚可知耳，不可必改正冒於上文也。

案：《四氣調神二》云『此冬氣之應，養藏之道也。逆之則傷腎，春爲痿厥，奉生者少』，與此云『爲跛』同義。『冬寒云云』，即腎之不足也。《陰陽別論七》云『三陽三陰發病，爲偏枯痿易，四支不舉』，亦與本論同義，宜併考。

**○所謂強上引背者，陽氣大上而爭，故強上也。**

〔楊〕三陽向盛，與三陰戰，得大得上，而陰猶爭也。

〔張〕太陽之脈，下項挾背者，陽氣大上而爭，則與三陽之氣上升者同，故爲強上引背也。

案：《評熱病論三三》云『勞風法在肺下，其爲病也，使人強上冥視』，與此同義。蓋強上引背者，《太陽中篇》葛根湯條所云『太陽病，項背強几几』是也。

**○所謂耳鳴者，陽氣萬物盛上而躍，故耳鳴也。**

〔楊〕正月陽氣令萬物勇躍鳴上，故生病氣上衝耳鳴也。

〔琦〕『萬物』二字衍。

〔高〕《經筋篇》云『手太陽之筋，其病應耳中鳴』，故申明所謂耳鳴者，乃陽氣萬物盛上而躍，躍則振動，故耳鳴也。

案：《傷寒論·太陽篇中》不云『耳鳴』證，然頭痛項強之際，或兼耳鳴者，往往有之，但不專有耳。『少陽中風，兩耳無所聞』二。《太陽上》（當作『中』）云：『未持脈時，病人手叉自冒心，師因教試令欬，而不欬者，此必兩耳聾無聞也。所以然者，以重發汗，虛故如此。』四六蓋耳聾自爲少陽證，其不至耳聾之前，必有耳鳴證，乃爲太陽盛上之候也。本論足以補仲景之遺文矣。

**○所謂甚則狂巔疾者，陽盡在上，而陰氣從下，下虛上實，狂巔疾也。**

〔楊〕三陽爻案：『交』正字歟。與三陰爭，而三陽俱勝，盡在於頭，爲上實，三陰從下即爲下虛，於是發病脫衣登上，馳走妄言，即謂之狂，僵仆而倒，遂謂之顛也。

〔張〕巔、癲同。按《經脈篇》足太陽經條下作『癲』，蓋古所通用也。所謂甚者，言陽邪盛也。陽邪實於陽經，則陽盡在上，陰氣在下，上實下虛，故當爲狂癲之病。

案：『狂癲』之義，詳具於《宣明五氣廿三》十六ウ中。『巔』『癲』字辨見於《五藏生成十》十二ヲ中。

**○所謂浮爲聾者，皆在氣也。**

〔楊〕診人迎之脈，得三陽浮者，皆是太陽之氣爲聾也。

〔識〕高云：『《經脈篇》曰：手太陽之脈，入耳中，所生病者，耳聾。故申明所謂浮爲聾者，是逆氣上浮而爲聾，皆在氣也。』簡按：馬云『脈浮則聾』，非。

案：耳者腎之所主，其所以聞者，水道通利不凝滯，故響應自在，如水之映物，金之生聲也。今旁光及膽三焦小腸等之經不和，則水道不活利，所以爲聾也。『少陽中風，兩耳無所聞』二及《太陽上篇》（當作

『中』）『叉手冒心』之條所云『兩耳聾無聞』六四是也。此云『浮』、云『在氣』，謂陽氣逆於上也。後文云『入中爲瘖』與『浮』爲反對，可併考。

**○所謂入中爲瘖者，陽盛已衰，故爲瘖也。**

〔楊〕大陽之中傷人者，即陽大盛，盛已頓衰，故爲瘖也。瘖，不能言也。

〔張〕聲由氣發，氣者陽也。陽盛則聲大，陽虚則聲微。若陽盛已衰，故瘖瘂不能言也。

案：《大素》『入』作『人』者訛，楊就訛字而爲説，不可從。《腹中論四十》云『灸之則陽氣入陰，入則瘖』，《宣明五氣二三》云『五邪所亂，搏陰則爲瘖』，並可以徵矣。

**○内奪而厥，則爲瘖俳，此腎虚也。**

〔楊〕陽氣外衰，故但爲瘖也。左腎氣内虚奪而厥者，則爲瘖痱，音肥。風病不能言也。謂四支不用，瘖不能言，心無所知。甚者死，輕者生，可療也。

〔張〕俳，發也。内奪者，奪其精也。精奪則氣奪而厥，故聲瘖於上，體廢於下，元陽大虧，病本在腎，腎脈上挾舌本，下走足心，故爲是病。俳音排，無所取義，誤也，當作『痱』，《正韻》『音沸』。

〔識〕高云：『俳、痱同，音肥。瘖痱者，口無言而四肢不收，故曰此腎虚也。』簡按：樓氏《綱目》引本節及王注，『俳』作『痱』，張注蓋原於此。《靈·熱病篇》云：『痱之爲病也，身無痛者，四肢不收。志（當作「智」）亂不甚，其言微知，可治。甚則不能言，不可治也。』樓氏《綱目》云：『痱，廢也。痱，即偏枯之邪氣深者。痱與偏枯是二疾，以其半身無氣營運，故名偏枯。以其手足廢而收，或名痱，或偏廢，或全廢，皆曰痱也。』《漢·賈誼傳》云『辟者一面病，痱者一方病』，師古注：『辟，足病。痱，風病也。』本出於《説文》由此觀之，痱即仲景《中風篇》所謂邪入於藏，舌即難言者，蓋痱是病名，偏風是所因，偏枯是病證，必非有别也。吳云『俳，陽事廢也』，非。《聖濟總録》有『瘖俳門』，載『治舌瘖不能言，足廢不能用，腎虚弱，其氣厥不至舌下』，地黄飲子等方，具於五十一卷。

案：痱爲正名，中風爲俗呼。醫經經方多用俗呼者，病名藥名二件，以俗皆呼，衆皆知之名爲主，故不用正名而用俗呼也。非不敢用正名，是不得不然而然者也。《千金方》宋臣凡例云：『古之經方，言多雅奥，以不語爲癔，以緩縱爲痱。』『痱』作『俳』，『癔』作『瘖』者，《本經》用古字也。『癔』又作『懿』，《千金》卷八風懿第六『有治風懿不能言，獨活湯』。又作『噎』，《醫心方》卷三治聲噎不出方第十三有『葛氏方治卒失聲，聲噎不出方』『《耆婆方》治人風噎方』，《外臺》卷十四風口噤方中有『深師甘竹瀝湯療卒中惡風噎方』。考『瘖』亦宜作『音』意而讀，《病源》風懿候云『其狀奄忽不知人，喉裏噫噫然有聲，舌強不能言』是也。其作懿、癔、噎，一音之轉，非有異義也，言唯有聲如意、如音、如噎，不能成言也。

**○少陰不至者，厥也。**

〔楊〕少陰，腎脈也。足少陰脈不通，則血氣不資於腎，故厥爲瘖痱也。

〔張〕此釋上文『内奪而厥』之義也。少陰者，腎脈也，與太陽爲表裏。若腎氣内奪，則少陰不至。少陰不至者，以陰虚無氣，無氣則陽衰，致厥之由也。

案：少陰不至者，謂足少陰腎經然谷、太谿、水泉等之脈不鼓動，寒厥之極也。《傷寒論》云：『少陰負趺陽者爲順。』所云少陰，專指太谿，與此可互發矣。厥者，謂氣逆也。《傷寒論》云：『凡厥者，陰陽氣不相順接，便爲厥。厥者，手足逆冷者是也。』厥十二據此，則四逆亦厥之一端。此所云厥者，即是泛偁，非專指四逆也。王注云：『少陰，腎脈也。』可從。但云太陰之氣逆上而行，難通。蓋『太陰』恐『太陽』訛，不然則竟不得其義也。

**○少陽所謂心脇痛者，言少陽盛也。盛者心之所表也。**

〔楊〕手少陽脈胳心包，足少陽脈循脇裏，故少陽病心脇痛也。成爲九月，九月陽少，故曰少陽也。戌少陽脈，散胳心包，故爲心之所表。

案：《大素》『盛』作『成』，楊以『成』爲『戌』而解之，尤可從。何者？古文『戌』字，有正如『成』作者。阮元《積古齋鐘鼎彝器款識》卷三宋公戌之謌鐘下云：『宋公戌，舊釋爲宋公成。吳侃叔云：《左・昭十年傳》宋公成，《公羊》作「戌」，《史記》亦作「成」。今觀是銘，以《公羊》爲正，是平公器也。頌壺銘甲戌、豐姞敦丙戌文皆作「戌」，與此同。』阮此説可以徵也。今考頌壺銘『戌』作『戌（篆體）』，豐姞敦『戌』作『戌（篆體）』，與『成』甚相似。此《大素》作『成』者，『戌』之古文傳來之偶存者。楊以爲『戌』而不改本文『成』字，蓋本文『成』字即是『戌』字，與『成』體相似者歟？《素問》作『盛』者，『成』字之再誤者，而連於下文『陰氣盛』而誤歟？諸注家皆以『盛』字爲解，故其義竟不了。若作『少陽戌』，則與下文『陽明者午也』，正相合矣。《經脈篇》云：『三焦手少陽之脈，交出足少陽之後，入缺盆，布膻中，散絡心包，下膈循屬三焦，膽足少陽之脈，起於目銳眥，合缺盆以下胸中，貫膈絡肝，屬膽，循胸裏出氣街。』是所以爲心脇痛也。

少陽相爲表裏，足少陽之脈絡心包，故云心之所表也。

（眉）《淮南・天文》『戌』爲『成』。《公羊・成十五傳》『宋世子戌』，《釋文》『戌，本或作成』。《左氏・文二年》『宋公子成』，《釋文》『成，本或作戌』。《公羊・哀十三年》『許男成卒』，《釋文》『成，本亦作戌』。《左氏・哀十三年》『許男成卒』，《釋文》『成，本或作戌』。《莊子・大宗師》《釋文》『成，本或作戌』。《左氏・昭十年》『宋公成卒』，《公羊》作『戌』。

**○九月陽氣盡，而陰氣盛，故心脇痛也。**

〔楊〕陰氣已盛，陽氣將盡，少陽爲病，故心脇痛也。

案：言時之序，則九月陽氣盡，而陰氣盛。言人之身，則火氣衰而水氣盛。水氣盛者，即水飲滯畜，水飲停畜，故心脅痛也，不必九月。

〔張〕膽有相火，心有君火，火墓在戌，陽不勝陰，則心脇爲痛，故應九月之氣。

案：此説與王、馬同。

**○所謂不可反側者，陰氣藏物也，物藏則不動，故不可反側也。**

〔楊〕九月物藏靜而不動，陰之盛也，故病不能反側也。

〔張〕陰邪凝滯，藏伏陽中，喜靜惡動，故反側則痛。

〔高〕《經脈篇》云：『足少陽，病不能轉側。』故申明所謂不可反側者。九月陰氣方盛，陰氣所以藏物也，物藏則不動，故少陽經脈有不可反側之病也。

案：『陰氣藏物』此四字，説得留飲所因尤眇。夫陽氣不足則陰氣有餘，陰氣有餘則胃氣不通，則爲水飲停留在於心脇間，此云『陰氣藏物』是也。物者，謂水血也。物藏則不動者，謂留飲畜血之類也。《太陽中篇》柴胡加龍蠣湯云『一身盡痛（當作「重」），不可轉側。』《千金翼》無「盡痛」二字。八二同下篇桂枝附子湯云『風濕相搏，身體疼煩，不能自轉側』八四，《陽明篇》白虎湯云『三陽合病，腹滿身重，難以轉側』三四並宿飲停留，邪氣因結之證，乃本論之理也。凡不可反側之證，皆是留飲濕邪之所爲，其原竟因於陽氣不足，所以用桂附也。其有熱證者，或加大黄，或用石膏，爲臨應之法也。

**○所謂甚則躍者，九月萬物盡衰，草木畢落而墮，則氣去陽而之陰，氣盛而陽之下長，故謂躍。**

〔楊〕躍，勇動也。甚謂九月陰氣外盛，故萬物之氣極畢墯落，則萬物之氣去陽之陰也。陰氣盛於地上，陽氣在於地下，勇動萬物之根，令其内長也。

案：據楊注，（《大素》）『氣盛』偶脱。

〔識〕《文選》潘岳《寡婦賦》『木落葉而隕枝』李善注云：『毛萇《詩傳》曰：隕，墜也。』《千金方》『蒲黄湯，主療小兒落床墮地』。

〔吳〕氣盛，氣盛於陰也。之，往也。下，下體也。陽之下，謂陽氣往下，如少陽之脈出膝外廉，行於兩足是也。長，生長也。陽爲動物，長於兩足，故令躍。

案：躍者，謂身瞤動也。氣盛，謂陰氣盛。陽之下長，謂水飲滋長，邪從寒化，厥逆瞤動，是陽氣行下部而長，不能純陰行事，故作瞤也。《太陽中篇》大青龍下云『厥逆，筋惕肉瞤』八，又真武湯之『身瞤動，振振欲擗地』四五，同下篇卅四條云『傷寒吐下發汗云云，經脈動惕者，久而成痿』，《金匱》卷中痰飲篇十二云『膈上病痰云云，其人振振身瞤劇，必有伏飲』，又《水氣篇十四》云『黄汗，若身重汗出已，輒輕者，久久必身瞤，瞤即胸中痛』，又《臂腫篇十九》云『此人身體瞤瞤者，藜蘆甘草湯主之』，共可以徵矣。所云『筋惕』『動惕』之『惕』與『躍』音義共同。『落』『墮』二字，其義自異，與《千金》及《寡婦賦》同文例。落者，零落於其物也，落花、落葉之類是也。墮者，離其處而此至也，墮墜、墮胎之類是也。

**○陽明所謂洒洒振寒者，**

〔楊〕陽明，三陽之長也。午與五月陽氣之盛也，在於廣明，故曰陽明。

案：『洒』字已見十六ウ五，卅六ヲ三、又ヲ七中，又見四十三ヲ三中，《經脈篇》云：『胃足陽明也，是動則病洒洒振寒。』此所云陽明者，即謂陽明經也，非仲景所云陽明也。

**○陽明者，午也，五月盛陽之陰也，**

〔楊〕五月盛陽一陰爻生，即是陽中之陰也。

**○陽盛而陰氣加之，故洒洒振寒也。**

〔楊〕一陰始生，勁𤢖（案：『勁𤢖』即『勁猛』。）加陽，故洒洒振寒也。

案：陽明主肌肉，今邪中於肌肉，則必先洒洒振寒，是少寒加於多熱，小陰侵於大陽，此云『陽盛而陰氣加之』是也。猶大火炎炎之中，灌之以少少之水，則水氣被火勢厭，集集爲聲，是振寒之理也。五月盛陽之時，陰氣內生者，是天地自然之理，不待辨也。此舉之者，文在於此，而義不在於此，示人感邪氣則先振寒而後發熱之理也。不若此活看，則金玉之經文看做如瓦礫，可不嘆哉。

**○所謂脛腫而股不收者，是五月盛陽之陰也。陽者衰於五月，而一陰氣上，與陽始爭，故脛腫而股不收也。**

〔楊〕腰已上爲陽，腰已下爲陰。五月有一陰氣在下始生，與陽交爭，陽強實於上，陰弱虛於下，故脛腫股不收也。

案：五月陽氣盛於上，一陰氣起於下，故濕邪著人，必在下部，爲脛腫而股不收之證，是後世所謂脚氣風毒也。此病五六月間，梅雨時節，尤爲多。其不病於夏者，亦濁邪傷於下，濁邪居下（《金匱》）之義。其病人上盛下虛，上熱下冷，水濕在下者，與五月之氣候正同者，於他三時，亦病此證。此但以陽明經病係於五月者，舉其常理。據此隅反，則凡腰已下之病屬於水濕者，皆陽明胃家之所主可知也。

股者，內股外髀，俗呼『宇知毛毛』者是也。《釋名》云：『股，固也。爲強固也。』『股不收』者，謂腰股不堅固，不便於行立也。『股』字解已詳見於廿二（ヲ十五）中。

**○所謂上喘而爲水者，陰氣下而復上，上則邪客於藏府間，故爲水也。**

〔楊〕五月陽明一陰爲病，謂上喘欬水病者也。一陰上下胸腹之中，不依常度，遂耶隨陰氣，客於府藏之間，故爲水病也。

〔吳〕藏，肺藏也。府，胃府也。脾土不能制濕，故上於肺，而爲水喘。

案：吳以藏府爲肺胃，可從。《傷寒論・太陽中篇》九六血弱氣盡條云：『藏府相連，其痛必下，邪高痛下，故使嘔也。』所云『藏府』亦指肺胃而言，與本篇正合。蓋藏府間者，鬲膜上下之間，《金匱》所云『水流在脇下』『心下有留飲』『水停心下』『胸中有留飲』『膈上病痰』並是也。水者，謂痰水也。上喘之『上』，對於上文『脛股』而言也。

**○所謂胸痛少氣者，水氣在藏府也。水者，陰氣也。陰氣在中，故胸痛少氣也。**

〔楊〕火爲陽氣，水爲陰氣，水在藏府之間，故陽氣少也。

案：水氣在藏府者，謂水飲與邪氣相搏在肺藏胃府中也，與藏府間不同。前文云『邪』，此云『氣』，互文同義。《傷寒論》小青龍湯條下所云『心下有水氣』，又少陰六三『病二三日云云，此爲有水氣』。並與此所云『水氣』正合，可考。蓋水邪在肺胃，則胸痛少氣。少氣生於胃，胸痛起於肺，自然之勢也。注家皆與前文云『邪客於藏府間同』看過，非是。然則此條宜與前條合説，別出於此者，異其處，可以知也。考陽明一段，邪自肌肉而入，漸深侵至藏府之次第，自表入裏之義也。

『少氣』解已見《平人氣象十八》中。《病源》十三少氣候云：『肺主氣，而通呼吸，藏氣不足，則呼吸微弱而少氣。胸痛少氣者，水在藏府。水者陰氣，陰氣在內，故少氣。』是宜與本文互發。

**○所謂甚則厥，惡人與火，聞木音則惕然而驚者，陽氣與陰氣相薄，水火相惡，故惕然而驚也。**

〔楊〕陽明脈氣，與陰氣俱盛。水火相惡，故惕然驚也。木勝土，故聞木音惕然驚也。

〔馬〕《陽明脈解篇三十》云：『陽明主肉，其脈血氣盛，邪客之則熱，熱甚則惡火。』又云：『陽明厥則喘而惋，惋則惡人。』又曰：『胃者，土也，故聞木音而驚者，土惡木也。』此曰陽氣與陰氣相薄，水火相惡者，蓋言陽氣者胃氣也，陰氣者水氣也，水氣在藏府間，故相惡而驚也。

〔識〕張云：『薄，氣相薄（當作「迫」）也。』吳云：『薄，摩盪也。』

《陽明脈解篇三十》云：『黃帝問曰：足陽明之脈病，惡人與火，聞木音則惕然而驚，鐘鼓不爲動，聞木音而驚，何也？願聞其故。岐伯對曰：陽明者，胃脈也。胃者，土也。故聞木音而驚者，土惡木也。帝曰：善。其惡火何也？岐伯曰：陽明主肉，其脈血氣盛，邪客之則熱，熱甚則惡火。帝曰：其惡人，何也？岐伯曰：陽明厥則喘而惋，惋則惡人。帝曰：或喘而死者，或喘而生者，何也？岐伯曰：厥逆，連藏則死，連經則生。』

此論與本篇全同，義宜併考。此論至末言厥逆，本篇最初言厥，其義不異，當互相發。

案：水飲挾邪在胃中，則外證四逆，內證心胸痰閉，喘惋惡人。飲邪相搏而爲熱，故惡火。飲邪鬱熱迫於心肝，故聞木音而驚，木克土之理也。

**○所謂欲獨閉户牖而處者，陰陽相薄也，陽盡而陰盛，故欲獨閉户牖而居。**

〔楊〕陰陽相爭更勝，陽盛已衰，次陰氣盛，故好閉户牖，獨居闇處也。

〔張〕陰邪盛則陽明氣衰，故欲靜也。

案：陰陽相薄，陽盡而陰盛者，其人水飲尤甚，邪入從寒化。《傷寒論》所云『少陰病』是也，曰：『少陰之爲病，脈微細，但欲寐。』《外臺》卷一引崔氏云『凡少陰病，寒多表無熱，但苦煩憒默默而極，不欲見光，有時腹痛，其脈沈細而不喜渴，經日不差』，乃與本文『欲獨閉户牖居』正合。

**○所謂病至則欲乘高而歌，棄衣而走者，陰陽復爭，而外并於陽，故使之棄衣而走也。**

〔楊〕陰陽相爭，陰少陽多，陰并外陽，故欲棄衣走也。

《陽明脈解三十》云：『病甚則棄衣而走，登高而歌，或至不食數日，踰垣上屋，所上之處，皆非其素所能也，病反能者何也？岐伯曰：四支者，諸陽之本也。陽盛則四支實，實則能登高也。』

案：前條云『陽盡而陰盛』，此云『外并於陽』，自爲表裏證。前爲少陰證，此爲陽明經證，非仲景所云『陽明病』也。《太陽中篇》抵當湯之『發狂』百，抵當丸（當作『湯』）之『如狂』一百，桃核承氣之『如狂』一八，《陽明篇》之『奄然發狂』五十，並是陽明經中水血受邪熱，爲陽熱證者是也。《陽明脈解》又云：『帝曰：其棄衣而走者何也？岐伯曰：熱盛於身，故棄衣欲走也。帝曰：其妄言罵詈，不避親疏而歌者何也？岐伯曰：陽盛則使人妄言罵詈，不避親疎而不欲食，不欲食故妄走也。』

案：内外二因諸狂證，並皆陽氣上亢盛極之所爲，猶飲酒大醉，易其本性，而發狂罵詈奔走，不食至數日者也。蓋胃氣盛極則水血流溢，引及於五藏。心肝尤先鬱熱煩悶，爲之昏憒，是凡發狂，諸陽明病胃實、譫語、狂走欲死之類，皆不出於此理也。宜與《陽明脈解篇》併考。陽明胃脈若熱盛亢極，則必五藏俱受病，故所以别有《陽明脈解》一篇也。

**○所謂客孫脈，則頭痛鼻鼽腹腫者，陽明并於上。上者則其孫絡太陰也，故頭痛鼻鼽腹腫也。**

〔楊〕太陰經脈至於舌下，大陰孫胳胳於頭鼻，故陽明并於太陰孫胳，致鼽腹⿰骨重也。案：『⿰骨重』即『腫』俗體。

〔識〕高云：『客孫脈，出處未詳，大抵皆陽明之病。孫脈，孫絡脈也。陽明之脈不從下行，而并於上。』

并於上者，則其孫絡之脈，合脾之大絡而爲太陰也。陽明并於上，故頭痛鼻鼽，孫絡太陰，故腹腫也。』簡按：此一句難通，故吳改作『其頭之孫絡腹之太陰也』十字，張以爲『太陰者言陰邪之盛非陰經之謂』，俱臆見也。高注稍妥，姑從之。

案：孫脈，即支脈，分於正脈而行者，故謂之支脈，與絡之支謂孫絡不同。高以爲孫絡脈，未考究也。《經脈篇》云『胃足陽明之脈，其支者從大迎前下人迎，循喉嚨入缺盆，下膈屬胃絡脾』『脾足太陰之脈，入腹屬脾絡胃，上膈挾咽，連舌本散舌下』，故此曰『陽明并於上。上者則其孫絡太陰也』。《經脈篇》『胃足陽明病至，則賁響腹脹，是爲骭厥。是主血所生病者，鼽衄頸腫』『脾足太陰是動，則病腹脹，且陽明脈循髮際至額顱』，故頭痛也。

『鼽』解已見於《金匱真言四》中。

案：此條脾胃俱病，故係陽明與太陰之間，而屬在陽明耳。注家或存疑於此者，何哉？

**○太陰所謂病脹者，太陰子也，十一月萬物氣皆藏於中，故曰病脹。**

〔楊〕以十一月陰氣大，故曰太陰。陰氣內聚，陽氣外通。十一月陰氣內聚，雖有一陽始生，氣微未能外通，故內癕爲脹也。案：『癕』是『壅』義，恐『癰』之訛體，非癰疽字也。

《經脈篇十》云：『脾足太陰也。是動則病腹脹善噫，得後與氣，則快然如衰，身體皆重。』

案：萬物氣皆藏於中者，在宇中言之，則陽氣藏於土中也。在身內言之，則陽氣藏於胃中也。陽氣內藏，故水道不利，凝滯爲脹也。《傷寒論》『太陰之爲病，腹滿而吐，食不下』[一]，又『腹滿大實痛者，桂枝加大黃湯主之』[七]，蓋寒實水飲在胃中，故從溫下之法也。水飲實於胃中，雖爲腹脹，胃陽未虛，是十一月一陽始生之理也。腹脹即腹滿，其義同耳。

**○所謂上走心爲噫者，□陰盛而上走於陽明。陽明絡屬心，故曰上走心爲噫。**

□恐『中』字壞，然據楊注則當是『下』字。

〔楊〕十一月有五陰爻，故陰氣盛也。太陰在内，所以爲下也。陽明居外，所以爲上也。陽明之正，上入腹裏屬胃，散之脾，上通於心，故陽明胳屬心者也。寒氣先客胃中，復有厥氣，從胃上散，其厥氣復出胃之中上口，胃以連心，故曰上走心爲噫也。

〔馬〕《宣明五氣論》曰：『心爲噫。』又按《靈樞·口問篇》曰：『寒氣客於胃，厥逆從下上散，復出於胃，故爲噫。』夫《素問》言心，而《靈樞》言胃，則此篇兼言陰氣走於胃，胃走於心，見三經相須而爲噫也。

案：陰盛而上走於陽明，陽明絡屬心者，《經脈篇》所云『脾足太陰之脈，其支者復從胃別上膈，注心中』是也。所云『從胃別上膈』者，即『上走於陽明』之謂也。又『陽明經下膈屬胃絡脾』，亦太陰與陽明二經相逢之徵也。王注云『《靈樞》説陽明無至心者』，未深考也，楊注可從。

〔紹〕《新校正》駁王注，蓋本於楊氏。

**○所謂食則嘔者，物盛滿而上溢，故嘔也。**

〔楊〕胃中食滿，陽氣銷之。今十一月一陽力弱，未能熟消，故胃滿而溢，謂之歐，此歐吐也。

案：物盛滿而上溢者，言水寒滿在胃中，故食入而不能化，爲嘔逆也。《經脈篇》云：『脾足太陰也，是動則病食則嘔，胃脘痛。』

**○所謂得後與氣，則快然如衰者，十二月陰氣下衰，而陽氣且出，故曰得後與氣，則快然如衰也。**

案：諸本皆作『十二月』，唯周曰行本作『十一月』，與《大素》可從。

〔楊〕陽氣未大，故腹滿爲脹，陰氣向下，一陽引之，故得後便及洩氣，快然腹減。

〔馬〕後者，圊也。氣者，肛門失氣也。

《經脈篇》云：『脾足太陰也。是動則病腹脹，善噫，得後與氣則快然如衰。』《甲乙》引《靈·經脈篇》亦『如衰』作『而衰』。

案：『太陰病，至七八日，雖暴煩下利，日十餘行，必自止，以脾家實，腐穢當去故也』[六]是與此所云『陰氣下衰而陽氣且出』同義，言陽氣内應，故雖下利因以愈也。此云『得後與氣，則快然而衰』，此之謂也。

（眉）《至真要論》『厥陰在泉，食則嘔，腹脹善噫，得後與氣則快然如衰』。《邪氣藏府病形》曰『小腸病，時窘之後』。

○**少陰所謂腰痛者，少陰者腎也。十月萬物陽氣皆傷，故腰痛也。**

〔楊〕七月秋氣始至，故曰少陰。十一月少陰之氣大，三月少陰已厥，故少陰至腎七月之時，三陰已起，萬物之陽已衰。太陽行腰，太陽既衰，腰痛也。

〔紹〕堅按：弟子堀川濟曰『此篇以足三陽三陰配之六月，太陽爲正月，厥陰爲三月，陽明爲五月，少陰爲七月，少陽爲九月，太陰爲十一月。三陽三陰，每互其位，而必隔一月，今本經「七月」誤作「十月」，殊爲不倫，須從《太素》是正』。此説極確。

案：據前後文例，則『腎』當作『申』，蓋以古音相通。且少陰主腰痛，遂誤作『腎』歟。前文『戌』以形似誤作『成』，此以音近誤作『腎』，『七月』誤作『十月』，可知三墳之遺典，全然存於今日，其誤譌亦有足以取考者。諸注家皆不知釋古經之理，妄意以私見各立之言，猶聚訟然，故其説難從者往往而有。學者宜不可迷於目前之近義，紊於聖經之大綸也。

**○所謂嘔欬上氣喘者，陰氣在下，陽氣在上，諸陽氣浮，無所依從，故嘔欬上氣喘也。**

〔楊〕此腎欬也。陰陽二氣不和，各在上下，故諸陽氣浮無所依，好爲歐欬上氣喘也。

案：前文所説陽明之喘，則肺胃間水飲也。此所云欬喘，則腎肺之氣不相通，肺之陽氣益上而不下，腎之陰氣益下而不上，遂爲此上氣疾也。《經脈篇》『肺手太陰之脈，起於中焦，下絡大腸，還循胃口上膈屬肺』『腎足少陰之脈，其直者，從腎上貫肝膈入肺中』，又云『腎足少陰也。是動則病欬唾則有血，喝喝而喘，坐而欲起』『肺手太陰也。是動則病喘欬，缺盆中痛。主肺所生病者，欬，上氣，喘渴（《甲乙》作喝），煩心，胸滿』是也。《傷寒論》少陰病真武湯之『此有水氣，其人或欬，或嘔』三六，通脈四逆之『或乾嘔』三七，四逆散之『或欬』三八，猪苓湯之『欬而嘔渴』三九，並與本篇同義。若太陽麻黄、小青龍、小柴胡之『喘』，及陽明證之『欬喘』，共是前文所云『陽明之喘』，而謂肺胃間水飲也。

**○所謂色色不能久立久坐，起則目𥆨𥆨無所見者，萬物陰陽不定，未有主也。秋氣始至，微霜始下，而方殺萬物。陰陽内奪，故目𥆨𥆨無所見也。**

〔楊〕七月陰陽氣均，未有定主，秋氣始至，陽氣初奪，故邑然脹望，不能久立。又陰陽内各不足，故從坐起，目䀮無所見也。有本作『露』，但白露即露之微也，十月已降甚霜，即知有本作十月者，非也。

〔紹〕『露之微』疑當作『霜之微』。

〔識〕色色，馬、高云：『二字衍文。』吳改作『邑邑』，云：『愁苦不堪貌。』張云：『當作邑邑，不安貌。』簡按：邑邑與悒悒通。《史記·商君傳》云：『安能邑邑，待數十百年。』悒，《説文》『不安也』。張注本此。志載高説，云：『色色，猶種種也。色色不能，猶言種種不能自如也。』此解不通。今從張注。

〔紹〕《太素》經注並是。

案：（《大素》作）「邑邑」已見《刺瘧篇》，云「腹中悒悒」，《大素》作「腸中邑邑」，可從。蓋「邑邑」者，謂水在腸中鬱結不利之皃也。《經脈篇》腎是動病云「喝喝而喘，坐而欲起，目䀮䀮如無所見」，與本文合，言飲閉鬱浥不能久立久坐，故欲起。欲起之際，目視䀮䀮而不明也，《太陽中篇》苓桂朮甘之「心下逆滿，氣上衝胸，起則頭眩」七三，真武湯之「振振擗地」三五，《陽明篇》大承氣湯之「傷寒六七日，目中不了了，睛不和，無表裏證」二七，並本文之類證也。

「䀮䀮」已見於《藏氣法時》廿二中，可併看。

案：心爲足少陰，腎爲手少陰，心腎互相通其氣，則腹胸快然無疾也。今腎氣不上，心氣不下，水飲鬱閉於鬲間，故爲目不明也。此所云「陰陽」，專謂心腎二藏也。七八月之間，暑氣未退，寒氣少進，故曰陰陽不定，未有主也。以下至「方殺萬物」，言天地之氣候。陰陽內奪，謂人身中之陰血陽氣，應秋時肅殺之令而自內虛也。

**○所謂少氣善怒者，陽氣不治。陽氣不治，則陽氣不得出，肝氣當治而未得，故善怒。善怒者，名曰煎厥。**

〔楊〕少陰氣用也，則陽氣熱而不用，故不得出也。肝以主怒，少陰用時，肝氣未得有用，故喜怒也。喜怒之病，名曰前厥者也。

〔識〕吳云：「陽氣不治者，陽氣不舒也。肝氣當治而未得者，木性不得條達也。肝志怒，故善怒。煎厥者，怒志煎熬厥逆也。」張云：「按煎厥一證，在本篇言陽虛陰盛，在《生氣通天論》言陰虛陽盛，可見煎厥有陰陽二證。」簡按：此與少陰不相干涉，乃屬少陽厥陰之病，則爲可疑。諸家不言及此者何？高獨以少陰君火之陽氣不治而釋之，此乃運氣家之言，竟不免牽強焉。張以陽氣不治爲陽虛，不可從。

案：張以爲煎厥有二證，在本篇言陽虛陰盛，在《生氣通天論》言陰虛陽盛。此説似是而非。以余觀之，則二證共爲陽虛陰盛之義，非有二義。且《生氣通天論》云『辟積於夏，使人煎厥』，言陽氣在夏，宜暢達，若在夏辟積，則可暢達之氣辟積於肝經，故至秋發爲煎厥熱逆之證也，此云『七月少氣善怒』者，即辟積於夏，至秋爲煎厥也，與《生氣通天論》其義正同。畢竟若陽氣鬱伏不發泄者，即肝氣之不得治血也。肝氣鬱伏，所以爲善怒也。蓋夏時陽氣發泄，則雖至秋少陰用事時，不能爲煎厥也。爲煎厥者，必是夏時陽氣不發泄，肝氣鬱伏之人也，故至秋少陰用事之時，爲此善怒煎厥之證也，乃金克木之理也。

**○所謂恐如人將捕之者，秋氣萬物未有畢去，陰氣少，陽氣入，陰陽相薄，故恐也。**

〔楊〕七月萬物少衰，未至枯落，故未得畢去也。始涼未寒，故陰氣少也。其時猶熱，故陽氣入已，然則二氣相薄不足，進退莫定，故有恐也。

〔張〕陰氣言腎氣也，陽氣言邪氣也。陰氣將藏未藏而陽邪入之，陰陽相薄，則傷腎而爲恐，故亦應秋氣。

《陰陽應象大論五》云：『在天爲寒，在地爲水，在體爲骨，在藏爲腎，在變動爲慄，在志爲恐。恐傷腎，思勝恐，寒傷血，燥勝寒。』

《宣明五氣篇廿三》云：『精氣并於腎則恐。』《靈樞·九鍼論》同。

案：精氣并於腎則恐者，言脾氣并於腎爲恐。蓋恐亦水飲所爲之證，凡陽邪之氣迫於腎，則必發恐證。恐與驚相似，但内有恐者，外必驚，故驚恐連言，故《金匱》上·第八云『奔豚病，皆從驚恐得之』可以徵矣。又《藏氣法時廿二》云『肝虛則善恐，如人將補之』，亦與此同理。蓋遇物而怖怯謂之驚，獨自怖怯謂之恐也，爲内恐外驚也。

**○所謂惡聞食臭者，胃無氣，故惡聞食臭也。**

〔楊〕七月陽衰，胃無多氣，故惡聞食氣也。

〔張〕胃無氣，胃氣敗也。胃氣所以敗者，腎爲胃關，腎中真火，不足不能温養化原，故胃氣虚而惡聞食臭也。

案：胃無氣者，少陰腎氣方旺用事，故胃陽不足，其氣不能以消化也，所以惡聞食臭也。《厥陰篇》烏梅丸條云：『得食而嘔，又煩者。』水飲尤盛，因動蚘蟲，令得食而嘔也。水飲尤盛者，即腎水用事，少陰氣應也，與此云『胃無氣，故惡聞食臭』同理。《經脈篇》云：『腎足少陰，是動則病饑不欲食。』

**○所謂面黑如地色者，秋氣内奪，故變於色也。**

〔楊〕七月三陽已衰，三陰已起，然陽去陰來不已，則陰強陽弱，故奪色而變。

案：面黑如地色者，謂面色如黑土無光澤也。秋氣内奪者，即陽氣内奪，見腎藏之本色也。凡色以光澤爲主，即有陽氣也，無澤者，是無胃氣也。《金匱》上・第一三云『鼻頭色微黑者，有水氣』，又云『色黑爲勞』，又中十二云『膈間支飲，面色黧黑』，並胃氣虚弱，水飲用事者，爲面黑也。

〔張〕色以應日，陽氣之華也。陰勝於陽，則面黑色變，故應秋氣。此即《經脈篇》『面如漆柴』之義。

〔高〕地色，地蒼之色如漆柴也。因秋時肅殺之氣，内奪其精華，故至冬則變於色而黑，如地色也。

案：《脈要精微十七》云『黑欲如重漆色，不欲如地蒼』，是重漆有光澤，地蒼無光澤也。《診要經終十六》云『少陰終者，面黑齒長而垢，腹脹閉，上下不通而終矣』，是亦胃氣已盡而少陰獨用事之惡候矣。考

『地黑』與『地蒼』其義不二，猶黑褐之根，謂之蒼朮，黑黃之羽，謂倉庚之類也。

**○所謂欬則有血者，陽脈傷也，陽氣未盛於上，而脈滿，滿則欬，故血見於鼻也。**

〔楊〕七月金，主肺也。肺主欬也。不欬則已，欬則傷陽，陽傷血脈，故腹滿，見血於鼻中也。

〔張〕陽脈傷者，上焦之脈傷也。陽氣未盛於上而脈滿，則所滿者皆寒邪也。蓋腎脈上貫肝膈入肺中，故欬則血見於口，衄則血見於鼻也。

〔琦〕『未』字衍。

案：『未』字恐是『氣』字未畫誤衍爲二字，蓋『气』『未』分爲二也。

〔高〕《經脈篇》云：『腎病欬唾則有血。』故申明所謂欬則有血者，乃陰血乘於陽位，陽脈不歸於陰，故曰陽脈傷也。陰血乘陽脈不歸陰，則陽脈滿。十月之時，陽氣未盛於上，未當盛時而脈滿，則陽氣內逆，故滿則欬，欬則有血，而且見於鼻也。

案：張注可從。《大素》『脈滿』作『腹滿』，恐訛。若作『腹滿』則水寒在胃中而滿之謂也。蓋腎虛則水寒在下，陽氣不升而入於水血中，故上見血也，是心腎二經陰陽相薄之理也。逆經之血自口鼻出者，自然之理，云鼻則口亦不言而在中耳。

**○厥陰所謂癩疝，婦人少腹腫者，厥陰者辰也。三月陽中之陰，邪在中，故曰癩疝，少腹腫也。**

〔楊〕三月陰氣將盡，故曰厥陰。三月爲陽，厥陰脈在中，故曰陽中之陰。耶客厥陰之脈，遂爲頹疝。頹謂大夫少腹寒氣成積陰器之中而痛也，疝謂寒積氣上入小腹而痛也。病在少腹，痛不得大小便，病名曰疝也。「大夫」即「丈夫」訛

〔識〕高云：『癩疝猶㿉疝也，言高腫也。《經脈篇》云：厥陰病，丈夫㿉疝，婦人少腹腫。』簡按：

王氏《資生經》云：『《千金》曰「氣衝主癩」，《明堂下經》曰「治㿉疝」，則是癩，即㿉疝也。』《巢源》云：『㿉者，陰核氣結腫大也。』詳見於《陰陽別論》『頹疝』注。

《熱論卅一》云：『六日厥陰受之，厥陰脈循陰器而絡於肝，故煩滿而囊縮。』

案：厥陰肝經血中有邪，則下爲陰腫，上爲少腹腫，今人宿疾疝氣是也。若有邪氣則動宿疾，其證有如此者，所云『婦人少腹腫』者，子宮腫中也。蓋男子睾有兩丸在外，女子子宮左右有兩囊，中藏子精在内，雖有内外之異，其爲肝筋之所係屬則同，故此並言之也。《金匱》下『婦人之病，因虚積冷云云，時着男子，非止女身』與此同文例，宜併考。

**○所謂腰脊痛不可以俛仰者，三月一振榮華，萬物一俛而不仰也。**

〔楊〕振，動也。三月三陽合動而爲春，萬物榮華低枝垂葉，俛而不仰，故耶因客厥陰，腰脊痛，俛不仰也。

〔識〕吳云：『振，物性鼓動也。』張云：『陽氣振也。』高云：『三月之時，振動發生，草木向榮而華秀，故三月一振榮華，生機雖盛，猶未暢達，故萬物一皆俛而不仰也。』馬云：『凡俛者不可以仰，仰者不可以俛，故肝應其時，腰痛之病，俛仰以難也。』

案：腰脊痛者，謂邪着肝經筋絡之中也。《太陽中篇》二九云：『脈浮，宜以汗解，用火灸之，邪無從出，因火而盛，病從腰以下，必重而痹，名火逆也。』是火邪陷入水飲筋絡之間之所爲，與本文相類。蓋三月花葉倶出，草木榮茂，然猶枝朶柔脆有俛而無仰，是陽氣雖浮於上，陰氣猶盛於内，故帶濕氣而垂下。人身帶濕邪，亦有似此也。凡花葉草芽之類，初出時必低頭而長，皆與此同，少陽多陰之理也。

**○所謂癩癃疝膚脹者，曰陰亦盛，而脈脹不通，故曰癩癃疝也。**

〔楊〕毒熱客於厥陰，故爲釘腫。耶客於陰器，遂爲癃病小便難也。客於皮膚中，因爲膚脹。三月爲陽，陰氣一在而盛，故陰器腫脹。陰器腫脹不通，故爲頹癃也。

〔識〕高云：『出處未詳。大抵皆厥陰之病。癩，癩疝也。』簡按：《靈・水脹篇》云：『膚脹者，寒氣客於皮膚之間，鼜鼜然不堅，腹大身盡腫皮厚，按其腹窅而不起，腹皮（當作『色』）不變，此其候也。』『曰陰亦盛』，『曰』吳本作『由』。張云：『此復明癃疝腫脹之由在陰邪盛也。陰盛則陽氣不行，故爲此諸證。』張兆璜云：『曰所謂、曰者，者是設爲之問辭，下文是答辭，故增一曰字以別之。』簡按：上文並無增一『曰』字者，特於末節而有之，可疑。吳本似是。吳云：『陰亦盛者，言陽固盛，而陰亦盛也。』此注恐非，『亦』字承上文癩疝及腰脊痛而下之，蓋與《平人氣象論》『一呼脈再動，一吸脈亦再動』之『亦』同義。《經脈篇》云：『肝足厥陰也。是動則病，丈夫癀疝，婦人少腹腫。是肝所生病者，狐疝閉癃。』《千金方》卷十一肝藏脈論第一云：『診得肝積脈弦而細云云，男子積疝，女子瘕淋。』

案：《大素》作『釘癃』者，蓋因『釘』『頹』音近而誤歟。後句作『頹癃』，則『釘』字爲誤，可知也。《大素》無『疝』字者，可從也，蓋因前文有『頹疝』字而誤耳。

案：『癩癃』『膚脹』共爲陰盛水血不通之候，其散漫者爲膚脹，其走於下者爲癩癃也。《大素》作『陰一盛脹』，則『一』爲專一之義，故後文受此句云陰脹不通也。（《大素》『陰亦盛而脈脹不通』作『陰一盛脹陽脹不通』。）

**○所謂甚則嗌乾熱中者，陰陽相薄而熱，故嗌乾也。**

〔楊〕甚謂厥陰耶氣盛也。厥陰之脈，俠胃屬肝胳膽，上入頏顙，故陰陽相薄，熱中而嗌乾也。

〔識〕馬云：『陰陽相薄，而在內爲熱中，在上爲嗌乾也。』高云：『《經脈篇》云：足厥陰病甚則嗌乾，手厥陰病心中熱。』

〔紹〕琦曰：『此節（案：言厥陰一節）文多譌缺。按此篇以十二辰分配經脈，義殊無當，而論病理本於藏府陰陽衰盛甚確，故以意解之。』琦説稍肆，今不敢從。

案：此十二月中，以奇月分三陽三陰，蓋有所受之古誼。今圖於左方，以便檢閱。

○太陽——寅——正月——卯二月　□
　足——膀胱——手——小腸

×少陽——戌——九月——亥十月　△
　足——膽——手——三焦

○陽明——午——五月——未六月　▽
　足——胃——手——大腸

○太陰——子——十一月——丑十二月　▽
　足——脾——手——肺

○少陰——申——七月——酉八月　□
　足——腎——手——心

×厥陰——辰——三月——巳四月　△
　足——肝——手——心主

案：此篇凡一章，述三陰三陽經脈之疾病，每節冠以『所謂』二字者，其爲古經之言可知，其言往往與《經脈篇》文合矣。《大素》名曰『經脈病解』，乃謂解釋經脈之病證之義也。而王冰名以『脈解』，其義難通。凡《素問》八十一篇王冰所定，如其篇名並皆王冰所作，往往與經義乖，宜從《大素》《甲乙》、全本等正之也。

**重廣補注黄帝内經素問卷第十三**

**素問攷注卷第十三**

文久癸亥十一月初五日書竟
竹向間人　森立之

第四十九補

瘖俳ウ五

〔紹〕堅按：《爾雅》『痱，病也』。郝懿行《爾雅義疏》曰：『通作「腓」。《詩》「百卉具腓」。病也。《釋文》引《韓詩》云：「變也。」變、病義近，聲又相轉。《文選·戲馬臺詩》注引《毛詩》作「痱」，今作「腓」。《玉篇》引《詩》正作「百卉具痱」。可知古本作「痱」矣。』

案：草木腓萎之字，即風痱之義。癉瘓緩縱之字，轉注爲草木萎痱之義。其作『腓』與『俳』同爲古字，從人從肉，共人肉變癈之謂。《説文》作『痱』則病名也。

所謂上喘而爲水者

案：《太陽》麻黄青龍柴胡之喘，及陽明證之欬喘，皆是肺胃膈間之水飲，與本文之義正同。

四八　腫癰ヲ一　壅癃ウ一　跛易ウ四　偏枯同　癎瘛筋攣ヲ五　驚駭ヲ六　瘖ヲ六　瘕七ヲ、十一ウ　石水ヲ八　風水ウ八　欲驚ウ九　疝九ウ、十一ウ

心疝ウ十　肺疝ヲ十一　癎厥ヲ十二　驚ウ十二　腸澼十三ウ、十四ヲ　腸澼下血ヲ十四　心肝澼下血ヲ十五　鬲偏枯ウ十五　男子發左女子發右ウ十六

瘖ウ十七　血衄身熱ウ十八　如喘ウ十九　暴驚六ヲ、廿ヲ　暴厥ウ十九　予不足ウ廿　薪新ウ廿一　懸去棗華ウ廿二　弦牽ウ廿四　莢茦ウ廿五　白壘ウ廿六

蓬累同　雍甕ヲ廿九　揣ヲ廿八　菀熟ウ二九

四九　腫腰脽痛ヲ一　正月太陽寅同　跛ヲ二　偏虛同　強上ヲ三　耳鳴同　狂巔疾ウ三　下虛上實同　浮爲聾ヲ四　瘖ウ同

瘖俳同　腎虛同　厥ヲ六　少陽心脇痛ウ六　不可反側ヲ七　躍ヲ八　陽明洒洒振寒ウ八　脛腫ヲ九　股不收同　上喘ウ同　爲水同　胸

痛少氣ヲ十　厥同　惡人與火同　惕然而驚同　欲獨閉户牖而居ウ十一　歌走同　頭痛ウ十二　鼻鼽同　腹腫同　病脹ヲ十三　噫ウ同

嘔ウ十四　後同　氣同　少陰腰痛ヲ十五　嘔欬上氣喘ウ十五　邑邑ヲ十六　善怒ヲ十七　煎厥同　恐如人將捕之ヲ十八　惡聞食臭ウ同　面

黑如地色ヲ十九　欬有血ウ同　厥陰㿗疝ヲ廿　少腹腫同　腰脊痛不可以俛仰ヲ廿一　㿗頽ウ同　癃同　疝同　膚脹同　嗌乾ウ廿二　腎

申ヲ十五

# 素問攷注卷第十四

重廣補注黄帝内經素問卷第十四

## 刺要論篇第五十

〔新〕按：全元起本在第六卷《刺齊篇》中。《太素》佚。

案：此篇全本在《刺齊篇》中，《甲乙》在卷五鍼灸禁忌下。據此，則《太素》雖屬缺卷，亦當與全本同。然則今本《素問》王氏次注時，分以爲《刺要》一篇，欲敢備八十一篇之數，故有如此稍小篇耳。

〇**黄帝問曰：願聞刺要。岐伯對曰：病有浮沈，刺有淺深，各至其理，無過其道。**

〔志〕理者，皮膚肌肉之文理。

〔高〕無過其皮肉脈骨之道，中其道，毋容過。

〇**過之則内傷，不及則生外壅，壅則邪從之。**

案：過之，謂失於深。不及，謂失於淺也。内傷，謂太深傷血。外壅，謂甚淺傷氣。氣，謂腠理皮膚之分，血，謂肌肉筋脈之分也。

〇**淺深不得，反爲大賊，内動五藏，後生大病。**

案：行鍼之淺深不得如法，則治病之法反爲大賊，正氣内動五藏，後遂生至死之大病也。張云：『後生大病，詳如下文。』

○**故曰：病有在毫毛腠理者，有在皮膚者，**

〔識〕志云：『毫毛腠理者，鬼門元府也。』高云：『毫毛中之腠理也。』簡按：《文選·西京賦》注引《聲類》及《廣韻》云：『毫，長毛也。』志玄府之解未爲得，王注詳焉。

案：凡身體中之毛，除頭髮面鬚外，皆謂之毫毛，就中又有長短之别也。毛孔之下皮中通氣之處謂之腠，爲衛分，皮下通血之處謂之理，爲營分。故腠理者，表之最表者也，皮膚者，皮下肉上白膚衛氣所通之處是也，與腠理其地不二。然肥滿人白膚尤多，羸瘦人白膚至少，故次腠理以皮膚也。腠理解已見於《生氣通天三》中。《舉痛論三九》王注云『腠謂津液滲泄之所，理謂文理逢會之中』，《靈·本藏篇》云『三焦旁光者，腠理毫毛其應』，《金匱》上·第一云『腠者，是三焦通會元真之處，爲血氣所注。理者，是皮膚藏府之文理也』，並可以徵矣。

○**有在肌肉者，有在脈者，有在筋者，有在骨者，有在髓者。**

案：白膚之下赤肌有焉，又曰赤肉。此中有脈絡通貫其間，又有白筋維絡其骨。骨中有髓，髓能養骨，骨無髓則枯槁，是與角中有鰓同理。

○**是故刺毫毛腠理無傷皮，皮傷則内動肺，**

案：此云皮者，謂皮膚，而省一『膚』字也。蓋刺毫毛腠理者，謂極淺下鍼，纔入皮中而已也。今小瘡膿成者，以鍼破之皮，以出膿血。又痘瘡面部有報痘、試痘之類，令正痘不起發者，明人戴曼公祕訣：『報試二痘，必用鍼破之，少少出血，少頃全身之痘悉皆起發，此等皆無傷皮膚之理也。』内動肺者，即前文所云『内動五藏』之一也，下仿之。

報痘試痘鍼法爲祕傳之一，故今不載出於此。

**○肺動則秋病温瘧，泝泝然寒慄。**

《甲乙》『瘧』下有『熱厥』二字，『泝泝然』作『淅然』。

案：肺動不必病温瘧，若肺氣内動，時當秋令，則陽氣下降，故邪從陽氣内入於募原，所以熱厥而爲温瘧也。雖非秋時，如此陽氣下降，内鬱之人，邪氣内陷在於營衛之間，募原之處，則亦能爲瘧也。是舉一隅示之，其活看活解，存於其人也。下皆仿此。

（眉）《皮部論》『泝然』可參。

**○刺皮無傷肉，肉傷則内動脾，脾動則七十二日四季之月，病腹脹煩，不嗜食。**

《甲乙》『煩』下有『滿』字。

〔吴〕脾氣不運，則中氣不化，故令煩。脾病則不磨，故令不嗜食。

**○刺肉無傷脈，脈傷則内動心，心動則夏病心痛。**

案：心痛者，傷脈之所爲，即爲真心痛。《四氣調神二》云『逆夏氣則太陽不長，心氣内洞』，《靈樞·五味篇六三》云『辛走氣，多食令人洞心』，並與此所云心痛同義，宜併考。

〔張〕脈在肉中，爲心之合，脈傷則内動於心。心王於夏，外氣傷，故夏爲心痛。

**○刺脈無傷筋，筋傷則内動肝，肝動，則春病熱而筋弛。**

案：筋者，白筋，所以維持骨節者也，宜不緩不急也。今筋傷則肝氣虚，故爲筋弛緩彈曳之證。《生氣通天三》云『有傷於筋，縱其若不容』與此同義。

**○刺筋無傷骨，骨傷則内動腎，腎動則冬病脹腰痛。**

案：腎虚則不能制水，故爲腹脹水氣。腰爲腎之所主，故腎虚則腰痛。《四氣調神二》云『逆冬氣則少陰不藏，腎氣獨沈』，可併考。

**○刺骨無傷髓，髓傷則銷鑠胻酸，體解㑊然不去矣。**

《甲乙》『銷鑠』作『消濼』。

〔張〕髓爲骨之充，精之屬最深者也。精髓受傷，故爲乾枯銷鑠，胻酸等病。解㑊者，懈怠困弱之名，陰之虚也。陰則氣虚，氣虚則不能舉動，是謂不去也。按：《海論》所言髓海不足者，病多類此。

〔識〕吳云：『銷鑠者，骨髓日減，如五金遇火而銷鑠也。』簡按：枚乘《七發》『雖有金石之堅，猶將銷鑠而挺解也』李善注云：『賈逵《國語》注曰：鑠，銷也。』

案：『銷鑠』已見《瘧論三五》中。『胻』見《脈要精微十七》《藏氣法時廿二》中。『酸』義見《刺熱三二》中。『解㑊』見《平人氣象十八》中，又詳見《刺瘧三六》中，宜併考。

〔識〕不去，馬云：『不能行動而去也。』簡按：《三部九候論》『脫肉身不去者死』王注云：『（去）猶行去也。』

案：此篇凡一章，謂下鍼深入之禁也。而傷皮則肺氣内動爲温瘧，傷肉則脾氣内動爲腹脹，傷脈則心氣内動爲心痛，傷筋則肝氣内動爲筋弛，傷骨則腎氣内動爲水脹，傷髓則津液消鑠爲解㑊不遂證。以上諸證，此專謂鍼刺爲傷，然擴充是理，則凡肺傷多爲瘧，脾傷多爲脹之類，宜活看通解。且其病多在春，其病多在秋之類，亦宜活看，不可爲此病必在春，此病必在秋也。是讀古經之活法，得蔑如守株膠柱之見，而後可俱語道耳。

文久第三癸亥十一月九日曉天燈下書於白駒山房

清狂老人　森立之

素問攷注卷第十四

第五十補

各至其理無過其道ヲ一

〔箚〕寬案：理字與道字相對之詞，乃道理之理，言刺法有深淺之分也。志注『文理』解，誤。道謂鍼可刺之道，乃下文刺皮無傷肉云云是也。王注恐非。

〔張〕應淺不淺，應深不深，皆過其道。

## 刺齊論篇第五十一

〔新〕按全元起本在第六卷。《大素》佚。

案：此篇只論刺鍼之淺深，義宜與前篇接，據此，則全本必亦在《刺齊篇》中，前篇後可知也。但今本《甲乙》在卷五鍼灸禁忌上，前篇在下，不與此次，可疑也。

**○黃帝問曰：願聞刺淺深之分。岐伯對曰：刺骨者無傷筋，刺筋者無傷肉，刺肉者無傷脈，刺脈者無傷皮，刺皮者無傷肉，刺肉者無傷筋，刺筋者無傷骨。**

〔張〕前四句言宜深者勿淺，後三句言宜淺者勿深也。義如下文。

**○帝曰：余未知其所謂，願聞其解。**

《甲乙》『解』作『詳』。

**○岐伯曰：刺骨無傷筋者，鍼至筋而去，不及骨也。**

〔識〕高云：『欲知其分，必先知其非分。如刺骨者，刺入骨分，無傷其筋。刺筋者，刺入筋分，無傷其肉。刺肉者，刺入肉分，無傷其脈。脈有絡脈，有經脈，上篇脈居肉後經脈也，此篇脈居肉先絡脈也。刺脈者，刺入脈分，無傷其皮，此言刺宜深者勿淺，淺則非分矣。』簡按：下文云『刺肉無傷脈者，至脈而去不及肉也』，即脈淺肉深，與前篇『刺肉無傷脈』義相乖，故高有『經脈絡脈』之説。然經文無明據，恐是兩篇各一家之言，高注似強解。

案：高注可從，然經脈深，絡脈淺之説未可。蓋經脈有在淺者，絡脈有在深者，隨其處斟酌而可也。此兩篇之説，要令人知肉中之脈行自有淺深之處耳。

**○刺筋無傷肉者，至肉而去，不及筋也。**

案：刺筋無傷肉者，蓋筋多在肉下骨上，然亦有筋在肉上者，但是刺筋之鍼，要在刺筋耳。徒傷肉而不及筋，則非其治也。

**○刺肉無傷脈者，至脈而去，不及肉也。**

〔識〕盧冶云：『脈在肉中，肉在谿谷，脈有道理，路各别者也。所謂至脈而去不及肉者，謂刺在皮膚絡脈之間，不及裏之筋骨，非鍼從脈而再入於肉也。是以略去「刺脈無傷肉」句者，使後學之意會也。』簡按：是屬影撰，然高注全本於此。要之上文宜云『刺皮者無傷脈，刺脈者無傷肉，而不及之』，至於此亦無傷脈刺脈之言，寔可疑焉。

案：盧氏所説可從矣，説具於前文中。

**○刺脈無傷皮者，至皮而去，不及脈也。**

案：至皮而去者，謂只入皮中而不及脈也。云皮者，皮下白膚氣分之處也。

**○所謂刺皮無傷肉者，病在皮中，鍼入皮中，無傷肉也。**

《甲乙》無『所謂』二字及下『中』字，下『傷』字作『中』。

案：是言淺入鍼，僅入皮下白膚之分，而不至赤肉之處也。

**○刺肉無傷筋者，過肉中筋也。**

案：蓋筋在肉下骨上者也，故鍼方入赤肉之分，不至白筋處也。若過肉分，則或中筋也。

**○刺筋無傷骨者，過筋中骨也。此之謂反也。**

案：前文四不及，後文三大過，共是謂之反也。

文久癸亥十一月十日三更燈下書畢　八九山人　活活翁　立之

## 刺禁論篇第五十二

〔新〕按：全元起本在第六卷。

《大素》十九知鍼石『刺中心』已下缺，《甲乙》五鍼道。

**○黃帝問曰：願聞禁數。岐伯對曰：藏有要害，不可不察。**

〔楊〕五藏之氣所在，須知鍼之爲害至要，故欲察而識之。

〔識〕志云：『數，幾也，言所當禁刺之處有幾也。』高云：『數，條目也。帝承上二篇之意，謂刺要、刺齊其中必有所禁，故願聞禁數。』張云：『要害，言各所要，亦各有所害，當詳察也。』志云：『五藏有緊要爲害之處。要害二字，當知非刺中五藏。』顧炎武《日知録》云：『南越《尉佗傳》「發兵守要害處」，按《漢書·西南夷傳注》師古曰：「要害者，在我爲要，於敵爲害也。」此解未盡。要害，謂攻守必爭之地，我可以害彼，彼可以害我，謂之害。人身亦有要害，《素問》岐伯對黃帝曰「脈有要害」，《後漢·來歙傳》「中臣要害」。』

**○肝生於左，**

言手足三陰經血，肝司之，生於心左室也。六陰經雖在内爲陰，其實則血出去而脈動爲陽，故肝司之。

肝亦實陽而居陰，春亦實陽而表陰也。

〔楊〕肝者爲木，在春，故氣生左。

案：陰經脈之大幹出於心左室，分行一身，而後其血入絡脈大幹，下行入心右室。此陰經脈大幹者，即肝所藏之血也。此云出者，出於心左室也。故此曰『肝生於左』，是肝所造製之血，隨呼吸上出於心之左室也。諸注皆失解。手足三陰經脈如此矣。

（眉）案：此以部分配五藏，以知百萬疾病之法，故凡肝配左，脾配右，心配表，腎配裏，猶是卜筮占法象數相同，非言肝藏居左，心藏在表也。又古來以脾配右，亦同理。左東也，右西也，表上也，裏下也。

**○肺藏於右，**

言手足三陽經血肺司之，藏於心右室也。六陽經雖在外爲陽，其實則血入來而脈靜爲陰，故肺司之。肺亦實陰而居陽，秋亦實陰而表陽也。

〔楊〕肺者爲金在秋，故氣藏右也。肝爲少陽，陽長之始，故曰生也。肺爲少陰，陰藏之初，故曰藏也。

案：陽經脈幹入心右室中者，以肺氣隨呼吸相通引，故經血經於肺中爲絡脈，而入於心右室也。蓋肺中經絡行於布葉羅織中，以出於心左室之血，再灌注入於心之右室，心血得此肺氣之鼓槖，而爲成大經脈幹者也。故《津液別篇》云：『心爲之主，肺爲之相。』此之謂也。據此，則心雖生血，得肝之液汁與肺之鼓氣，而始爲赤水也。蓋陰經脈肝司之，而自心出去，分成萬支，而陽經脈之萬支受之盛之，而復集成大幹，肺司之，而復返藏入於心也。其出者心左室也，入者心右室也。

**○心部於表，**

〔楊〕心者爲火在夏，居於大陽最上，故爲表。

案：心火陽氣充足於皮膚，故曰心部於表也。部是分配部別之意。《六元正紀論》曰『分其部主』，注：『部主謂分六氣所部主者也。』是知部亦主司之義。又《至真要論》注：『部統其方。』（眉）《皮部論》曰：『欲知皮部，以經脈爲紀。皮之十二部者，脈之部也。皮有分部。』

**○腎治於裏，**

〔楊〕腎者爲水在冬，居於大陰最下，故爲裏也。心爲五藏部主，故得稱部。腎間動氣內理五藏，故曰裏也。

案：心腎相爲表裏，故《陰陽應象五》云『陰在內，陽之守也。陽在外，陰之使也』。然表陽亦爲裏陰之助，裏陰亦爲表陽之補，故《生氣通天三》云『陰者藏精而起亟也，陽者衛外而爲固也』。此謂腎水雖精，而其當用之也，急速發起，心火雖衛外，而其於退也，入內固濟也，是與本文之義同，宜併考。《生氣通天第三》曰：『陽因而上，衛外者也。』

案：此前後八句共爲韻語，『害』與『察』古音通，『生』與『藏』、『部』與『治』，句中爲韻，使、市押韻。

案：心腎二氣相通，謂之陰陽，謂之營衛，此氣循環以成一身也。

**○脾爲之使，**

〔楊〕脾者爲土，王四季。脾行穀氣，以資四藏，故爲之使也。

案：脾在四季，而養四藏，無有間日，故曰使。《靈樞·師傳》云：『脾者主爲衛，使之迎糧。』《靈蘭祕典八》云：『脾胃者，倉廩之官，五味出焉。』亦可以取考。

案：五藏位置，冬腎在下，其上有春肝，其上有夏心，其秋肺在最上，土用脾四季，故居其正中之旁，而應四藏也。正中之旁，故心下肝上之旁也。人肝雖在偏右，而他物之肝多在正中也。腎根也，肝幹也，心實華也，肺葉也，其鬲者枝也，故與幹同質。

（眉）又案：五藏之兩居一處者，唯脾肝也，故各不得不偏於左於右也。

**○胃爲之市。**

〔楊〕胃爲之脾府也。胃貯五穀授氣，與脾以資四藏，故爲市也。

《五藏别論十一》云：『胃者，水穀之海，六府之大源也。』

《靈樞·五味篇》云：『胃者，五藏六府之海也。』

案：胃受一切水穀諸食物而不辭，故謂之市，又謂之海也。志云：『蓋以四藏之氣，分左右表裏上下，脾胃居中，故爲之市。』是也。

**○鬲肓之上，中有父母，**

《甲乙》『鬲』作『膈』。

〔楊〕心下膈上謂肓（當作『肓』）。心爲陽，父也。肺爲陰，母也。肺主於氣，心主於血，共營衛於身，故爲父母也。

案：《醫家千字文》引云：『心爲陽父也，肺爲陰母也，故曰高處也。』

〔識〕吳云：『鬲，膈膜也。肓鬲上，無肉空處也。』志云：『膈，膈膜也。內之膈肉，前連於胸之鳩尾，旁連於腹脇，後連於脊之十一椎。肓者，即募原之屬，其原出於臍下，名曰脖胦。』高云：『肓，臍旁肓俞穴也。』簡按：吳注《腹中論》云『腔中無肉，空隙之處名曰肓』，又注《痺論》云『肓，腔中空虛無肉之處也』，張則襲其說云『肓者，凡腔腹肉理之間，上下空隙之處，皆謂之肓』，並因誤讀王注云『布散於胸腹之空虛之處，熏其肓膜』。王意豈以肓爲空虛之處乎？而張於本節則全依楊義。楊注原於《説文》，蓋古來相傳之説，宜無異論。志云『募原之屬』，高云『肓俞』，皆臆度也。當與《舉痛論》（及《痺論》）參考。

案：『鬲』即『膈』古字，謂鬲膜也。鬲膜，前當於鳩尾之處，上卷蔽心謂之肓，蓋肓之爲言囊也，謂包裹囊藏於心藏也。一名心包，一名心包絡，此際以膏膜包裹無隙，中通微眇之氣，寒温調適也。故又謂之膏肓，又謂之膈膜。鬲之爲言隔也，所以隔遮陰陽之藏也。心肺二陽藏在鬲上，肝脾腎三藏在鬲下，即遮隔之義可以見矣。鬲又謂之肓，統言不分也。《腹中論》云『肓之原在齊下』是也。『肓之原』即募原也，詳見於《腹中論四十》中。

（眉）『鬲肓』之急呼爲『肓』，肓之入聲爲鬲。《説文》『㡆，一曰㡆隔也。讀若荒』。『也』字依段本補。

（眉）肓之言廣也，虛也，掩也。《説文》『䋂，絲曼延也』，音與『肓』同。《玉篇》『㡆，幏也』。『荒』『肓』同音。荒訓大也，掩也，蒙也，虛也，空也，亡也，並常詁也。《大玄·玄掜》『推陰陽之荒』，注：『荒謂虛荒無可名之地。』《易·泰》釋文：『荒讀爲康，本亦作巟。』《桓十三·左傳》『荒谷』釋文：『荒，本或作巟。』《詩·天作》傳『荒，大也』，疏『荒者，寬廣之義』。《爾雅·釋詁》『漮，虛也』。《釋文》『荒亦丘虛之空無』。

○**七節之傍，中有小心。**

〔楊〕脊有三七廿一節，腎在下七之傍，腎神曰志。五藏之靈皆名爲神，神之所以任物，得名爲心，故志心者，志之神也。案：下『七』下恐脱『節』。

〔識〕馬云：『心之下有心包絡，其形有黄脂裹心者，屬手厥陰經，自五椎（心俞）之下而推之，則包絡當垂至第七節而止。蓋心爲君主，爲大心，而包絡爲臣，爲小心也。』吳云：『脊共二十一節，此言七節，下部之節七節也。其傍乃兩腎所係，左爲腎，右爲命門。命門者，相火也。相火代心君行事，故曰小心。』張同。昂云：『傍者，兩腎也。中者，命門也。按心者性之郛，腎者命之根，兩腎中間一點真陽，乃生身之根蔕，義取命門，蓋以此也。中有相火，能代心君行事，故曰小心。楊上善云，吳亦主其説。蓋心君無爲，吾人一日動作云爲，皆命門之相火也。馬注云云，若依此解，傍字似無著落。』志云：『七節之傍，膈俞之間也。小，微也，細也。中有小心者，謂心氣之出於其間，極微極細。』高同。簡按：《甲乙》亦作『志心』，王似指心包絡，楊則爲十四椎傍腎俞，而又云：『得名爲志者，心之神也。』而《陰陽類論》『上空志心』，王以爲小心，楊以爲入腎志於心神之義，楊注彼此義異，未太明晰。且凡脊椎從上數而至下，未有從下數而云其椎者，亦覺不允。《背腧篇》『心腧在五焦（當作『椎』，下同）之間，膈俞在七焦之間』，而心包腧經文無所考，（《銅人》等以心椎傍爲厥陰俞）王、馬未爲得矣。吳、張雖主楊，然命門昉見於《難經》，相火固是運氣之言，並非本經之義，志、高杜撰無論矣。竊疑云『七節之傍』、云『上空』，既非心包，又非腎，必有別所指也。舉數説以俟考。

案：『小心』《太素》作『志心』，即謂命門。命門者，小腎也。在大腎内傍，左右各一，其形正圓而扁，大如碁子，形亦相似。其質似肉非肉，似脂非脂，即胭也。其色黄褐有斑紋，其中空虚有少許淡黑鹹汁，是。《三十九難》曰『命門者，其氣與腎通』，亦可以徵。命門與腎各物也。《靈·本輸篇》云『腎上連肺，故將兩藏』，（《大素》十一本輸，《甲乙》卷一同）《八十一難》（當作『三十九難』）云『五藏亦有六者，謂腎有兩藏也』，又《卅六難》云『腎兩者，非皆腎也。其左者爲腎，右者爲命門。命門者，精神之所舍，原氣之所繫也』，是等之説，古來皆以腎之左右分爲腎命門，非也。今以大腎爲腎，以小腎爲命門，爲古來所説合。但左右二字不落著，可疑耳。兒約之有説曰：夫腎藏之爲物，凡四枚，著脊呂經絡横枝之頭，如果實在樹上，大而橢者二枚，小而圓者二枚，古來偁腎，皆揔此四枚言之也。然亦或有以其小者別爲之名者，《内經》之『志心』『小心』，《難經》之『命門』，《甲乙》之『腎脂』是也。其詳見於三谷笙洲《解體發蒙》。笙洲以爲《三十六難》《三十九難》左腎右命門之説，是後人羼入之文也。約之案：此説非是。《難經》非有二説不相合。何者？則《難經》左右之言，與《戰國・魏策》左右之言均是，非左旁右旁之謂，而左疎右親之義也。蓋大腎遠於脊呂經脈，故偁之左，小腎近於脊呂經脈，故偁之右。《戰國・魏策》『必右秦而左魏』注：『右親也，左疎外也。』又曰『衍將右韓而左魏』，注：『右近也，左遠也。』又《國語・晉語》『是左之也』注：『左猶外也。』今得此明徵，千古疑惑一時冰釋，愉快抃歡，因聊記焉。此説頗有理。余又案：《五行大義》引《八十一問》云：『藏各有一，腎獨兩者何也？左者腎，右者命門。命門者，精神之所會也。』問云：前解腎陰故雙，今言左腎右命門，此豈不自乖張乎？答曰：命門與腎，名異形同，水藏則體質不殊，故雙主陰數爲名，則左右兩別，故各有所主。猶如三焦膀胱俱水府，不妨兩號。』所云『名異形同』『猶如三焦旁光俱水府，不妨兩號』，是謂大腎小腎，名異而形同，即有二水藏，猶如三焦旁光，名異形異而俱爲水府也。則此説亦足以徵前説耳。又命門單偁命，連腎則偁腎命，屢見《本綱》果・胡桃條下。

《陰陽類論七九》云『上空志心』，王注：『志心，謂小心也。』引本文以證之。然《大素》《甲乙》俱作『志心』，則今本《素問》作『小心』，爲可疑。蓋『志心』『小心』共是古言而兩名乎。『志心』者，即志之謂也。命門爲藏志之處，故名曰『志心』。『志心』恐是原作『㞢心』，即志字之分體，而爲心之所之之義。『㞢（士篆體）心』二字，故誤爲『小心』歟。存疑矣。但以其氣通於心，故謂志心，又謂小心，則必矣。據昂説，則心是君火，故單言心，命門水中之相火，故曰小心。兒約之謂心藏爲君，命門爲小君，爲助陽之陰，有似助君之小君，故名曰小心也。

『七節』從下算之者，蓋從上而筭之則甚遠，故從便而從下筭也。便是古聖之垂法有常者，何有入疑於此間乎？

七節之傍中有小心者，所云傍者，兩傍，謂大腎之位也，中者，謂小腎之位也。小腎比大腎則在於近中央，故曰中有小心也。在脊部經穴，則十四椎下中央一穴曰命門。十四椎下去中行二寸左右各一穴曰腎俞，又去中行三寸半曰志室，是蓋在經穴則中央通小腎，故名命門。二行通大腎，故名腎俞。三行又通小腎志心之氣，故名志室也。

（眉）《解精微論》『水之精爲志，火之精爲神，水火相感，神志俱悲，是以目之水生也。故諺言曰：心悲名曰志悲，志與心精，共湊於目也』。

**○從之有福，逆之有咎。**

〔楊〕人之上順血氣，下順志心，有長生之福，逆之有入死地之禍也。

案：肝生於左，肺藏於右者，謂經脈絡脈左右上下之常行也。心部於表，腎治於裏者，謂營血衛氣陰陽表裏之順行也。脾爲之使，胃爲之市者，言胃能受水穀諸物，脾能使用水穀之氣，傳之四藏，四藏得此氣，以互相調養。《靈蘭祕典八》所云『脾胃者，倉廩之官，五味出焉』，是脾胃互相得而爲養用之義也。

案：鬲肓之上，中有父母者，言鬲膜上有心肺二藏，猶父母之育子。父母者，火金陰陽之義也。蓋膻中常空位，唯氣聚於此，故謂之氣海。氣海之中有心肺二藏，猶如天上有日月相懸也。二藏之氣，充滿一身者，謂之陽氣，元氣、真氣、正氣、形氣、衛氣是也。《生氣通天論》所云『蒼天之氣清淨，則志意治，順之則陽氣固，雖有賊邪弗能害也』，又云『陽氣者，若天與日，失其所則折壽而不彰，故天運當以日光明，是故陽因而上，衛外者也』，並可以徵矣。

案：七節之傍，中有小心者，言大腎爲水爲陰，小腎爲陰中之陽，爲水中之火。二腎相待成事，猶心肺在上行氣，乃二腎之氣上通於心肺，蓋大腎得小腎之氣化，以上通於心肺。大小二腎如水與地氣，地氣上騰爲雲霧風雨，腎氣上行爲津液氣血，無所不潤，無所不至，故腎氣衰於下，則耳目不明。腎氣盛，則耳目聰明，長生久視。《上古天真論》云：『腎者主水，受五藏六府之精而藏，故五藏盛乃能寫，今五藏皆衰，筋骨解墮，天癸盡矣。故髮鬢白，身體重，行步不正，而無子耳。』此之謂也。

〔馬〕夫藏府在人之位次，隆重如此，故刺之者順其所而不傷，則有福，逆其所而傷之，則有咎，中風所謂要害之當察者以此。

**○刺中心，一日死，其動爲噫。**

以下《太素》缺，《甲乙》卷五鍼灸禁忌上載，次第不同，今題數目於字右以表之。

〔馬〕此下言刺害也。心爲五藏六府之主，故中之者不出一日，其死最速。動，變動也。心在氣爲噫，噫見則心氣絶矣。

《宣明五氣廿三》云：『心爲噫。』

〔眉〕《甲乙》[五]墨書，《千金》朱書，《醫心》[二]藍書。

**○刺中肝，五日死，其動爲語。**

《甲乙》『語』作『穴』。案：『穴』恐『欠』訛。《醫心》[二]引孫思邈云：『經云：語作欠。』[四五ヲ]

〔張〕語謂無故妄言也，肝在氣爲語，語見則肝絶矣。

《宣明五氣》云：『肝爲語。』

〔馬〕『五日』疑作『三日』，乃木生數也。同高

○**刺中腎，六日死，其動爲嚏。**

《甲乙》『六』作『三』。

〔張〕《診要經終論》曰：『中腎七日死。』《四時刺逆從論》曰：『其動爲嚏爲欠。』見則腎氣絶矣。

《宣明五氣》云：『腎爲嚏。』

○**刺中肺，三日死，其動爲欬。**

〔張〕肺在氣爲欬，欬見則肺氣絶矣。《診要經終論》曰：『中肺者五日死。』

《宣明五氣》云：『肺爲欬。』

○**刺中脾，十日死，其動爲呑。**

《甲乙》『十』下有『五』字。

〔張〕脾在氣爲呑，呑見則脾絶矣。《診要經終論》曰：『中脾者五日死。』愚按：上文刺傷五藏，死期各有遠近者，以陰陽要害之有緩急也。蓋死生之道唯陽爲主，故傷於陽者爲急，傷於陰者稍遲。心肺者居於膈上，二陽藏也，心爲陽中之陽，肺爲陽中之陰，故心爲最急而一日，肺次之而三日。肝脾腎居於鬲下，三陰藏也，肝爲陰中之陽，腎爲陰中陰，脾爲陰中之至陰，故肝稍急而五日，腎次之而六日，脾又次之而十日，此緩急之義也。按《診要經終論》王氏以五行之數爲注，脾言生數，肺言生數之餘，腎言成數之餘，心則不言數，此其説若乎近理。然或此或彼，或言或不言，難以盡合，恐不能無勉強耳。《四時逆從論》之文，與本篇同。《宣明五氣》云：『脾爲呑。』

○**刺中膽，一日半死，其動爲嘔。**

〔識〕馬云：『膽爲六府之一，當别於五藏，故别爲一節，一日半死，以其爲生數之半也。』張云：『凡十一藏者，皆取決於膽，是謂中正之官，奇恒之府，傷之者其危極速。嘔出於胃，而膽證忌之，木邪犯土，見則死矣。』高云：『《邪氣藏府病形篇》云：膽病者，嘔宿汁，故其動爲嘔，嘔膽氣虚也。』

案：《甲乙》此下有『刺膈中爲傷中，其病雖愈，不過一歲必死』十六字，《千金》《醫心》並同。考《診要經終篇》無『刺中膽』之文，而『中鬲者，皆爲傷中，其病雖愈，不過一歲必死』十七字，在於『中肺云云』後，與此《新校正》所引不同。據此，則宋臣所見《素問》，與今本又有異歟？蓋宋臣所引恐偶誤耳。

○**刺跗上，中大脈，血出不止死。**

《醫心》此下有『趺上大脈動脈也』七字，恐是注文，下同。《醫心》『跗上中』作『中趺』二字。

〔馬〕跗上者，足面也。刺跗上者，刺衝陽脈也。衝陽穴爲胃經之原，《傷寒論》以爲趺陽之脈。

〔高〕胃足陽明之脈，下足跗，其支者别跗上，入足大指，交於足太陰，刺跗上，刺胃脈也。中大脈，中傷大指之經脈也。中大脈而血出不止，則太陰之脈不能循大指而上，故死。

○**刺面中溜脈，不幸爲盲。**

《甲乙》『溜』作『流』，《千金》同。

〔識〕馬云：『按《靈樞・本輸篇》云「溜於魚際」，則溜與流同。所謂溜脈者，凡脈與目流通者皆是也。又按《大惑論》云「五藏六府之精皆上注於目，而爲之精」，《論疾診尺篇》云「赤脈從上下者太陽病，從下上者陽明病，從外走内者少陽病」，此皆溜脈之義也。』吳、張義同。志云：『溜脈者，脈之支别，浮見於皮膚之間者也。』高云：『陰陽相過之脈也。』簡按：志、高注未見所據，今從馬義。

**○刺頭中腦户，入腦立死。**

《醫心》『頭』作『項』。

〔志〕督脈從腦户而上至於百會顖會，乃頭骨兩分内通於腦，若刺深而誤中於腦者，立死。

**○刺舌下中脈太過，血出不止，爲瘖。**

《甲乙》『血出』倒。《醫心》無『出』字，『太』作『大』。《千金》亦作『大』。

〔馬〕舌下者，廉泉穴也。屬任脈經。王注以爲脾脈者無義，蓋以《靈樞·經脈篇》謂脾脈散舌下，遂以舌下爲脾脈，並不考廉泉之名又曰舌本，舌本即舌下也。

〔張〕舌下脈者，任脈之廉泉穴，足少陰之標也。中脈太過，血出不止則傷腎。腎虚則無氣，故令人瘖。按《憂恚無言論》曰『足之少陰，上繫於舌，絡於横骨，終於會厭』，《脈解篇》曰『内奪而厥，則爲瘖俳，此腎虚也』，然則瘖本於腎，無所疑矣。

**○刺足下布絡中脈，血不出，爲腫。**

《醫心》『絡』作『胳』，《千金》同，此下有『布胳是足少陰脈皮部胳也』十一字。

〔識〕馬云：『布絡者，凡足之六經，皆有絡脈也。誤中其脈而血又不出，則必邪不得散而爲腫矣。王注止以爲然谷之中者，繫之甚也。』吴云：『浮淺散見之絡，中脈則過於深矣。』簡按：『中』，王讀『如』字，非。

案：布絡者，謂足下滿布之微細絡脈也。《舉痛論三九》云『肺布葉舉』，所云『布葉』與『布絡』同義，謂肺藏數百綴連滿布之小葉也。

**○刺郄中大脈，令人仆脱色。**

《醫心》此下有『刺諸郄當宜刺之不可中於大路也』十四字。

〔識〕馬云：『郄中之下有一「中」字，去聲。』張云：『郄，足太陽委中穴也。刺委中而中其大脈，傷陰氣於陽經，故令人仆倒且脫色也。』簡按：『郄』下句，志、高爲浮郄穴，非。

案：張以『郄』一字爲『郄中』之穴，恐非。馬以爲『郄中』之下更當有『中』字，此說可從。依前文例則『中大脈』三字，爲誤治之義也。又案：《醫心方》云『刺諸郄』，則郄者，不必指委中腋下股間等之揔稱也。

**○刺氣街中脈，血不出，爲腫鼠僕。**

《甲乙》『僕』作『𪕬』，《醫心》同。《千金》『街』作『衝』，『僕』作『鼷』。《醫心》『氣』字無。

〔識〕王注『中』如字，諸家讀爲去聲，今從之。馬云：『僕，當作鼷。刺氣街者，誤中其脈而血又不出，則血氣并聚於中，故內結爲腫，在鼠鼷之中也。』張同。吳云：『僕，仆也。刺入中脈，血不得出，則爲腫如鼠仆焉。』簡按：馬注爲是。但『僕』不必改『鼷』。鼷《說文》『小鼠也』，《玉篇》『𪕬，鼠名』，《巢源》附骨疽候云『産婦女人，喜着鼠䑑髂頭髀膝間』，知是僕、䑑、𪕬同義，即鼠鼷也。志、高以爲鼠鼷僕參，非。

《千金》卷二十九第三篇載本篇文，『街』作『衝』，『𪕬』作『鼷』。

案：鼠僕者，小腹左右股間屈中。《醫心方》卷二引《明堂》云『陰廉二穴，在羊矢下，去氣街二寸』，注云：『羊矢亦曰鼠𪕬，陰之兩廉，腹與股相接之處。』ウ三一 蓋『鼠僕』古來之俗語，謂鼠兒新死者也。故《西京雜記》六云『物固亦有似之而非者，玉之未理者爲璞，死鼠未腊者亦爲璞，名齊實異，所宜辨也』可以徵矣。

爲腫鼠僕，謂鼠僕之地腫起也，馬注是也。王、吳以爲鼠者，非。前文云『刺足下布絡中脈，血不出爲腫』與此同文例也。《甲乙》作『鼠鼷』者，爲誤字。

（眉）經穴書凡有『鼠鼷』，宋板以來諸醫書皆爾，李唐傳寫諸本醫書悉作『鼠鼶』，知『鼶』是而『鼷』非。

（眉）《醫心方》卷二陰廉穴旁記曰：『鼶，補木反。鼠名也。』

**○刺脊間，中髓，爲傴。**

〔馬〕脊間者，督脈經脊中穴，一名神宗，一名脊俞，在十一椎下，鍼五分，得氣即鳴。禁灸，灸之令人腰傴僂。一說，凡一刺脊間而中其髓，則精氣泄，皆成傴僂，不止脊中一穴而已。

案：《醫心方》卷二引《明堂》云『脊中一穴，在第十一椎節下間，刺入五分。不可灸，令人僂也』。馬注全據此等說也。然此云『脊間』不云『脊中』，且《明堂》云『灸令人僂』，自不同，宜從王注爲脊骨節間也。

**○刺乳上，中乳房，爲腫根蝕。**

〔識〕熊《音》『蝕音食，如蠶食葉』。張云：『乳房乃胸中氣血交湊之室，故刺乳上之穴，而誤中乳房，則氣結不散，留而爲腫，腫則必潰，且并乳根皆蝕，而難於愈也。』簡按：根謂乳房之根，非乳根穴。吳云『生膿根而内蝕』，非。《漢書·西羌傳》『疽食浸淫莫知所限』，又《後漢·董卓傳》『潰癰雖痛，勝於内食』。

案：根食，猶云内食，不必指乳房之根而言。其證正如乳癰乳岩之類也。乳上，謂乳中穴也。《醫心》引《明堂》云『此穴居處當乳中央，故曰之禁不可灸。灸之不幸生蝕創，創中有膿血清汁者可治，創中有瘜肉若創者死』，與此所説同義。

**〇刺缺盆中，内陷氣泄，令人喘欬逆。**

〔識〕志云：『缺盆在喉旁兩横骨陷中，若缺盆然，故以爲名。刺缺盆中者，刺手陽明大腸脈也。手陽明之脈下入缺盆絡肺，下屬大腸，内陷氣泄者，脈内陷而氣反泄於内也。《鍼經》曰：人之所生成者，血脈也。故爲之治，鍼必大其身，而圓其末，令可以按脈勿陷以致其氣。蓋刺之要，氣至而有效。若内陷而氣反下泄，則爲欬喘之逆證矣。《經》云：氣上衝胸，喘不能久立，病在大腸，蓋大腸爲肺之府也。』簡按：志仍王注，『缺盆中』句，吳、馬、張依前例以爲中其内陷之脈，恐泥。志云：『内陷氣泄者，脈内陷而氣反泄於内也。』（前出，疑衍）高云：『刺之過深則爲内陷，下俱倣此。』

案：高注可從。《刺要》《刺齊》五十、五一二篇所云『深刺内傷』之謂也。

**〇刺手魚腹，内陷爲腫。**

《醫心》『腹』作『腸』。

〔識〕志云：『魚腹在手大指下，如魚腹之圓壯，手太陰之魚際穴也。肺主氣，而與大腸爲表裏。脈内陷，則血不得散，氣不得出，故爲腫。以上論手足頭項胸背皆有要害之處。』簡按：諸家『魚腹』句，『内陷』句，爲是。

**〇無刺大醉，令人氣亂。無刺大怒，令人氣逆。無刺大勞人，無刺新飽人，無刺大饑人，無刺大渴人，無刺大驚人。**

〔馬〕此歷舉不可輕刺之人，無非刺禁之大義也。按《靈樞·終始篇》云：『凡刺之禁，新内勿刺，新刺勿内。已醉勿刺，已刺勿醉。新怒勿刺，已刺勿怒。新勞勿刺，已刺勿勞。已飽勿刺，已刺勿飽。已饑勿刺，已刺勿饑。已渴勿刺，已刺勿渴。大驚大恐，必定其氣乃刺之。』較此更詳。

**○刺陰股中大脈，血出不止，死。**

〔識〕張云：『陰股大脈，足太陰箕門血海之間。』吳云：『脾腎肝三脈，皆行於陰股。』志云：『陰股，足少陰經脈所循之處。大脈，大絡也。』高云：『厥陰之脈，起於足大指，循陰股而上。刺陰股中，傷大指之經脈，故血出不止。』簡按：諸説不一，吳似允當。

案：志説可從，『中大脈』三字句。

**○刺客主人，內陷中脈，爲內漏，爲聾。**

〔識〕吳云：『內漏，脈氣他泄而漏也。』張云：『膿生耳底，是爲內漏。』

《甲乙》『漏』上無『內』字。《千金》《醫心》與本文同。

案：『內漏』，《甲乙》無『內』字，可從。言誤刺中脈，則出血不止，或爲漏瘡，或爲聾也。吳説可從，張以『內漏』爲耳底生膿之義，非是。

**○刺膝髕，出液爲跛。**

〔識〕馬云：『犢鼻，在膝臏之下，則犢鼻兩旁之上爲膝臏也。』張云：『髕，膝蓋骨也。』簡按：《白虎通》云：『髕，膝蓋骨也。』《聖濟總録》云：『髀樞下端爲膝蓋骨者，左右共二，無勢多液。』志云：『膝乃筋之會，液者所以灌精濡空竅者也。』

案：『刺膝髕』，未詳爲治何病。然足脛有所痛苦，故鍼此處也。今以鶴膝風病人驗，鍼膝臏上，清水出者即愈，起行如故。若出膿液者，不能起，爲跛也。據此，則此條全指鶴膝風之鍼法而言耳，不然則意不可解也。

〇**刺臂太陰脈，出血多，立死。**

《甲乙》此一節十字無，《千金》《醫心》共有。今本《甲乙》似缺脫。《醫心》『太』作『大』。

〔馬〕按：《靈樞·寒熱病篇》亦有臂太陰，以其脈行於臂，故既可曰手，又可曰臂也。

案：寸口陷中曰經渠，此云『臂太陰脈』者，即謂經渠也。後別有肘中尺澤，則知不泛指太陰經之脈道也。且曰『立死』者，爲寸口可知也。注家皆只以爲肺脈，非是。

《醫心》此下有『手大陰經渠不可出血，出血立死，按此臂之大陰脈揔不得出血也』廿六字，恐是注文，但未詳出誰氏，蓋非全則楊歟。

〇**刺足少陰脈，重虛出血，爲舌難以言。**

《醫心》此下有『足少陰至舌本，若其脈先虛，又刺出血，即爲重虛，故爲語難也』廿四字。

案：足少陰脈者，亦指大谿而言也，穴在足内踝後跟骨上動脈陷者中，與前條指寸口一例。注家皆以爲足少陰經脈泛偁之義，非是。

〇**刺膺中，陷中肺，爲喘逆仰息。**

《甲乙》無下『中』字，『肺』作『脈』。《醫心》此下有『一名中府，肺募也』七字。

案：膺中可刺穴，天突、旋機、華蓋、中庭是也。『陷中肺』，宜從《甲乙》作『陷脈』二字。陷脈者，與前文所云『内陷中脈』同義，本文作『中肺』，恐是誤字。若誤中肺，則何啻爲喘逆仰息乎邪？諸注所説傅會不可據也。

又案：《千金》《醫心》共與本文同，則《醫心》引某注以『膺中』爲中府，似可從矣。

**○刺肘中，内陷氣歸之，爲不屈伸。**

《醫心》『伸』作『申』。

案：肘中，王以尺澤，是。馬、張輩皆爲尺澤、曲澤，非。蓋陷脈則血出，陷筋則氣歸之，『氣歸之』三字乃深刺傷筋之義可見耳。

〔識〕張云：『氣泄於此，則氣歸之。』志云：『内陷者，不能寫出其邪，而致氣歸於内也。氣不得出，則血不得散，故不能屈伸也。』簡按：王注惡氣，恐非。

**○刺陰股下三寸，内陷，令人遺溺。**

《甲乙》『下』作『中陰』二字。《醫心》『三』上有『陰』字，此下有『陰股下當足大陰五里穴也』十一字。

〔識〕馬云：『此言刺肝穴，而誤使内陷者，當遺溺也。王注爲腎經之絡，今按肝經有陰包穴，治遺溺，在膝上四寸，則正當腋下三寸之處，腎經無穴。』張云：『陰股之脈足三陰也，皆上聚於陰器。惟少陰之在股間者，有經無穴。其在氣衝下三寸者，足厥陰之五里也，主治腸中熱滿不得溺。若刺深内陷，令人遺溺不禁，當是此穴。然厥陰之陰包，陽明之箕門皆治遺溺，若刺之太深則溺反不止矣。』

案：陰股下三寸者，五里是也。《外臺》卅九肝人下引《甲乙》云：『五里，在陰廉下二寸，去氣衝三寸，陰股中動脈，主少腹中滿，熱閉不得溺。』《醫心方》卷二引《明堂》云：『五里二穴，在下去氣街三寸，陰股中動脈也。』注云：『去腹五寸，故曰之刺入六分。灸五壯，主腹中滿，熱閉不得溺。』並可以取考矣。

**○刺掖下脇間，内陷，令人欬。**

《甲乙》『掖』作『腋』，《千金》同。《醫心》此下有『當渕掖穴也』五字。

〔高〕手厥陰心包之脈，循胸出脇，上抵腋下，刺腋下脇間，刺心包之脈也。刺之過深，中傷内陷，脈不循經，上迫於肺，故令人欬。

案：掖下，蓋指天府。《醫心》二引《明堂》云：『天府二穴，在掖下三寸，臂臑內廉動脈，禁不可灸。刺入四分，留三呼。手太陰肺，主欬上氣，不得息。』又：『胸部二行輸府，或中神藏，共足少陰腎，共主欬逆上氣，而共刺入四分。』據此，則此等穴刺過四分，則傷肺腎二經之氣，故令人欬也。

**○刺少腹，中膀胱溺出，令人少腹滿。**

《千金》二『少』字作『小』。

〔張〕刺中膀胱，則胞氣泄，故溺出於外，而爲小腹滿。

**○刺腨腸，內陷，爲腫。**

〔識〕馬云：『腨腸，足魚腹中承筋穴，俗云脚肚。』吳云：『腨，足腹也。』張云：『足肚也。肉厚氣深，不易行散，故刺而內陷，則爲腫。』志云：『俗名腿肚。』

案：『腨腸』，馬以爲承筋穴，似是而非。《醫心方》引《明堂》云：『承筋二穴，一名腨腸，一名直腸，在腨腸中央陷者中。不刺，灸三壯。』據此，則承筋爲禁鍼穴，非此穴可知也。同書引《明堂》云：『承山二穴，一名魚腸，一名腸山，一名肉柱，在兊腸下分肉間陷中，刺入七分，灸五壯，主脛不仁。』據此，則知本文腨腸，即指承山穴而言也。爲足太陽旁光經。

**○刺匡上，陷骨中脈，爲漏爲盲。**

《醫心》『匡』上有『目』，《千金》同，『爲漏爲盲』作『中漏瘖』三字。

〔識〕馬云：『匡，目眶也，俗云眼眶。陷骨，謂匡骨也。脈乃目之系也。中，去聲。』高云：『匡上，目眶（當作『匡』）之上眉間也。陷骨，絲竹空穴，眉後陷骨也。』簡按：匡、眶同。《史記・淮南王安傳》『涕滿匡而橫流』是也。《甲乙》『絲竹空在眉後陷者中，足少陽脈氣所發』，《外臺》『一名目窌』，高注似是。

案：匡上，謂絲竹空也。《醫心》二引《明堂》云：『糸竹空二穴，一名目扇，在眉後陷者中，刺入三分，留三呼，禁不可灸。主頭（當補「痛」），目中赤眊眊。』ウ七

案：漏者，謂爲漏瘡也。盲者，謂目無見也。蓋外發者爲漏，則必不爲盲也，內攻則爲盲，則不能爲漏也。馬注云：『漏者，淚下不止也。』諸家皆同，不可從。前文云『刺客主人內陷中脈，爲漏爲聾』ウ十三與此同文例，宜併考。

**○刺關節中，液出，不得屈伸。**

《醫心》無此一節，與前文三十『刺膝髕出液爲跛』同義，則無亦可歟。

〔馬〕中，平聲。凡刺手足關節之所，即臂肘股膝之交也，使之液出，則筋膜漸乾，故不分手足，皆不得屈伸耳。

案：肘窌、曲池、梁丘、陽關，共主不能屈伸，出於《醫心方》引《明堂》。據此，則凡關節中有腫起處，不得屈申者，以鋒鍼刺出血，血出者必愈。若刺而後期，膿已成者，不出血而出白液，如此者不愈，終身不得屈申而爲固疾也。前文十三『刺膝臏出液爲跛』與同義，宜併考矣。

案：『刺中心』已下至末卅條，《醫心》《千金》次序與《甲乙》同，少有異，今一一校之，《千金》於字側朱書，《醫心》則藍書。

案：本篇凡二章，首至『逆之有咎』爲一章，『刺中心』已下至末爲一章。

文久第三十一月廿二日書畢

八九山人　森立之速讀翁

第五十二補

刺郄中大脈ウ十

〔識〕呉云：『太陽爲諸陽之會，故令如此。』簡按：《經脈篇》云『甚者寫之則悶，悶甚則仆不得言，悶則急坐之也』，倶是後世所謂鍼暈也。詳見於《鍼灸聚英》等。

重虚ウ十四

案：張云『腎既虚而復刺出血，是重虚也』，此説非是。蓋再三刺出血則血大泄，是爲重虚也。腎既虚，決無刺出血之理耳。

小心ヲ四

汪昂《本草備要》胡桃下曰：『時珍曰：命門者，三焦之本原。命門指所居之府而名，爲藏精係胞之物，其體非脂非肉，白膜裹之，在七節之旁，兩腎之間，二系著脊，下通二腎，上通心肺，貫屬於腦，爲生命之原，相火之主，精氣之府，人物皆有之，生人生物皆由此生。』茲説《本草綱目》果部・胡桃下既詳出矣。清馮楚瞻《錦嚢祕録》亦引之。

又《本草綱目》豕條下『䏌音夷，亦作胰』，時珍曰：『一名腎脂，生兩腎中間，似脂非脂，似肉非肉，乃人物之命門三焦發原處也，肥則多，瘦則少，蓋頤養賴之，故謂之頤。』今案：因時珍言考之，則頤、䏌正俗字。《玉篇》『䏌，豬䏌也』。《廣韻》七之『䏌，豕息肉。今謂之豬䏌』，又六脂『胰，夾脊肉也』。《玉篇》二部『𦣞，弋之切。陽氣也』，亦腎間命門真陽之義，左右有二，故從二歟？今考，鳥獸皆有䏌，比於人則獸䏌實且大，鼠䏌特大，親附於腎，鳥類之腎胰，多陷脊間，差長大而不實也。

肝左肺右心表腎裏ウ一

《刺熱篇》『肝熱病者左頰先赤，心熱病者顏先赤，脾熱病者鼻先赤，肺熱病者右頰先赤，腎熱病者頤先赤』王注：『肝氣合木，木氣應春，南面正理之，則其左頰也。肺氣合金，金氣應秋，南面正理之，則其右頰也。』

鬲肓ヲ三

立之案：膏肓，古之俗言而謂亶中也。『膏肓』之急呼爲鬲，鬲即膏肓。膏之與肓，非有二義。《左傳》『膏之上，肓之下（當作「肓之上，膏之下」）』亦謂一鬲膜之上與下也。《説文》『肓，心上鬲下也』，言上爲心，下爲鬲也，即心下之鬲膜包絡是也。蓋鬲膜上下之地爲胃上口，此際水飲留滯凝結之處，故疫疾之結胸心下痞等，大凡少陽厥陰諸證，皆根於此，瘧邪沈固，亦挾飲在此地，所以爲寒熱休作證也。《醫心方》卷十四傷寒後食禁方第五十八篇『《七卷食經》云：時行病人，勿食生棗及羊宍，隔上乃爲熱爚』。

## **刺志論篇第五十三**

〔新〕按全元起本在第六卷。

《大素》缺。《甲乙》卷四經脈下。

○**黄帝問曰：願聞虚實之要。**

○**岐伯對曰：氣實形實，氣虚形虚，此其常也。反此者病。**

案：『虚實』二字所關尤大，多不可窮盡，故唯欲聞其虚實二件之至要切當者也。

〔馬〕氣者，人身之氣也，如營氣衛氣是也。形者，人之形體也。次節岐伯以『身』字代『形』字。氣實則形實，氣虚則形虚，此其相稱者爲常，而相反則爲病矣。

〔張〕形立於外，氣充於内，形氣相合，是謂和平。故氣實者形實，氣虚者形虚，此稟賦之常也。若形氣相反，則偏虚偏實之病生矣。

○**穀盛氣盛，穀虚氣虚，此其常也。反此者病。**

〔馬〕用穀有多少，而穀氣斯有盛虚也。故穀多則氣盛，穀虚則氣虚，此其相稱者爲常，而相反則爲病矣。此曰氣者，即上文之所謂氣也。《靈樞·營衛生會篇》云：『人受氣於穀，穀入於胃，以傳於脾，五藏六府皆以受氣。其清者爲營，濁者爲衛。』

○**脈實血實，脈虚血虚，此其常也。反此者病。**

〔馬〕《脈要精微論》謂『脈者血之府』，言血之多少，必聚於經脈之中也。故脈實則血實，脈虚則血虚，此其相稱者爲常，而相反則爲病矣。

〔紹〕氣之虚實，不啻驗之於脈，亦必驗之於息，故張注氣多爲喘滿也。更宜與《玉機真藏論》相參。

○**帝曰：如何而反？岐伯曰：氣虚身熱，此謂反也。**

《甲乙》作『氣盛身寒，氣虚身熱曰反』，似是。馬『氣』字上補『氣盛身寒此謂反也』八字，云：『八字愚僭入之，舊本乃脱簡也。』吳、張説同。

〔張〕此以下即所以釋上文也。

○**穀入多而氣少，此謂反也。穀不入而氣多，此謂反也。**

《甲乙》作『穀入多而氣少（當補「曰反」），穀不入而氣多曰反』。

○**脈盛血少，此謂反也。脈少血多，此謂反也。**

《甲乙》作『脈盛血少曰反，脈少血多曰反』。

〔識〕吳『少』作『小』。馬云：『少當作小。』張云：『脈盛血少者，陽實陰虚也。脈少血多者，陽虚陰實也。』簡按：血之多少，蓋察面而知之。

案：血之多少，以脈之大小察知之。後文作『脈小血多，脈大血少』可以見耳。

**○氣盛身寒，得之傷寒。氣虚身熱，得之傷暑。**

〔識〕馬云：『此傷寒者，初時所感之寒，至於日久則寒亦爲熱矣。故《熱論》曰：「凡熱病者，皆傷寒之類也。」《水熱穴論》帝曰：人傷（當作「得」）於寒而傳於熱，何也？岐伯曰：大寒感則身熱。』張云：『按《熱論篇》曰「人之傷於寒也，則爲病熱」，本節復以身寒者爲傷寒，身熱者爲傷暑，其説若乎相反，不知四時皆有傷寒，而傷暑惟在夏月，病不同時者，自不必辨。惟於夏至之後，有感寒暑而同時爲病者，則不可不察其陰陽也。蓋陰邪中人，則寒集於表，氣聚於裏，故邪氣盛實，而身本因寒也。暑邪中人，則熱觸於外，氣傷於中，故正氣疲困而因熱無寒也。此夏月寒暑之明辨，故以二者並言於此，非謂凡患傷寒者皆身寒無熱也。』

案：氣盛身寒，得之傷寒者，《傷寒論》云『太陽病，或已發熱，或未發熱，必惡寒云云，名爲傷寒』是也。凡傷寒者，必先惡寒而後發熱，未有不惡寒而發熱者也。但其惡寒或短或長，其短者不足言先惡寒，故以發熱先言之，《熱論三一》云『熱病者，皆傷寒之類也』是也。説者或云：『《素問》所云熱病，與《傷寒論》所云傷寒自別。』未會得經意之言也。

氣虚身熱，得之傷暑者，夏月中暍，中氣虚之人中之。其初必有惡寒，但其惡寒甚微，忽變發熱，故舉其甚者曰『氣虚身熱』也。《傷寒論》（當作《金匱要略》）云：『太陽中熱者，暍是也。』其人汗出惡寒，身熱而渴也，是最初必有微惡寒之徵也。又云：『太陽中暍者，身熱疼重而脈微弱，此以夏月傷冷水，水行皮中所致也。』是僅有惡寒，忽發熱者也。蓋先陽氣内虚，故邪不與陽氣相爭，直入於内，故大邪先入皮膚，此際不得不有惡寒，只惡寒甚微不足言，故唯云『身熱』也。所云傷暑者，即傷寒，其在夏月者目之曰傷暑，曰病暑，曰中熱，曰中暍也。《熱病論》（當作『熱論』）云『凡病傷寒而成温者，先夏至日者爲病温，後夏至日者爲病暑，當與汗皆出，勿止』可以徵矣。

**○穀入多而氣少者，得之有所脱血，濕居下也。**

〔馬〕穀入多者而氣則反少，以其有所脱血，血去過多則氣少也。又濕居下部，濕勝則筋脈壅滯而氣亦衰也。

《甲乙》『居』下有『其』字。

〔張〕穀入多者，胃熱善於消穀也。脱血者，亡其陰也。濕居下者，脾腎之不足，亦陰虚也。則無氣，故穀雖入多而氣則少也。

案：穀入多而氣少者，即脾虚欲食之謂。是先有所脱血，脱血則氣虚，氣虚則津液不行，水道不通，故下焦有畜水，故曰『濕居下』也。如此之證必變起，宜先減穀食而去水氣，則脾氣自和，而衛氣自盛也，今日用理中湯之治例是也。脚氣之症多嗜食者，衝心必在近，亦是『濕居下』也。

〔識〕簡按：血脱液乾，水濕歸下，並胃中津乏，故消穀善飢，與《傷寒論》抵當湯治證，其理略同。王注以脱血濕居下爲一事，恐非。

**○穀入少而氣多者，邪在胃及與肺也。**

〔馬〕穀入少者而氣則反多，以其邪在於胃，胃本多氣多血而邪氣壅塞，斯氣益多也，又邪在於肺，而肺氣喘滿，斯氣益多也。此所謂邪，凡風寒暑濕燥火皆是也。

〔張〕邪在胃則不能食，故穀入少。邪在肺則息喘滿，故氣多。

案：穀入少者，當衛氣亦少而其氣反多者無他，是邪在胃及肺也。蓋陽明病『能食』十三、十九、廿二，『不能食』八、十三、十四、十八及小柴胡條中六八、六九『不欲飲食』，是邪在肺及胃也。邪在肺及胃，則鬲膜之上下必有水飲，爲喘欬證也。

**○脈小血多者，飲中熱也。**

《甲乙》『小』作『少』，誤。

〔昂〕按《素》《靈》中皆無『痰』字，惟此處有『飲』字。

案：多血之人脈當洪大，今脈微小者，是宿飲在中而熱故也。蓋多血之人必是多痰飲，而不爲飲寒，而爲飲熱也。飲熱多血之人，其脈多微細而弱，是飲中有熱而壅塞血道，故令脈微小也。《金匱·痰飲篇》云：『久欬數歲，其脈弱者可治，實大數者死，其脈虛者必苦冒，其人本有支飲在胸中故也。治屬飲家。』《傷寒論·太陽下篇》瓜蔕散條云：『脈微浮，胸中痞鞕。』方後云：『諸亡血虛家，不與。』知是飲熱多血，瓜蔕散所主。諸注家以飲中熱爲飲酒中熱之病，固屬妄解，不足據耳。

**○脈大血少者，脈有風氣，水漿不入，此之謂也。**

《甲乙》『之』字無，『謂』下有『反』字。

〔吳〕此上皆釋反者，爲病之詞。

〔張〕風爲陽邪，居於脈中，故脈大。水漿不入，則中焦無以生化，故血少。

案：脈有風氣者，血中有邪也，故其脈大，是爲邪實。水漿不入者，胃氣虛弱也，故其血少，是爲正虛。正虛邪實之證，多爲死證也。《厥陰篇》四一『傷寒下利日餘行，其脈反實者死』。《太陽下篇》十五『傷寒脈浮滑，此以表有熱裏有寒，白虎湯主之』，《玉函》作『傷寒脈浮滑，而表熱裏寒者，白通湯主之。舊云白通湯，一云白虎湯者恐非（舊云以下出叔和。）』蓋白虎、白通所主，雖有寒熱虛實之異，其證脈共同，故二所出之，後人或存彼刪此，或存此刪彼，故有此異同出入也。《下篇》（五十）三物白散條與此同例，宜併考，並是正虛邪實，其脈實大表有熱而其裏有寒，非薑附大劑則不可挽回之證也。

**○夫實者氣入也，虛者氣出也。**

〔馬〕此言寫實補虛之有法也。夫所謂實者，邪氣之入而實也，非真實也。所謂虛者，正氣之出而虛也，乃真虛也。

〔張〕氣入者，充滿於內，所以爲實。氣出者，漏泄於中，所以爲虛。

**○氣實者熱也，氣虛者寒也。**

〔馬〕邪實者，其體必熱。氣虛者，其體必寒。寒熱之間虛實括矣。

〔張〕氣爲陽，氣實則陽實故熱，氣虛則陽虛故虛。

**○入實者，左手開鍼空也。入虛者，左手閉鍼空也。**

《甲乙》『空』作『孔』。

〔張〕入實者，刺實也。以右手持鍼，搖大其道，是右手開鍼空也。入虛者，刺虛也。出鍼之後，以左手推闔其門，是左手閉鍼空也。開則邪氣去，故實者可寫，閉則神氣存，故虛者可補也。

案：滑、吳、張、志、高並作『右手開鍼空』，可從。《寶命全形廿五》云：『手動若務。』手動者，謂右手開鍼空，『若務』即『而務』也，謂左手閉鍼空也。《靈樞·官能篇七三》云：『寫必用員，切而轉之，其氣乃行。疾而徐出，邪氣乃出。伸而迎之，搖大其穴，氣出乃疾。補必用方，外引其皮，令當其門，左引其樞，右推其膚，微旋而徐推之，必端以正，安以靜，堅心無解，欲微以留，氣下而疾出之，推其皮，蓋其外門，真氣乃存。用鍼之要，無忘其神。』亦可以徵矣。

案：此篇凡一章，謂邪實正虚，鍼法自有補法寫法也。

文久癸亥十一月廿五日寫畢

温知子　森立之

五十　毫毛腠理ウ一　皮膚同　肌肉ヲ二　脈筋同　骨髓同

五十一

五十二　肝生於左肺藏於ウ右一　心腎ヲ二　脾胃ウ二　鬲肓ヲ三　小心ヲ四　足下布絡ヲ十　鼠僕ウ十　要害オ一

五十三　傷寒ウ二　傷暑同　穀入多而氣少ウ三　穀入少而氣多ヲ四　飲中熱ウ四　脈有風氣ヲ五　虛寒實ウ熱五

## **鍼解篇第五十四**

〔新〕按：全元起本在第六卷。

《太素》十九・知鍼石全載。

○**黃帝問曰：願聞九鍼之解，虚實之道。**

〔楊〕請解九鍼應於九數虛實之道也。

〔馬〕按：《靈樞》有《九鍼十二原篇》，而《小鍼解篇》正所以解《九鍼十二原篇》之鍼法，此篇與《小鍼解篇》大同小異，故亦謂之《鍼解篇》，愚故以《小鍼解篇》之詞參入而釋之。

〔識〕高本『篇』作『論』，蓋以其有岐黃問答之語也。

○**岐伯對曰：刺虚則實之者，鍼下熱也。氣實乃熱也。**

〔楊〕刺寒虛者，得鍼下熱，則爲實和也。

〔馬〕《鍼經》有所謂『刺虛則實之』者，言氣口虛而當補之也。補之者，即下文『刺虛須其實』，候其陽氣隆至，鍼下既熱，乃去鍼也。蓋氣實乃熱也。此補法也。

**○滿而泄之者，鍼下寒也。氣虛乃寒也。**

〔楊〕剌熱實者，得鍼下寒，則爲虛和也。

〔馬〕滿而泄之者，言氣口盛而當寫之也。寫之者，即下文『刺實須其虛』，候其陰氣隆至，鍼下已寒，乃去鍼也。蓋氣虛乃寒也。寒者，凉也。

〔張〕鍼下寒者，自熱而寒也。寒則邪氣去，而實者虛矣，故爲寫。

〔紹〕《太素》無『氣實乃熱也氣虛乃寒也』十字。堅按：疑是注文所錯。『滿而泄之』，《十二原篇》作『滿則泄之』。

**○菀陳則除之者，出惡血也。**

〔楊〕宛陳，惡血。

〔馬〕菀音苑。《鍼經》作『宛』，鬱也，積也。陳者，久也。除者，去也。言絡脈之中血積而久者，去其血脈以出惡血也。

案：『宛陳』已見於《湯液醪醴論十四》中。

**○邪勝則虛之者，出鍼勿按。**

〔楊〕勿按者，欲洩其邪氣之也。

〔馬〕言諸經邪氣之勝者，皆寫其邪。出鍼之時，勿按其穴，令邪氣之發泄也。此上皆寫法也。

**○徐而疾則實者，徐出鍼而疾按之。**

〔楊〕寫法除出鍼爲是，只爲疾按之，即耶氣不洩，故爲實。

〔馬〕此補法也。《小鍼解》云：『徐而疾則實，言徐納而疾出也。』則以入鍼爲徐，而不以出鍼爲徐，與此解不同。

**○疾而徐則虚者，疾出鍼而徐按之。**

〔馬〕此寫法也。《小鍼解》云：『疾而徐則虚者，言疾納徐出也。』亦與此不同。

〔楊〕補法，疾出鍼爲是。只田（當作『由』）徐徐不即按之，令正氣洩，故爲虚也。

案：馬注爲長，楊注亘從。

**○言實與虚者，寒温氣多少也。**

〔楊〕言寒温二氣偏有多少，爲虚實也。

〔馬〕鍼下寒而氣少者，爲虚，邪氣已去也。鍼下熱而氣多者，爲實，正氣已復也。

〔吳〕寒爲虚，温爲實。氣少爲虚，氣多爲實。

**○若無若有者，疾不可知也。**

《靈・邪氣藏府病形》曰：『正邪之中人也微，先見於色，不知於身，若有若無，若亡若存，有形無形，莫知其情。』

〔楊〕言病若有若無，故難知也。

〔馬〕其寒温多少，至疾而速，正恍惚於有無之間，真不可易知也。《小鍼解》曰：『言實與虚，若有若無者，言實者有氣，虚者無氣也。』

**○察後與先者，知病先後也。**

〔楊〕知相傳之病先後者。

〔馬〕言知病之虛實先後，然後施以補寫之法也。此下當有若亡若存之解。《小鍼解》曰：『察後與先，若亡若存者，言氣之虛實，補寫之先後也。』察其氣之已下與常存也。

〔吳〕先後有標本之辨，故察之。張同。案：此說叵從。

**○爲虛與實者，工勿失其法。**

〔楊〕刺虛欲令實，刺實欲使虛，工之守也。

**○若得若失者，離其法也。**

〔楊〕失其正法，故得失難定也。

〔馬〕爲虛與實者，言醫工實則虛之，虛則實之，勿失補寫之法也。若得若失者，言醫工自離其法，誤施補寫，若有所得，其實若有所失也。《小鍼解》曰：『爲虛與實，若得若失者，言補者，佖然若有得也，寫則怳然若有失也。』義與此亦異。

**○虛實之要，九鍼最妙者，爲其各有所宜也。**

〔楊〕要在各有所宜。

〔馬〕熱在頭身，宜鑱鍼。肉分氣滿，宜圓鍼。脈氣虛少，宜鍉鍼。寫熱出血，發泄固病，宜鋒鍼。破癰腫出膿血，宜鈹鍼。調陰陽去暴腫，宜員利鍼。治經絡中痛痺，宜毫鍼。痺深居骨解腰脊節腠之間，宜長鍼。虛風舍於骨解皮膚之間，宜大鍼。

**○補寫之時者，與氣開闔相合也。**

〔楊〕補閉寫開，合熱爲時之。

〔馬〕言各經脈氣之行，自手太陰以至厥陰者，晝夜共行五十度。其鍼入之後，若鍼下氣來謂之開，可以迎而寫之，氣過謂之闔，可以隨而補之，鍼與氣開闔相合也。

〔新〕詳自篇首至此，文出《靈樞經》，《素問》解之，互相發明也。《甲乙經》云『補寫時，以鍼爲之者』，此脱此四字也。

**○九鍼之名，各不同形者，鍼窮其所當補寫也。**

〔楊〕九鍼之形及名別者，以官主病之別，又補寫殊用也。

〔馬〕即其鍼之異，則當窮其何鍼爲補，何鍼爲寫也。

**○刺實須其虛者，留鍼陰氣隆至，乃去鍼也。**

〔楊〕刺於熱實，留鍼使鍼下寒無熱，乃出鍼。

〔識〕吳『陰氣隆至』下補『鍼下寒』三字。

〔張〕自此至下文『神無營於衆物者』，皆釋前《寶命全形論》之義。

**○刺虛須其實者，陽氣隆至，鍼下熱，乃去鍼也。**

〔楊〕刺於寒虛，留鍼使鍼下熱無寒，乃出鍼也。

**○經氣已至，慎守勿失者，勿變更也。**

〔楊〕寒温之氣降至鍼下，勿令大過不及，使之變爲餘病者也。

〔馬〕言得各經之氣已至，則當謹慎守之，勿變更以用他法也。

案：『隆至』，《太素》作『降之』，蓋『降』亦『隆』之俗訛字。『降之』不成語，非其義。『隆至』者，謂其氣盛滿至鍼下也。『隆之已至』者，謂其氣盛滿之時至也。『經氣』二字，恐是王氏所改，朱書之分耳。

○**深淺在志者，知病之内外也。**

〔楊〕下鍼淺深得氣，即知病在藏府者也。

〔馬〕言病深則鍼深，病淺則鍼淺，分病之内外也。

○**近遠如一者，深淺其候等也。**

〔楊〕深淺得候，即知合中不令過與不及。

〔馬〕言或深或淺，雖有近遠不同，然其所候者，唯以氣至爲期，其候則相等無二也。

○**如臨深淵者，不敢墯也。**

〔楊〕恐其失也。

〔馬〕言候氣已畢，補寫之法，不敢輕怠也。

○**手如握虎者，欲其壯也。**

〔楊〕專務甚也。

〔馬〕言持鍼堅定，欲其壯也。

案：『握虎』説已見於《寶命全形二五》中。

○**神無營於衆物者，静志觀病人，無左右視也。**

〔楊〕言志一不亂也。

〔馬〕醫工之神也，静志觀病人，無左右視之，以惑亂己之神也。

〔張〕神志不定，先從目始，目静則神静，神静則志專。病以静觀，方無失也，故無左右視。

**○義無邪下者，欲端以正也。必正其神者，瞻病人目，制其神，令氣易行也。**

〔楊〕不自御神，爲義耶下之。

案：『義』是威義、容義之義，爲本義。後世用『儀』字，此是古字正字也。

〔馬〕義無斜下者，言正指直鍼，欲端以正，而無偏斜也。必正其神者，病人之神也。欲瞻病人之目，制其神氣，使之專一，令病人之氣易行也。

案：此注依王説，諸家皆同，非是。楊注以爲醫者之神，可從。

案：《靈樞・九鍼十二原一》云『正指直刺，無鍼左右，神在秋毫，屬意病者』，與此同義，王注已言之，高、張共同。

**○所謂三里者，下膝三寸也。所謂跗之者，舉膝分易見也。**

〔楊〕言三里、付陽穴之所在也。付陽穴在外踝上三寸，舉膝分之時，其穴易見也。又付三里所在者，舉膝分其穴易見也。

〔識〕《本輸篇》云：『入於下陵，下陵膝下三寸，骬骨外三里也。』簡按：唯云膝下似無準。《千金》云：『在膝頭骨節下三寸。』《資生》云：『犢鼻下三寸。』跗之，《新校正》據《骨空論》作『跗上』，馬、張、高並從其説。呉云：『跗、拊誤。拊，重按也。拊之者，以物重按於三里分也。蓋三里、趺陽一脈相通，重按其三里，則趺陽之脈不動，其穴易辨。』志云：『跗之者，足跗上之衝陽脈也。』簡按：馬、張、呉雖改字不同，其意本於王義。今考，唯云所謂跗之者，舉膝分易見也，而無按三里則趺上之脈止之説，則不可從。疑是『跗』上脱『低』字，『之』上脱『取』字。《靈・邪氣藏府病形篇》云：『三里者，低跗取之。巨虚者，舉足取之。』而全本作『低胻』，可以證也。

〔馬〕此言取穴之法也。所謂三里，即足陽明胃經之穴膝下三寸也。所謂跗上者，即足陽明胃經衝陽穴，舉膝下三里而重按之，則衝陽動脈止矣，故曰舉其膝分則易見矣。

**○巨虛者，蹻足䯒獨陷者，下廉者，陷下者也。**

〔楊〕在三里下三寸，足䯒外獨陷大虛之中，名曰巨虛。巨虛之中上廉，足陽明脈與大腸合，下廉足陽明脈與小腸合。喬，高也，謂此外踝上高舉處也，搖而取之。

〔馬〕巨虛者，有巨虛上廉，又名上巨虛，在三里下三寸，有巨虛下廉，又名下巨虛，在上廉下三寸，蹻足䯒獨陷者取之。蹻者，舉也。蓋大骨之分有陷者直路，可以取此二穴也，故曰下廉者，陷下者也。言下廉，則上廉可推矣。

《靈樞·本輸篇二》云：『下陵膝下三寸，胻骨（《大素》十一《本輸》『骨』字無）外，三里也。爲合。復下三里（《大素》無『三里』二字）三寸爲巨虛上廉，復下上廉三寸，爲巨虛下廉也。』

《醫心方》卷二引《明堂》云：『三里二穴，在膝下三寸胻外廉。巨虛上廉二穴，在三里下三寸。巨虛下廉二穴，在上廉下三寸。衝陽，一名會原，在足趺上五寸，骨間動脈上，去陷谷三寸。』

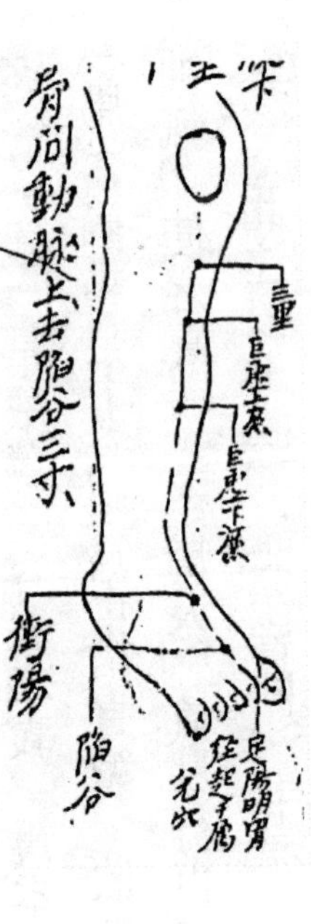


**○帝曰：余聞九鍼，上應天地四時陰陽，願聞其方，令可傳於後世，以爲常也。**

〔馬〕此節當與《靈樞·九鍼論》第一節參看。

○**岐伯曰：夫一天、二地、三人、四時、五音、六律、七星、八風、九野，**

〔楊〕此舉天地陰陽之數。

○**身形亦應之，鍼各有所宜，故曰九鍼。**

〔楊〕人形應於九數，故曰各别有所宜。

〔馬〕此詳人與天地相參，無非因九鍼之宜，而擴推之也。夫天爲一，爲陽，爲奇也。地爲二，爲陰，爲偶也。人爲三，參天地而爲三也。時有四，音有五，律有六，星有七，風有八，野有九，故象之而有九鍼者此也。

○**人皮應天，**

〔馬〕天覆萬物，而皮爲身之庇也。

○**人肉應地，**

〔馬〕地以厚德戴物，而肉則柔厚安静者象之也。

○**人脈應人。**

〔馬〕人有盛衰變易，而脈則虚實不常者象之也。

〔張〕動静有期，盛衰有變，位於天地之中，人之象也。

案：皮肉通氣而不活動，活動者唯是爲脈，所以應人也。

○**人筋應時，**

〔馬〕時候各有所司，而筋則各有所分束者象之也。

案：筋維持三百六十五節，所以應於四時也。

**○人聲應音，**

〔張〕音以聲生，備五行也。

案：《千金》卷廿九五藏傍通如左。

| 五藏 | 腎（一水） | 心（二火） | 肝（三木） | 肺（四金） | 脾（五土） |
|---|---|---|---|---|---|
| 五聲 | 羽（四十八絲） | 徵（五十四絲） | 角（六十四絲） | 商（七十二絲） | 宮（八十一絲） |

**○人陰陽合氣應律，**

〔馬〕人之陰陽合氣應六律，律有損益相生，而氣則陰陽象之也。

〔張〕人有六陰六陽，以合天氣律之象也。

〔識〕簡按：《新校正》引別本『氣』作『度』，近是。

此説叵從。氣，謂人氣，合手三陰三陽、足三陰三陽，以應十二律也。十二律，即謂十二月。《法言》注云：『十二律者，十二月之律（當補「吕」）也。』是六律六吕，爲天氣之陰陽，謂之六律，又十二律，一也。

**○人齒面目應星，**

〔張〕森羅布列，星之象也。

案：王注以爲七竅，可從。《新校正》云：『詳此注，乃全元起之辭也。』據此，則王注有淵源，非私説也。

**○人出入氣應風，**

〔馬〕人有出入之氣應風，風有往來，而氣則象之也。

**○人九竅三百六十五絡應野。**

〔志〕《陰陽應象大論》云：地有九野，人有九竅，九野者，九州之分野也，人之三百六十五絡，猶地之百川流注通會於九州之間。

〔馬〕其九竅爲統，而三百六十五絡爲之相攝者應野，蓋野分爲九，而野之中萬物紛雜，其象相類也。故用九鍼以刺之者，亦所以合此九數耳。

案：九竅中上部七竅已應七星，此云九竅，專指下二竅，并三百六十五絡，是總括全身血肉之言，故以應地之九野也。

**○故一鍼皮，二鍼肉，三鍼脈，四鍼筋，五鍼骨，六鍼調陰陽，七鍼益精，八鍼除風，九鍼通九竅，除三百六十五節氣，此之謂各有所主也。**

〔楊〕人身既應九數，行鍼亦有九別也。調陰陽者，應六律也。益精者，益五藏精應。七星謂北斗七星，除風應八風，通九竅，應三百六十五節之氣九野者也。以其人身有主合之也。案：『七里』恐『七星』訛。

〔馬〕其九鍼之以通九竅，除三百六十五節之邪氣，此之謂各有所主也。

〔識〕簡按：《小鍼解》云：『節之交三百六十五會者，絡脈之滲灌諸節者也。』《子華子》云：『一身之爲骨，凡三百有六十，精液之所朝夕也。』由此觀之，與三百六十五絡，所指乃同。原抄如此

案：此一節受前文『人皮應天云云』而以應九鍼也。蓋皮肉脈筋骨，即肺脾心肝腎之所主也。前文云『應音』，此云『骨』，似不合，然音聲之出原於腎，故腎氣壯盛骨節堅強人，其音聲極明亮，是聲出於腎之徵也。前文云『齒面目』，此云『益精』亦同理，蓋精氣不足，則七竅閉塞，精氣滿溢，則耳目聰明之謂也。

前文云『應風』，此云『除風』，方知人呼吸之氣應天氣，故若有不足之處，則邪氣從呼吸而入，然則口鼻之呼吸，即邪風出入之門户也。蓋皮膚受邪，口鼻亦受邪，一齊之勢也。明閔子慶《傷寒闡要編》，呉又可《温疫論》主論邪自口鼻入之理，學者皆以爲後世所發明，然經文已如此有明文，則其説尤古，非後世之所始發也。凡古經活看，則皆切當於今日矣。不能活看，則茫茫紙上空論，先心中立如是見解，然後枕蒩古經，則所不能通解者幾希矣。

『三百六十五節氣』，馬以爲邪氣，可從。蓋邪自皮膚而入，或自口鼻而入，其入經絡者，乃三百六十五節乘虚而能入，無所不至者。又陰陽易之，自前竅注易者，黴毒之自前竅注易者，其理皆一。然則口鼻不啻爲邪氣之門户，九竅皆是爲邪氣之門户也。

各有所主也者，九鍼各異形各異用，故曰各有所主也。

**○人心意應八風，**

〔識〕簡按：自此以下至『應之九』必有脱誤，不翅九竅以下一百二十三字。

〔張〕此下復明上文不盡之義也。

〔馬〕八風不常，而心意之變化如之。

〔楊〕心意耶氣應天地之中八風也。

案：楊以前二句合解之，以爲一義，恐非是。

**○人氣應天，**

〔張〕氣屬陽而運行不息，故應天。

案：氣即指人身之陽氣衛氣而言也。

案：人邪氣應天地者，蓋謂人身受邪氣，必先中皮肉也。前文云『人皮應（當補「天」），人肉應地』之義，重明於此也。

**○人面應之七星，**

案：前文云『人齒面目應星』，此云『人面應之七星』，其義互相足，乃謂面部七竅也。

**○人髮齒耳目五聲，應五音六律，**

〔馬〕人髮齒耳目，共爲六，則應六律，人五聲則應五音。

案：馬說可從，諸注所説皆非是。

**○人陰陽脈血氣應地；**

〔馬〕人之陰陽十二經及脈血應地。

案：前文云『陰陽合氣應律』，謂手足三陰三陽經脈之氣，以應天之十二律。此云『血氣應地』者，謂經脈中之血流行不止者，如地中行水之義。彼謂氣，此云血，血故應地，氣故應天，非同義重出也。

**○人肝目應之九，**

〔識〕呉、張以此六字與下文二（當作『一』）百二十三字共爲蠹簡殘缺，必有遺誤，是也。志至『九竅三百六十五』爲註釋，高以『九』之一字連下爲爛文，而注『人肝目應之』五字，並不可從。

**○九竅三百六十五。**

案：以下王氏所謂『一百廿四字』者是也。

〔楊〕肝主於目，在天爲日月，其數當九，故九竅合九野三百六十五數也。

○**人一以觀動靜，**

〔楊〕九數各有九分義，故人之一分法動靜也。

○**天二以候五色，七星應之以候髮毋澤。**

〔楊〕天之二分之義，候五色。七星分髮，皆天之合。

○**五音一以候宫商角徵羽，**

〔楊〕五音一分之義，以候人之五聲也。

○**六律有餘不足應之，**

〔楊〕六律昇降，以候虚實。

○**二地一以候高下有餘，**

〔楊〕地之一分之義，以候高下有餘也。

○**九野一節俞應之以候閉。**

〔楊〕九野一分之義，候三百六十五節氣，輸穴閉之不洩之也。

○**三人變一分人候齒泄多血少，**

〔楊〕人九變一分之義，候齒及洩多血少。

○**十分角之變，**

〔楊〕九數各九之，此言十分未詳，或守誤十分之義，角音之變也。

○**五分以候緩急，**

〔楊〕五分之義，以候緩急之也。

案：據楊注，則本文『候』字似誤脫。（《太素》無『候』。）

**○六分不足，**

〔楊〕六分以候不足。

**○三分寒關節，**

〔楊〕三分以候寒開節也。

**○第九分四時人寒温燥濕，**

〔楊〕人第九之分以候四時，節寒温燥濕之也。

**○四時一應之以候相反一，**

〔楊〕四時一分，以候相反。

**○四方各作解。**

〔楊〕四時一分以候四方作解，此之九數，一一各有九分，取之作解，多少不等，或取一或取二三四等，章句難分，但指句而已也。

〔新〕詳王氏云一百一十四字，今有一百二十三字，又亡一字。

案：《太素》有一『也』字，而缺一『候』字，爲一百廿三字。然據楊注，則『候』字全似現本之誤脫。因考王氏原本，亦有『也』字，故爲一百廿四字也。

案：楊雖有注解，其義不明，蓋原卷缺脫，僅有文字可讀，得一百餘字。全、楊、王三氏已前已如此，今無所考耳。

案：王氏以來云『一百二十四字』者，計『九竅云云』以下之數也。今考『人肝目應之九』已下不可解，乃得一百二十九字。

文久癸亥十一月廿七夜燈下書了
養竹居士　森立之

## 長刺節論篇第五十五

〔新〕按全元起本在第三卷。

《太素》卷廿三・雜刺全載。

**○刺家不診，聽病者言。**

〔張〕善刺者不必待診，但聽病者之言，則發無不中。此以得鍼之神者爲言，非謂刺家概不必診也。今後世之士，鍼既不精，又不能診，則虚實補寫，焉得無誤？故《九鍼十二原篇》又曰：『凡將用鍼，必先診脈，視氣之劇易，乃可以治。』其義爲可知矣。

案：即是古鍼家之聞法也。《識》原抄本云：『敬云：不字非誤則衍。』此説似是而非，因考『不』字不可解，故有張注如此贅辨也。蓋『不』字助字，古文此例甚多。《爾雅・釋丘》第十厓岸下云『夷上洒下不漘』，郭注：『厓土平坦而下水深者爲漘，不，發聲。』又《釋魚》『龜左倪不類，右倪不若』，並是『不』字爲發聲。孫炎以『不漘』之『不』爲衍，未深考耳。古文此例甚多，不遑枚舉，詳見於《經傳釋詞》卷十中。

**○在頭，頭疾痛，爲藏鍼之，**

案：頭疾痛，即謂頭痛也。《周禮》『痟首疾』，亦謂頭痛也。蓋『疾痛』二字熟語，《禮・内則》『問疾痛苛癢』是也。

〔識〕馬云：『言頭痛者，其病在腦。腦即骨也。乃深入其鍼，如藏物然。』張云：『藏言裏也，即深入其鍼之謂。』志云：『藏，隱也，謂隱鍼而藏刺之也。蓋頭之皮肉最薄，易至於骨，故至骨而無傷骨。』簡按：『藏』字未詳，呉依全本刪之，似是。

案：下文《太素》『藏』『鍼』二字與《素問》互有異同，則此『藏』字全是『鍼』字之誤衍者歟？下『之』字是助語之『之』字，宋板偶未經刪去者也。

又案：此刺法非云直刺頭上也。凡治頭痛之經穴，於其處刺之，則深刺之法可施也，故下文云。

○**刺至骨，病已。上無傷骨肉及皮。皮者，道也。陰刺入一，傍四處。**

案：病已，謂頭痛愈也。『已』下『上』字，《太素》無，可從。

〔楊〕不診刺十五也。所刺之家，病人自知病之所在，不復須診，更不爲診，即爲鍼之，故曰藏鍼。藏鍼之法，刺在骨部，不得傷於骨肉皮部。皮者，乃是取其刺骨肉之道，不得傷餘處也。刺頭病者，頭爲陽也，甚寒入腦以爲頭疾痛病，故陽刺之法，正內一，傍內四，療氣博大者也。本作陰刺者，字誤耳也。

案：《太素》以上一節爲刺頭痛之刺法，可從。『皮者，道也』，猶云『皮肉者，鍼入之道也』，言刺至骨之鍼，未有不經皮肉之分者，只入皮肉之分，是傷皮肉失於不及也，又入骨之分，是傷骨髓，亦失於大過也，只是刺至骨之分而止，是爲得法也。《刺齊論五一》所説淺深之分，即此理，宜併考矣。

○**治寒熱深專者，刺大藏，迫藏刺背，背俞也。**

〔楊〕寒熱鍼十六也。大藏，肺藏也。肺藏之形，大於四藏，故曰大藏。刺肺寒熱之法，迎藏刺之，刺於背輸。迫，近也。

○**刺之迫藏，藏會腹中，寒熱去而止，與刺之要，發鍼而淺出血。**

〔楊〕剌背輸迫藏剌之，使藏氣會通腹中，寒熱氣盡乃止。并刺腰中，淺發其藏氣，出其血也。

案：據楊注，則（《大素》作『淺』）『洩』，『淺』訛。

案：《太素》以上一節，爲治寒熱之刺法，可從。『大藏』，楊以爲肺，蓋五藏肺最張大，故名曰大藏也。

『深專』，注家皆云『深且專之義』，然則非謂表邪之寒熱，而謂瘧證之寒熱也。或曰：『深專即參索之義，寒熱之形容字也。』余謂不然，古音通用甚博，與今音不同，故『參索』又作瘆瘮，瘮索、瘁痶痶，『洗洗』又作『洒洒』，則此云『深專』者，恐是『振戰』之假字，以『瘆痶』之作瘁痶。『戰寒』之作『煎寒』律之，則爲振戰之義而可也。寒熱振戰，乃邪出於募原之期也。當此時也，鍼肺俞，刺入三分留七呼，則肺經氣行，而寒熱以汗自解也。

『發鍼』《太素》作『發藏』，楊注以爲發其藏氣。然發鍼出血，於義爲允。作『藏』者恐『鍼』誤耳。

**○治腐腫者，刺腐上，視癰小大，深淺刺，刺大者多血，小者深之，必端内鍼爲故止。**

〔楊〕癰腫剌十七也。剌癰之法，當癰上剌之，大者深之，小者淺之，便喘内藏以出血爲故。藏，賊郎反。

案：『腐』，『膺』訛。《腹中論四十》『膺腫』，《太素》《甲乙》作『癰腫』，可併考。詳見於彼注中。《太素》（『端』）作『喘』，（『鍼』）作『藏』，共爲誤字，宜從《甲乙》改正也。

《甲乙》卷十一·癰疽下云：『治癰腫者，刺癰上，視癰大小，深淺刺之，刺大者，多而深之，必端内鍼爲故止也。』

〔新〕此文云小者深之，疑此誤。

〔眉〕案：『癰』或作『癘』，誤作爲『腐』歟。

**○病在少腹有積，刺皮䯒，以下至少腹而止，刺俠脊兩傍四椎間，刺兩髂髎，季脇肋間，導腹中氣，熱下已。**

案：『脊』下《太素》有『刺』字者，恐衍。

〔楊〕腸積刺十八也。髂，客罵反，腰骨兩箱也。少陽傅脊下，連睾系，外傅於齊，故小腸有積，刺於齊腹下至少腹，并脊椎間及季肋間也。

案：此一節《太素》爲治小腸積之刺法。『皮䯒』宜從《太素》作『腹齊』。『腹』字草體誤爲『皮』，『齊』字訛作『盾』，又從骨旁作『䯒』耳。蓋小腸有食積者，在其表爲大腹少腹之部，故刺之導引腹中之氣，至腸中熱而下降已也。如《太素》則言導腸中而熱氣下降，則所上之氣積自愈也。蓋『兩髂髀季脅肋間』者，謂下腰髁髀骨與上季肋骨之間，章門、京門邊也。

**○病在少腹，腹痛不得大小便，病名曰疝，得之寒，刺少腹兩股間，刺腰髁骨間，刺而多之，盡炅病已。**

《甲乙》『腹痛』之『腹』無，『得之』之『之』無，『寒』下『刺』字作『則』，『腹兩』間有『脹』字，『股間』下有『冷』字，『髁』作『腂』。九ノ十五ヲ

〔楊〕髁，口化反。痛疝刺十九也。得寒者，得之於寒，多刺此五處，得熱便愈也。炅音桂也之。

案：《大奇論四八》云：『腎脈大急沈，肝脈大急沈，皆爲疝。』『疝』解詳於彼注，宜併考。『炅』解見於《舉痛論三九》中。

**○病在筋，筋攣節痛，不可以行，名曰筋痹，刺筋上爲故，刺分肉間，不可中骨也，病起筋炅病已止。**

〔楊〕筋痺刺廿也。筋絡諸節，故筋攣諸節皆痛，不可中其骨部以病起筋，所以筋熱已止也。

〔識〕志云：『病起筋炅者，筋舒而病起，筋熱而病已。』高云：『刺之得宜，則病起筋熱，病起筋熱則病已，病已而止刺也。』簡按：高注義通，吳刪『病起』二字。

案：『病起』諸注並非，言刺之不可中骨，若中骨則病起。病起者，謂餘病蜂起也。若刺筋上氣至筋，熱則病已也，乃可止刺耳。

案：『筋痺』已見《痺論四三》中ウ四。又云：『痺在於筋則屈不伸。』ウ廿一

〔眉〕《甲乙》十・痺下『也』字無，『炅』作『熱』。

〔眉〕『分肉』，『肉』字據王注則《素問》本文必無，與《太素》同，可知也，今本偶衍『肉』字耳。

〔眉〕『炅』《廣韻》『古惠切，光也』。《五音集韻》『音影，煙出皃』。

**○病在肌膚，肌膚盡痛，痛名曰肌痺。傷於寒濕，刺大分小分，多發鍼而深之，以熱爲故。**

〔楊〕肌膚痺刺廿一也。寒濕之氣客於肌中，名曰肥痺，可刺肉之大分小分之間也。

案：『肌痺』亦見《痺論》中。

〔馬〕《氣穴論》云：『肉之大會爲谷。』則合谷、陽谷等，爲大分，肉之小會爲谿，則解谿、使谿等，爲小分。

**○無傷筋骨，傷筋骨，癰發若變，諸分盡熱，病已止。**

〔眉〕《甲乙》下『傷筋骨』作『筋骨傷』，『癰』下有『發』字。（經文筆寫時脫『發』。）

〔楊〕刺肌肉分者，不得傷骨筋之部，傷筋骨之部發爲癰也。刺肥痺者，若得諸分肉間盡熱，即病已也之。

〔識〕《靈・官鍼篇》云：『疾淺鍼深，內傷良肉，皮膚爲癰。』吳云：『變其常也。』馬云：『當發癰

而有他變也。』

案：『若變』未詳，竊謂『變』恐『攣』訛，言傷筋骨，其深重者發癰，其淺輕者或爲筋攣拘引也，蓋其骨傷則爲癰，其筋傷則爲攣也。

又案：《廣雅·釋言》『扳，援也』。《隱元年·公羊傳》『諸大夫扳隱而立之』，何休注：『扳，引也。』王念孫曰：『扳，義與攀同。』據此，則此『變』亦或扳、攀等字之假借歟。《廣雅·釋詁》『攀，引也』。

案：『攣』慧《音》引顧野王云：『謂病身體拘曲也。《考聲》云：手足病也。亦作𤸇。《古今正字》從疒䜌聲，經作攣，亦通。』三二ノ三ウ又引《考聲》云：『手足屈弱病也。』二ノ十五ウ又：『《考聲》云：攣，拘也。』六十ノ十二ウ又：六十九ノ十四ウ又：『《韻英》云：手足筋急拘束不能行步申縮也。正體從疒從臠作𤸇。𤸇，音劣轉反。』七十八ノ十六ウ考今本《爾雅》作『𤸇，病也』，《爾雅》云：攣，病也。《説文》從手䜌聲。䜌音同上，或作𤺋也。』七十八ノ十六ウ考今本《爾雅》作『𤸇，病也』，《文選·登徒子好色賦》注引《爾雅》亦作『攣，病也』。據此，則今本《爾雅》作『𤸇』者俗字，宜作『攣』爲是。

**○病在骨，骨重不可舉，骨髓酸痛，寒氣至，名曰骨痺，深者刺無傷脈肉爲故，其道大分小分，骨熱病已止。**

案：『骨重』（《大素》『骨痺』作『骨骨重痺』）冒前文而誤衍也。《甲乙》十·痺下『酸』作『痠』，『大』下『分』字無。

〔楊〕痺者刺廿二也。耶氣在骨，骨重痠痛，名曰骨痺。刺之無傷脈肉之部，至得刺其骨部大小分間之也。

案：『骨痺』亦見《痺論》。

**○病在諸陽脈，且寒且熱，諸分且寒且熱，名曰狂。刺之虛脈，視分盡熱，病已止。**

〔楊〕狂病刺廿三也。陽并陽明太陽等，故曰諸陽脈，身及四支諸分，且有寒熱，名之爲狂。刺法補其虛陰，令分分皆熱，得平病之也。

〔張〕陽勝則爲狂病。凡病在諸陽分，而經脈分肉之間且寒且熱者，皆陽邪亂其血氣，熱極則生寒也，故病爲狂。

〔高〕病在諸陽脈，而且寒且熱，則邪氣乘於經脈矣，諸分而且寒且熱，則邪氣乘於分肉矣。分肉之邪，經脈之邪，兩相交并，病名曰狂。

〔馬〕刺之者，當乘其脈之盛，而寫之使虛，視諸分肉盡熱則病已，而可止鍼也。

〔張〕刺之虛脈，謂寫其盛者使之虛也。然必視鍼下諸分盡熱，則氣至邪退其病已，而止鍼也。

案：凡血中有邪，則爲寒熱往來，爲狂證。而寒熱發狂之後，其血脈必虛寒，虛寒之處即是有邪，刺之去邪，則氣至而爲熱，是病已之徵也。

**○病初發，歲一發，不治，月一發，不治，月四五發，名曰癲病，刺諸分諸脈，其無寒者，以鍼調之，病止。**

〔楊〕癲病刺廿四也。一發不療者，謂得癲病，一盛發已有經數時不發，不療之者，後更發時，有一日一發，不療之者後更發時。一日之中四五度發之，名曰癲病。刺法，待其發已，刺諸分諸脈，以鍼補甚寒者，病已。有本爲月一發也。

〔馬〕上文言病在諸陽脈爲狂，則此當在諸陰脈爲癲。上文言發寒熱，是寒亦熱極所致也。此曰無寒則病在陰分，但寒而不熱。若至於無寒則爲病已之兆，此乃陽經陰經之分，寒熱與寒之異，曰狂、曰癲之殊也。

《難經》謂諸陽爲狂，諸陰爲癲者，以此。

〔張〕若其無寒者，則癲疾亦有陽邪，或寫或補，當用鍼調之也。按《甲乙經》曰：『刺諸分，其脈尤寒者，以鍼補之。』是仍言爲陰證。

《甲乙》十一・狂癇第二云：『初發歲一發，不治月一發，不治月四五發，名曰癲疾。刺諸分，其脈尤寒者，以鍼補之。《素問》云：諸脈諸分，其無寒者，以鍼調之，病已止。』

案：此節《素問》與《太素》其文不同（《大素》作『病初發盛，一發不治日一發，不治四五發』），其義自異。《素問》歲一發，不治，則月一發，又不治，則月爲四五發者，今癲癇病人最初僅一發，後兩三發而後始知是癲病，此義爲長矣。若《太素》最初盛一發，此之時不即治，則日一發，又不治，則日四五發，此是瘨之尤急劇者，其鍼治刺諸分諸脈，行寫法，尤寒者非寫法可施，故以鍼調之。如此活解，則切當於今日，注家所説往往模索隔靴搔痒，殆失真理矣。

**○病風，且寒且熱，炅汗出，一日數過，先刺諸分理絡脈，汗出且寒且熱，三日一刺，百日而已。**

《甲乙》七・六經受病中『過』作『欠』。

〔楊〕寒熱剋廿五也。風成爲寒熱，一日數度寒熱并汗，刺諸分腠胳脈，復且寒且熱，三日一刺，分劑也。

〔馬〕凡病風發爲寒熱，熱時汗出一日數過，此即《風論》之所謂寒熱證也。

〔吳〕汗既出而猶寒熱，則邪盛而患深，非可以旦夕除者，必三日一刺，百日始已。

案：此所云風者，即《風論》所云『癘風，或名曰寒熱，風寒客於脈而不去』是也。蓋癘風之初發，爲血中有邪之證，故先且寒且熱，是際刺諸分絡脈而出血，則毒邪盡去，濁血爲清血，漸漸而愈，或至於百日之期耳。

**○病大風，骨節重，鬚眉墮，名曰大風，刺肌肉爲故，汗出百日，刺骨髓，汗出百日，凡二百日，鬚眉生而止鍼。**

《甲乙》十・風下『墮』作『墜』。

〔楊〕大風刺廿六也。刺肌肉之部及骨髓部，各經百日，二百日已，以鬚眉生爲限之也。

〔馬〕病大風者，即《風論》及《靈樞・四時氣篇》，皆謂之癘也。

〔張〕其淺者遍腠理，故當刺肌肉爲故，所以泄陽分之毒風從汗散也。刺深者，須取骨髓，所以泄陰分之風毒也。

〔吳〕風毒去盡，營衛皆復，鬚眉重生，而止鍼矣。

〔高〕凡二百日，則天干二十周，鬚眉生，而止鍼。

案：前章云風者，謂癘之初發輕證。此云大風者，謂癘之已成重證也。本邦治癘，自有古來傳法，鍼治尤爲要。其法以樟腦點火，隔紙見之，則身體中有凝血處，其色紫赤，斑斑可觀，即就其處以紅筆畫之爲圍，乃以鍼刺圍中以出血。其刺圍中則不覺痛，才刺圍外，則其痛不耐，是圍中皆死血敗濁也。刺出血，則其圍一日日狹小，終至於無圍而止，是濁血皆去而清血至之徵也。其尤重者，以柔鐵造大鍼，投火中令赤，乘熱刺之，亦不覺痛，是亦至於覺痛而止鍼。此法詳見於片倉鶴陵《黴癘新書》中。此二章鍼法，蓋亦大鍼出血之法，與本邦所經驗其理相同，可活看而得其妙理耳。

癸亥臈月初三夜書
高節老人　森立之

# 重廣補注黃帝内經素問卷第十四

## 素問攷注卷第十四

第五十五補

俠脊兩傍四椎間三ヲ

《千金》卷廿三・虛實第五云：『胸中膈氣聚痛好吐，灸厥陰輸，隨年壯。穴在第四椎兩邊各相去一寸五分，灸隨年壯。』八ウ

不診八ウ

《家語》卷一・相魯第一云：『裔不謀夏，夷不亂華，俘不干盟，兵不偪好，於神爲不祥，於德爲愆義，於人爲失禮，君必不然。』案：上四『不』字，共爲助語，古文往往有此例，不遑枚舉。

五四　菀陳二ヲ　出惡血同　與氣開闔四ウ　九鍼之名五ヲ　隆至五ウ　手如握虎六ヲ　義儀六ウ　三里七ヲ　九野九ウ　九鍼同

一天同　二地同　三人同　四時同　五音同　六律同　七星同　八風同　出入氣應風十一ヲ

五五　不診一ヲ　頭疾痛一ウ　藏之一ウ　大藏二ヲ　鍼藏一ウ、二ウ、三ヲ　深專二ヲ　腐癰三ヲ　腹腸三ウ　皮腯腹齊三ウ　炅同　疝同　積三ヲ

筋痺四ヲ　肌痺同ウ　變攣五ヲ　骨痺同　大分小分五ヲ　狂同ウ　癲病六ウ　病風七ウ　病大風八ヲ

# 素問攷注卷第十五

重廣補注黄帝内經素問卷第十五

## 皮部論篇第五十六

〔新〕按全元起本在第二卷。

《太素》卷九・經脈皮部全存。《甲乙》卷二十二・經脈絡脈下。

〔眉〕案：總身上十二經脈絡脈行流其皮上之處，爲其經之領地部國而占之，猶是千百諸侯封建割據之時，以分野占星氣之同法也。

**○黄帝問曰：余聞皮有分部，**

〔楊〕前説十五大胳，循其行處，以求其病，次説皮部十二胳之以十二經，上之以皮分十二部，□以取其病，故曰皮有部之也。

《舉痛論》曰：『五藏六府固盡有部。』

〔馬〕人身之皮，分爲各部，如背之中行爲督脈，督脈兩旁四行屬足太陽經，肋後背旁屬足少陽經，肋屬足厥陰經等義是也。

**○脈有經紀，**

〔楊〕大胳小胳揔以十二大脈，以爲皮部經紀。

〔馬〕脈有經紀，故《靈樞》有《經脈篇》。

○**筋有結絡，**

〔楊〕十二經筋，各有結聚，各有苞絡。

〔馬〕筋有結絡，故《靈樞》有《經筋篇》。

○**骨有度量，**

〔楊〕骨有大小長短度量。

〔馬〕骨有度量，故《靈樞》有《骨度篇》者是也。

○**其所生病各異，**

〔楊〕以其皮脈筋骨各各不同，故皮脈筋骨生病異之。

○**別其分部，左右上下，陰陽所在，**

〔楊〕別其皮脈，筋骨分部。異者，有左有右，有上有下，有陰有陽，六種所在。

案：藏府諸器軀殼諸物，皆分別爲十二，而各屬之於十二藏職，是數術常法。故《外臺》卷三十九第七篇篇題曰『十二身流注五藏六府明堂』也，『十二身』言甚可玩味也。

○**病之始終，**

〔楊〕病客前六，有初有極也。

○**願聞其道。岐伯對曰：欲知皮部，以經脈爲紀者，諸經皆然。**

〔楊〕欲知皮之部，別十二經爲綱紀也。十二經皮部胳皆以此爲例也。

（眉）案：此篇六經次序，亦與他篇他書大别。

**○陽明之陽，名曰害蜚，上下同法。**

《甲乙》『蜚』下有『十二經』三字。

〔楊〕蜚，扶貴反。陽明大經爲陽，故大小胳爲陽明之陽。陽明之脈有手有足，手則爲上，足則爲下。又手陽明，在手爲下，在頭爲上，足陽明在頭爲上，在足爲下。診色行鍼皆同法也。餘皆放此之。

〔識〕馬云：『陽明而曰害蜚者，陽氣自盛，萬物陽極則有歸陰之義，故曰害蜚。物之飛者，尤爲屬陽也。如《詩經》有「四月莠葽」及《本草》至夏草枯，而有夏枯草之類。』吳云：『害與闔同，所謂陽明爲闔是也。蜚，蠢動也。蓋陽明者，面也，面者，午也，五月陽氣蠢動，而一陰氣上，與陽始爭，是闔其陽也。』張云：『蜚古飛字。蜚者，飛揚也。言陽盛而浮也。凡盛極者必損，故陽之盛也在陽明，陽明之損也亦在陽明，是以陽明之陽，名曰害蜚。』高云：『陽明之陽行身之前而主闔，闔則不開，有害於飛，故名曰害蜚。蜚猶開也。』簡按：諸注未允。蓋害、盍、闔古通用。《爾雅·釋言》『害，盍也』，郭注：『盍，何不也。或作害。』《莊子·則陽篇》云『闔嘗舍之』，注：『何不試舍其所爲乎。』《爾雅·釋宫》『闔謂之扉』，疏：『闔，扇也。』《説文》曰：『闔，門扇也。一曰閉也。』蜚音扉。《難經·四十四難》『唇爲飛門』即扉門，取門扉之義。（此十四字，據抄本補。）害蜚即是闔扉、門扇之謂，《陰陽離合論》云『陽明爲闔』，義相通。害，讀爲胡臘切。

案：害蜚即闔扉，此説可從矣。蓋『闔扉』者即『闔』，陽明之陽爲陽盛之極，故曰闔也。闔之言合也，扉之言祕也。凡宫門向外啓户，其開閉亦在外主之，禁自内出者也，故《説文》『關，以木横持門户也』，猶今堂社古制及神佛龕户，皆外啓之，在外以木或銅鐵横持鎖卻是也。蓋關在户外，故謂太陽之表爲闔。闔又謂之扃。《説文》『扃，外閉之關也』。《曲禮》『入户奉扃』，《釋文》：『扃，門扇上鐶鈕。』又引何注云：『扃，關也。』《吕覽・君守》『中欲不出，謂之扃』《淮南・主術》同。闔者，在内之言，故陽明之裏，謂闔扉也，《新撰字鏡》『闔，合也，閉也。門乃止比良』可以徵矣。唯樞杼在内外之中間，以主開閉之機，故少陽之半表半裏謂之樞杼也。

門字古文如左

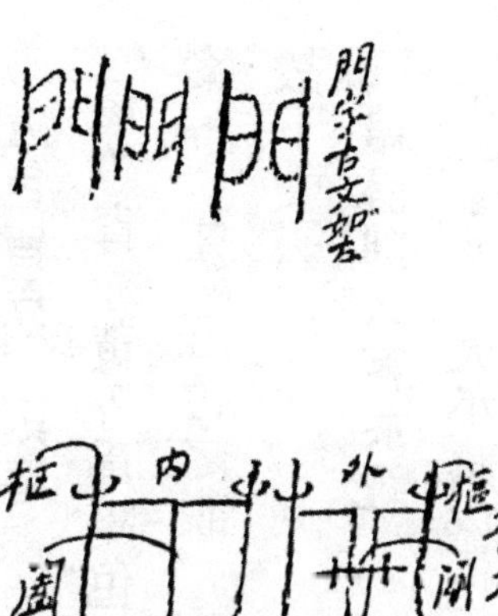


**○視其部中有浮絡者，皆陽明之絡也。**

〔楊〕浮謂大小胳見於皮者也。

案：凡浮出於皮上其絡可見者，謂之浮絡也。

**○其色多青則痛，多黑則痺，**

〔楊〕胳脈俱有五色，然衆胳以色偏多者候其别病，耶客分肉之間，迫肉初痛，故胳青也。久留爲冷爲熱，或爲不仁，以成於痺，故胳青深爲胳黑也。

**○黄赤則熱，**

〔楊〕痺熱在中，氣溢皮膚，故胳黄赤之。

**○多白則寒，**

〔楊〕堊白寒色，故寒氣在中，胳白色也。案：堊白者，蓋無色澤之謂也。

案：《靈·五色篇四九》云『青黑爲痛，黄赤爲熱，白爲寒，是謂五官』，《金匱》卷上·藏府經絡第一云『色青爲痛，色黑爲勞，色赤爲風，色黄者便難，色鮮明者有留飲』，又《舉痛論三九》云『黄赤爲熱，白爲寒，青黑爲痛，此所謂視而可見者也』，並謂面部之五色，然與此云『浮絡之色』其義亦大同小異，知是『色』者，血色榮茂之爲華者，則色與脈并診，則其察病多不舛錯耳。

**○五色皆見，則寒熱也。**

〔楊〕青赤黄等爲陽色也，白黑二種爲陰色也，今二色俱見，當知所病有寒熱也。

案：浮絡五色之説，唯於是言之，下凡浮絡見色，皆仿此也，宜隅反矣。寒熱，謂邪氣初發之惡寒發熱也，故下文云。

**○絡盛則入客於經，**

〔楊〕盛，大小胳盛也。大小胳中痛痺熱寒，寒熱五耶盛者，則循胳入經也。

**○陽主外，陰主内。**

〔楊〕陽胳主外，陰胳主内也。在陽胳者主外，在陰胳者主内也。

〔張〕此因陽明浮絡之色，而察陽明經病之異也。凡病之始生，必自淺而後深，故絡脈之邪盛而後入於經脈。絡爲陽故主外，經爲陰故主内，如《壽夭剛柔篇》曰『内有陰陽，外亦有陰陽，在内者五藏爲陰，六府爲陽，在外者筋骨爲陰，皮膚爲陽也』。凡後六經之上下五色之爲病，其陰陽内外皆同此。

（眉）案：非。此『陽』字釋陽明之陽、少陽之陽等之『陽』字，此『陰』字釋少陰之陰、太陰之陰等之『陰』字者也。此之陽，陽絡，陰，陰絡，亹一絡上之陰陽已。絡有陰絡，有陽絡，見次篇《經絡論》。

**○少陽之陽，名曰樞持。**

《甲乙》『持』作『杼』，注云：『一作持。』

〔識〕《甲乙》『持』作『杼』。吳云：『樞，樞軸也，所謂少陽爲樞是也。持，把持也。蓋少陽居於表裏之間，猶持樞軸也。』張云：『樞，樞機也。持，主持也。少陽居三陽之表裏之間，如樞之運而持其出入之機，故曰樞持。』簡按：據《甲乙》樞杼即樞軸。《詩·小雅》『小東大東，杼柚其空』，柚、軸同。《淮南·説林訓》『黼黻之美，在於杼軸』。

案：樞持即樞杼，杼、持音形共甚相近，故誤耳，宜從《甲乙》爲正。蓋少陽在中故曰樞，又曰樞杼也。慧《音》十九ヲ十引郭注《爾雅》云：『樞，謂門戶扉樞也，又謂門持樞者，以爲固也。』所云『門持樞』者，言門扇上下有圓莖入柏者，謂之爲樞，又爲樞杼也。

**○上下同法，視其部中有浮絡者，皆少陽之絡也。絡盛則入客於經，故在陽者主內，在陰者主出，以滲於內，諸經皆然。**

《甲乙》『主出』作『主外』，無『上下同法』四字，下同。

〔楊〕少陽胳盛則入於經，故主內也，經盛外溢，故主出也。諸陰陽胳主內出者，例以此知也。滲，山蔭反。下入也。

〔識〕吳『絡盛』上補『五色診視如上』六字，刪『故在陽』以下十九字，云：『與上文不相承，僭去之。』張云：『邪必由絡入經，故其在陽者主內，言自陽分而入於內也，在陰者主出，以滲於內，言出於經而滲入於藏也。此邪氣之序，諸經之皆然者。「出」字義非外出之謂。《説文》曰：「出，進也。象屮木益滋上出達也。」觀下文少陰經云「其出者從陰内注於骨」，與此「出」字同意。』志云：『在外六經之氣，從陽而内，在内經脈之氣，從陰而外，出於皮膚，復從皮膚，而入肌肉筋骨，以滲於藏府幕原之間，而内通於五藏。此論經脈之氣環轉無端，蓋從内而外也。』高云：『皮絡之邪過盛，則入客於經。絡爲陽主外，絡盛客經，則陽氣内入，故在陽者主内。經爲陰主内，陽氣内入則陰氣外出，故在陰者主出。出而復入，以滲於内，此陰陽經絡外内出入，不獨手足少陽爲然，而諸經皆然。』簡按：上文云『陽主外，陰主内』，則似義相戾，故張引《説文》訓『出』爲『進』，殆屬強解，今姑仍高義。

案：『在陽者主内，在陰者主出，以滲於内』，楊注可從，諸注皆失解矣。蓋在陽絡之邪，必入於經，故曰『主内』。在陰經之邪，必從内出而滲出，故曰『出以滲於内』，是自汗發汗之理也。凡在陰經陽絡之邪，皆以自外解爲順之謂也。

（眉）案：此曰諸經皆然，則共一經上之陰陽也。故此之『陽』字斥絡陽經，『陰』字斥經陰經，即一經絡上之陰陽也。

（眉）案：『主内』『主出』未詳，考『出，進也』『内，退也』，陽病之治法主正氣之退屈，陰病之治法主正氣之進發，凡湯凡鍼灸皆爾。《説文》『退，或從彳從内，作衲』。『主内』之『内』字與『於内』之『内』字大異義。『主出』下句『以滲於内』四字句，『於』字可玩，言陽陰二治，共令邪自内滲泄於外也。

**○太陽之陽，名曰關樞。**

〔識〕馬云：『蓋少陽爲樞，而此太陽爲三陽最在外，則此太陽爲關樞也。《陰陽離合論》以陽明爲闔，太陽爲開，而此以太陽爲關。關者，闔也。蓋彼就表之表而言，而此對少陽而言耳。』吳云：『關，固衛也。

少陽爲樞，轉布陽氣，太陽則約束而固衛其轉布之陽，故曰關樞。』張云：『《陰陽離合論》曰太陽爲開，辭異而義同也。』高云：『太陽之陽，行身之背而主開，故名曰關樞。關猶係也。樞轉始開，開之係於樞也。』簡按：《老子》『善閉者，無關楗而不可開』。《説文》『關，以横木（當作「木横」）持門户也』。由是觀之，關無開之義，吳注爲長。蓋《陰陽離合論》開、闔、樞則以形層而言，此篇則以皮部而言，此所以不能無異也。且害蜚、樞持、關樞之類，爲三陽三陰之稱者，不過借以見神機樞轉之義，亦宜無深意焉。

案：『關樞』又謂之關，乃與『闔扉』又謂之『闔』同義。蓋關在外，常主啓合，故以一『樞』字係之，名曰關樞也；闔在内，常主閉塞，故以一『扉』字係之，名曰闔扉也。《陰陽離合論六》『太陽爲開』，《太素》『開』作『閞』，可從。説已見彼篇中。蓋古『閞』『開』互誤寫。如《氣穴論五八》『關元』，《太素》作『開元』，《醫心方》卷二『開明』訛作『閞明』，旁書釐正作『開』廿八ウ是也。

（眉）『關』隸作『閞』，見《千金方》宋本宋臣序。

**○上下同法，視其部中有浮絡者，皆太陽之絡也，絡盛則入客於經。**

〔楊〕外盛者，則入於大也。

**○少陰之陰名曰樞儒。**

〔楊〕而泉反。

〔識〕吳云：『儒當作臑。手少陰之脈下循臑内後廉，足少陰之脈上股内後廉，皆柔軟肉勝之處，故曰臑。樞臑者，樞機運於臑内也。所謂三陰離合少陰爲樞是也。』張云：『儒，《説文》：柔也。王氏曰：順也。少陰爲三陰開闔之樞，而陰氣柔順，故名曰樞儒。』高云：『少陰之陰，從腨膕而上，注胸中而止，樞轉神機，區別水火，故名曰樞儒。儒，猶區也。』簡按：諸注亦未允。儒，《新校正》引《甲乙》作『檽』

似是。檽（音軟），或作楆，又作栭。《爾雅》『栭謂之楶』，注：『即櫨也。』疏：『謂斗栱也。』『《蒼頡篇》云：櫨栱，柱上木也，柱上承斗之曲木也』（見《一切經音義》）。少陰之陰，取名於樞上柱頭之檽，故曰樞檽歟。今本《甲乙》作『樞儒』。

案：『樞儒』與『樞杼』同，一音之轉，故假借作『樞檽』，又作『樞儒』耳。蓋少陰與少陽同居中，故曰少陰少陽共爲樞。或曰『樞』，或曰『樞杼』，其義一也。餘見於前文『少陽』下，宜併考。猶『香薷』，又作『香菜』，又作『香茹』之例歟。

**○上下同法，視其部中有浮絡者，皆少陰之絡也。絡盛則入客於經，其入經也，從陽部注於經，**

〔楊〕從陽胳部位，注於陽經也。

〔識〕呉『絡盛』上補『五色診視如陽明』七字。

**○其出者，從陰内注於骨。**

〔楊〕從陰胳部出，注陰經内，注於骨，少陰主骨也。

《甲乙》『陰』下有『部』字。

〔識〕呉云：『出，謂出於陽經也。出於陽則入於陰，入於陰故注於骨。』張云：『謂出於經而入於骨，即前少陽經云「在陰者主出以滲於内」之義。』

案：此與前少陽爲表裏也。前文云『在陰者主出以滲於内』，謂發表汗解也，此云『其出者從陰内注於骨』，謂邪乘虚而内入於府藏也。云骨者，深入之極也。故後文云『其入客於經也，則感虚乃陷下，其留於筋骨之間，寒多則筋攣骨痛，熱多則筋弛骨消云云』，又云『經脈滿則入舍於府藏也』。蓋凡邪入諸經脈中者，皆以發表爲順，故少陽之下云『諸經皆然』，陽熱證是也。其陰寒者，邪氣不得出表，故自經脈中出而從陰寒之化，而内灌注於骨節中也。云注於骨者，骨爲腎部，水亦爲腎所主，少陰之病，腎氣内衰，水飲尤多。故邪因不爲熱，而爲寒化，或爲下利，或爲四逆，或爲骨痛，皆内有水寒之徵也。同爲陰寒，而一入於府藏，一入於骨節，自有腸内腸外之别也。

（眉）案：『其入經也從陽部注於經』十字句，言邪疾之入也。陽部，爲絡之一名。『其出者從陰』五字一句，言邪疾之出除也，從經出於絡也。陰，陰部，經之一名也。『内注於骨』四字一句，言若邪不出而愈入内，則邪注於骨，而病不可爲也。『内注』間省『者』字，古文哉。

**○心主之陰，名曰害肩。**

〔識〕馬云：『肩，重也。萬物從陰而沈，此陰氣有以殺之，故曰害肩。』吴云：『厥陰脈上抵腋下，故曰害肩。害、闔同，蓋言闔聚陰氣於肩腋之分，所謂厥陰爲闔是也。』張云：『肩，任也，載也。陽主乎運，陰主乎載，陰盛之極，其氣必傷，是陰之盛也，陰之傷也。亦在厥陰，故曰害肩。然則陽明曰害蜚，此曰害肩者，即陰極陽極之義。』高云：『心主之陰起於胸中，而主闔，闔則不能外任，故名曰害肩。肩，猶任也』。簡按：諸注亦未允。蓋肩、栯同，枅也。《説文》『枅，屋櫨也』。徐鍇云：『柱上横木承棟者，横之似笄也。』《説文》又曰：『關（當作「開」），門欂櫨也。』《爾雅·釋宫》曰『關（當作「開」）謂之槉』，注：『柱上欂也，亦名枅。』疏：『柱上方木是也。』《集韻》『枅』或作『栯』。闔栯者，謂闔扉上容樞之枅與。當再考。此三字據原抄補

（眉）案：此不云厥陰，而因以手厥陰之心主心包絡，不亦奇乎？而肝亦含畜此中也。心主，即鬲幕也。心主名義詳於《靈蘭祕典論》上。《通評虚實》曰『刺手心主三』。《厥論》『手心主脈』。

案：『害肩』蓋『害扉』訛，與前文『害蜚』字異而義同。本作『扉』，一自形誤作『肩』，一自音誤

作『蜚』也。陽明爲陽經之極，厥陰爲陰經之極，故共曰闔扉，又曰闔也。餘見於前文陽明下。

**○上下同法，視其部中有浮絡者，皆心主之絡也。絡盛則入客於經。**

〔紹〕琦曰：『心主當作厥陰。』

案：云心主，云厥陰，其義不二。琦説非是。且云『上下同法』，其不論手足可知耳。

**○太陰之陰，名曰關蟄。**

〔識〕吳云：『關，封也，所謂太陰爲關是也。簡按：《陰陽離合論》『太陰爲開』，而吳云『爲關』，誤也。蟄，蟄蟲也。蓋太陰者，裹也，裹者，子也，十一月萬物氣皆藏於中，猶封蟄也。』張云：『關者固於外，蟄者伏於中。』高云：『太陰之陰，循足脛交出厥陰之前，而主關（當作『開』），故曰關蟄。蟄，猶藏也。藏而後開，開之關於蟄也。』簡按：諸注亦未允。《甲乙》『蟄』作『執』，蓋『蟄』是『槷』之訛。槷、闑同。《穀梁傳・昭八年》『以葛覆質以爲槷』，范甯注：『槷，門中臬。』《釋文》『槷，門橛也』。《爾雅》『橛謂之闑』。《周禮・考工記》鄭注：『闑，古文作槷，乃門中橛也。』關槷者，取義於門中之橛，左右之扉所合處歟。

案：『關蟄』，《太素》作『閞樞』，蓋太陽之陽，太陰之陰，共主表發，故爲關，又曰關樞，『樞』與『執』音近而誤，『執』又作『蟄』，并『開（當作『關』）樞』之誤，餘見於太陽下，宜併考。此篇『害蜚』『害肩』『樞持』『樞儒』『關樞』『關蟄』，諸注皆失解。今以六爲三，『害蜚』『害肩』共爲『闔扉』誤，『樞持』『樞儒』共爲『樞杼』誤，『閞樞』『關蟄』共爲『關樞』義，乃與《陰陽離合論》所云『太陽太陰共爲開，陽明厥陰共爲闔，少陽少陰共爲樞』正合矣。凡古文字多假借，令後世不能解釋，非精通六書音韻之學者，不得而辨也。古來注家只就文字上而爲説，終不能得其理義，蓋不明六書音韻之學之所爲歟。

**○上下同法，視其部中有浮絡者，皆太陰之絡也。絡盛則入客於經，凡十二經絡脈者，皮之部也。**

〔楊〕皮有部者，以十二脈分爲部也。

案：本篇論十二經，專於皮部言之，故以浮絡爲主。其以浮絡之色察内者，面部五色之外，亦有此浮絡五色之診法也。此即古診色之法僅存者，乃色脈合診之義也。

**○是故百病之始生也，**

〔楊〕下廣論外耶主於百病次第所由也。

**○必先於皮毛，邪中之則腠理開，開則入客於絡脈，留而不去，傳入於經，留而不去，傳入於府，廩於腸胃。**

《甲乙》『先』下有『客』。

〔楊〕外耶氣風寒暑濕耶入身爲病，先著皮毛，留而不去則腠理孔開，因開而入，即客於胳脈，胳脈傳入陽經，陽經傳入六府，於是稟承腸胃之氣，以爲百病。

〔識〕吳云：『廩，舍也。』簡按：王注爲是。

案：《太素》作『稟』，《素問》作『廩』，非有二義。『稟』俗字增畫作『廩』，與倉廩字不相涉，古文此例甚多。《醫心》十九ウ五『廩丘』作『稾丘』，又廿五ウ廿二『稟生』作『稾生』。依此則稟、廩互相通用耳。

〔紹〕此段論邪之所入，分爲三等。然其所主在入絡客經，而又言其留而不去者，或廩於腸胃，或留於筋骨之間也。

《靈樞·百病始生篇》云：『夫百病之始生也，皆生於風雨寒暑清濕喜怒。喜怒不節則傷藏，風雨則傷上，清濕則傷下，三部之氣所傷異類。』又云：『喜怒不節則傷藏，藏傷則病起於陰也。清濕襲虛則病起於下，風雨襲虛則病起於上，是謂三部。至於其淫泆，不可勝數。』又云：『風雨寒熱，不得虛，邪不能獨傷人，卒然逢疾風暴雨而不病者，蓋無虚，故邪不能獨傷人。此必因虚邪之風與其身形，兩虚相得，乃客其形。兩實相逢，衆人肉堅。其中於虚邪也，因於天時與其身形，參以虚實，大病乃成。氣有定舍，因處爲名，上下中外分爲三員。』又云：『是故虚邪之中人也，始於皮膚，留而不去，則傳舍於絡脈，留而不去，傳舍於經，留而不去，傳舍於輸，留而不去，傳舍於伏衝之脈，留而不去，傳舍於腸胃，留而不去，傳舍於腸胃之外募原之間，留著於脈，稽留而不去，息而成積。』

案：所説皆與本篇同，宜互相考。

案：於，猶在也。

○**邪之始入於皮也，泝然起毫毛，開腠理。**

〔楊〕泝，蘇護反，流逆上也。謂寒耶逆入腠理也。外耶入身爲病也，初著皮毛，能開腠理也。

《靈·百病始生六十六》云：『皮膚緩則腠理開，開則邪從毛髮入，入則抵深，深則毛髮立，毛髮立則淅然，故皮膚痛。』

案：『泝』解已見於《刺瘧篇三六》中。《甲乙》『泝』作『淅』。

○**其入於絡也，則絡脈盛色變。**

〔楊〕能令胳盛色變之也。

《靈·百病始生》云：『在絡之時，痛於肌肉，其痛之時息，大經乃代。』

○**其入客於經也，則感虚乃陷下。**

〔楊〕感氣爲虚，乃血少脈陷也。

《靈・百病始生》云：『在經之時，洒淅喜驚。』
〔識〕《甲乙》『感』作『盛』，似是。『盛』下句。
〔張〕感虚乃陷下，言邪所客者，必因虚乃深也。

**○其留於筋骨之間，寒多則筋攣骨痛，熱多則筋弛骨消，肉爍䐃破，毛直而敗。**

〔楊〕循經入於筋骨之間，留而不去，寒耶不去，則爲二病：筋攣拘急一也，骨乃疼痛二也。若熱耶不去則以五病：筋熱緩弛一，骨熱消細二也，身肉爍三也。爍，式藥反。法耶在肉也。膕䐃破裂四也，毛焦而直五也。熱耶如此客於筋骨之間，遂至於死也。

〔識〕『肉爍』，吳云：『肉熱也。』張云：『鑠（當作「爍」），銷鑠也。』簡按：《逆調論》『肉爍』王注：『爍言消也。』是。『䐃破』，吳云：『䐃者，肩肘髀厭皮肉也。䐃破者，人熱盛則反側多而皮破也。』

案：此說今俗所謂『止古須禮』是也。非是。

〔張〕毛直而敗者，液不足而皮毛枯槁也。

《靈・百病始生》云：『在輸之時，六經不通，四肢則肢節痛，腰脊乃強，留而不去，傳舍於伏衝之脈。在伏衝之時，體重身痛，留而不去，傳舍於腸胃。在腸胃之時，賁響腹脹，多寒則腸鳴飧泄食不化，多熱則溏出糜。』

案：肉爍䐃破，謂外肉消爍，内䐃破散也，與《玉機真藏十九》所云『身熱脱肉破䐃』同義，詳見於第十九中。

〔眉〕案。敗，病之敗壞也，即敗傷寒，壞傷寒之義。

**○帝曰：夫子言皮之十二部，其生病皆何如？岐伯曰：皮者，脈之部也。邪客於皮，則腠理開，開則**

**邪入客於絡脈，絡脈滿則注於經脈，經脈滿則入舍於府藏也。故皮者有分部，不與而生大病也。**

〔楊〕前明耶入皮毛乃至稟於腸胃，次言耶入乃至筋骨之間，今言耶入至於藏府，皆可以從淺至深，以至於大，在淺不療，遂生大病也。與，療也。

〔識〕吳云：『不與，不及也。言邪客皮部，則部中壅滯，經氣不及，而生大病也。』張云：『若不預爲之治，則邪將日深而變生大病也。與、預同。』高云：『若府藏之氣不與於皮，而生大病也。與，去聲。』簡按：《甲乙》作『不愈』，義尤名顯。

案：『不與』與『不豫』同，謂小疴不怡悦也。《書·金縢》『王有疾弗豫』，《傳》：『不悦豫也。』《釋文》：『豫，本作忬。』《莊子·應帝王》『何問之不豫也』，《釋文》引《簡文》注：『豫，樂（當作「悦」）也。』《楚詞·惜誦·行婞》『直而不豫兮』注：『豫，厭也。』《玉篇》『豫，或作預。又通作與』。《一切經音義》十九云：『豫，古文作與。』《儀禮》注云：『古文與作豫。』是與、豫二字通用之徵也。此言表邪膚淺，小疴不與之際，宜加治療，否則往往生大病也。『而』猶『乃』也。詳見於《經傳釋詞》卷七中。

案：本篇凡一章三段，初段説十二經絡脈在其皮部浮絡之處，見五色之義，二段説百病始生必先客皮毛之義，三段説皮部小疴不治乃生大病之義也。

**○帝曰：善。**

文久第三癸亥十二月初十日　書於北岐八九山房東軒　清狂老人　森立之

第五十六補

結絡ウー

案：結絡，猶云維絡。蓋束縛骨之處謂之結，周行一身之處謂之絡也。

度量ウ一

案：骨有寸尺，故謂之度，《骨度篇》是也。骨中空，皆有髓在中，故謂之量。

分部ヲ一

案：分者，上下左右也。部者，十二經脈之部位也。

經紀ウ一

案：脈經過一身不止，故謂之經。自有十二經之別，部位不紊，故謂之紀。

骨消ウ十二

案：骨消者，謂羸瘦脱肉也。蓋非骨可消之物，但迫於骨之筋肉皆衰弱枯小，故謂之骨消。其實非骨，是大概之言，猶云骨痛之例，骨齒共非知覺痛痒之物，維絡骨之絡覺痛痒也。

不與ヲ十四

案：『與』亦與『悆』同，慧琳《音·大般若》第五百一十卷『病悆』云：『余恕反。《韻英》云：「和悦也。」《考聲》云：「悆，安也。」《韻集》云：「天子疾曰不悆。」《尚書》云「有疾不悆」，孔曰：「不悦豫也。」《説文》云：「悆，豫也。從心余聲也。經文或有病愈。以主反，亦通。」《集訓》云：「愈，疾差也。益也。」孔安國注《論語》云：「愈，勝也。」《玉篇》「病差爲愈」。《説文》「愈字從舟從巜，古外反，會意字也」。』據此，則《素問》作『與』，《尚書》作『豫』，《甲乙》作『愈』，其音義並皆通耳。

案：楊注曰：『在淺不療，遂生大病也。與，療也。』此注太是。蓋扁倉以來之傳來之説，決非始隋唐人。考『與』與『搖』通也，字又作『愮』，又作『恌』。《方言》卷十曰『愮，療治也。江湘郊會謂醫治之曰㨶』，注：『俗云厭㨶病，音曜。』《廣雅・釋詁三》作『搖，療治也』，並去聲讀之。若平音與『嗂』同。若搖之入聲爲藥音，其徵固明，則治『搖』『㨶』『與』『恌』四字，並以藥理之義。又《方言》卷十三『㨶，理也』注：『音遥』。又考，楊注以『遂』字釋『而』字，可知讀『而』爲『乃』也。

**經絡論篇第五十七**

〔新〕按全元起本在《皮部論》末，王氏分。

《太素》卷九・經脈皮部全載，而接於前篇《皮部》末，與全本同。《甲乙》卷二十二經脈下。

○**黄帝問曰：夫絡脈之見也，其五色各異，青黄赤白黑不同，其故何也？岐伯對曰：經有常色，而絡無常變也。**

〔楊〕常謂五色，見者定是胳色也。然五藏六府之注，定屬五行，故藏府大經各有常色。陰胳隨於陰經，色亦不改。陽胳雖屬陽經，以是陽脈之陽，改隨時變之。

《甲乙》無『青黄赤白黑不同』七字。

〔張〕經有五行之分，故有常色。絡兼陰陽之應，故無常變。

〔識〕呉本『常』下句，『變也』二字句。

案：此説非是。

○**帝曰：經之常色何如？岐伯曰：心赤、肺白、肝青、脾黄、腎黑，皆亦應其經脈之色也。**

〔楊〕五藏五行之色，皆令經脈，故經□色常也。案：『令』即『合』訛，『□』恐『脈』字。

○**帝曰：絡之陰陽，亦應其經乎？岐伯曰：陰絡之色，應其經。陽絡之色，變無常，隨四時而行也。**

〔楊〕胳有陰陽，陰胳是陰之陰，故隨經色不變，陽胳是陽之陽，故隨時變也。

〔張〕此言絡有陰陽，而色與經應，亦有同異也。《脈度篇》曰：『經脈爲裏，支而橫者爲絡，絡之別者爲孫。』故合經絡而言，則經在裏爲陰，絡在外爲陽。若單以絡脈爲言，則又有大絡孫絡在内在外之別，深而在内者是爲陰絡，陰絡近經，色則應之，故分五行以配五藏而色有常也；淺而在外者，是爲陽絡，陽絡浮顯，色不應經，故隨四時之氣以爲進退，而變無常也。觀《百病始生篇》曰『陽絡傷則血外溢，陰絡傷則血内溢』，其義可知。何近代諸家之注，皆以六陰爲陰絡，六陽爲陽絡，豈陽經之絡必無常，陰經之絡必無變乎？皆誤也。

案：諸家之注，蓋指吴、馬也。

**○寒多則凝泣，凝泣則青黑，熱多則淖澤，淖澤則黄赤。此皆常色，謂之無病。**

《甲乙》『常色』下有『者』字。

〔楊〕淖，丈卓反，濡甚也，解其陽胳隨時而變也。冬月寒甚則經脈涘泣，涘泣不通則陽胳壅而青黑。夏日熱盛，血氣濡甚，則陽胳熱而黄赤也。陽胳如此，隨四時而變者，此爲陽胳常色，謂之無病之候也，不可見而色見者病也。

〔識〕《甲乙》『澤』作『滜』，注：『音皐。』考滜、澤同，《詩》『鶴鳴九皐』，《毛傳》：『皐，澤也。』《史記·天官書》『其色大圜黄皐』注：『音澤。』

案：『淖』義已見於《陰陽別論七》中。『淖液』又見《八正神明廿六》中。『淖液』與『淖澤』同，詳見廿六中。而『淖液』與『凝泣』對文，義正與此同，宜併考也。蓋淖澤者，潤利之義，與凝泣相爲反對也。

〔識〕《甲乙》『皆』作『其』。馬云：『八字當在「從四時而行也」之下。』吴、志並同。簡按：張、高順文注釋，非是。

案：此説非是。倒草法，文例甚多，不遑枚舉。

（眉）案：『寒多云云』，斥盛夏之時，『熱多云云』，斥嚴冬之時，故謂之無病也。馬氏移句説，反誤。

**○五色具見者，謂之寒熱。**

《甲乙》無『者』字。

〔張〕如前五色之應五藏者，皆常色也。常色者，無病之色也。若五色具見，則陰陽變亂，失其常矣。故爲往來寒熱之病。

案：寒熱，蓋謂惡寒發熱之邪氣也，前篇六五云『五色皆見，則寒熱也』乃與此同義。蓋邪侵入於血分，則寒熱往來，其色無常也。

**○帝曰：善。**

本篇凡一章。此申明前篇絡脈五色之義也。

癸亥臈月十日夜燈下　書於傭求山房　竹翁森立之

五六　分部ヲ一　經紀ウ一　結絡同　度量同　害蜚闔扉ウ二　浮絡ウ三　五色同　陽絡陰經ウ四　樞持ヲ五　關樞ウ六　樞儒ウ七　害肩ヲ九　關蟄ウ同　廩稟ヲ十一　泝然ヲ十二　筋攣弛ウ同　骨消同　肉爍同　䐃破同　毛直同　不與ウ十三　寒熱ヲ三　寒熱ヲ四

五七　常變ヲ一　凝泣ヲ二　淖澤同

## 氣穴論篇第五十八

〔新〕按全元起本在第二卷。

《太素》卷十一・氣穴全存。《甲乙》卷三第一。

**○黃帝問曰：余聞氣穴三百六十五，以應一歲，未知其所，願卒聞之。**

〔楊〕三百六十五穴，十二經脈之氣發會之處，故曰氣穴也。

**○岐伯稽首再拜對曰：窘乎哉問也。**

案：『窘乎哉』已見《靈蘭祕典八》中，彼以爲窘迫狹隘義，此以爲窘迫切當之義，其義同，而其所用自異也。

**○其非聖帝，孰能窮其道焉？因請溢意，盡言其處。**

〔張〕卒，盡也。窘，窮而難也。孰，誰也。溢，暢達也。

案：處，謂穴處也。蓋氣穴者，言經穴之處，氣通於此，猶脈口之處，氣通於此，故曰氣口耳。

**○帝捧手逡巡而卻曰：夫子之開余道也，目未見其處，耳未聞其數，而目以明，耳以聰矣。**

〔楊〕遵循，音逡巡。窮，究尋也。溢意，縱志也。處，三百六十五穴也。捧手，端拱也。遵循而卻，服應之動也。雖未即事見聞，因言具知，故已聰明也。

案：『服應』恐『服膺』之訛。又案：『應』正『膺』俗，《廣韻》同音，可徵。

**○岐伯曰：此所謂聖人易語，良馬易御也。帝曰：余非聖人之易語也。世言真數開人意，**

〔楊〕帝言岐伯以有聖德言其實理，雖非聖帝亦可知矣。

〔識〕志云：『逡巡，退讓貌。』簡按：郭璞《爾雅》注云：『逡巡，卻去也。』《文選》注引馬云：『目以耳以，俱已同。』簡按：語、御押韻，蓋此古諺。

**○余所訪問者真數，發蒙解惑，未足以論也。**

〔識〕高云：『今余所訪問者，亦真數之發蒙解惑，真數之外未足以論也。』簡按：枚乘《七發》『況直眇少煩懣，醒醲病酒之徒哉。故曰：發蒙解惑，不足以言也』，李善注：『《素問》黄帝曰：發蒙解惑，未足以論也。』所引本篇文。

〔箚〕寛案：此段據王意考之，言世云真數開發人意何計，今余所訪問者，乃此真數也。庶以發吾之蒙昧，解吾之疑惑，此雖未足以論微玅之道也，然余願有聞也。下文云今日發蒙解惑，與此段相應，諸注未妥。

案：此説亦未爲的，竊謂據《大素》（作『今余所方問者此真數也』。如發蒙解惑，未足以論也』）則其義殊覺明了。言聖人易語之言非吾之所能也。然世人有言其真數，則能開發人意也。『今余所問者此真數也』。如是真數非容易可會得，故如其發蒙解惑，未足以論之。然余只願夫子之溢志，以盡言其穴處，令悉皆解其意。此乃帝自謙之詞也。《玉篇》『訪，《周書》曰：王訪於箕子。孔安國曰：問天道也』。此《太素》作『方』，正字，奇古可尊。

**○然余願聞夫子溢志，盡言其處，令解其意，請藏之金匱，不敢復出。**

〔楊〕余所問者，但可發蒙解惑，而未足以爲至極之論也。唯願夫子縱志言之，藏之不敢失墜也。

案：『金匱』已見於《病能論四六》中，注具於彼。

**○岐伯再拜而起曰：臣請言之。背與心相控而痛，所治天突與十椎及上紀。上紀者，胃脘也。下紀者，關元也。**

〔楊〕任脈，上於脊裏，爲經胳海，其浮而外者，循腹裏當齊上胸至咽喉胳脣口，故背胸相控痛者，任脈之痛也。此等諸穴，是任脈所貫，所以取也之。

〔識〕志云：『心謂心胸也。控，引也。背與心相控而痛者，陰陽相引而爲痛也。此先論陰陽二氣，總屬任督之所主。』吳云：『以下計八十七字，按其文義，與上下文不相流貫，僭去之。』（張）云：『共計八十七字，按其文義，與上下文不相流貫。《新校正》疑其爲《骨空論》文脱誤於此者，是。』

〔識〕馬云：『「十椎」之十當作「大」，下同。按脊屬督脈一經，但十椎下無穴，當是大椎也。』張云：『十椎，督脈之中樞也。此穴諸書不載，惟《氣府論》督脈氣所發條下，王氏注曰：中樞在第十椎節下間，與此相合，可無疑也。』志云：『十椎在大椎下第七椎，乃督脈至陽穴，蓋大椎上尚有三椎，總數之爲十椎也。』高仍馬注。簡按：今從張注。

〔眉〕案：上紀，原是中焦府之名。下紀，元是腸胭氣街之名，乃轉爲穴名也。

○**背胸邪繫陰陽左右如此。其病前後痛濇，胸脇痛，而不得息，不得臥，上氣短氣，偏痛。脈滿起，斜出尻脈，絡胸脇，支心貫鬲，上肩加天突，斜下肩，交十椎下。**

〔楊〕量此脈行處生病，皆是督脈所爲。下藏者，下胳腎藏也。

〔識〕張云：『此詳上文，背與心相控而痛者，悉由任督二脈之爲病也。』馬云：『邪、斜同。在後爲背，在前爲胸，在背爲陽，在胸爲陰，正以背與胸斜繫陰陽左右如此，故爲前後之病。又背之督脈斜出尻脈絡胸脇，支心貫膈上肩加天突之上，又斜下肩交背大椎之下，是以必刺天突、大椎、胃脘、關元耳。』高仍馬，邪讀爲斜，張、志爲邪氣之邪。簡按：馬義爲長。高云：『脈滿起者，經脈滿盈，從而起也。』

〔紹〕先兄曰：『胃脘有上脘、中脘、下脘，以臍之上下爲紀，則此胃脘乃下脘也。臍上至下脘，臍下至關元，分寸相等，故曰上紀下紀。以臍爲中紀，其上也，故上紀者，臍上下脘之胃脘也，由臍紀下則下紀者，臍下小腹之關元也。』

〔琦〕任督脈繞篡間，故前後二便痛濇。任脈氣上壅，故有胸脇痛等證。

案：《大素》作『邪擊陰陽左右如此』，可從。言前文所云『背與心相控而痛』者，即邪擊陰陽左右之所爲，故其證如此也。

案：此所云背心徹痛者，即水飲停滯所爲，故有胸脇痛不得息臥，上氣短氣偏痛，脈滿等證也。蓋水飲停畜者，腎爲水藏，腎氣不和之所作。故刺其部分，令腎氣循環也。

前後痛澀者，謂二便之内，大便快通而小便短澀也。『痛』者，『通』之訛字，猶『淋』作『痳』、『淡』作『痰』、『蛘』作『痒』之例歟。或曰『前後二便之通利澀少』，恐非是。

偏痛脈滿起者，言飲痛必偏在左右，其痛在左者，左脈滿而起，其痛在右者，右脈盈而起也。前後通澀，亦頭項強痛之同文例也。

（眉）案：『陰陽』，或曰『上下』，或曰『前後背匈』，或曰『心肺』之義。

（眉）或曰『痛如字』，或曰『痛，通之訛，猶道也，言前後通道之澀泣也』。

**○藏俞五十穴，**

（楊）五藏各有五輸，合廿五輸，此一葙手足爲言。今兩葙合論，故有五十穴也。

（馬）此與《靈樞·本輸篇》大同，言五藏井滎俞經合之穴，左右共有五十穴也。

**○府俞七十二穴，**

（楊）六府各有六輸，合卅六輸，此亦一葙手足爲言，兩葙合論，故有七十二穴也。

（馬）此與《靈樞·本輸篇》大同，言六府井滎俞原經合之穴，左右共有七十二穴也。

**○熱俞五十九穴，水俞五十七穴，頭上五行，行五，五五二十五穴，中𦙶兩傍各五，凡十穴，大椎上兩傍各一，凡二穴。**

《刺熱篇卅二》云：『病甚者爲五十九刺。』九ノ六ヲ

《水熱穴論六十一》云：『帝曰：水俞五十七處者，是何主也？岐伯曰：腎俞五十七穴，積陰之所聚也，水所從出入也。』十六ノ七ヲ

王氷《刺熱篇》注云：『謂頭上五行，行五者，以越諸陽之熱（當補「逆」）也。當中行謂上星顖會前頂，百會後頂，次兩傍謂五處承光通天絡卻玉枕，又刺兩傍謂臨泣目窻正營承靈腦空也。』

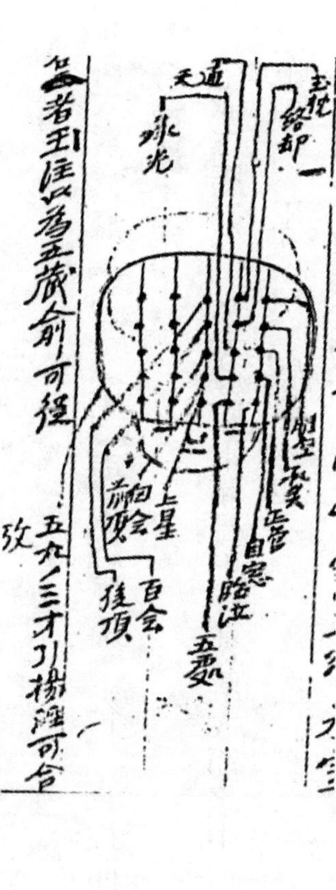


案：中膂兩旁各一者，王注以爲五藏俞，可從。五九ノ三オ引楊注可合考。

〔識〕『大椎上兩傍各一』，馬云：『即大杼穴。《新校正》以爲大椎旁無穴，意者亦若今人以項之高骨爲大椎耳。』吳云：『當是天柱二穴，在俠項後髮際大筋外廉陷中。』志與馬同。張引王及《新校正》云：『今於大椎上傍，按之甚瘦，必當有穴。意者《甲乙》等經，猶有未盡。』簡按：《甲乙》『大杼項第一椎下兩傍各一寸五分』，明是大椎上，非大杼之謂。今從張注。

案：此説可從。今從張注作圖如左。大杼爲一椎下，則大杼上即爲一椎上無可疑，但爲無名穴耳。

骨節會三百六十五　孫絡半維持
　　　　　　　　　　　　　　　孫絡絡數亦三百六十五，
　　　　　　　　　　　　　　　孫數亦三百六十五
肉谿谷會三百六十五　孫絡半維持

**○目瞳子浮白二穴，**

〔識〕諸家並仍王注爲膽經二穴，果然，則穴上闕『各』一字。或云：『是《甲乙經》所載足陽明四白穴。《骨空論》曰督脈上繫兩目之中央，《氣府論》曰面鼽骨空各一，皆謂之也。』此説近是。

**○兩髀厭分中二穴，**

〔識〕張云：『謂髀樞骨分縫中，即足少陽環跳穴也。』沈氏《經絡全書》云：『謂之樞者，以楗骨轉動如户之樞也，亦曰髀關。』簡按：厭，於恊切。靨同。《經脈篇》云：『足少陽之脈，繞毛際，横入髀厭中。』是。

《大素》無『分』字，與《經脈篇》合，宜從而改。

**○犢鼻二穴，**

〔識〕馬云：『去膝臏下骭骨上，俠解大筋陷中，形如牛鼻，故名。』簡按：《骨空論》云『骭骨空，在輔骨之上端』，王注：『犢鼻穴也。』

**○耳中多所聞二穴，**

〔識〕《根結篇》云：『少陽結於窻籠，窻籠者，耳中也。』張云：『即聽宫也。』《刺節真邪論》云：『刺其聽宫。』

案：耳中多所聞者，蓋是聽宫之古俗偁也。

**○眉本二穴，完骨二穴，**

〔紹〕先兄曰：『《靈・骨度篇》曰：耳後當完骨者，廣九寸。《類經》云：完骨，耳後高骨也。』

**○頂中央一穴，枕骨二穴，**

〔識〕高云：『腦後左右玉枕穴，即枕骨也。』簡按：諸家仍王注，今亦從之。

**○上關二穴，大迎二穴，下關二穴，天柱二穴，巨虚上下廉四穴，曲牙二穴，天突一穴，天府二穴，天牖二穴，扶突二穴，天窗二穴，肩解二穴，關元一穴，委陽二穴，肩貞二穴，瘖門一穴，齊中一穴，胸俞十二穴，背俞二穴，**

〔識〕志云：『背俞謂膈俞穴，在大椎七（當作「下」）第七椎間，各開中行一寸五分。』高同。簡按：諸家仍王注，今亦從之。

**○膺俞十二穴，分肉二穴，踝上横二穴，**

〔識〕高云：『臍上水分穴，兩傍滑肉門爲分肉。』簡按：此屬臆解，不可從。《刺腰痛論》云『刺肉里之脈，在太陽之外少陽絶骨之後』，王注：『分肉主之，穴在足外踝直上絶骨之端，如後二分筋肉分間，陽維脈氣所發。』與此注少異。高云：『踝上横者，踝上横紋之解谿穴。』簡按：此説未見所據。

**○陰陽蹻四穴，**

凡三百六十五穴，鍼之所由行也。

**○水俞在諸分，**

〔識〕張云：『水屬陰，多在肉理諸分之間，故治水者當取諸陰分，如水俞五十七穴者是也。』高云：『水氣不行則皮膚脹滿，故水俞在諸分，諸分周身肌腠之分理也。』

**○熱俞在氣穴，**

〔識〕張云：『熱爲陽，多在氣聚之穴，故治熱者，當取諸陽分，如熱俞五十九穴者是也。』高云：『熱氣有餘，則經脈消爍，故熱俞在氣穴。氣穴，陽氣循行之穴孔也。』

**○寒熱俞在兩骸厭中二穴，**

〔楊〕以上言三種之輸穴之所在，骸核皆反骨也。別本爲骪，於靡反，骨端曲皃也。

〔識〕馬『骸』字下句，注云：『灸寒熱之法，其穴皆在兩骸之中。《骨空論》曰：輔骨上横骨下爲楗，俠髖爲機，膝解爲骸關，俠膝之骨爲連骸，骸下爲輔，輔上爲膕，膕上爲關，横骨爲枕，則骸之爲義，在膝解也。厭中即前環跳穴，王注以上節「骸」字連爲「骸厭」，則上節兩字可讀乎？甚非。』張云：『兩骸厭中，謂膝下外側骨厭中，足少陽陽關穴也。骸音鞋。《説文》：脛骨。』吳同。志云：『兩骸厭中二穴，謂足少陽之陽陵泉也。』高云：『兩骸，形身左右也。環跳二穴，當身左右厭中，即上文髀厭分中環跳穴也。』簡按：《甲乙》『陽關，在陽陵泉上三寸，犢鼻外陷者中』，則張注爲是，今從之。

**○大禁二十五，在天府下五寸。**

〔楊〕三百六十五穴中，有大禁者五里穴也，在臂天府以下五寸，五五廿五。往寫此穴氣，氣盡而死，故爲大禁也。

〔識〕《靈·本輸篇》云：『尺動脈在五里，五輸之禁也』。王所引《鍼經》文見《玉版篇》。

**○凡三百六十五穴，鍼之所由行也。**

〔識〕吳云：『自藏俞至此，并重複，共得四百零七穴，除重複，約得三百五十八穴。蓋世遠經殘，不可考也。』馬云：『通共計之，有三百五十七穴，其天突、大椎、上脘、關元俱在内，天突、關元、環跳俱重複，想有脱簡，故不全耳。』張云：『自藏俞五十穴至此，共三百六十五穴，若連前天突、十椎、胃脘、關元四穴，則總計三百五（當作「六」）十九穴。内除天突、關元，及頭上二十五穴，俱係重複。外止三百四十二穴。蓋去古既遠，相傳多失。』志云：『自天突十椎，上紀關元至厭中二穴，共計三百六十四穴，然内多重複。』高云：『自天突至天府下五寸，共三百六十六穴（此乃不除重複）。一歲三百六十五日而有奇，周天三百六十五度四分度之一，則三百六十六，數相吻合也。』簡按：以上諸説紛紜不一，今查之，自藏俞至五里，凡三百五十七穴。

〔紹〕《太素》此二句在陰陽蹻四穴下，楊曰：『以上九十九穴，通療諸病也』。堅按：《太素》九十九穴，併藏俞、府俞、熱俞、水俞，俱三百三十七穴，爲數最不足。

〔箚〕琦曰：『爲數不足，古文殘缺譌衍，存其大略而已。』寬案：三百六十五者，蓋一歲周天之數，此舉其大較，不必拘也。注家彼此紛紐，如實其數則失經旨，且《神農本草》三百六十五種，法三百六十五度，亦此類矣。

〔眉〕《靈・邪客篇》『歲有三百六十五，人有三百六十節』。《玉函・總例篇》『三百六十節，以應一歲』，又曰『十二經脈，三百六十孔穴』。

**○帝曰：余已知氣穴之處，遊鍼之居，願聞孫絡谿谷，亦有所應乎？岐伯曰：孫絡三百六十五穴會，亦以應一歲。**（十ウ）

〔楊〕以下言孫胳之會也。十五胳脈從經脈生，謂之子也。小胳從十五胳生，乃是經脈孫也。孫胳與三百六十五穴氣會，以法一歲之氣也。

〔識〕張云：『鍼所遊行之處也。』志云：『遊鍼者，謂得鍼之道而以神遇之，若遊刃然，恢恢乎有餘地矣。』

案：骨節固有三百六十五，故維絡骨節之孫絡，亦係以三百六十五之穴會。穴會之處，孫絡皆維持於此也。

（眉）案：『遊』當爲『由』。由，用也。

（眉）案：此主説絡，不必説孫，故孫又復説於下文也。其谿谷事下文別設一問答，今不説於此也。

○**以溢奇邪，以通榮衛。**

〔楊〕洫謂溝洫水行處也，孫脉行於奇耶營衛之氣，故曰洫。火逼反。

〔楊〕（當作〔識〕）馬云：『奇邪者，不正之邪也。一值此邪，則漸至外爲發熱，而内爲少氣，須當急寫無怠，以通營衛可也。』張云：『溢，注也，滿也。奇，異也。邪自皮毛而溢於絡者，以左注右，以右注左，其氣無常處而不入於經，是爲奇邪。表裏之氣由絡以通，故以通營衛。』高云：『《繆刺論》云：邪入舍於孫絡不得入於經，流溢於大絡而生奇病。奇邪，猶奇病也。奇邪在絡，故孫絡以溢奇邪。溢，泛溢，猶外出也。孫絡之所以溢奇邪者，以孫絡合大絡而通榮衛也。』簡按：高注義長，然以上下文義求之，『以通營衛』四字恐衍。

〔紹〕《太素》『溢』作『洫』，楊注云云。堅按：《太素》非是。

○**榮衛稽留，衛散榮溢，氣竭血著，**

案：《太素》『竭』作『濁』，似是。

○**外爲發熱，内爲少氣。**

〔楊〕若稽留營血，洫中不行，遂令血濁血著，皮膚發熱，營衛不行，故曰少氣也。

〔張〕邪氣留於榮衛，故衛氣散，榮氣溢，氣竭於内，故爲少氣。血著於經，故爲發熱。

案：榮溢、血著、少氣共爲邪客於水血之候。

○**疾寫無怠，以通榮衛。見而寫之，無問所會。**

〔楊〕如此孫胳，血氣洫道不通，有血之處，即疾寫之，以通營衛，不須求其輸會而生疑慮。

〔張〕邪客於絡則病及榮衛，故疾寫之則榮衛通矣。疾，速也。然寫絡者，但見其結，即可刺之，不必問其經穴之所會。

案：此節有結血，則刺絡出血之要訣也。今西洋醫家專行刺絡而不辨經與絡，或有誤深刺經穴令人悶絶，或有小疴遂因刺絡而爲大病，此云見而寫之，可知熟視浮絡之血結而刺之，此所説足以砭世之行刺絡者之心胸也。

○**帝曰：善。願聞谿谷之會也。岐伯曰：肉之大會爲谷，肉之小會爲谿。**

《金匱真言》『故病在谿』王注：『谿謂肉之小會也。』

〔識〕簡按：王充《論衡》云『投一寸之鍼，布一丸之艾，於血脈之蹊，篤病有瘳』，蓋蹊即谿谷之谿。

〔眉〕案：《五藏生成篇》『人有大谷十二分，小谿三百五十四名』王注：『大經所會，謂之大谷也。十二分者，謂十二經脈之部分。小絡所會，謂之小谿也。』蓋經管所穿之肉會云之谷，絡管所穿肉理云之谿也。

〔眉〕案：谿谷與腠洫四者各别。

○**肉分之間，谿谷之會，以行榮衛，以會大氣。**

〔楊〕以下言分肉相合之間，自有大小，大者稱谷，小者名谿。更復小者以爲溝洫，皆行營衛，以舍耶之大氣也。

〔張〕肉之會依乎骨，骨之會在乎節，故大節小節之間，即大會小會之所，而谿谷出乎其中。凡分肉之間，谿谷之會，皆所以行榮衛之大氣者也。愚按：谿谷之義，《説文》『泉出通川爲谷』，又《詩》有『谷風』，《詩詁》『風自谷出也』，宋均曰：無水曰谷，有水曰谿，故谿谷之在天地，則所以通風水，在人身，則所以通血氣。凡諸經俞（當補『穴』）有曰天曰星者，皆所以應天也，有曰地曰山陵谿谷淵海泉澤都里者，皆所以應地也，又如穴名府者，神之所集，穴名門户者，爲神之所出入，穴名宅舍者，爲神之所安，穴名臺者，爲神之所遊行，此先聖之取義命名，皆有所因，用以類推，則庶事可見。

○**邪溢氣壅，脈熱肉敗，榮衛不行，必將爲膿。**

〔楊〕以下言氣壅成熱，以爲壅疽。耶氣客此谿谷溝洫之間，滿溢留止，營衛氣壅，脈熱肉腐，稱爲壅膿也之。

○**内銷骨髓，外破大膕，留於節湊，必將爲敗。**

〔楊〕氣壅爲熱，消骨破膕，留於骨節，聚於腠理，以爲壅疽，遂至敗亡也。

〔張〕若邪氣溢，壅於谿谷，鬱而成熱則榮衛不行，必爲癰膿破膕等疾，設或留於節湊，則必更甚而爲敗矣。

案：其人壯實者，邪氣釀熱銷爛骨肉，輕者發癰外發而愈，重者外發未盡，内攻亦甚，留滯於骨節肉腠之間，必將爲痿躄之敗病。

○**積寒留舍，榮衛不居，卷肉縮筋，肋肘不得伸，内爲骨痺，外爲不仁。**

〔楊〕以下言寒氣留積谿谷溝洫，爲痺不仁也。

〔識〕吳云：『卷音捲』。簡按：《新校正》全本作『寒肉』，疑是搴訛。搴，亦縮也。

案：《太素》（『卷』）作『塞』，可從。因此，則全本作『寒』亦『塞』訛也。蓋肉曰塞，筋曰縮，爲痺不仁之義，明白矣。血不循環，故曰塞肉。肉不可曰搴，搴肉不成語。且塞、寒往往互訛，則以作『塞肉』爲是也。

（眉）案：（《太素》『肋肘』作『時』）『時』訛爲『肋肘』二字。

**○命曰不足，大寒留於谿谷也。**

〔楊〕寒氣留積爲痺不仁者，命曰陽氣不足，大寒留於谿谷溝洫故也。

〔紹〕《太素》『肋肘』作『時』。堅按：《太素》似是。

案：其人虛寒者，邪氣從寒化不能發表，而留舍皮膚之間筋肉之分。故內爲痺，外爲不仁，是因中氣不足，而大邪寒氣留止於分肉之間也。蓋內有飲寒冷血而不通利，邪入於此，則不能與陽氣抗爭而爲發熱，故爲痺不仁之證也。《傷寒論·太陽上》卌一『脚攣急』三二、『兩脛拘急』廿二、『四肢微急，難以屈伸』廿二、『太陰中風，四肢煩疼』二、『少陰病，四肢沈重疼痛』三六並皆此義也。

**○谿谷三百六十五穴會，亦應一歲，其小痺淫溢，循脈往來，微鍼所及，與法相同。**

〔楊〕寒濕之氣入於腠理，以爲微痺。淫溢流於脈中，循脈上下往來爲痛，可用小鍼相司爲當之。

〔識〕吳云：『此又言谿谷亦三百六十五穴，蓋在諸經孫絡之內，非復別有三百六十五穴。』張云：『有骨節而後有谿谷，有谿谷而後有穴俞，人身骨節三百六十五而谿谷穴俞應之，故曰穴會亦應一歲之數。』

〔志〕脈謂孫絡脈也。

〔張〕邪在孫絡，邪未深也，是爲小痺，故可微鍼以治而用法則同也。

案：『與法相同』《太素》『同』作『思』。楊注以相司解之，是知楊所據本文作『司』，今《太素》作『思』者，以音同誤作『思』耳。今本《素問》作『相同』者，以形似誤作『同』耳。王注以爲與常法相同，蓋鍼法皆有常法不須言也。非是。云『與法相司』者，言小鍼常法與《明堂》所説主治相合者，從之而爲與病相司也。

**○帝乃辟左右而起，再拜曰：今日發蒙解惑，藏之金匱，不敢復出。乃藏之金蘭之室，署曰氣穴所在。**

〔楊〕帝以道尊德貴屈敬故也。金蘭之室，藏書府也。

案：『發蒙解惑』已見於前文，與此互應。帝聞以上諸説，而始發明妙理，故吐出此一言耳。金匱，收書函也。『金蘭之室』與『靈蘭之室』同，蓋飾之以金，故又曰金蘭也。『靈蘭之室』已見於《靈蘭祕典八》中。

署者，署於室也。額之曰氣穴所在也。張云：『署，表識也。』

**○岐伯曰：孫絡之脈別經者，其血盛而當寫者，亦三百六十五脈，並注於絡，傳注十二絡脈，非獨十四絡脈也，**

〔楊〕舉可寫孫胳注大胳之數也，並於十二皮部胳也。十二別走胳脈并任督二脈爲十四胳也，脾之大胳從脾而出不從脈起，故不入數，言諸孫胳傳注十二之胳，非獨注於十四胳也。

〔紹〕堅按：此王注所本。

〔張〕三百六十五脈，即首節三百六十五穴會之義。孫絡之多，皆傳注於十二經之大絡，非獨十四絡穴也。絡有十五，而此言十四，内大包即脾經者。

〔識〕高云：『並注於絡，絡，大絡也。《靈樞·經脈論》有手太陰、少陰、心主、太陽、陽明、少陽之別，足太陽、陽明、少陽、太陰、少陰、厥陰之別，并任脈之別，督脈之別，爲十四大絡，故曰傳注十四絡脈，非獨手足三陰三陽之十二絡脈也。「四」舊本訛「二」，「二」舊本訛「四」，今改。』

案：此説恐非是。

（眉）案：此主説孫，不必説絡，故下文曰：『並注於絡。』

（眉）案：『傳』上當入『而後』二字看。

（眉）案：『十二絡』之『絡』即『經』之訛。

（眉）案：『十四絡脈』下當入『注於經而已』五字觀。

（眉）案：『十四絡』，王注是。若入脾大絡，則爲十五絡。詳見《靈・經脈篇》。

**○内解寫於中者十脈。**

〔楊〕解，別也。其諸胳脈別者，内寫十脈也。十脈謂五藏脈，兩葙合論，故有十也。

〔識〕張云：『解，解散也，即《刺節真邪篇》解結之謂。寫，寫去其實也。中者，五藏也。此言絡雖十二而分屬於五藏，故可解寫於中，左右各五，故云十脈。』高云：『十四絡脈，外合孫絡則有三百六十五會，内合五藏則有左右五俞之十脈，故曰内解。寫於中者十脈，所以承十四絡脈，而申明内通五藏之俞脈，以補上文孫絡之未盡者又如此。』

〔紹〕堅按：楊注是王所本。琦曰：『按：「岐伯曰孫絡」以下可節。』此言恐是。

案：此篇凡三章，篇首至『凡三百六十五穴鍼之所由行也』爲一章，揔言氣穴三百六十五也；『帝曰余已知氣穴之處』至『署曰氣穴所在』爲一章，言邪之着筋脈有熱實寒虚之二證也；『岐伯曰孫絡』已下至篇末爲一章，申明絡脈與經脈各別，孫絡亦別。孫絡盛者，刺而出血，絡脈亦同，經脈亦在五藏俞寫之之義也。案：『内解』令外邪自内解下吐類也，故曰『寫於中』，其穴凡十，未詳。蓋期門通月水，大横下屎之類是。

文久癸亥十二月廿一日朝書了

夜雪始晴，滿園玉樹眩殺人目，真好風景也。閖齋　立之

第五十八補

鍼之所由行也ヲ八

〔楊〕以上九十九穴，通療諸病也。

大氣ウ十三

〔識〕馬云：『（大氣）即宗氣。《靈·五味篇》云：大氣積於胸中。《刺節真邪篇》云：宗氣流於海。』張云：『以榮衛之大氣者也。』高云：『宗氣也，積於胸中，以司呼吸而合於皮毛者也。』簡按：今從馬高注。

大椎上兩傍各一ウ五

案：驪恕公以《氣府論》『柱骨上陷者各一』爲此穴，似是。説見五十九補中。

谿谷ウ十二

慧琳《音義》卷八《大般若波羅蜜多經》卷第五百六十六『谿谷』下云『上啓鷄反。《爾雅》『水注川也』。《説文》『山竇無所通，亦從水作溪，從石作磎』。是磎、磎字見《纂韻》，非此義也。下公哭反。《説文》『泉出通流爲谷。從水半見出於口，會意字也』。又卷十九《大集須彌藏經》下卷：谿谷，《爾雅》

云：『謂水注川曰谿』。《説文》『山瀆無所通者曰谿。從谷奚聲』。

案：活看本篇，則骨會、肉會、絡會、孫會及穴數右五各有三百六十五。

骨節會三百六十五　孫絡半維持
肉谿谷會三百六十五　孫絡半維持
孫絡絡數亦三百六十五，孫數亦三百六十五

合右骨肉兩會而所日用之穴，取有三百六十五穴。

凡曰分肉、肉分者，皆谿谷一名也。曰分䐃者，分肉與䐃之二也。

逡巡　遵循ウ一

案：《素問》作『巡』，正字，與《説文》合。今俗作『廵』，訛。

顧炎武《金石文字記》卷一曰：郎中鄭固碑其文有云『逡遁退讓』者，逡巡之異文也。《管子》『桓公蹴然逡遁』。《漢書・平當傳》贊『逡遁有恥』，《敘傳》『逡遁致仕』，《漢書》二所注並曰『遁讀與巡同』。《周禮・司士》注：『王揖之皆逡遁既復位。』《儀禮・士昏禮》《大射禮》《公食大夫禮》注『辟逡遁』，《鄉射禮》注『少退，少逡遁也』，《聘禮》注『辟位逡遁』，又『三退，三逡遁也』，又『辟位逡遁』，又『辟於其東面位逡遁也』，又『退爲大夫降逡遁』，《士喪禮》注『辟逡遁，辟位也』，《特牲饋食禮》注『辟位逡遁』，《禮記・玉藻》注『俛逡遁而退著屨也』，皆同。此文顔之推《匡謬正俗》曰：『《賈誼過秦論》九國之師遁巡而不敢進。』遁者，蓋取循聲以爲逡字，當音七均切。然余考之古書，亦多不同。如《晏子春秋》有云『晏子巡遁而對』，有云『晏子逡循對曰』，《漢書・萬章傳》『章逡循甚懼』，《外戚傳》『逡循固讓』，皆以下字爲循，而此碑及《漢書》《禮》注又以『遁』爲『巡』。又如《莊子》『忠諫不聽蹲循勿爭』，

《靈樞經》『黄帝避席遵循而卻』，《亢倉子》『荊君北面遵循稽首』，又『逡循』之異文。而《王莽傳》『㣕儉隆約，以矯世俗』，師古曰：『㣕，音千旬反。退也。其字從彳，則又逡之異文也。』《楚辭·九章·思美人》『遷逡次而勿驅兮』，《漢書·公孫弘傳》『有功者上，無功者下，則群臣逡』，皆作『逡』。漢人書有『遁甲開山圖』，《雲麓漫抄》曰：『世傳遁甲書，甲既不可隱，何名爲遁？』因引此碑證爲循甲，言以六甲循環推數也。今按『遁』字，古人以代『巡』字者多，當是巡甲。《太玄經》云：『巡乘六甲與斗相逢。』

立之案：古今彳、辶常通用，『遁』即『循』異文，非遁逃字也。

又案：《集韻》十八·諄『逡，七倫切。逡巡，行不進，亦作遁㣕』是其明證。故《曝書亭集》舉之，以刺顧氏不見《集韻》之失。

王念孫《廣雅·釋訓·疏證》曰：逡巡，卻退也。見《上林賦·雪賦》注引《廣雅》（『引廣雅』恐衍）、《爾雅》『逡，退也』。《宣六年·公羊傳》云『趙盾逡巡北面再拜稽首』，《管子·戒篇》作『逡遁』，《小問篇》作『遵遁』，《晏子·問篇》作『巡遁』，又作『逡循』，《莊子·至樂篇》作『蹲循』，《漢書·項籍傳》作『遁巡』。並字異而義同。

朱彝尊《曝書亭集·郎中鄭固碑跋》非顧炎武《金石文字記》說，謂諸書所言皆均異文。曰：『以爲假借則可，不得謂之異文矣。』家大人曰：『顧氏言異文者是也，朱氏言假借者卻非也。朱氏謂借「徒困切」之「遁」以爲「循」讀，卻非也。巡、遁、循均同字異構。蓋循字偶蒙上逡字之辶旁而成遁字，所謂蒙上字而訛變者耳。古今此事常日平生每多有之，俗人書字時尤多有之也。』

## 氣府論篇第五十九

高刪『論』字。

〔新〕按：全元起本在第二卷。《太素》卷十一·氣府全載，而次於前氣穴後。

**○足太陽脈氣所發者，七十八穴。**

〔識〕吳云：『下文考得九十一穴，多一十三穴，此與近世不同，近世左右共一百二十六穴。』張云：『詳考本經下文，共得九十三穴。内除督脈、少陽二經，其浮氣相通於本經而重見者，凡十五穴。則本經止七十八穴，近世經絡相傳，足太陽左右共一百二十六穴，即下文各經之數，亦多與今時者不同。』

〔紹〕琦曰：『今所傳經穴圖，足太陽凡百三十穴，與此不同。且各經穴錯出悉多，譌缺難以核計，又止言手足三陽與督衝任，而不及手足三陰，亦遺脱也。』

**○兩眉頭各一，**

〔楊〕攢竹穴二之也。

**○入髮至項三寸半，**

〔楊〕額上入髮一寸，後從項入髮一寸，故曰入髮一二寸間，亦有一寸半處，故曰半寸也。

〔識〕馬云：『謂大杼、風門二穴也。蓋自後項上至入髮，則自入髮至項而下，計有三寸半許，其數正如二穴所在也。中乃督脈，傍有四行，俱足大陽經穴，故曰旁五二穴，各開中行一寸半，則在左之穴至在右之穴，共相去三寸也。按：入髮者，入後髮際也。在後曰項，在側曰頸，在前曰喉。《新校正》以入髮爲前髮際，故欲以「項」字更爲「頂」字，且以顖會至百會，百會至後頂，俱有三寸之説，又以「半」字爲衍，何其強也。今如愚注，則王注自明。《新校正》不必贅矣。』張云：『項當作頂，自眉上入髮曲差穴也。自曲差上行至頂中通天穴則三寸半也。並通天而居中者，督脈之百會也。百會爲太陽督脈之會，故此以爲言百會居中，而前後共五穴，左右凡五行，故曰傍五。自百會，前至顖會，後至強間，左右至少陽經穴，相去各三寸，共五五二十五穴，如下文者也。』高云：『頂，舊本訛項，今改。頂，前頂穴也。自攢竹入髮際，至前頂，其中有神庭、上星、顖會，故長三寸半。前頂在中行，次兩行，外兩行，故旁五，言自中及旁有五行也。』簡按：《甲乙》：神庭在髮際直鼻；上星在直鼻中央，入髮際一寸；顖會在上星後一寸，前頂在顖會後一寸五分。凡四穴，通三寸半。高注似是。

案：此所説《素問》《大素》寸法共似不合。（《大素》作『二寸真半寸』。）然依下文，則爲頭上五行，行廿五穴也必矣。宜與《氣穴論》併考也。

**○傍五相去三寸，其浮氣在皮中者，凡五行，**

〔楊〕《明堂》傍相去一寸半，有此不同也。其浮氣，足太陽浮氣，在此五行穴之下也。

〔吳〕浮氣，陽氣浮於巔頂之上者也。

〔張〕浮氣，言脈氣之浮於巔也。

案：浮氣猶云浮脈。此廿五穴，脈氣浮在皮中，故曰浮氣。與《氣穴論》所云『浮絡』同義。

**○行五，五五二十五。**

〔楊〕廿五穴者，面上五脈上頭，並入髮一寸以上。周通高處，當前横數於五脈上。凡有五處，處各五穴，當前謂亞會，前頂百會，後頂強間五也。督脈兩傍足太陽脈五處，承光、通天、絡卻、玉沈左右十也。足太陽兩傍足少陽脈，臨泣、目窻、正營、承靈、腦空左右十也。太陽爲二陽之惣，故皆爲太陽所營廿七也。

**○項中大筋兩傍各一。**

〔楊〕兩傍天柱二穴。廿九也。

**○風府兩傍各一，**

〔楊〕天牖二穴。三十一也。

〔識〕高云：『項中大筋兩傍各一，爲風池二穴。風府兩傍各一，爲天柱二穴。以明上文外兩傍在項中，大筋兩旁名爲風池者各一，內兩傍在風府穴兩傍名爲天柱者各一也。』簡按：此與王注互異。《甲乙》：『天柱在俠項後髮際大筋外廉陷者中，足太陽脈氣所發。』又云：『風池在顳顬後髮際陷者中。』由此觀之，王注爲是。

案：此說可從，王注似是，楊注恐非。

**○俠背以下至尻尾，二十一節，十五間各一。**

〔楊〕大椎以下至尻尾廿一節，十五間兩傍各有一輸，爲卅輸，六十一也。

案：楊注可從。《醫心方》卷二引《明堂》云：『肺輸二穴在第三椎下，心輸二穴在第五椎下，鬲輸二穴在第七椎下，肝輸二穴在第九椎下，膽輸在第十椎下，脾輸在第十一椎下，胃輸在第十二椎下，三焦輸在第十三椎下，腎輸在第十四椎下，大腸輸在第十六椎下，小腸輸在第十八椎下，旁光輸在第十九椎下，中膂輸在第廿椎下，白環輸在第廿一椎下，皆兩傍各一寸半。』以上爲十四俞。考《明堂》上云『督俞在六椎下兩旁各一寸半』，蓋併此爲十五俞，俞各左右二穴，故爲卅俞也。或曰：『厥陰俞。《千金》卷廿三焦虛實第五云：胸中膈氣，聚痛好吐，灸厥陰輸，隨年壯，穴在第四椎兩邊各相去一寸五分。灸隨年壯。《長刺節五五》云：病在少腹有積，刺俠脊兩傍四椎間。馬注以爲厥陰俞，宜加之以爲十五俞也。』未知何是，姑存二說，以俟後考。楊注所云『卅輸』，未詳果是否。

〔識〕吳云：『間兩骨之間，自大椎至胞肓，凡十五肋，故曰十五間。十五間各一者，今《甲乙》所載十三穴，並去脊三寸，附分云云（與王注同），左右合成二十六穴，近世有膏肓二穴，在魄户之次，晉、漢而上未有也。曰十五間各一，當得三十穴方是，不然則五當作三矣。』簡按：張加大杼、膏肓二穴，爲十五穴。馬以五藏六府之俞，厥陰俞鬲俞中膂内俞白環俞爲十五俞。志高同。然膏肓晉以上無所見，而五藏六府之俞乃出下文，故並不可從。

案：此説似是。然今據《太素》，則下文『五藏之俞各五，六府之俞各六』十二字無，宜從馬注，乃與楊説合。

**○五藏之俞各五，六府之俞各六，**

案：此十二字，恐是王冰所朱書，今從《大素》而刪正。

**○委中以下，至足小指傍，各六俞。**

〔楊〕從足小指上至委中，有井滎輸原經合等，左右十二輸等，七十二也。

**○足少陽脈氣所發者，六十二穴。兩角上各二，**

〔楊〕兩角上等天衝曲鬢左右四穴也。

〔識〕吳云：『角謂額角。』張云：『耳角也。』高云：『頭角也。』沈氏《釋骨》云：『額之中曰顔曰庭，其傍曰額角。顛之旁嶄然起者曰頭角，亦曰角。《經筋篇》云：足少陽之筋，循耳後，上額角，交顛上。形按：耳上近巔者，乃頭角，非額角也。故額角爲頭角之訛。』簡按：據沈之説，此所言兩角，亦頭角之謂。天衝穴在耳後髮際二寸，故張云耳角，誤。

**○直目上髮際内各五，**

案：『臨泣云云（王注）』五穴，並前文頭上五行中所出，此爲重出，《太素》無者可從矣。蓋此八字亦王氏所加朱書耳。

〇**耳前角上各一，**

〔楊〕頷厭左右二穴。六也。

〇**耳前角下各一，鋭髮下各一，**

〇**客主人各一，**

〔楊〕一名上關，二穴。八也。

〇**耳後陷中各一，**

〇**下關各一，**

〔楊〕下關耳前動脈二穴。十也。

〇**耳下牙車之後各一，**

〔楊〕大迎，一名髓空二穴。十二也。

〇**缺盆各一，**

〔楊〕缺盆，一名天蓋二穴。十四。

〇**掖下三寸，脇下至胠，八間各一，**

〔楊〕掖下左右一寸門（當作間），泉掖、輒筋、天池三穴，脇下至胠，章門、維道、日月三穴，正經氣發也。腸哀、大横，此二穴正經雖不言發，近此三正經氣也。帶脈、五樞，此二穴少陽別氣至也。上扇二穴少陽脈胳别至也。左右廿二，卅六穴也。是則掖下三寸爲脇，脇下八間之外爲胠，則胠脇之言可别矣。旁注：胠，慶閭反。

○**髀樞中傍各一，**

〔楊〕環銚居髎，左右四穴。卌也。

○**膝以下至足小指次指，各六俞。**

〔楊〕足少陽井等六輸，左右十二。五十二也。

○**足陽明脈氣所發者，六十八穴。額顱髮際傍各三，**

〔楊〕頭維本神曲差，左右也。

○**面鼽骨空各一。**

〔楊〕鼽，渠留反。鼻表也。有云鼻塞病，非也。顴扇左右二穴，八也。明堂雖不氣發之陽明，正別上頔係目系，故至顴扇也。

○**大迎之骨空各一，**

〔楊〕左右二穴。十也。

○**人迎各一，**（原脫）

○**缺盆外骨空各一，**

〔楊〕天扇左右二穴。十二也。天扇，足陽明大胳至此穴也。

○**膺中骨間各一，**

〔楊〕膺中，膺窻也。左右二穴。十四也。

○**俠鳩尾之外，當乳下三寸，俠胃脘，各五，**

〔楊〕乳根、不容、承滿、梁門、關明（當作『門』），左右十四穴。廿四也。

**○俠齊廣三寸，各三，**

〔楊〕太一、滑肉、天樞，左右六穴，卅也。

〔識〕高『三寸』作『二寸』，注云：『俠臍，與臍相並也。廣，開廣也。俠臍廣二寸天樞穴也。各三，乃天樞、外陵、大巨，左右各三，凡六穴。』簡按：高據《甲乙》等改『二寸』，似是。然而遺滑肉門一穴何諸？

案：高以『三寸』改作『二寸』，與《千金》《外臺》共云『去任脈二寸』相合，可從矣。然經穴寸法，古法與今法不同，叵以今律古也。《醫心》引《明堂》云：『幽門在巨闕旁半寸，不容在幽門旁各一寸五分。』《千金》《外臺》共同。《千金》心藏卷云：『幽門俠巨闕兩邊相去各一寸。』因考所云『半寸』者，即寸半之訛，則古尺以第二行爲一寸五分，以第三行爲一寸五分，乃得三寸，與本文正合，不可輒以『三寸』爲『二寸』誤也。

**○下齊二寸俠之，各三。**

〔楊〕外陵、太巨、水道、歸來、府舍、衝門，左右十二穴。卌二也。太陰脈穴更無別數，所以亦入陽明也。

〔識〕二寸，高作『三寸』，注云：『下臍三寸關元穴也。下臍三寸俠之，乃外兩傍之水道、歸來、氣衝，左右各三。』簡按：若作二寸，則闕氣衝一穴，故高作三寸。然而氣衝穴，下文舉之則不可從。

案：王以『各三』爲大巨、水道、歸來，可從。楊注以太陰經之府舍、衝門，加之充各六之數，非是。《太素》作『各六』者爲可疑。

**○氣街動脈各一，**

〔楊〕氣街，左右二穴。卅四。

**○伏菟上各一，**

〔楊〕髀開（當作『關』）二穴。卅六。

**○三里以下，至足中指，各八俞，分之所在穴空。**

〔楊〕井滎等六輸，及巨虚上下廉，左右十六穴。六十二也。巨虚上廉足陽明與大腸合，巨虚下廉足陽明與小腸合，故左右合有十六也。

**○手太陽脈氣所發者，三十六穴。**

〔楊〕卅錯爲廿字也。

**○目内眥各一，**

〔楊〕精明左右二穴。

**○目外各一，鼽骨下各一，耳郭上各一，**

〔識〕高云：『郭，匡郭也。』

〔箚〕昶公曰：『《寒熱病篇》云：足太陽在入頄徧齒者，名曰角孫。』

**○耳中各一，巨骨穴各一，**

〔楊〕巨骨，左右二穴。四也。

**○曲掖上骨穴各一，**

〔楊〕曲垣，左右二穴。六也。

**○柱骨上陷者各一，**

〔楊〕肩井，二穴。八也。

**○上天窻四寸各一，**

〔楊〕足太陽近天容，手太陽脈未至天容，謂天容字錯，未詳所在。左右八穴十六。

案：此楊注叵解，天容爲手太陽穴，足太陽無天容穴，恐是『手足』二字互訛歟。

**○肩解各一，**

〔楊〕秉風，左右一（當作『二』）穴。十八。

**○肩解下三寸各一，**

〔楊〕天宗、臑輸、肩貞左右六穴。廿四。

**○肘以下至手小指木，各六俞。**

〔楊〕六輸左右十二穴。卅六也。

案：王注同。謂井滎俞原經合六也。

**○手陽明脈氣所發者，二十二穴。鼻空外廉項上各二，**

〔楊〕迎香、天窻，左右四穴。天窻去手陽明胳近，故得其氣也。

〔箚〕恕公曰：『項上，當是頸上。』

〔紹〕堅按：王注爲勝。

**○大迎骨空各一，**

〔楊〕大迎，左右二穴。六也。

〔識〕呉云：『一出足陽明，一出乎此，豈手陽明、足陽明二經所並發者乎？《甲乙》爲晚出之書，未足據也。』

○**柱骨之會各一，**

〔楊〕柱骨，左右二穴。八也。上出柱骨之會，上下入缺盆中過此二穴，故得其氣也。

〔劄〕恕公曰：『《經脈篇》出髃骨之前廉，上出於柱骨之會上。據之，柱骨之會，恐是大椎。「各」字衍。』

〔紹〕堅按：楊不斥言何穴。

○**髃骨之會各一，**

〔楊〕肩髃二穴。十。

○**肘以下至手大指次指本，各六俞。**

〔楊〕肘下六輸，左右十二穴。廿二也。

○**手少陽脈氣所發者，三十二穴。**○**䪼骨下各一，**

〔楊〕顴髎二穴。

○**眉後各一，**

〔楊〕絲竹空，左右二穴。四。

○**角上各一，**

〔楊〕頷厭，左右二穴。六也。

〔紹〕琦曰：『即足少陽頷厭二穴，重出。』

〔識〕呉云：『頷厭穴也。』張同。高云：『頭角之上，兩天衝穴也。』簡按：王注前文『足少陽耳前角下各一』云『謂懸釐二穴』，而此注亦云『懸釐』，誤矣。吳以角爲『額角』，高爲『頭角』，故其説不一。《甲乙》『頷厭在曲周顳顬上廉。『周』《銅人》作『角』懸釐在曲周顳顬下廉』，《銅人》『天衝在耳後入髮際二寸』，則吳注爲得。

**○下完骨後各一，**

〔楊〕天容，左右二穴。八也。

**○項中足太陽之前各一，**

〔楊〕大椎、大杼，左右及中三穴。十一。

**○俠扶突各一，**

〔楊〕扶突，左右二穴。十三也。扶突，近手少陽經也。

案：《太素》無『俠』字，可從。諸注費辨，皆非。

**○肩貞各一，**

〔楊〕肩貞，左右二穴。十五。

**○肩貞下三寸分間各一，**

〔楊〕肩髎、臑會、消濼，左右六穴。廿一也。肩髎、臑會近手少陽也。

〔高〕肩貞下三寸，消濼穴也。分間即肩貞分肉之間，天宗臑俞穴也。

**○肘以下，至手小指次指本，各六俞。**

〔楊〕六輸左右十二穴，卅三也。一曰廿八者，數不同也。疑其錯。

**○督脈氣所發者，二十八穴。項中央二，**

〔楊〕項中央者，項内也。非唯當中也。故項内下行，瘖門一、天柱二，爲三也，上行風府一、風池二，爲三，惣有六穴也。督脈上入風池，即爲信也。

〇**髮際後中八面中三，**

〔識〕高云：『面之中央，從鼻至脣，有素髎、水溝、兌端三穴。』簡按：此本於張注。諸家載齦交而不載兌端，齦交在脣内齒上，不宜言面中。今從張、高。

〇**大椎以下至尻尾，及傍十五穴至骶下，凡二十一節，脊椎法也。**

〔楊〕骶，竹尸反。此經音抵，尾窮骨，從骨爲正。大椎至骶廿一節，有廿間，間有一穴，則廿六穴也。明堂從兌端上項，下至瘖門有十三穴。大椎以下至骶骨長強，廿一節有十一穴，凡廿四穴。督脈氣所發，與此不同，未詳也。

案：廿六穴者，大椎以下廿六，併前項中六，爲廿六穴也。

〔識〕吳云：『從大椎至長強，十三穴，又會陽在兩傍各一，共十五穴。』張云：『會陽二穴，屬足太陽經在尻尾兩傍，故曰及傍，共十六穴。本經連會陽，則二十九穴也。』

〔張〕骶音底，尾骶也。

〇**任脈之氣所發者，二十八穴。喉中央二，**

〔楊〕廉泉、天突，二穴也。

〇**膺中骨陷中各一，鳩尾下三寸胃脘，五寸胃脘以下至横骨，六寸半一，腹脈法也，**

〔楊〕鳩尾以下至横骨，一尺六寸，寸有一穴，有十六穴，并已前有一十八穴也。明堂中央任脈氣所發穴合有廿六，此經從旋機以下至庭中六穴合□六，此經從旋機以下至横骨，雖發□下分寸，復與明堂不同，亦未詳也。

〔識〕馬云：『言鳩尾下一寸曰巨闕，又下一寸半曰上脘，今曰三寸者，正以鳩尾上之蔽骨數起也。鳩尾下三寸半，爲胃之中脘。今五寸者，字之訛也。』張云：『鳩尾，心前蔽骨也。胃脘，言上脘也。自臍上至上脘五寸，故又曰五寸胃脘，此古經顛倒文法也。』高本鳩尾下三寸句，胃脘五寸句，胃脘以下句注云：『鳩尾下三寸，自鳩尾之下有巨闕、上脘、中脘三穴，當三寸也。胃脘五寸，自上脘至臍中有中脘、建里、下脘、水分、臍中五穴，當五寸也。胃脘以下，指臍中也。』志注義同。

〔紹〕琦曰：『一』上脫『各』字。

〔茝〕寬案：六寸半一。《大素》作『八寸一一』，是當寸字疊而曰八寸一一，始與楊注合矣。

〔識〕馬云：『言自中脘以下，有建里、下脘、水分、神闕、陰交、氣海、石門、關元、中極、曲骨等穴，共計一十三寸。今曰六寸半一者，疑當爲二。六寸半者，二則爲十三寸也。』張云：『《骨度篇》曰：髑骬以下至天樞，長八寸，天樞以下至橫骨，長六寸半，正合此數。一，謂一寸當有一穴。此上下共十四寸半，故亦有十四穴，自鳩尾至曲骨是也。』高云：『自胃脘以下之臍中，由中極至兩傍橫骨，有陰交、氣海、石門、關元、中極五穴，五寸，中極至橫骨約寸半餘，當六寸半一分也。自鳩尾至橫骨，凡十五穴，此任脈於前，而爲中行腹脈之法。』簡按：自『鳩尾下三寸』至於此，諸注未清晰，今姑仍張義。吳改作『鳩尾下三寸胃脘，四寸胃脘，八寸齊中，以下至橫骨五寸十四俞，腹脈法也』，蓋舊經文當如此，然竟不免爲肆臆矣。

案：『腹脈法』三字，諸注未了。蓋鳩尾已下至橫骨一尺六寸《大素》，今依《明堂》自鳩尾至曲骨一尺二寸，此中動脈不能常見，人病則見之，臍下腹部脈候實爲決死生之原本。余家所傳《腹診祕訣》亦在於此，則

『腹脈法』三字不可忽忽看過也。今據《明堂圖》之如左。

《醫心方》卷二引《明堂經》，一行從鳩尾直下至曲骨十四穴。

鳩尾　蔽骨下五分

巨闕　鳩尾穴下五分

上管　巨闕下一寸

中管　上管下一寸

建里　中管下一寸

下管　建里下一寸

水分　下管下一寸

齊中　水分下一寸

陰交　齊下一寸

氣海　齊下一寸半五分

石門　齊下二寸五分

關元　齊下三寸一寸

中極　齊下四寸一寸

曲骨　中極下一寸

蔽骨以下至曲骨，凡一尺二寸，與周尺大抵相合。

**○下陰別一，**

〔識〕吳云：『陰別，任脈至陰而支別也。』張云：『自曲骨之下別絡，兩陰之間爲衝督之會，故曰陰別。』高云：『下陰，下於陰前，會陰穴也。別一，上文橫骨不通會陰，別從曲骨至會陰之一穴。』簡按：下陰別，蓋會陰一名。高注恐非。

**○目下各一，下脣一，齗交一。**

〔識〕志云：『齦交穴，一在脣內齒下齗縫中。蓋上古以齦交有二，督脈之齦交入上齒，任脈之齦交入下齒也，以上下之齦齒相交，故名齦交。』高云：『齒縫，任督之交，故曰齩。』簡按：齦交有二，其說難依據。考上文諸穴，則其誤自明。

**○衝脈氣所發者，二十二穴。俠鳩尾外各半寸，至齊寸一，俠齊下傍各五分，至橫骨寸一，腹脈法也，**

案：《醫心方》卷二引《明堂經》。

二行左右廿二穴。

幽門　巨闕旁半寸　　通谷　幽門下一寸　　陰都　通谷下一寸

石關　陰都下一寸　　商曲　石關下一寸　　肓輸　商曲下一寸

中注　肓輸下五分　　四滿　中注下一寸　　氣穴　四滿下一寸

大赫　氣穴下一寸　　橫骨　大赫下一寸

以上凡一尺。

案：衝脈與任脈合診，則腹脈診候全在於此。《家訣》云：『自臍左旁至臍下右旋而至臍右旁，此中有動脈應手者，是決死生之訣，非可以書傳也。』

**○足少陰舌下，厥陰毛中急脈各一，**

〔楊〕五藏之輸有廿五，兩箱合論，故有五十。足少陰至舌下一□亦不與明堂同，厥陰毛中急脈當是同骨，故有五□□。

〔識〕志云：『謂腎脈之上通於心，循喉嚨，俠舌本，而舌下有腎經之穴竅也。』簡按：《刺瘧論》云：『舌下兩脈者，廉泉也。』《根結篇》云：『少陰根於涌泉，結於廉泉。』知是任脈廉泉之外，有腎經廉泉，故王云『足少陰舌下二穴』。薛氏《口齒類要》云：『舌下廉泉穴，此屬腎經。』馬、張以任脈廉泉釋之，踈矣。

案：廉泉、舌下穴，非有二處。説已詳於《刺瘧論三六》中。

〔識〕吳云：『少陰舌下，厥陰毛中四穴，古無穴名。』張云：『急脈在陰毛之中。凡疝氣急痛者，上引小腹，下引陰丸，即急脈之驗，厥陰脈氣所發也。今《甲乙》鍼灸等書，俱失此穴。』馬同。《圖翼》云：『按，此穴自《甲乙經》以下諸書皆無，是遺誤也。《經脈篇》云：足厥陰循股陰入毛中，過陰器。又曰：其別者，循脛上睪結於莖。然此厥陰之正脈，而會於陽明者也。』簡按：志云：『謂肝經之脈起於大指叢毛之際，而肝氣之弦急也。』高云：『曲骨穴也。』並非。

**○手少陰各一，**

〔識〕志云：『言三百六十五穴之中，有心脈之穴二也。』高云：『左右少衝各一。』簡按：吳、馬、張仍王注，似是。

**○陰陽蹻各一，手足諸魚際脈氣所發者，凡三百六十五穴也。**

〔楊〕手少陰左右二穴，陰蹻所生。照海陽□□脈，左右四穴，手魚際二，足大陰脈，大白二，左右十穴，惣廿六脈有三百八十四穴。此言三百六十五穴者，舉大數爲言，過與不及不爲非也。三百八十四穴，乃是□□諸脈發穴之義。若準明堂取穴，不盡仍有重取以□。

〔識〕吳云：『凡手足黑白肉分之處，如魚腹色際，皆曰魚際。』張云：『手足掌兩旁豐肉處，皆謂之魚。此舉諸魚際爲言者，蓋四肢爲十二經發脈之本，故言此以明諸經氣府之綱領也。』簡按：志云：『手之魚際，肺之脈氣所發。足之魚際，脾之脈氣所發也。』高同。此説不可從。

〔識〕吳云：『凡三百九十八穴，除去重出四穴，實多二十九穴。』張云：『共三百八十六穴，除重複十二穴，仍多九穴。』簡按：志、高強合三百六十五穴之數，不可憑焉。

〔箚〕稻曰：『按：此篇叙脈氣所發手足三陽及少陰。凡七脈而如厥陰無手經，太陰手足俱不載，其總計穴數則凡三百六十五穴，以應一歲之數也。況手足三陽皆併載井滎俞經合之穴，而他經乃闕焉。依此觀之，是蓋舉大約而已，非謂必盡於此也。』

案：此篇凡一章。詳舉手足三陽經穴，次及督任衝，（衝脈《太素》不載）而足少陰、手少陰、足厥陰、陰陽蹻各一，手足魚際脈氣所發者，凡三百六十五穴也，蓋包括其總數耳。其不全具者，非有脱簡，或取於氣府所發之原最主陽脈，故其陰經節略之歟？尚俟後考。

案：本篇詳於陽，略缺於陰，要是斷簡遺餘耳。

**重廣補注黃帝内經素問卷第十五**

**素問攷注卷第十五**

文久甲子正月十日夜燈下　書於速讀齋時春雨濛濛稍覺輕暖　萊翁　森立之枳園居士

第五十九補

面鼽骨ヲ七

〔識〕馬『鼽骸同』，王下文『鼽骨』注云：『鼽，頄也。頄，面顴也。』高云：『面上鼻氣旁通之處，故曰面鼽。』簡按：『骸』字書無考，或恐是『頄』字。高説亦未見所據，蓋是杜撰。沈氏《釋骨》云：『目之下起骨曰頔，其下旁高而大者曰面鼽骨，曰顴骨，亦曰大顴，亦曰頄。鼽、頄古通用。』

曲掖上ヲ九

〔識〕高云：『肩端尖骨，從後下陷，是爲曲掖。』簡按：曲掖，蓋謂肘腋曲灣之處，猶曲瞅之曲。臑俞肩臑之後大骨之下，腋之曲灣上是穴。高注恐非。

柱骨ヲ九

〔識〕高云：『柱骨，項骨也。柱骨上陷者，兩肩井穴也。』簡按：肩井在肩上陷者中，即項骨外傍，安得言項骨上陷者？此必別有所指。諸注並同，今無所考。

〔箚〕恕公曰：『《氣穴論》云：大椎上，兩傍各一。後世脫其名，柱骨上疑是。』

上天窗四寸ヲ九

〔識〕高云：『浮白穴也。』簡按：與前注異，未知孰是。

小指本ウ九

〔識〕高云：『指本，指頭也。肘以下至手小指本，謂肘骨之下，從側而下，至小指之頭。』簡按：《新校正》以本爲爪甲之本，卻非。

案：少澤在手小指之端，去爪甲一分，手太陽脈之所出也，爲井，蓋所出爲本，非指本，指頭之義也。

五八　窘乎哉ヲ一　目明耳聰ウ一　聖人易語良馬易御同　發蒙解惑ヲ二　金匱ウ同　背與心相控痛ヲ三　上紀同　下紀同
前後痛濇ウ同　胸脇痛同　頭上五行ウ五　遊鍼之居ウ十　谷谿ウ十二　大氣同　膿ウ十三　敗上同　骨痺ヲ十四　不仁同　大寒ウ十四　同
司思同　金蘭之室ウ十五　十二絡脈ヲ十六　氣穴一ヲ、一ウ　逡巡遵循ウ一
五九　髮項五行ウ二　浮氣同　鼽ヲ七　柱骨九ヲ、十ヲ　指本ウ九　腹脈法十三ヲ、十六ヲ　手足魚際ウ十七

# 素問攷注卷第十六

**重廣補注黄帝内經素問卷第十六**

**骨空論篇第六十**

〔新〕按：全元起本在第二卷。

《大素》卷十一・骨空全載。

案：此篇只論附著骨節之孔穴，故名曰骨空也。

〇**黄帝問曰：余聞風者百病之始也，以鍼治之奈何？**

案：『風者百病之始也』，又見《生氣通天三》《靈・五色篇》。『風者百病之長也』，見《玉機真藏十九》《風論四二》中。

〇**岐伯對曰：風從外入，令人振寒汗出，頭痛身重惡寒。治在風府，調其陰陽，不足則補，有餘則寫。**

〔楊〕風爲百病之源，風初入身，凡有五種：一者振寒，二者汗出，三者頭痛，四者身重，五者惡風寒。須觀虛實取之風府，風府受風要處也。

〔張〕風邪外襲，陽氣内拒，邪正分爭，故振寒。風傷衛，故汗出。邪客三陽，故頭痛身重。衛傷則表怯，故惡寒。

〔高〕風從外入，傷太陽通體之皮膚，故令人振寒。從皮膚而入於肌腠，故汗出。隨太陽經脈上行，故頭痛。周身肌表不和，故身重。

**○大風頸項痛，刺風府。風府在上椎。**

〔楊〕大風，謂眉鬢落大風病也。在上椎者，大椎上入髮際一寸。

〔識〕志云：『此言風邪入於經者，亦當治其風府也。夫風傷衛，衛氣一日一夜，大會於風府。《瘧論》文是以大風之邪，隨衛氣而直入於風府者，致使其頭項痛也。』簡按：馬引《長刺節論》以『大風』爲『癘風』，誤。《生氣通天論三》云：『故風者，百病之始也。清靜則肉腠閉拒，雖有大風苛毒，弗之能害，此因時之序也。』

案：『大風』，在《生氣通天論》則爲在天地間之名，在此篇則爲在人身中之名，猶云『大邪』『大氣』也。《熱論卅一》云『大氣皆去，病日已矣』，《離合真邪論廿七》云『大氣皆去（當作「出」），故命曰寫』，《調經論六二》云『寫實者開其門而出，大氣乃屈』，《靈樞·五色篇》云『大氣入藏府者，不病而卒死』，《病傳篇》云『大氣入藏，腹痛下淫』，並謂邪氣爲『大氣』也。《金匱》第一云『大邪中表，風中於前，風令脈浮』，可參考。又《刺要論五十》云『淺深不得，反爲大賊。內動五藏，後生大病』，《靈·刺節真邪七五》云『凡刺大邪，日以小泄，奪其有餘，乃益』。

**○大風汗出，灸譩譆。譩譆在背下，俠脊傍三寸所，厭之，令病者呼譩譆，譩譆應手。**

〔識〕馬云：『厭、壓同。』吳云：『以手按其穴也。』簡按：《説文》曰：『擪，一（《識》原作「大」）指按也。』譩譆，熊音『依熙，痛聲也』。志云：『蓋意爲脾志，喜爲心志，心有所憶謂之意。意之所在，神亦隨之。』簡按：此説可謂鑿矣。譩譆，又作噫嘻。《詩·周頌》『噫嘻成王』，《毛傳》：『噫，嘆也。嘻，和也。』鄭箋：『噫嘻，有所多大之聲也。』《左傳·定八年》『嘻速駕』杜注：『嘻，懼聲也。』《正義》曰：『噫嘻，皆嘆聲。』猶云嗟嗟也。《説文》『譆，痛也』。徐鍇云：『痛而呼之言也。』

案：『譩譆，在肩髆内廉，俠第六椎下，兩旁各三寸，刺入六分，灸五壯』。（《醫心》二ノ廿一ウ）

**○從風憎風，刺眉頭。**

〔楊〕上譩，一之反。下譆，火之反。謂病聲也。（〔紹〕〔病〕疑〔痛〕譌。）風起則風病發，故曰從風，皆刺攢竹也。

〔識〕馬云：『此言感風惡風者。』吳云：『病由於風，則憎風。』志云：『從風，迎風也。』

案：『從風憎風』者，詳説惡風之狀也。閉户間坐則不惡寒，纔向風前則勑食粟肌，謂之憎風。《傷寒論》所云『惡風』是也。

《外臺》引《甲乙》云：『攢竹，主惡風寒。』（《醫心方》卷二引《明堂》同）

**○失枕，在肩上横骨間。**

〔楊〕失枕爲病，可取肩上横骨間，謂柱骨間。

〔識〕吳云：『失枕者，風在頸項，頸痛不利，不能就枕也。』張同。高『折』一字句至『正灸脊中』連上爲失枕治法，注云：『夜臥失枕，患在肩上横骨間，伸舒不能，故如折也。』簡按：高注非是。《巢源》失枕候云『失枕，頭項有風，在於筋脈間，因臥而氣血虚者，值風發動，故失枕』是也。又《和劑指南》云：『諸風挫枕轉筋者，皆因氣虚，項筋轉側不得，筋絡不順疼痛。』乃亦失枕之謂。

《醫心方》卷二引《明堂》云：『缺盆二穴，一名天蓋，在肩上横骨陷者中，主肩痛引項臂不舉。』《外臺》卷三十九引《甲乙》無『痛』字。

案：『肩上横骨』，馬以爲巨骨穴，張以爲肩井穴，叵從。《明堂》云：『缺盆，在肩上横骨陷者中。』

王注據此也。楊云『柱骨間』，似指肩井巨骨邊，共主肩臂痛，然與本文云『肩上横骨』不合，故今不從也。

**○折使榆臂齊肘，正灸脊中。**

〔識〕榆，宋本作揄。（案：宋本亦作『榆』，不作『揄』。但《大素》從手，元板注作『揄』，本文猶作『榆』也。）諸本誤作『榆』者，本於熊本。馬云：『折，音舌。《禮·雜記》大夫不揄絞，《玉藻》夫人揄狄，其揄俱讀爲搖。此言折臂者，當有灸之之法也。凡人折臂者，使人自搖其臂而曲之，上與肘齊，即臂脊之中而灸之，以疏通其肘臂之氣。蓋細詳之，乃三陽絡之所也。係手少陽三焦經，腕後臂外四寸，灸七壯，禁鍼。按：督脈十一椎下，有脊中，此穴與折臂無義，故爲臂脊之中。王注以爲此節，治上節失枕者，尤非。』吴云：『折使，謂手拘攣而曲其所使也。榆臂，如榆枝之掉搖其臂也。是風在手陽明使然，故令齊其肘，正灸臂脊之中，蓋手陽明大腸經之分也。』張云：『折，痛如折也。榆，當作揄，引也。謂使病者引臂下齊肘端，以度脊中，乃其當灸之處。蓋即督脈之陽關穴也。』在第十六椎下。志云：『折者，謂脊背磬折而不能伸舒也。榆，讀作搖，謂搖其手臂。下垂齊肘尖，而正對於脊中，以灸脊中之節穴。』高云：『搖臂平肘，則脊中有窩，當正灸脊中，毋他求也。』簡按：諸説不知何是。《脈要精微論》王注『折髀』云：『髀如折。』又注『折腰』云：『腰如折也。』馬、張解『折』字，蓋本於此。『揄，引也』。出於《説文》。而《靈·邪氣藏府病形篇》云：『取諸外經者，揄申而從之。』則張注有所據焉。陽關穴，《甲乙》《千金》《外臺》並不載，但《銅人》云：『伏而取之。』

（眉）《靈·邪氣藏府病形》曰：『取諸外經者，揄申而從之。』

案：王注以『灸脊中』爲十六椎節下間陽關穴，楊注亦同，蓋有所受而言之。《明堂》諸經雖不載之，其爲古之穴處，宜以此文爲徵也。凡《素問》中所載穴處，不與《明堂》《甲乙》合者往往而有焉，不可以彼律此。蓋古經傳來已有各家，則叵以偏見成説，從蓋闕之例而可耳。

**○䏚絡季脇，引少腹而痛，**

〔楊〕折使中也。謂使引臂當肘，灸脊中。除眇胳季脅與少腹相引痛病也。

案：「折使」以下至此以爲一節，其説叵從。但以眇胳季脅與少腹爲相引而痛之處，則可從也。「眇」即「䏚」譌。

〔張〕季脇下軟處曰䏚中。

〔紹〕馬曰：「䏚絡者，䏚間之絡。」堅按：䏚絡季脇，義未晰。

案：「䏚」字，《説文》《玉篇》《廣韻》並不收。《大素》作「眇」，蓋古字假借可從歟。脅下腰上章門、京門之地謂之䏚者，恐是眇茫不明之義。又案：《説文》「膀，脅也」，或作「髈」，此字醫書所不絶用。眇、䏚等字恐亦膀之假字歟？姑記存疑耳。

「胳」《説文》「亦下也。從肉各聲」。據此，則《大素》作「胳」者似是。楊注以「眇胳季脇」連讀，似指亦下。「䏚」義詳見於《玉機第十九》中。

**○脹，刺譩譆。**

〔楊〕譩譆，在足太陽，故大腸脹，刺譩譆也。

案：除自䏚胳季脅以引少腹而痛且脹者，蓋是水飲之所作，故刺譩譆以治之也。楊以「脹」以下爲一節，非是。

《醫心方》卷二引《明堂》云：「譩譆，主掖病攣暴脈急，引脇而痛，内引心肺，欬喘息。」譩，旁記云：「於擬反。恨也，膺也。又於其反。」譆，「許其反。痛聲也」。

**○腰痛不可以轉揺，急引陰卵，刺八髎與痛上。八髎，在腰尻分間。**

〔楊〕八⿸戶卯與腰輸爲九⿸戶卯，此經⿸戶卯字音髎，空穴也。

案：『腳』，『聊』訛。《醫心方》卷二引《明堂》『禾⿸戶卯』標記云：或本『禾⿸戶卯』作『禾聊』，可以徵矣。

〔識〕本篇下文云『尻骨空，在髀骨之後，相去四寸』，王云：『是謂尻骨八髎穴也。』又《刺腰痛論》云『腰痛引少腹，控䏚不可以仰，刺腰尻交者，兩髁胂上』，王注：『腰尻交者，謂髁下尻骨兩傍四骨空，左右二穴，俗呼此骨，爲八髎骨也。』當考《甲乙》《千金》及《十四經發揮》諸書。

藍川愼《穴名搜捷》云：八窌，《素問·骨空論》曰『在腰尻分間』，王冰曰：『分謂腰尻筋肉分間陷下處。』愼案：八窌穴法有數説，今從驪恕公以爲奇俞督脈之別絡。又云：『尻骨空，在髀骨之後相去四寸。』（王云：『八窌穴也。』饗庭東庵《經脈發揮》云：『髀』當作『髁』。）《刺腰痛論》曰：『刺腰尻交者，兩髁胂上。』（王云：『八窌穴也。』）《繆刺論》曰『刺腰尻之解兩胂之上』，《新校正》云：『下窌穴也。』《長刺節論》曰：『刺腰髁骨間。』（屈北渚曰：『是當八窌。』）《千金方》云：『在腰目下三寸，俠脊相去四寸兩邊各四穴。』

《外臺》（卅九）引《甲乙》云：『上⿸戶卯，在第一空腰髁下一寸俠脊陷者中，足太陽少陽之絡，灸三壯。次⿸戶卯，在第二空俠脊陷者中，灸三壯。中⿸戶卯，在第三空俠脊陷者中，灸三壯。下⿸戶卯，在第四空俠脊陷者中，灸三壯。』

八髎九⿸戶卯圖

上窌·次窌·中窌·下窌

十七　十八　十九　廿　廿一　腰輸

上窌·次窌·中窌·下窌

**○鼠瘻寒熱，還刺寒府。寒府，在附膝外解營。**

〔楊〕寒熱府，在膝外解之營穴也，名曰髖關也。瘻，音漏也。

案：『髖』即『骸』訛。『骸』草體作『骫』，因訛爲『髖』也。膝外解。

〔識〕張云：『凡寒氣自下而上者，必聚於膝，是以膝臏最寒，故名寒府。營，窟也。當是足少陽經之陽關穴（在陽陵泉上一寸）。蓋鼠瘻在頸腋之間，病出肝膽，故當取此以治之。』吳云：『鼠瘻，寒熱病也。其本在藏，其末上出於頸腋之間。寒府者，膀胱爲腎藏寒水之府也。病在藏，而還取之府者，謂陰藏之邪，當從陽氣以疎淺（當作「泄」）也。營，營穴也。謂所取寒府之穴，在附於膝之外筋，營間之委中穴也。』高本『解』『營』各一字句，注云：『太陽膀胱寒水，爲腎之府，故還刺寒府。寒府，太陽經脈也。附膝外，膝外側也。解，骨解，膝外側之骨縫也。滎，榮俞，足小指本節之通谷穴也。』簡按：太陽寒水，運氣家之言，不可從。營，窟也，乃外解之穴也。《禮運》『冬則屈（當作「居」）營窟，夏則居橧巢』，《孟子·滕文公篇》『下者爲巢，上者爲營窟』下文云『齊下之營』，明是營乃窟之義，張注爲是。鼠瘻之患，在於頸腋，而取之於膝外解營，故曰還刺。

案：張以爲陽關穴，暗與楊注合。

〔識〕吳云：『鼠瘻，寒氣陷脈爲瘻，其形如鼠也。爲病令人寒熱。』簡按：《靈·寒熱篇》云：『寒熱瘰癧，在於頸腋者，皆何氣使生？岐伯曰：此皆鼠瘻寒熱之毒氣，留於脈而不去者也。』張云：『瘰癧者，其狀累然，而歷貫上下也。故於頸腋之間，皆能有之。因其形如鼠穴，塞其一復穿其一，故又名鼠瘻。蓋寒熱之毒，留於經脈，所以聯絡不止。一曰結核連續者，爲瘰癧。形如蜆蛤者，爲馬刀。』朱震亨云：『瘰癧，不作寒熱者可生，稍久轉爲潮熱者危。』是也。《淮南·說山訓》『狸頭愈鼠，鷄頭已瘻』，《說文》

『瘺，扁創也』『瘻，（當補『頸』）腫也。一曰久創』，知是二字俱漏瘡之謂。蓋其狀累然未潰者爲瘰癧，已潰而膿不止者爲鼠瘻。

案：『鼠瘻』二字説叵從。『瘻』解見於《生氣通天》第三中。竊謂『鼠』是未潰之名，其形鼠然賁起，與海鼠、鼠⿰鼠菐同義。『瘻』是已潰之名，與『漏』同義。

**○取膝上外者，使之拜。取足心者，使之跪。**

〔楊〕凡取膝上外解，使拜者，屈膝伏也，取涌泉者，屈膝至地，身不伏，爲跪也。

〔識〕志云：『拜，揖也。取膝上外解之委中者，使之拜，則膝挺而後直，其穴易取也。』簡按：吳澄《禮記纂言》云：『《周禮》九拜，一曰拜，先跪兩膝着地，次拱兩手到地，乃俯其首，不至於地，其首懸空，俱與腰平，《荀子》所謂平衡曰拜是也。《周禮》謂之空首。《尚書》謂之拜手。與凡經傳記單言拜者，皆謂此拜也。』考《説文》『手著（當作『箸』）胸曰揖』。《儀禮・鄉酒禮》注：『推手曰揖，引手曰厭。』《禮・玉藻》注：『揖之，謂小俯也。』由此觀之，拜與揖遞別。志以揖釋拜，誤。

案：志以揖爲拜，固非是。且以委中爲之説，不可從。此連於前文而凡足部之取穴者，在膝上及膝外者，膕如拜法，則空穴可尋也。故使之拜也。

〔識〕志云：『跪則足折，而湧泉之穴宛在於足心之横紋間矣。』簡按：《釋名》云『跪，危也。兩膝隱地。體危倪（案：慧《音》引『倪』作『院』）也』。《禮記》鄭注：『坐皆訓跪。』然《記》云：『授立不跪，授坐不立。』《莊子》亦云：『跪坐而進之。』則跪與坐又有小異。跪有危義，故兩膝著地，伸腰及股，而勢危者爲跪，（蓋此以跟着尻，聳身者也。）更引身而起者，爲長跪。（蓋膝着地，伸腰者也。）兩膝着地，以尻著蹠，而稍安者，爲坐也。詳見《朱子文集》（六十八卷）及《日知録》。

案：段玉裁《説文注》云：『許言首至手，《周禮》之空首，他經謂之拜手，鄭注曰：空首拜頭至手，所謂拜手也。何注《公羊傳》曰：頭至手曰拜手。某氏注《尚書·大甲召誥》曰：拜手，首至手也。何以謂之頭至手？足部曰：跪者，所以拜也。既跪而拱手，而頭俯至於手，與心平，是之謂頭至手，荀卿子曰平衡曰拜是也。頭不至於地，是以《周禮》謂之空首。詳言曰拜手，省言曰拜。拜本專爲空首之偁。」據此，則凡拜無不跪者。然此云『使之拜』者，乃兩膝著地伸腰及股之謂。云『使之跪』者，乃跪坐聳跟而見跖之謂也。慧琳《藏音》卅九ウ一『跪，逵位反。雙膝跪地也』，又十八ヲ十四『屈雙足於地曰跪也』，可以徵矣。

案：陽關涌泉並無治『鼠瘻』之文，而陽關爲肝經，涌泉爲腎經，『鼠瘻』水血之所釀成，故取此二經也。

**○任脈者，起於中極之下，以上毛際，循腹裏，上關元，至咽喉，上頤，循面入目。**

《甲乙》卷二『中極之下』作『中極之上』，『上毛際』作『下毛際』，『循面入目』作『循目入面』，似是。《難經》無『上頤』以下六字。

〔識〕張云：『以下任衝督脈，皆奇經也。起，言外脈之所起，非發源之謂也。下放此。』簡按：楊玄操注《二十八難》云：『任者，妊也。此是人之生養之本，故曰位中極之下，長強之上。』李時珍云：『任脈，起於會陰，循腹而行於身之前，爲陰脈之承任，故曰陰脈之海。』

《難經疏證》云：『按：先子櫟窻先生曰：任與衽通，其循腹裏上行，猶衽之在於腹前也。《說文》衽，衣衿也。從衣壬聲。衿，交衽也。從衣金聲。』〔紹〕同。

又云：『王冰《素問·骨空論》注云：言中極之下者，言從少腹之内上行而外出於毛際而上，非謂本起於此也。何以言之？《鍼經》云：衝脈者，十二經之海，與少陰之絡起於腎下，出於氣街。又云：衝脈任脈者，皆起於胞中，上循脊裏，爲經絡之海。由此言之，則任脈衝脈，從少腹之内，上行至中極之下氣街之内明矣。』

**○衝脈者，起於氣街，並少陰之經，俠齊上行，至胸中而散。**

案：《甲乙》卷二文同，但『街』作『衝』，注云：『其言衝脈，與《九卷》異。』《廿八難》云：『衝脈者，起於氣衝，並足陽明之經，夾齊上行，至胸中而散也。』《脈經》卷二云：『衝脈者，起於關元，循腹裏，直上至咽喉中。一云衝脈者，起於氣衝，並陽明之經，夾臍上行，至胸中而散也。』《難經疏證》云：『《説文》曰：衝，通道也。《春秋傳》云：及衝以戈擊。又曰：街，四通道也，從行圭聲。虞注：衝，街之義。此説爲妥。蓋此脈爲十二經之所注，猶四通之路也。《甲乙》曰：氣衝在歸來下鼠谿上一寸，動脈應手。』

〔紹〕琦曰：『散者，布散之意。衝脈爲十二經之海，灌滲谿谷，故曰散也。』

**○任脈爲病，男子内結七疝，女子帶下瘕聚。**

〔識〕馬云：『内者，腹也。腹之中行，乃任脈所行之脈路，則宜其爲病若是。《難經·二十九難》云：其内苦結，男子爲七疝，女子爲瘕聚。七疝，乃五藏疝及狐疝、㿗疝也。《刺逆從篇》有狐疝風、肺風疝、脾風疝、心風疝，《大奇論》有肺疝，《脈要精微論》《大奇論》《靈樞·邪氣藏府病形篇》俱有心疝、腎風疝、肝風疝，《脈解篇》有婦人㿗疝，《至真要大論》有男子㿗疝，《陰陽別論》亦有㿗疝，《五藏生成篇》有厥疝，《靈樞·邪氣藏府病形篇》有肝脈急甚爲㿗疝，脾脈微大爲疝氣。』吳云：『七疝，寒、水、筋、血、氣、狐、頹也。』張注《四時刺逆從篇》云：『七疝者，乃總諸病（當作『疝』）爲言，如本篇所言者六也（狐疝風及五藏風疝）。《邪氣藏府病形篇》所言者一也（㿗疝）。蓋以諸經之疝，所屬有七，故云七疝。若狐㿗衝厥之類，亦（當補

「不」）過爲七疝之別名耳。後世如巢氏所叙七疝，則曰厥癥寒氣盤肘（當作「胕」）狼。虞庶《難經》注依巢氏釋之。至張子和非之曰：此俗工所立謬名也。於是亦立七疝之名，曰寒水筋血氣狐癩呉注本之。學者當以經旨爲宗（當作『正』）。』簡按：七疝，考經文，其目未明顯，姑從馬、張之義。王永輔《惠濟方》以石血陰氣妬肌疝癖爲七疝，亦未知何據。李中梓《必讀》別立七疝之名，分𤸬與癩，誤甚。

案：七疝之名，只出於此，而不知以何爲七，故諸説紛紛不一定。考《大素》無此文，則王冰據《難經》《甲乙》等書所補歟？録以存疑。

〔識〕呉云：『帶下，白赤帶下也。瘕聚，氣痛不常之名。』馬云：『瘕聚者，乃積聚也。《大奇論》曰：三陽急爲瘕。按：後世有八瘕者，亦因七疝之名，而遂有八瘕名也。即蛇瘕、脂瘕、青瘕、黄瘕、燥瘕、血瘕、狐瘕、鱉瘕是也。《内經》無之。』志云：『瘕者，假血液而時下汁沫。聚者，氣逆滯而爲聚積也。』高云：『帶下，濕濁下淫也。瘕聚，血液内瘀也。』簡按：赤白帶下昉見於《病源》，而古所謂帶下，乃腰帶以下之義。疾係於月經者，總稱帶下。《史記》『扁鵲爲帶下醫』，《金匱》有帶下三十六病之目，可以見也。虞庶注《二十九難》云：『瘕者，謂假於物形是也。』

〔紹〕先兄曰：『《一切經音義》引《蒼頡篇》云：𤺄𤺄下，婦人病也。又曰：𤺄，音當賴反。又作䐲，同。《字林》女人赤白𤺄二病也。關中多音帶。《三蒼》下漏病也。』

案：帶下本是赤白帶下之名，轉注之爲凡婦女一切血病崩漏經閉等之總稱也。云『婦人三十六病』《金匱》，云『帶下三十六病』同，云『女人三十六疾』《千金》皆同。蓋婦人之病多因於子藏經水之不調，故以帶下爲本，是出於俗呼，隨爲通名耳。所云病名藥名每多俗呼之義也。説詳見於《本草經攷注》中。

**○衝脈爲病，逆氣裏急。**

〔識〕張云：『衝脈俠齊上行，至於胸中，故其氣不順，則隔塞逆氣。血不和，則胸腹裏急也。』簡按：丁德用注《二十九難》云：『逆氣，腹逆也。裏急，腹痛也。』巢氏《病源》云：『裏急，腹裏拘急也。』

案：逆氣，即氣逆，是下不通則必逆於上，血證往往有心胸妨悶氣逆之候。血不足則筋脈拘攣，爲小腹裏急之證。張以爲胸腹裏急，非是。『裏急』二字專係於小腹，爲左右衝脈虚冷，筋脈拘攣之證。胸中不可有裏急之稱也。《至真要大論》云『厥陰之復，少腹堅滿，裏急暴痛』，王注：『裏，腹脇之内也。』可以徵矣。兩脇連少腹爲鬲膜以下之處，故《太陽下》三十云『兩脇拘急』，《金匱》上·腹滿第十云『脇下拘急而痛』是也。

**○督脈爲病，脊強反折。**

《難經疏證》云：『楊注以督爲都綱之義，非。先子曰：督，古與裻通，其脈循脊上行，故以背縫名之。《晉語》曰：衣之偏裻之衣。注：裻在中左右異，故云偏。《莊子·養生主論》曰：緣督以爲經。《釋文》李頤云：督，中也。《説文》曰：裻，新衣聲。一曰背縫。從衣叔聲。』

〔識〕簡按：朱子云：『督，舊以爲中。蓋人身有督脈，循脊之中，貫徹上下，見醫書。故衣背當中之縫，亦謂之督，見《深衣》注，皆中意也。』考督又作䘯、裻。

《廿九難》云：『督之爲病，脊強而厥。』

《甲乙經》卷二云：『任脈爲病，男子内結七疝，女子帶下瘕聚。衝脈爲病，逆氣裏急。督脈爲病，脊強反折。』亦與《九卷》互相發也。

案：『任脈者』以下至此，《大素》無。《難經》《甲乙》共有，且下文『督脈者起於少腹云云』，任衝二脈共皆在於此。據此，則此文全是王冰據《難經》《甲乙》加入者無疑，宜從删正之例也。

**○督脈者，起於少腹，以下骨中央，女子入繫廷孔。其孔，溺孔之端也。**

〔楊〕骨中，尻下大骨空中也。下入骨空中，女子繫尾穴端，男子循陰莖也。

〔識〕張云：『少腹，小腹也。』劉熙《釋名》曰：『自臍以下曰水腹，水汋所聚也。又曰少腹。少，小也。比於臍上爲小也。』《太平御覽》云：『腹下傍曰少腹。』《御覽》之説非也。

〔識〕呉云：『起，出於肌表之所起也。若原於內，則與任衝並起於陰胞，乃腎室也。廷孔，陰廷之孔也。』張云：『廷，正也，直也。廷孔，言正中之直孔，即溺孔也。』志云：『廷孔，陰户也。溺孔之端，陰內之産門也。此言督脈起於少腹之內，故舉女子之産户以明之。當知男子之督脈，亦起於少腹內，宗筋之本處也。』簡按：廷、挺同。産門挺出，故曰廷孔。志注爲是。張訓：『正也，直也。』以爲溺孔，誤。王三字連讀，以端爲上端，産户在溺孔之下，並非是。

案：繫廷孔，謂繫屬於陰挺與溺孔也。故下句云『其孔溺孔之端也』，言其云孔者，溺孔。溺孔之端，爲廷也。諸注以『廷孔』爲一物，不啻不得其義，并令下句不通。王氏以後諸注皆不明晣。楊注云『繫尾穴端』，一言而足矣。蓋『尾』是『尿』訛，本字作『屎』，『尾』即『尿』壞耳。『之』猶『與』也。謂尿孔與尿孔之端也。

案：廷、挺古今字。王冰以『廷』爲陰廷，即陰挺也。《説文》『裿，衣躬縫。讀若督』，又曰『𧛸，一曰背縫』，並鉉音『冬毒切』。

（眉）案：廷孔者，子宫下口也。言子宫下孔者，在溺孔之端之義也。端，謂下端也。可知廷孔在竅漏之奥裡也。竅漏者，産門男莖所出入之門内也。『其孔』二字間當入『廷』字看。骨，謂横骨也。王注爾。王注云『竅漏近所』，又云『前陰穴』，並斥子宫下口也。王注又云『孔則竅漏也』，是誤。又云『端謂陰廷』，又誤。王注中『上端』二字，當作『下端』二字也。

（眉）《素・腹中論》王注：『清液，清水也。亦謂之清涕。清涕者，謂從竅漏中漫液而下，水出清冷也。』

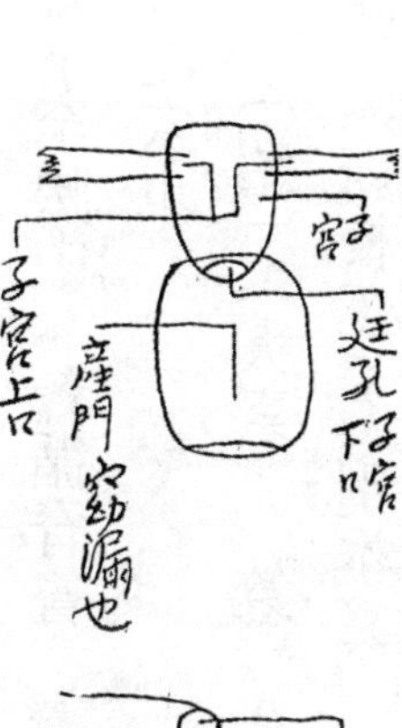


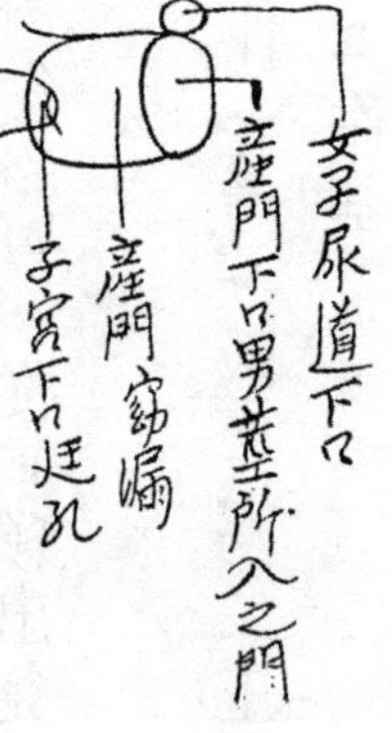


**○其絡循陰器，合篡間，繞篡後。**

〔識〕篡，《甲乙》作『纂』。張云：『篡，初患切，交篡之義，謂兩便爭行之所。即前後二陰之間也。』簡按：李時珍《八脈考》釋音『篡，初患切，陰下縫間也』。蓋篡當作『纂』。《甲乙》爲是。《說文》『纂，似組而赤』。蓋兩陰之間，有一道縫處，其狀如纂組，故謂之纂。張以篡奪之篡釋之，非。

《蘭軒遺稿》云：『篡，蓋纂之誤寫，而與攢同。謂肛門皮膚攢聚處，俗間呼爲菊坐是也。而篡間猶云篡隙也。《千金方》腎藏虛實門，病苦心痛，若下重不自收，纂反出〔《脈經》作『篡反出』〕，時時苦洞泄寒中泄。腎心俱痛〔『痛』恐『病』訛〕，名曰腎膀胱俱虛，是後世所謂下元虛衰，脫肛翻花證也。又孔穴主對門、飛陽，主痔篡傷痛，若以纂爲兩陰之間，則反出、傷痛，俱不可解。篡乃篡奪之字，非此義，作纂爲是。《文選・笙賦》歌棗下之纂纂，李善注：纂，聚皃。與攢古字通。』

案：此說可從矣。《醫心方》卷二引《明堂》云：『承山，主寒熱篡反出。』《甲乙》《外臺》作『篡反出』。《甲乙》卷八七ヲ云：『寒熱篡後出，承筋主之。』《外臺》卅九六五ウ引《甲乙》同，亦可以補本説之不足。王張以下諸家，皆以今俗所呼『阿利乃止和多利』充之，非是。『阿利乃止和多利』即會陰是也。又《甲乙》卷九云：『痔篡痛，飛陽委中及扶承主之。』又云：『承筋主之。』

**○別繞臀，至少陰，與巨陽中絡者合。少陰上股内後廉，貫脊屬腎，與太陽起於目内眥。**

〔楊〕督脈胳也，繞陰器，合於簊間，繞簊後復合，然後亦分爲二道，繞臀至足少陰及足太陽二胳，合足少陰之經，上陰股後廉，至脊屬腎，尋足大陽脈，從頏顙，上至於目内眥而出也。

案：足少陰腎，足太陽旁光，二經共與督脈合。足太陽經之扶承，足少陰經之會陰，乃其處也。

〔識〕樓氏《綱目》云：自『少陰上股内』至『目』十五字，必有脫簡，否則古注衍文。

**○上額交巔上，入絡腦還出別下項，循肩轉内，俠脊抵腰中，入循膂絡腎，其男子循莖，下至篡，與女子等。**

〔楊〕從目内眥出已，兩道上額，至項上相交已，左右入腦中，還出兩葙，別下項，各循肩髆之内，俠脊下至腰中，各循脊膂，還復胳腎，從頏顙出兊端，上鼻上，下項，下至骶骨，氣發於穴，餘行之處，並不發之穴也。

〔紹〕《大素》『篡』作『簊』。堅按：《玉篇》『簊，居其切。無所取義』，顧係於篡字之壞。《長刺節論》《新校正》『別本篡，一作基』。

案：『篡』之作『簊』，亦是六朝之俗訛字，屬增畫例者也。猶『顚』之作『𩕄』，『福』之作『褔』，『睪』之作『睾』之類。『邉』字《韓勑碑》作『𨘢』，是等增畫之最者，與篡甚相類，可參考。

**○其少腹直上者，貫齊中央，上貫心入喉，上頤環脣，上繫兩目之下中央。**

〔楊〕有人見此少腹直上者，不細思審，謂此督脈以爲任脈，殊爲未當也。

〔楊〕督脈起於◇前者，從少腹至腎上行，還來至腎而止。此從少腹直上至兩目之下也，貫齊貫心入喉上頤，皆爲一道也，環脣以上復爲二道，各當目下直瞳子，故曰中央也。

《大素》卷十『央上』以下至『治督脈』載之，注文不與此同，故今併引於此。『央』字之前，今本缺逸不傳，爲可惜矣。

〔張〕按：此自少腹直上者，皆任脈之道，而本節列爲督脈。《五音五味篇》曰：『任脈衝脈皆起於胞中，上循背裏，爲經絡之海。』然則前亦督也，後亦任也。故啓玄子引古經云：『任脈循背，謂之督脈。自少腹直上者，謂之任脈，亦謂之督脈。』由此言之，則是以背腹分陰陽而言任督。若三脈者，則名雖異而體則一耳。故曰任脈、衝脈、督脈一源而三岐也。

**○此生病，從少腹上，衝心而痛，不得前後，爲衝疝。**

〔楊〕從少腹上衝心痛，前後之脈爲病，不得前後便，衝疝病矣也。（卷十注文）

〔識〕《五藏生成篇》云：『有積聚（當作「氣」）在腹中，有厥氣，名曰厥疝。』《史記·倉公傳》云：『齊郎中令循病，衆醫皆以爲蹷入中而刺之。臣意診之曰：湧疝也。令人不得前後溲。』蓋與此同證異名，後世或呼爲奔豚疝氣，是。

案：此說可從。蓋奔豚之證，皆飲血之所爲。《金匱》奔豚第八可考。

**○其女子不孕，癃、痔、遺溺、嗌乾。**

案：此五病並是飲血之所爲。蓋不孕者，婦不懷孕也，是冷血乾血之所爲。『癃』與『遺尿』『嗌乾』共水飲之所作，其證自有寒熱之不同。痔亦血中之濕邪，亦有寒熱虛實之諸證。舉此五證者，示據此類推，則可涉自他諸病之理耳。

《病源》卷四十二云：『過年不産，由挾寒冷宿血在胞而有胎，則冷血相搏，令胎不長，産不以時。若其胎在胞，日月雖多，其胎翳小，轉動勞羸，是挾於病，必過時乃産。』

**○督脈生病，治督脈。**

〔楊〕此八種病，修督脈而生，故療督脈之穴也。

案：『修』恐『循』誤，『八』恐『六』訛。衝疝爲一病也。

〔楊〕不字，母子不産病也。癃痔遺溺，脈從陰器上行至咽，故爲此等病也。任脈、衝脈行處相似，故須細別。督脈生病，療之於督脈，勿之療任脈也。有本無『痔』字。卷十

案：『母』恐『女』訛。

**○治在骨上，甚者在齊下營。**

〔楊〕以下言療督脈穴。骨上，量是骶骨上者，督脈標也。齊下營者，督脈本也。營，亦穴處也。

案：『齊下營』與前文『膝外解營』六ウ同義。

〔識〕志云：『骨，謂脊背之骨穴也』。高同。簡按：與諸注異，未詳孰是。志云：『營，謂腹間之肉穴也。』高云：『乃少腹以下，骨中央，督脈所起之部也。』

案：楊注似以『骨上』爲尾骶骨端長強穴，爲標，以『齊下』爲本，蓋亦有所受而言耳。王注以『骨上』爲橫骨上曲骨穴，以『齊下營』爲齊下一寸陰交穴，共是任脈，恐非是。蓋前文云『治督脈』，次之云『治在骨上』，其爲督脈骨上自明。若其病甚者，則在齊下營穴任脈上而治之也。理宜然矣。姑録俟考。

**○其上氣有音者，治其喉中央，在缺盆中者。**

〔楊〕有音，上氣喘鳴聲也。喉中央，廉泉也。缺盆中央，天突穴也。

案：廉泉、天突共主欬逆上氣喘，見《明堂》中。然詳考此文，似謂結喉之中央，而在缺盆骨之中間者。王以爲天突一穴，可從耳。

**○其病上衝喉者，治其漸。漸者，上俠頤也。**

〔楊〕◇是◇道也。

〔楊〕（當作〔識〕）志云：『漸者，謂督脈之入喉者。上脣齒而漸分爲兩岐，俠頤入目，當於漸上俠頤之處而刺之。』高云：『此復申明衝脈之爲病也。《靈樞·五音五味篇》云：衝脈、任脈皆起於胞中，其浮而外者，會於咽喉，別而絡脣口，是衝脈不但至胸中，而亦上頤循面，故復舉衝脈之病以明之。簡按：前注並爲治陽明之脈，而上文言『上頤循面』者任也。高引《五音五味篇》以爲衝脈，非是。

案：『漸』，王注爲大迎。是足陽明脈氣所發，以漸入任脈，故名曰漸也。

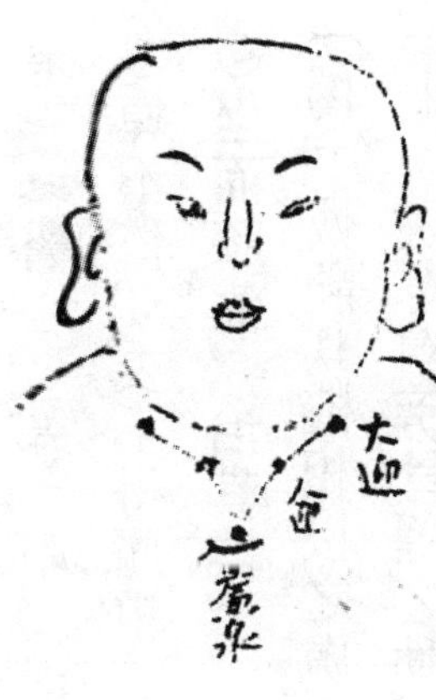


**○蹇膝伸不屈，治其楗。**

〔楊〕伸不得屈，骨病也。楗，渠偃反，在髀輔骨，以陰上横骨以下名楗也。

〔識〕高云：『蹇，難也。蹇膝，膝難進也。膝蹇，故伸不能屈。』簡按：《説文》『蹇，跛也』。《釋名》云：『蹇，跛蹇也。病不能執事役也。』高訓『難』，見《易・蹇卦》。張云：『伸不屈，能伸不能屈也。股骨曰楗，治其楗者，謂治其膝輔骨之上。前陰横骨之下，蓋指股中足陽明髀關等穴也。』

案：此説可從。此云『楗』與云『髀關』同義。

案：《醫心》卷二引《明堂》云ヲ三『髀關二穴，在膝上伏菟後交分中，刺入六分，灸三壯。足陽明胃經主膝寒痺不仁，委不得屈申。』

**○坐而膝痛，治其機。**

〔楊〕俠髖其機相接之處爲機。

〔張〕俠臀兩傍骨縫之動處曰機，即足少陽之環跳穴也。

《醫心方》卷二ヲ三引《明堂》云：『環銚二穴，在髀樞中，刺入一寸，留廿呼，灸十壯。主髀樞中痛，腰脇相引急痛，髀筋瘈，脛痛不屈申不仁。足少陽膽經』

**○立而暑解，治其骸關。**

〔楊〕人立支節解處熱，療其厭關，髖關也。□膝骨相屬屈伸之處也。

〔識〕吳云：『熱畜骨解也。』張云：『因立暑中，而支體散解不收者，當治其骸關，謂足少陽之陽關穴也。』簡按：王引一經，似是。

〔紹〕《醫學讀書記》曰：『暑解，當是骨解，言骨散墮如解也。骨與暑相似，傳寫之誤也。』琦改『暑』作『引』，曰：『解、懈同。起而引懈，痿弱不任地之謂。』堅按：二説俱不確。

案：『暑』與『弛』同，爲審母同位之上聲字。蓋音通假借用『暑』字也。『暑解』即『弛解』。『立而弛解』者，言起立則膝骨弛解痿弱不能正立也。《生氣通天論三》云『小筋弛長，弛長爲痿』，王注：『弛，引也。』此王注云『一經云起而引解』，『引解』與『弛解』同義，亦可以徵『暑』之爲『弛』之假字也。

『骸關』《大素》作『厭開』，楊注以爲骸開，是知『厭開』爲古名，『骸關』爲今名。王從楊注今名作『骸關』歟。厭關者，厭是螺靨之靨，謂蔽骨，即膝蓋骨也。厭關，蓋謂膝目也，又曰骸關。《說文》『骸，脛骨也』。此用本義，即脛骨之機關，下文云『膝解爲骸關』，可以徵也。《醫心》卷二一ヲ三『膝目四穴。華他云：在膝蓋下兩邊宛宛中。《小品方》云：膝内外目，一膝有二穴，各在犢鼻兩傍陷者中，如猴孫眼者是也』。據此，膝目之名蓋自華他始。《明堂》《甲乙》不載其名，然此篇有『膝解爲骸關』之文，則其穴古名厭關，又名骸關，但無膝目名耳。

又案：《說文》『髕，厀耑也』，謂膝蓋骨也。

**○膝痛，痛及拇指，治其膕。**

〔楊〕母指，小母指也。足少陰、足太陽皆行膕中至足小指，故療其膕也。

〔識〕熊音：『拇，音母。大拇指。』呉云：『小拇指也，足太陽經所出，故治其膕。』張同。志云：『足之拇指，厥陰肝經之井滎，厥陰之脈，上膕内廉，故當治其膕。』高云：『足大指也。』簡按：《說文》『拇，將指也』。《急就篇》顔師古注：『拇，大指也。一名將指。』呉注誤。

《體雅》云：『踇，將指，足大趾也。《易·咸初六》曰咸其拇，虞翻曰：踇，足大指也。又《解九四》曰解而拇明至斯乎，《釋文》：拇，茂后反。馬融曰足大指，子夏作踇，荀爽作母。《莊子·駢拇指篇》曰：駢拇枝指，出乎性哉。駢於足者，連無用之肉也，枝於手者，樹無用之指也。

案：母、拇古今字。荀爽、《大素》用古字。段玉裁曰：『手以中指爲將指，爲拇，足以大指爲將指，爲拇，此手足不同偁也。』此說可從矣。蓋足太陰脾經隱白穴，出於足大拇指，然不至於膕中。膕中之脈爲足太陽經，而出於小指，不至於大拇指，故楊、吳以爲小拇指也。此説難輒從。蓋膝痛之甚引至於大拇指者，刺膕中以治之者，足少陰拇指之經，足太陽小指之經，共皆行膕中，故刺之則治也，如此看過則妥矣。或曰：『《莊子》駢拇之拇，蓋亦謂小指。凡駢拇每每在小指内側而駢之，未見餘指爲駢者。』據此，則拇指不必謂大指。在手則以大指與中指言之，在足則以大指與小指言之，蓋古世之通稱耳。金壇段氏考覈頗密，然唯知手以中指爲拇，足以大指爲拇，而未知手足俱有兩義。今究醫經之實理，遂解得《莊子》之駢拇，不亦奇乎。文詳具於《釋指》中。

**○坐而膝痛，如物隱者，治其關。**

〔楊〕膕上髀樞，爲閞也。

〔識〕馬云：『如膝中有物隱於内者，當治其關，疑是承扶穴也，係足太陽膀胱經，尻臀下陰紋中。』高云：『隱，猶藏也。膝痛如物隱者，痛而高腫，如物内藏也。』

案：如物隱者，言如中有物而作痛之狀也。《集韻》『㥯，痛也。通作隱』正是此義。據高説則謂寉膝風也。

案：扶承無治膝痛之文，此取此穴者，蓋出於別傳。凡《素問》中所舉刺法，與《明堂》不同者往往有之，皆是古來之別傳，猶《本草》白字之外別有黑字，《春秋左氏》之外別有《二傳》之例，不可以彼律此也。

**○膝痛不可屈伸，治其背内。**

〔楊〕背内，謂足太陽背輸内也。

〔識〕吳云：『謂太陽經之氣穴背俞之類也。』志、高同。簡按：馬、張仍王注，定爲大杼穴，恐非。

案：凡膝痛叵屈伸者，皆是足太陽旁光經之病，而其經小指至陰所起，上膝内膕中，又上背爲二行，故膝筋不得屈伸者，於此經取之也。

**○連骬若折，治陽明中俞髎。**

〔楊〕膝痛不得屈伸，連腳骬，其痛若折者，療足陽明中輸。足陽明中輸，謂是巨虚上廉也。扇，輸穴也。

〔識〕吳云：『俞髎，謂六俞之穴，井滎俞原經合，取其所宜也。』張云：『王氏注爲三里，愚謂指陽明俞穴，當是陷谷耳。』高云：『髎，骨穴也。中俞，足陽明俞穴也。五俞之穴，前有井滎，後有經合，俞居中，故曰中俞髎。足中指，陷谷穴也。』

案：膝痛連骬若折者，治陽明中俞骬，謂陽明經中如容指之俞穴也。蓋犢鼻、梁丘、陰市、髀關等，是並主膝痛，見於《甲乙》。三穴在膝上，只犢鼻一穴在膝下，所以注連骬也。

**○若別，治巨陽少陰滎。**

〔楊〕若骬痛若別，可足大陽足少陽二脈營穴也。

〔識〕馬云：『謂捨三里穴，而欲取別穴。』吳云：『若胻痛支別者，宜治巨陽滎通谷，少陰滎然谷也。』張云：『若再別求治法，則足太陽之滎穴通谷、足少陰之滎穴然谷，皆可以治前證。』簡按：於文義，張注近是。

案：『若別』恐『苦裂』，蓋原作『列』，『裂』古字。『列』一訛作『別』，其訛自草體來也。《外臺》卅九引《甲乙》足太陽旁光經『崑崙，主腳如結，踹如裂。承山，主腳踹酸重，戰慄不能久立，踹如裂』。今本《甲乙》並無此文。《千金》卅孔穴主對法云：『崑崙，主腳如結，踝如別。』作『別』其誤與《素問》

合。《千金》又云：『承山、承筋，主腳筋急痛競競。』是狀得踹如裂之皃而尤詳矣。若據王注爲膝如別離，則與如折其狀無別。如折，謂如折傷，即骨節解離也。

案。巨陽，即前文所云崑崙、承山是也。少陰，即復溜、交信、陰谷是也。《外臺》引《甲乙》云：復溜在足内踝上二寸陷者中，主腳膞後廉急不可前卻；交信在内踝上二寸，少陰前太陰後廉筋骨間，足陰蹻之郄，主股樞腨内廉痛；陰谷在膝内輔骨之後，大筋之下，小筋之上，按之應手，屈膝而得之，主腳内廉痛』，並與本文合。蓋滎者，猶云輸穴，謂太陽、少陰二經之所滎養也，非所云『所留爲滎』之義。王以爲通谷、然谷二穴，恐非是。

**○淫濼脛痠，不能久立，治少陽之維，在外上五寸。**

〔楊〕濼，羅各反。淫濼，膝胻痺痛無力也。外踝上五寸，足少陽光明穴也。少陽維者，在四寸中也。

〔識〕張云：『淫濼，滑精遺瀝也，如《本神篇》曰精傷則骨痠痿厥，精時自下，即此節之謂。』高云：『淫，極也。濼，寒也。淫濼脛痠，極寒而脛痠削也。』熊音『濼，力毒反』。簡按：此狀脛痠之貌也。《靈·厥病篇》『風痺淫濼』，又云『股脛淫濼』，《巢源》『皮膚淫躍』，又云『淫淫躍躍』，《肘後方》云『風尸者，淫躍不知痛之所在』，《本草》黑字云『狸骨，主風疰、尸疰、鬼疰，毒氣在皮中，淫躍如鍼刺者』，《千金》『隱軫六十四種風，淫液走人皮中』，《巢源》『注病，肌肉淫奕』，又『淫奕皮膚，去來擊痛』，《文選》枚乘《七發》『血脈淫濯，手足惰窳』，李善注『淫濯，謂過度而且大也』，又曰『濯，大也』，《龍龕手鑑》云『⿸疒翟，音藥。淫病也。⿸疒樂，病消也』，並是淫濼之濼。蓋淫濼、淫躍、淫液、淫奕、淫濯並同。張、高之解固牽強，而王注亦屬未安。又《靈·厥病篇》注馬云『風痺者，其邪氣淫泆（當作「佚」）消爍，病難得愈』，張云『淫濼者，淫浸日深之謂』，二説亦通。張、高之解已下原抄無，宜從刪正。張云：『維，絡也。』

《經脈篇》云：『少陽之别名曰光明，去踝五寸，坐不能起，取之所别。』簡按：《扁鵲傳》『中經維絡』，知維乃絡之謂。

《氣穴論五八》云：『其小痺淫溢，循脈往來。』案：『溢』即『益』字，冒『淫』字，誤從水旁者，非沸溢字。《醫心方》卷一胸部三行下引《明堂》云：『屋翳主皮痛不可近衣淫濼。』《外臺》卅九引《甲乙經》同。

《千金》廿三・惡疾大風篇・岐伯神聖散下云：『身體淫淫躍躍痛癢。』《外臺》卅引同。

《外臺》卷三十・諸癩方篇引《肘後》云：『皮膚不仁，淫淫若蟲行。』

《千金》卷三十・腹病篇『衝門主腹中積痛疼淫濼』。脹滿病篇『氣衝主癃淫濼』。四肢病篇『照海主四肢淫濼』。熱病篇『腎輸主淫濼』。癲疝篇『照海主四肢淫濼』。婦人病篇『經逆四肢淫濼』。又曰『月水不利，癃淫濼』。又曰『女子淋，四肢淫濼』。

《靈・經脈篇》胃足陽明下『狂瘧温淫』。

《文選・海賦》『湛濼』，上音以甚，下音藥，善曰：『波前卻之貌。』又《海賦》『潭瀹』，上音以審，下音藥，善曰：『動搖之貌。』

《廣韻》藥韻『⿸疒翟，淫⿸疒翟病也』。《玉篇》『⿸疒翟，弋灼切。病也』『痓，病也』。

《聖惠方》治婦人血風走疰諸方没藥散下云：『夫婦人體虛受之邪氣，隨血而行，或淫易皮膚，來去擊痛，遊走無有常處，故名爲走疰也。』（《醫方類聚》二百十三。二十七頁引）

案：淫濼，謂皮膚不論痛痒移動無常處也，或曰淫（《龍龕手鑑》）、或曰『⿸疒翟』（同上）、或曰淫濯、或曰淫淫躍躍（《千金》），皆同義，單言複言之異耳。

『脛痠』二字，恐是王氏所補。蓋淫濼不能久立，即是脛痠之謂，似重語。

案：本文宜從楊、王二注，爲五寸光明穴也。『五寸』《大素》作『四寸』，王注云：『三寸，一云四寸。』據此，則王氏所據正文作『三寸』可知矣，而與本文作『五寸』不合。因考本文『五寸』，蓋淺人據王注所改歟？不然則本文作『五寸』，注文云『三寸，一云四寸』。不相合矣。《素問》『三寸』，《大素》作『四寸』者，古文『四』作『三』，與『三』甚近，故往往『三』『四』互訛，説詳見於《寶命全形廿五》中。『少陽之維』猶云少陽之絡，維、絡同義，故互偁，與前文『少陽（當作「少陰」）滎』同，爲經穴泛偁之義。『外上』不成語，今本蓋脱『踝』字耳。（《太素》作『外踝上』。）

**○輔骨上，横骨下爲楗，**

〔識〕吴云：『輔骨，膝輔骨。横骨，腰横骨。是楗爲股骨也。』張同。高云：『上文云：蹇膝伸不屈，治其楗。所謂楗者，輔骨上，横骨下爲楗。股脛皆有輔骨，乃大骨之旁骨，此輔骨，股内旁骨也。横骨，臍下小腹，兩旁之骨也。』簡按：輔骨有二，經文無所考，可疑矣。沈彤《釋骨》云：『自兩髂而下，（當補「在膝以上者曰髀骨，曰股骨，其直者曰楗。考枯骨象，髀樞」。）在關旁納機，不在機端，而説者名髀骨，爲髀樞骨。又以爲楗骨下，誤甚。』考楗，通作鍵。《説文》『楗，歫門也』。《顔氏家訓》曰：『蔡邕《月令章句》云鍵，關牡也，所以止扉。』楗骨之義，蓋取於此。張云：『楗，音健，剛木。』似未切貼。

案：段玉裁《説文注》云：『楗，歫門也。歫，各本作限，非，今依《南都賦注》所引正。《老子釋文》亦作距門也。按楗閉，即今木鎖也。諸經多借鍵爲楗，而《周禮・司門》作管蹇，先鄭云：蹇讀爲鍵，今本乃互易蹇鍵字。』據段氏説，則後世以金作楗，故從金旁作鍵也，以爲假鍵爲楗則非是。今本《素問》《大素》共作『楗』，用《説文》正字，是古文之僅存者也。

〔眉〕《老子》廿七章、《禮・月令》並作『鍵』，俗字。

案：髀關之穴爲胃經，蓋關中通氣之處謂之『楗』，即『關楗』二字之義可尋，應知所以關之爲關者，因有楗之通於内者也。古人下字自有確據，非泛偁也。

**○俠髖爲機，**

〔識〕吳云：『髖，兩股間也。俠髖相接之處爲機。』張云：『髖，尻也，即脽臀也，一曰兩股間也。機，樞機也。俠臀之外，即楗骨上運動之機，故曰俠髖爲機，當環跳穴處是也。』高云：『上文云：坐而膝痛，治其機。所謂機者，俠髖爲機。俠，並也。髖，臀上兩旁側骨也。』沈承之《經絡全書》云：『髖，腰胯骨也，亦謂之踝（即腰踝骨）。腰旁俠脊，平立陷者中，按之有骨，機關處動者是也。』沈彤云：『關之旁曰髀樞，亦曰樞機者，髀骨之入樞者也。』簡按：髖，《説文》『髀上也』，《廣雅》《釋名》並云『髋也』。髋，腰骨也。兩股間謂之髖，未見所據。

〔紹〕堅按：（《太素》作）髋、髖同用。先兄曰：『機，髀骨之入樞者，在臀上兩傍。其所俠爲髖。髖則臀上側骨，與髂本是一大骨。腰旁俠脊，平立陷者中，按之有骨，機關處動者是也。』

案：《説文》『機，主發謂之機』『幐，機持經者』『杼，機持緯者』『椱，機持繒者』，段玉裁曰：『機之用主於發，故凡主發者，皆謂之機。檃栝之辭。』立之案：《易・繫辭》『樞機之發』，《釋文》引王廙注：『機，弩牙也。』《書・太甲上》『若虞機張』傳，《禮記・緇衣》『若虞機張』注，《莊子・齊物論》『其發若機括』釋文同。《鬼谷子・飛箝》『料氣勢，爲之樞機，以迎之隨之』注：『機所以主弩之放發。』因此，則凡所以轉物之牙，皆謂之機，故入於户樞（門臼）中之牙，亦謂之機。所云樞機、關機是也，渾天儀可轉旋之處，亦謂之機，所云璇機是也。故所以動搖髀樞之軟骨柔筋，亦謂之機。《釋名》云：『樞，機也。要髀股動搖，如樞機也。』是樞機混言不分者也，析言則入髀樞中之骨謂之機也。

**○膝解爲骸關，**

〔識〕張云：『骸，音鞋。《説文》云：脛骨也。脛骨之上，膝之節解也，是爲骸關。』高云：『上文云：立而暑解，治其骸關。所謂骸關者，膝後分解之處。』沈彤云：『按：即膝外解上下之輔骨，蓋名關，本取兩骨可開闔之義，故指骨解與兩骨並通。』

案：『骸關』諸説紛紛不一定，今斷爲膝眼穴，説見於前文中，不再贅於此矣。

**○俠膝之骨爲連骸，**

〔張〕膝上兩側，皆有俠膝高骨，與骸骨相爲接連，故曰連骸。

案：《大素》『連』作『患』，同義。蓋『患骸』古言，『連骸』今言，猶前文『厭關』『骸關』之例。蓋『患』即『串』假借，與『連』同義。『連』恐王氏所改。『串』字鐘鼎文作『串』『[illegible]』，爲二貝一貫之形，小篆作『串』，《説文》云：『穿物持之也。』別作『貫』字云『錢貝之貫』，非是。《廣韻》『串，穿也』。

**○骸下爲輔，**

〔識〕張云：『連骸下高骨，是爲内外輔骨。』高云：『骸下，即骸關之下。』沈彤云：『俠膝之骨曰輔骨，内曰内輔，外曰外輔，其專以骸上爲輔者，《骨空論》云：骸下爲輔。『下』乃『上』之訛也。則膝旁不曰輔，而曰連骸。骸上者，䯒之上端也。』簡按：《詩》有『乃棄爾輔』，《正義》云：『輔，是可解脱之物。蓋如今人縛杖於輻，以防輔車也。』《左傳》有『輔車相依』，《韓非·十過篇》『夫虞之有虢也，如車之有輔。輔依車，輔亦依車』，可知輔即夾車軸，故假爲頰車，又假爲俠膝之稱也。又據彤説『骸上爲輔』，則下文『輔上爲膕』，亦當作『輔下爲膕』，此必不然。

〔紹〕《銅人經》注曰：『輔骨，謂輔佐骱之骨，在骱之外。』

○**輔上爲膕**，

〔張〕輔骨上向膝後曲處爲膕，即委中穴也。

○**膕上爲關**，

〔識〕張云：『膕上骨節動處，即所謂骸關也。』高云：『上文云：膝如物隱者，治其關。所謂關者，膕上爲關，腿曲處之上也。』

案：輔骨上横骨下爲楗，俠髖爲機，膝解爲骸關，俠膝之骨爲連患骸，骸下爲輔，輔上爲膕，膕上爲關。今作圖如下。

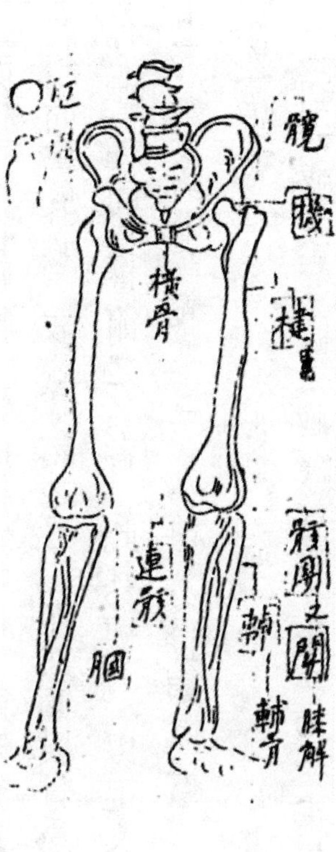


案：張注所説似是，但以『俠膝之骨』爲膝上之骨，非是。蓋『骸』即脛骨，其上頭俠入於膝中之處謂之『連骸』，連骸之下脛骨近下之處謂之輔，輔之上中背謂之膕矣，膕之上者，謂大腿小腿相合膝頭關節之處也。如此解之則至妥。

**○頭（項）橫骨爲枕。**

〔楊〕膝輔骨上橫骨下爲楗，當膝解處爲骸也。項橫骨，項上頭後玉枕也。髖，孔昆反，又音完。

〔識〕吳云：『腦後橫骨爲枕骨。』高云：『上文云膝痛不可屈伸，治其背內，背上通枕骨，故不釋背內，而釋頭橫骨爲枕，知頭橫骨爲枕，則知脊直骨爲背矣。』簡按：高屬強解。志云：『骨之精髓，從枕骨之髓空而會於腦，故論膝骱之骨，而曰頭橫骨爲枕，言骨氣之上下相通也。』此說稍通。然以上下文義求之，蓋有他篇釋周身骨節之名者，此其斷文。以上文有楗機、骸關等之名，後人次於此者，所以上文無治其枕之說也。《一切經音義》云：『煩，《聲類》云：項中有所枕也。《考聲》腦後骨也。今謂之玉煩。』知『枕』又作『煩』。

〔紹〕堅按：據《藏經音義》作『項』爲是。《說文》『煩，玉枕也』。『玉枕』各本作『項枕』，今據段氏所改録。

案：後文『水俞五十七穴云云』至『行六穴』三十五字爲錯簡。王以爲《氣穴篇》內與此重言，似是。據此，刪去此三十五字，則直接『髓空在腦後三分』，是前文『輔骨上』已下至『膕上爲關』專說下部，『頭橫骨爲枕』已下至『在風府上』專說上部也。如此讀，則此五字卻是非錯簡耳。

**○水俞五十七穴者，尻上五行，行五，伏菟上兩行，行五，左右各一行，行五，踝上各一行，行六穴。**

〔楊〕前已言水輸，今復重言者，此言水骨空，水輸主骨，故重言也。

案：王注亦以爲重言，全據楊注也。畢竟此三十五字似衍文，說見於前。但『頭橫骨爲枕』五字宜存此下，在前者蓋錯簡也。

〔識〕高本作『二行』，注云：『行，音杭。舊本訛，左右各一行，今改二行。伏兔上兩行行五，乃左右各二行，行五，則四五二十俞，其俞在臟。踝上各一行，行六穴，則左右十二俞，其俞在足。是水俞五十七穴，而本於腎也。』簡按：考下篇《水熱穴論》，若一行則不合五十七之數，今從之。

案：據《大素》則『尻上五行行五』爲廿五穴，『伏菟上兩行行五』爲廿穴，『左右各一行行六穴』爲十二穴，凡五十七穴，正合其數。《大素》無『行五踝上各一行』七字，可從也。穴名總數詳見於《水熱穴論》，宜併考。

**○髓空在腦後三分，在顱際鋭骨之下，**

舊抄本『三』作『五』。元板同。

案：王注以爲風府穴，諸注家同。『腦後三分』者，謂腦户後三分也。《明堂》云『在項後入髮際一寸，大筋内宛中起肉』是也。

**○一在齗基下，**

〔識〕吳云：『言一空在口内上齗之基。』張云：『脣内上齒縫中曰齗交，則下齒縫中，當爲齗基。今曰齗基下者，乃頤下正中骨罅也。』馬同，云：『係任脈經。』簡按：下頤當在承漿下。吳注似指齦交。

案：『髓空』非一處，蓋髓氣之所注之孔穴皆謂之髓空也。凡四所，在頭則爲腦髓之氣所通，故風府在頭後，廉泉在頤下。王注云『《中誥》名下頤』者，蓋是廉泉也。《明堂》云『廉泉一穴，一名本池，在頤下結喉上舌本』是也。在背則爲脊髓之所注，在上則爲腦户，在下則爲長強，而項中復骨下瘖門穴，是舉一説者，與風府與瘖門，古傳有二説也。凡經中舉二説者，往往有之，皆是此義，學者宜明辨之也。

**○一在項後中，復骨下，**

〔識〕馬云：『在項後之中，復骨之上，即瘖門穴也。』吳云：『項有三骨，中骨之次，又復一骨，故云中復骨下，蓋大椎穴也。』張云：『即大椎上骨節空也。復，當作伏。蓋項骨三節不甚顯。』簡按：張注爲是，然伏復通用，骨蒸復連，或作伏連，一伏時，本是一復時，則不必改字。

案：『復骨』蓋謂枕骨，枕骨在頭蓋骨下，正相重複，故名復骨。古復、複多通用，不遑枚舉。王以爲瘖門穴，蓋亦依古説耳。張以爲大椎上，然則係脊骨之分與頭骨之分自相異。今從王、馬二説。但馬云『復有骨之上』，『上』恐『下』訛耳。《釋骨》云：『柱骨，隱筋肉中者曰復骨。』亦與張説同。

**○一在脊骨上空，在風府上。**

案：王以『風府上』爲腦户穴，諸家皆從此説，無有異論。然此髓空自有五穴，其二穴在頭腦前後，并一説爲三穴也，其二穴則在脊骨上下也。如此解得則顱際鋭骨之下爲腦户，項中復骨下爲風府，是舉古來之二説也。『風府上』，『上』字恐『下』訛。風府下爲瘖門穴，即可謂『脊骨上空』，乃與脊骨下空尻骨下長強穴上下相當，則前三穴爲腦髓空之義，後二穴爲脊髓空之義，愚案如此，宜考。

**○脊骨下空，在尻骨下空。**

案：《新校正》以『尻骨下空』爲長強穴，可從。今合古説與新案爲圖如左，以便初學檢閲。

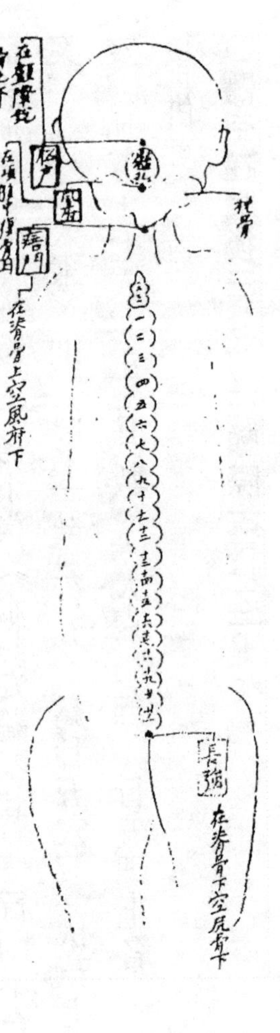

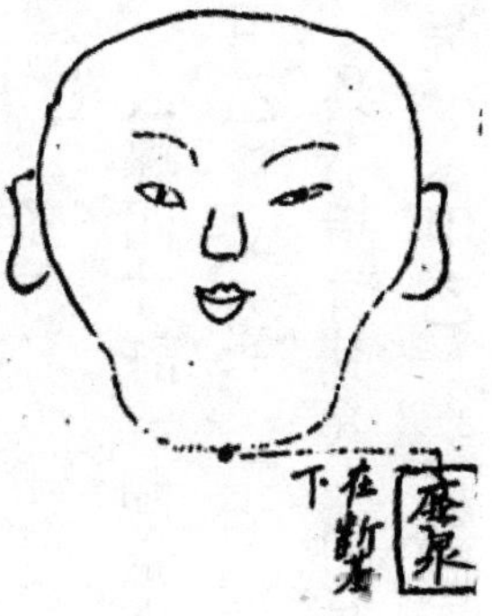

案：《五藏生成十》云：『諸髓者，皆屬於腦。』《靈樞·海論》云：『腦爲髓之海。』蓋腦者爲髓氣之所會合，共是腎之所作成也。乃如花實之在樹梢草頭者，其所作在根核之例也。説詳見第十中。

〔識〕尻骨下空，馬、吳、張並仍《新校正》爲長強，今從之。

**○數髓空，在面俠鼻。**

〔張〕數，數處也。在面者，如足陽明之承泣、巨髎，手太陽之觀髎，足太陽之睛明，手少陽之絲竹空，足少陽之瞳子髎聽會。俠鼻者，如手陽明之迎香等，皆在面之骨空也。

〔紹〕琦曰：『數』字疑有誤。

案：『數』，馬以爲數處，張從之，未得其義。竊謂數字自有細小之義，義在音而不在字，乃與殺縮鎖深稍少鑠鎩等字音義皆同。蓋面部口鼻間動脈縱横維持，相爲屈申開閉之機者，皆因此稍少微眇之髓氣所貫通之餘力也。其所貫通之處，皆有穴處，如張注所舉是也。

**○或骨空，在口下，當兩肩。**

〔識〕簡按：《甲乙》『大迎，一名髓空』，故王以爲大迎。

〔紹〕琦曰：『或』字疑有誤。先兄曰：『沈彤云：通回匝口頰下之骨，曰或骨。按：《説文》『或』即『域』本字。云或骨者，以其骨在口頰下，象邦域之回匝也。楊曰：兩肩，有本爲脣也。』

案：『口下兩脣』不成語，『脣』是『肩』訛。

案：以上論髓空，此已下論骨空，故加一『或』字以限之也。蓋本論爲骨空，骨空中自別有髓空，髓能養骨，故先説髓空，次及骨空也。云『在口下』者，謂地倉、大迎。云『當兩肩』者，謂人迎、水突、扶突、天鼎也。先從上部迺及於下部，故曰『在口下當兩肩』也。

**○兩髆骨空，在髆中之陽。**

〔識〕吳云：『髆陽，髆之外也。』張云：『髆，肩髆也。中之陽，肩中之上髃也。即手陽明肩髃之次。』志云：『陽，外側也。』簡按：《説文》『髆，肩甲也』。

案：兩髆骨空者，謂肩髆上之骨空有兩處也。在髆中之陽者，謂在髆中與陽也。之猶與，古文多用之。詳見於《經傳釋詞》卷九中。蓋髆中者，即肩中俞，在肩甲内廉去脊二寸陷者中。髆陽，即髆外，謂肩外俞在肩甲上廉去脊二寸陷者中。前後並無『兩』字，此獨有『兩』字，可活看也。

**○臂骨空，在臂陽，去踝四寸，兩骨空之間。**

〔識〕張云：『臂陽，臂外也。去踝四寸，兩骨之間，手少陽通間之次也。亦名三陽絡。』吳云：『臂有兩骨，去踝四寸許，髓空在其間。臂陽，臂外也。』簡按：《甲乙》『三陽絡，在臂上大交脈支溝上一寸』。而《甲乙》又云：『支溝，在腕後二（當作「三」）寸，兩骨之間陷者中。』如此則不合去踝四寸之數，可疑矣。吳不指言其穴，似是。

案：《甲乙》云外關二穴，在捥後二寸陷者中；支溝二穴，在捥後三寸兩骨間陷者中；三陽絡二穴，在臂大交脈支溝上一寸。考《靈樞·骨度篇》云：『肘至腕長一尺二寸半。』以此寸法律之，則掔後二寸爲外關，掔後三寸爲支溝，掔後四寸爲三陽絡，正與《骨度篇》之寸法相合，則從《新校正》及馬、張之説，以手少陽三焦經之三陽絡爲定，王注所云『通間』，亦似指此穴。

**○股骨上空，在股陽，出上膝四寸。**

〔馬〕即伏菟穴也。係足陽明胃經。

〔張〕股陽，股面也，出上膝四寸，當足陽明伏兔陰市之間。

案：張據王注，似是。考《甲乙》『伏兔在膝上六寸起肉』『陰市在膝上三寸』。則此間雖無穴名，骨間空處，乃是其穴耳。

〔紹〕琦曰：『出』衍字。

**○䯒骨空，在輔骨之上端。**

《醫心方》卷二引《明堂》云：『犢鼻二穴，在膝臏下骭上俠解大筋中。』

**○股際骨空，在毛中動下。**

〔識〕吳云：『股際骨，前陰曲骨也。』張云：『毛中動下，謂曲骨兩傍股際，足太陰衝門動脈之下也。』高云：『股際，陰股交會之際。股際骨空，在毛中動下，乃動脈之下跨縫間也。』簡按：曲骨在毛際，今曰毛中，不可定爲曲骨穴。

〔紹〕琦曰：『動下，當作動脈下。』

案：毛中動下者，即横骨穴也。曲骨一穴在毛際，横骨二穴在毛中。《明堂》云：『曲骨一穴，在横骨上，中極下一寸陰毛際陷者中。横骨二穴，在大赫下一寸，一名下極。』可以徵也。横骨爲足少陰腎經而衝脈也。蓋橫骨前面有二孔相對，即爲股際骨空。正當毛中動脈之下，動脈者股際之動脈，歸來氣街之地是也。（《大素》『動』下有『脈』字。）

橫骨即股際骨空　毛中動脈歸來氣街之地衝脈所注是也

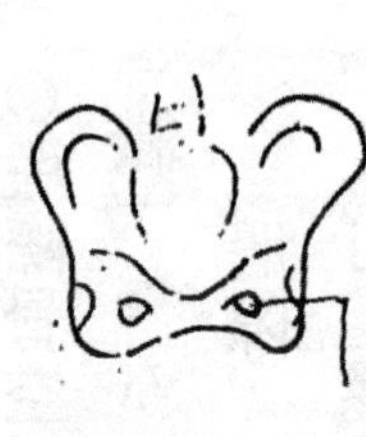

**○尻骨空，在髀骨之後，相去四寸。**

〔識〕志云：『尻骨，臀骨也。髀骨在股骨之上，少股（當作「腹」）兩傍，突起之大骨前，下連於橫骨，後連於尻骨。』高云：『尻骨，尾骨也。髀骨，臀側骨也。髀之後，相去四寸，正當尻骨空之處。』簡按：以上骨空，諸家定爲某穴，唯志高不注穴名，蓋有所見也。

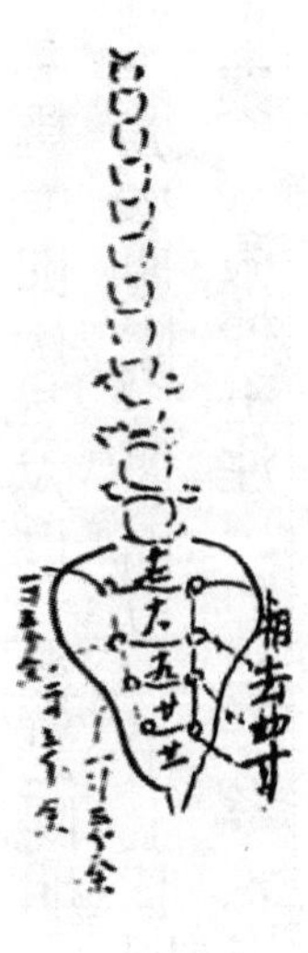

案：『八髎』已見前文ウ五中。此云『相去四寸』，諸家無明解。蓋八髎骨中有空凡八，其人瘦者，歷歷可數。其橫度上濶下漸狹，不宜云四寸，其云『相去四寸』者，上次中下四窌，其間相去各寸餘，故總之云『相去四寸』也。以《骨度篇》云『膂骨以下至尾骶二十一節，長三尺』律之，則其寸法大抵相合矣。録以存考。

或曰：四寸恐三寸訛，古文四多作三，往往與三字互訛。此四寸恐三寸，上窌濶，下窌狹。然俠脊骨，其間云相去三寸者，亦大概之言耳。』

立之再案：今以平人度之，則每窌左右，其間正當周尺之四寸今曲尺之二寸四分三厘有奇，不須别費煩辨耳。

○**扁骨有滲理湊，無髓孔，易髓無空。**

〔楊〕言骨上有空，五穀津液入此骨空，資腦髓也。此骨空種數所在難分，有可知者不可知者，故置而不數也。兩肩，有本爲『脣』也。

〔識〕張云：『扁骨者，對圓骨而言。凡圓骨内皆有髓，有髓則有髓孔。但若扁骨，則有血脈滲灌之理湊，而内無髓。』吳同。高云：『扁骨，胸脊相交之肋骨也。』志同。簡按：扁骨概通體扁骨而言，張注爲是。

案：凡脊骨手足骨之外，中不空扁片之骨謂之扁骨。《大素》作『遍骨』，恐誤。此扁骨上有滲理相湊，以保護之，無别如竹筒之髓孔，然亦有髓擁之，但無如筒之空也。蓋易髓無空者，重釋前文『有滲理湊，無髓孔』者，髓空雖無，然亦有髓，只無髓空耳，亦是古文自相爲經傳。前作『孔』，後作『空』，《大素》『無』前作『毋』，後作『無』，可知以今文釋古文也。

王注云：『易，亦也。』《大素》『易』字傍書云『亦也』。是亦、易通用之徵。説已見於《玉版論要五十》《脈要精微七十》中。

〔識〕吳云：『但有滲灌之腠，無復髓孔也。故變易無體，則無孔也。』高云：『易，交易也。扁骨，有澮滲之紋理，湊會於胸脊，其内無髓孔。申明滲理湊者，髓之交易也，無髓孔者，兩頭無空也。』簡按：高似穩貼，馬、張、志仍王。

**〇灸寒熱之法，先灸項大椎，以年爲壯數，**

以下至篇末，出《大素》廿六・灸寒熱法，《甲乙》八・五藏傳病。

〔楊〕大椎穴，三陽督脈之會，故灸寒熱氣取。《明堂》大椎有療傷寒病，不療寒熱之。

〔張〕此下灸寒熱之法，多以虛勞爲言，然當因病隨經而取之也。

《醫心方》卷二引《明堂》云：『大椎一穴，在第一椎上陷者中。刺入五分，灸九壯，主傷寒熱盛煩歐也。』

《外臺》引《甲乙》云：『大椎，在第一椎上陷者中，三陽督脈之會。灸九壯，主寒熱，以年爲壯數，傷寒熱盛煩嘔。七四ウ』

〔識〕《千金方》云：『凡言壯數者，若丁壯，病根深篤，可倍於方數，老少羸弱，可減半。』沈括《筆談》云：『醫用艾一灼，謂之一壯，以壯人爲法也。其言若干壯，壯人當依此數，老幼羸弱，量力減之。』

案：所引《千金》，宋本亦作『丁壯』。《醫心》卷二五三ウ引孫思邈曰：『凡言數若干壯，遇病病根深篤者，倍多於方數，其人老少羸弱者，復減半。』據此，則《千金》元來作『若干壯』，今本作『丁壯』者，知是宋臣所改。然則以一壯之壯，爲壯人爲法之義，實始於沈括歟。

《醫心方》卷十八十九ヲ治竹木壯刺不出方第十九《録驗方》云『諸竹木刺壯不出。方，末王不留行服，即出』，標記：『郭知玄云：刺在肉中曰壯。』

《醫略抄》治竹木壯刺在宍中不出方。廿七

簡案：揚雄《方言》云：『凡草木刺人，北燕朝鮮之間謂之茦，或謂之壯。』郭璞注：『今淮南人亦呼壯。壯，傷也。《山海經》謂刺爲傷也。』此言壯刺，蓋其義也。

案：《醫略抄》者，丹波雅忠在永保辛酉抄出於《醫心方》中之書也。

**○次灸橛骨，以年爲壯數，**

《醫心方》卷二十八ウ引《明堂》云：『長強一穴，一名氣之陰郄，在脊骶端。刺入二寸，留七呼，灸三壯。』

《外臺》引《甲乙》云：『長強，督脈絡別，在脊骶端，少陰所結，主虛則寒熱痓反折。』三十九ノ七五ウ

案：外邪之寒熱，灸大椎上，温邪之寒熱，灸尾骶下，蓋以脊骨之上下取之者，與前文云『髓空』『一在脊骨上空』『一在脊在尻骨下空』同義，宜併考。

**○視背俞陷者灸之，**

〔楊〕此脈中血寒而少，故取背輸陷也。厥骨，脊骶骨也。有本『厥』與『骨』通爲一字，巨月反。

〔紹〕《大素》作『厥骨』。堅案：厥，盡也。椎骨之所盡，故稱厥骨乎。其『厥』與『骨』爲一字者，蓋指⿰骨厥字也。

〔識〕簡按：《説文》『橜，弋也』，又『⿰骨厥，尻（當作「臀」）骨也』，知『橜骨』即是『⿰骨厥骨』，本或作『橛』，非。

案：《大素》楊注以此條接前文爲一條，非是。蓋此已下亦皆治寒熱之灸法，各別舉之也。

案：背俞陷者，大椎橛骨已見前。此云『背俞陷』者，泛言之，非只一處也。《醫心方》卷二十七ウ引《明堂》云：『陶道一穴，在項大椎節下間，灸五壯，主寒熱項強難以顧，汗不出。身柱一穴，在第三椎節下間，灸五壯。主身熱狂走譫言見鬼。神道一穴，在第五椎節下間，灸三壯，主身熱痛進退往來。命門一穴，在第十四椎節下間，灸三壯，主頭痛如破，身熱如火，汗不出。至陽一穴，在第七椎節下間，灸三壯，主寒

熱。』《外臺》引《甲乙》同文。

又案：《外臺》引《甲乙》云：『腰俞在第二十一椎節下間，灸三壯，主腰已下至足清不仁，不可以坐起，尻不舉，寒熱。』三九ノ七五ウ並有治寒熱之文，本文指此等穴而言耳。

**○舉臂肩上陷者灸之，**

〔楊〕臂肩亦取脈陷，療寒熱之輸，肩貞等穴也。

案：《大素》『舉』作『與』，蓋古字通用，或是『舉』之壞字。王注以肩髃穴，然肩髃無治寒熱之文。楊以爲肩貞等穴，不定一穴，似是。《醫心》引《明堂》云：肩貞二穴，在肩曲甲下兩骨解間，肩髃後陷者中，灸三壯，主寒熱耳鳴項歴適；肩井二穴，在肩上陷解中缺盆上大骨前，灸三壯，主寒熱悽索ヲ十；肩中俞二穴，在肩甲內廉，去脊二寸陷者中，灸三壯，主寒熱厥，肩外俞二穴，在肩甲上廉，去脊二一（當作『三』）寸陷者中，灸三壯，主肩甲中痛熱而寒至肘；缺盆二穴，在肩上横骨陷者中，灸三壯，主寒熱；天窌二穴，在肩缺盆中上毖骨之陬陷者中，灸三壯，主肩痛引項寒熱；臑俞二穴，在俠肩窌後大骨下甲上廉陷者中，灸三壯，主寒熱，肩重腫引甲中痛。』

又案：『與』爲語助，如《孟子·滕文公》『與鑽穴隙之類也』之例。然則『臂肩上陷』者，謂臂上及肩上之陷穴，共治寒熱之疾也。肩上諸穴者何？《醫心》二引《明堂》云『臂臑二穴，在肘上七寸䐃肉端，灸三壯，主寒熱頸癧適。消濼二穴，在肩下臂外關掖横耶肘分，灸三壯，主寒熱痹頭痛項背急。五里二穴，在肘上三寸半，灸十壯，主寒熱頸瘰癧。天井二穴，在肘外大骨之後肘後一寸，兩節間陷者中，屈肘得之，灸三壯，主振寒熱頸項肩背痛』之類是也。

**○兩季脇之間灸之，**

〔楊〕季肋本俠脊京門穴也。

《醫心方》卷二引《明堂》云：京門二穴，腎募也。在監骨腰中季肋本俠脊。注云：穴當十一椎。灸三壯，主腰痛寒熱腹䐜脹。』

**○外踝上絶骨之端灸之，**

〔楊〕陽輔穴等。

《外臺》引《甲乙》云：『陽輔在外踝上四寸，輔骨之前絶骨之端，如前三分許，去丘墟七寸，灸三壯，主寒熱腰痛如小鍾居其中，弗然腫，不可以欬，欬則筋縮急諸節痛，上下無常處，寒熱痠痛，四肢不舉。』

案：王以爲陽輔穴，楊以爲陽輔等。王蓋據楊而以爲一穴者，非是。曰『等』則其穴非一處可知也。其證如下。《醫心》二(三五ウ)引《明堂》云：『陽交二穴，在踝上七寸，耶屬三陽分肉間，灸三壯，主寒熱髀脛不仁。外丘二穴，在外踝上七寸，灸三壯，主寒熱癲疾。光明二穴，在外踝上五寸，灸五壯，主身解㑊寒少熱甚淋濼。』

**○足小指次指間灸之，**

〔楊〕□臨泣等穴也。

案：王注以爲俠谿穴。《醫心》(二ノ三九ヲ)引《明堂》云：『俠谿二穴，在足小指次指岐骨間本節前陷者中，灸三壯。』《外臺》引《甲乙》云：『寒熱熱病汗不出。』

案：楊注云『臨泣等穴』，不以爲一處，蓋謂俠谿、臨泣二穴也。臨泣，《外臺》引《甲乙》云：『在足小指次指間，本節後去俠谿一寸半陷者中，灸三壯，主寒熱胸脇腰腹膝外廉痛。』(三九ノ二九ウ)

**○腨下陷脈灸之，**

〔楊〕承山□等。

《外臺》卅九引《甲乙》云：『承山在兑腨腸下分肉間陷者中，灸五壯，主寒熱篡反出。』又云：『承筋在腨中央陷者中，足太陽脈氣所發，灸三壯，主寒熱篡後出。』六十三ウ

**○外踝後灸之，**

〔楊〕崑崙等穴也。

《醫心》卷二引《明堂》云：『崑崙二穴，在足外踝後跟骨上陷者中，灸三壯，主寒熱癲疾。』三六ウ

《外臺》引《甲乙》云：『付陽，足陽蹻之郄，在外踝上三寸，太陽前少陽後筋骨間，灸三壯，主振寒時有熱，四肢不舉。』三九ノ六三ヲ

**○缺盆骨上，切之堅痛如筋者，灸之，**

元板『痛』作『動』，周本同，係於誤字。

〔識〕吳云：『此非謂穴，乃肉間結核也。』張云：『此結聚也。但隨其所有而灸之，不必拘於俞穴。』

案：云『切之堅痛如筋』者，是取缺盆穴之法也。而《明堂》《甲乙》此文無，是自一種別傳僅存於此耳。蓋缺盆穴者，肩上橫骨陷者中，切之則覺痛，其地堅有如筋者，即此穴處，是探穴之祕法也。乃『缺盆骨上灸之』六字，本文『切之堅痛如筋者』七字爲注文也。古文句中有解者，往往有此例。且前後文例皆直取其穴而灸之，不可此獨爲病氣也。吳、張説叵從。王注云『經闕其名』者，亦未得其義。今就缺盆骨上探之，本人覺痛，而其指下切之則堅如筋，即其穴處也。古經不必欺吾，注家傳誤，遂自誤且誤人者不少，不可不以經解經也。

《外臺》卅九八十ヲ引《甲乙》云：『缺盆在肩上橫骨陷者中，灸三壯，主寒熱歷適，胸中滿有大氣。』《醫

心》二引《明堂》作『主寒熱胸中熱滿』十ウ。

**○膺中陷骨間灸之，**

《外臺》引《甲乙》云：『天突在頸結喉下五寸中央宛宛中，陰維任脈之會，灸三壯，主翕翕寒熱頸腫。』

案：天突下一寸爲琁璣，琁璣下一寸爲華蓋，華蓋下一寸六分爲紫宫，紫宫下一寸六分爲玉堂，玉堂下一寸六分爲亶中，亶中下一寸六分爲中庭，並任脈。然『主寒熱』之文唯在天突，且其骨間最陷者爲天突，則此宜爲天突一處爲妥。

**○掌束骨下灸之，**

〔識〕高云：『束骨，横骨也。掌束骨下，猶言掌下束骨，謂横骨縫中，大陵二穴。』樓氏《綱目》云：『王注陽池，未詳是否。』簡按：《甲乙》『陽池，在手表上腕中陷者中』『大陵，在掌兩筋間陷者中』，亦未知孰是。

《外臺》引《甲乙》云：『陽池在手表腕上陷者中，灸三壯，主寒熱痻瘧。』三九ノ七七ウ《醫心方》引《明堂》同，無『痻』字。二ノ十五ヲ

《外臺》引《甲乙》云：『太陵在掌後兩筋間陷者中，灸三壯，主熱病煩心而汗不出，身熱如火，頭痛如破。』三九ノ五三ウ《醫》引《明堂》『病』作『痛』。二ノ十五ウ

案：王爲陽池，可從。《大素》（『掌束骨下』）作『去骭骨下』，則解谿穴也。《外臺》卅九引《甲乙》云：『解谿在足衝陽後一寸半，腕上陷者中，灸三壯，主熱病汗不出，寒熱欠煩滿。』四一ヲ爲足陽明胃經。

**○齊下關元三寸灸之，**

《外臺》卅九引《甲乙》云：『關元在臍下三寸，任脈足三陰之會，灸七壯，主寒熱石水。』六一ヲ《醫心》二引《明堂》云：『犇豚寒氣入少腹。』二六ウ《外臺》引《甲乙》『寒氣』作『寒熱』。

案：以前後文例考之，『齊下三寸』爲本文，『關元』二字爲注文，蓋是後人所加者，與前文『缺盆』同例。

**○毛際動脈灸之，**

《外臺》引《甲乙》云：『氣衝在歸來下一寸，鼠鼷上一寸，動應手，足陽明脈氣所發，灸三壯，主腸中大熱不安，腹有大氣瘧淫濼身熱。』三九ノ四六ウ

案：《醫心》引《明堂》『氣衝』作『氣街』。『氣街』無治寒熱之文，然以實理推之，則凡成身熱者，必先惡寒，故唯曰『身熱』，蓋亦寒熱之症也。

**○膝下三寸分間灸之，**

《外臺》引《甲乙》云：『三里在膝下三寸胻外廉，灸三壯，主熱病汗不出，寒熱陰氣不足。』三九ノ四二ヲ

**○足陽明跗上動脈灸之，**

案：據《大素》（『明』下有『灸之』）則足陽明與衝陽爲二處也。《刺瘧三六》云『胃瘧刺足陽明』，又云『先足脛痠痛者，先刺足陽明十指間出血』，注家以爲厲兑，詳見於彼注中。而『厲兑在足大指次指之端，去爪甲如韭葉，足陽明脈之所出也。灸一壯，主熱病汗不出』。見《外臺》卷三十九引《甲乙》四十ウ《外臺》卅九引《甲乙》云：『衝陽在足跗上五寸，骨間動脈上，去陷谷三寸。灸三壯，主皮先寒熱病汗不出口熱痛，胃管痛，時寒熱皆主之。』四一ヲ

**○巔上一灸之。**

《醫心方》二引《明堂》云：『百會一穴，在前頂後一寸半頂中央旋毛中。灸五壯，主熱病汗不出而善歐。』

案：《素問》作『巔上』，《大素》作『直上』，其義同，蓋異傳異本耳。

又案：一説曰直上者，謂自衝陽直上一寸半，動脈正應手。《外臺》卅九引《甲乙》云：『解谿在足衝陽後一寸半，腕上陷者中。灸三壯，主熱病汗不出，寒熱欠煩滿。』四一ヲ

**○犬所嚙之處，灸之三壯，即以犬傷病法灸之。**

〔識〕張云：『犬傷令人寒熱者，古有灸法如此。』吳云：『古别有灸法，故云然也。』簡按：《千金翼》云：『狂犬咬人，令人吮去惡血盡，灸百壯，後日日灸，百日止。』《銅人經》云：『外丘，治猘犬所傷，毒不出，發寒熱。速以三壯艾，可灸齧處，立愈。』『嚙』本作『噛』，非。

案：《大素》可從。云『即以犬傷痛壯數灸』者，謂犬所嚙之處，其牙痕痛處，痛有五者則五，有六者則六，隨其痕數灸之也。言『犬傷痛』者，犬牙傷痛之處也。『壯數灸之』者，隨其牙痕之數，每痕三壯灸之也。前説皆叵從。

**○凡當灸二十九處。**

〔識〕張云：『自犬嚙之上，共計二十九處。犬傷者無定處，故不在數内。』簡按：高合犬嚙處二，爲二十九處，然經文無犬嚙處二文，不可從。今考自大椎至巔上一，合左右共二十七處，加犬所嚙，爲二十八處。知如《新校正》所言，跗上之下（當作『上』）去『灸之』二字者，誤也。

〔新〕詳足陽明不别灸，則有二十八處。疑王氏去上文『灸之』二字者非。

案：此説不可從。全本、《大素》共作『足陽明灸之』，而王氏去『灸之』二字者，不然則不合二十九

處之數故也。宋臣説非是，今據此數之如左。
一項大椎，二橛骨，三背俞，四五臂肩上，六七兩季脇間，八九外踝上，十十一足小指次指間，十二十三腨下，十四十五外踝後，十六七缺盆骨上，十八膺中，十九廿掌束骨，廿一齊下，廿二三毛際，廿四五膝下，廿六七足陽明跗上，廿八巓上，廿九犬所嚙。以上灸法廿九穴，故曰凡當灸二十九處也。王以『傷食灸之』四字屬上句讀，非是。今從楊注之讀而正之。

〔楊〕肝，音干，髃骬穴也。〔紹〕案：肝當骬，干當于，衝陽等穴也。題云：灸寒熱法此惣數之廿七處，中有依其輸穴，亦取氣，指而灸之，不可爲定可量取也。

案：《大素》作『廿七處』，恐誤字，其數不與本文合，故楊説亦不分明也。不然則楊注例舉一二數以示之。此不舉者，以不能詳之耳。

**○傷食灸之，不已者，必視其經之過於陽者，數刺其俞而藥之。**

〔楊〕傷食爲病，灸之不得愈者，可刺之。刺法，可刺大經所過之胳出血，及飲藥調之，陽胳脈也。

元治甲子四月廿九日卒業
迎某雨未霽　窗外新綠漸深杜鵑頻啼
賈佗巷人　立之　芒翁

第六十補

風府在上椎ウ一

案：『上椎』猶云『椎上』，乃謂大椎骨上直入髮際一寸也。所云『上椎』，亦是上世之俗呼遺言僅存於此者歟。

〔識〕呉云：『言在項骨第一節上椎也。』張同。高云：『項上高起第一椎爲大椎，項上平坦第一椎爲上椎，大椎至尾骶共二十一節，大椎之上，別有二節也。』簡按：《甲乙》諸書並云『風府在入髮際一寸』，而此云『在上椎』，又《靈·本輸篇》云『頸中央之脈，名曰風府』，若其入髮中，則不宜云『在上椎』，又云『頸中央』，況本篇下文云『髓空，在脊骨上空，在風府上』，則知『風府』不入髮中。《甲乙》等説可疑矣，録以俟考。志以『上椎』爲『大椎』，誤甚。

案：此説叵從。蓋『在上椎』者，泛言其穴在脊椎骨上也，乃謂入髮際一寸，非有異義矣。楊注可從。

寒府ウ六

〔馬〕按鍼灸書並無寒府穴，今細推之，足少陽膽經有陽關穴，在陽陵泉上三寸，犢鼻外陷中，疑是此穴。蓋鼠瘻在頸腋之間，正屬足少陽膽經也。其曰寒府者，大凡人之膝上片骨最寒，故命名如此耶。又曰陽關者，以足三陽以此爲關耶。足太陽膀胱經風門穴又曰熱府。其古人命穴必有取義，猶手有曲池，足有曲泉，手有三陽絡，足有三陰交，膝外有陽陵泉，膝内有陰陵泉之類，故風門爲熱府，而陽關爲寒府也。

大風ウ一

《靈·刺節真邪七十五》云：『大風在身，血脈偏虛。虛者不足，實者有餘，輕重不得，傾側宛伏。』

胳ヲ五

段玉裁《説文注》『胳』下云：『兩厷迫於身者謂之亦，亦下謂之胳，又謂之胠，身之迫於兩厷者也。』『胠』下云：『胳謂迫於厷者，胠謂迫於臂者。』

巨陽少陰滎ウ廿二

〔紹〕堅按：楊注『可』字下恐有脱，『足少陽經，出膝外廉，下外輔骨之前，直下抵絶骨之端』，則

《太素》似是。

數髓空ウ卅一

《詩・魚麗》傳『庶人不數罟』，《釋文》：『數，細也。』《孟子・梁惠王》上『數罟不入洿池』趙注：『數罟，密網也。』

與痛上ウ五

案：『與』爲語助，見《經傳釋詞》卷一。言『八髎』非一處，但其痛上刺之也。

淫濼三廿

《樂記》『咏嘆之，淫液之，何也』注：『咏嘆，淫液，歌遲之也。』《正義》曰：『淫液，謂音連延而流液不絶之意。』又《詩》賓之初筵序云『君臣上下，沈湎淫液』，注：『淫液者，飲酒時情態也。』今俗本《毛詩》及注疏多作『淫泆』。

《外臺》卷十六・肉極論：『《删繁論》曰：至陰遇病爲肌痺，肌痺不已，復感於邪。内舍於脾，淫淫如鼠走其身上云云。』ウ廿七又：『瘵肉極熱，肌痺淫淫如鼠走其身上云云。』ウ廿八又：『《千金》瘵肉極虚熱，肌膚淫淫如鼠走云云。』ウ廿九

六十　風者百病之始ヲ一　風府ウ一　大風ウ一　憎風ウ二　䏚眇ヲ五　胳ヲ五　陰卵ウ五　鼠瘻ウ六　拜跪ヲ八　任ヲ九　衝ヲ十　内結ウ十　七疝同　帶下同　瘕聚同　逆氣ヲ十二　裹急同　督脈ウ十二　廷孔ウ十三　簒ヲ十四　衝疝ウ十六　蹇十六ウ、廿五ヲ　楗同　機十九ヲ、廿五ウ　暑解ウ同　拇指ヲ廿　別列ヲ廿二　淫濼ヲ廿三　患串ヲ廿七　輔ウ同　復骨ウ三十　髓空ヲ同　易亦ウ三四　壯數ヲ三五　犬嚙灸ウ四一　傷食ウ四二

## 水熱穴論篇第六十一

〔新〕按全元起本在第八卷。

《大素》十一・氣穴。《甲乙》八・腎風。《千金》十九・腎藏。

**○黃帝問曰：少陰何以主腎，腎何以主水？**

〔楊〕問少陰之脈主之所由也。

**○岐伯對曰：腎者，至陰也。**

〔楊〕至，極也。腎者，陰之極也。

**○至陰者，盛水也。**

〔楊〕陰氣舍水，故曰盛水。

**○肺者，太陰也。少陰者，冬脈也。**

〔楊〕一曰肺者，量爲不然也。少陰亦盛也。少陰之脈盛，屬於冬分也之。

**○故其本在腎，其末在肺，皆積水也。**

〔楊〕腎脈少陰，上入肺中，故曰末在肺也。所以腎之與肺，母子上下，俱積水也。

〔馬〕此言風水之病，本之於腎，而傳之於肺也。本者，病之根也。末者，病之標也。腎氣上逆，則水氣客於肺中，此所以皆爲積水也。

〔張〕凡病水者，其本在腎，其末在肺。亦以金水相生，母子同氣，故皆能積水。

案：腎爲海水，肺爲泉水。腎在最下，肺在最上。腎主領全身水液，肺主領全身氣液。故金水二氣常相通達，一切無有凝滯。若小腎命門之伏火稍衰，則全身之水液不能流通，故肺中之氣液亦不活通，是以爲水腫之病也。

**○帝曰：腎何以能聚水而生病？**

〔楊〕腎爲至陰，聚水未知何由生病。

**○岐伯曰：腎者胃之關也。關門不利，故聚水而從其類也。**

古抄本『門』作『閉』，與《大素》合，王注亦作『關閉不利』，則今本訛作『門』可知也。

〔張〕關者，門户要會之處，所以司啓閉出入也。腎主下焦，開竅於二陰。水穀入胃，清者由前陰而出，濁者由後陰而出，腎氣化則二陰通，腎氣不化則二陰閉，腎氣壯則二陰調，腎氣虚則二陰不禁，故曰腎者胃之關也。關閉則氣停，氣停則水積，水之不行，氣從乎腎，所謂從其類也。愚按：本節云關門不利，則聚水而從其類者，言關之不通也。《脈要精微論》曰：『倉廩不藏，是門户不要也。水泉不止，是膀胱不藏也。得守者生，失守者死。』言關之不固也。不通則癃閉而胕腫，不固則滑泄而脱元。職此之由，總因腎敗。夫胃爲五藏六府之海，而關則在腎。關之爲義，操北門鎖鑰之柄。凡一身元氣消長，約束攸賴。故許知可云：『補脾不若補腎者，謂救本之道，莫先乎此也。』誠萬古不易之良法。

案：據《大素》及王注，則宜作『腎者，胃之關也。關閉不利，故聚水而從其類也』。張注是，可從。《大素》（『關也關門』作）『關閉關閉』，宜作『關關閉』三字，偶誤耳。

（眉）案：胃者，兼腸胃之言也。仲景『胃中有燥矢』相同。

**○上下溢於皮膚，故爲胕腫。胕腫者，聚水而生病也。**

〔楊〕胃主水穀，胃氣開閉不利，腎因聚水，肺氣之應，溢於皮膚，故爲胕腫。胕，扶府反。與腐同義也。

案：『胕』字解已見於《評熱病論三三》中。上下，即面目足脛。楊以『上』爲肺，以『下』爲腎，其理自同。

**○帝曰：諸水皆生於腎乎？岐伯曰：腎者，牝藏也。地氣上者屬於腎，而生水液也，故曰至陰。**

〔楊〕牝，陰也。地氣，陰氣也。陰氣盛水，上屬於腎，生於津液也。故以腎爲極陰也。

〔馬〕腎爲牝藏，地爲陰象。地氣上者爲水，故感之而生水液耳。惟地與腎皆屬陰，此腎之所以爲至陰也。

**○勇而勞甚，則腎汗出。腎汗出逢於風，内不得入於藏府，外不得越於皮膚，客於玄府，行於皮裹，傳爲胕腫，本之於腎，名曰風水。**

〔楊〕勇者，要脊用力勞甚，腎上腠開汗出，耶風因入。其風往來，内不得入府之餘藏，外不得洩府之皮膚，聚水客於六府之中，行於皮，傳爲胕腫。其本腎風所爲，名曰風水也。

〔識〕《經脈別論》云：『持重遠行，汗出於腎。』

〔張〕勇而勞甚者，汗自陰分深處而發，故曰腎汗。

〔馬〕腎汗出，逢於風，内不得入於藏府，外不得越於皮膚，風乃客於玄府之内，行於皮肉之中，傳爲胕腫之證，其實本之於腎也。故有風復有水，其名曰風水。

《金匱》卷中·水氣第十四云：『風水，其脈自浮。外證骨節疼痛惡風，風氣相擊，身體洪腫，汗出乃愈。惡風則虛，此爲風水。寸口脈沈滑者，中有水氣，面目腫大，有熱，名曰風水。視人之目裹上微擁如蠶（《脈經》《千金》《外臺》《靈樞》並無『蠶』字，可從。《金匱》偶誤）新臥起狀，其頸脈動，時時欬，按其手足上陷而不起者，風水。風水，脈浮，身重汗出，惡風者，防己黄耆湯主之。腹痛者加芍藥。風水惡風，一身悉腫，脈浮不渴，續自汗出，無大熱，越婢湯主之。』

《病源》卷廿一ウ五風水候云：『風水病者，由脾腎氣虛弱所爲也。腎勞則虛，虛則汗出，汗出逢風，風氣內入還客於腎，脾虛又不能制於水，故水散溢皮膚，又與風濕相搏，故云風水也。令人身浮腫，如裹水之狀，頸脈動，時欬，按腫上凹而不起也，骨節疼痛而惡風是也。脈浮大者，名曰風水也。』

案：《外臺》卷二十[十三ウ]風水方八首，深師三方，崔氏一方，《録驗》四方，宜併考。

〔馬〕後世止知水腫，不知有風水之義。但知利水，而並不用風藥。此朱丹溪治水腫法，誠有未全。後世循法用之，致人夭枉者，不知幾千萬人也。如果審得周身浮腫，色黑或白不黄，目下腫亮，膚如脂澤，信爲風水證也，用羌活以入膀胱，獨活以入腎，防風行四肢，蒼朮發表勝濕，乾葛白芷入陽明，柴胡和解表裏，甚則用十二經引經藥，無不應手而愈。但止腹中堅脹者，則又以鼓脹治之，不在此例，當用《腹中論》治以鷄屎醴之類是也。

案：『風水』已見《評熱病三三》中，宜併考。蓋水病之理，此與《評熱病論》合考則自明了，後世汗牛書，悉屬於無用也。

案：『玄府』《大素》作『六府』，可從。若是風邪客玄府行於皮裏之證，則不至於爲胕腫，然元來腎氣衰敗，故在皮膚之邪不得表發，遂爲胕腫。如此解得，則其義稍通，諸注家所説亦同之。但『傳爲』『本之』等字不妥貼矣。蓋『六府』專指胃府，膽大小腸三焦旁光亦是胃家之餘氣所榮養者，言腎汗出之後，風邪入而客腸胃之外，焦旁之中，故曰內不得入於藏府，外不得越於皮膚。蓋風邪入表則發汗而解，入裏則得下而愈，今不在表不在裏，正在腸胃焦旁水液之間，故曰客於六府也。水液得風邪不流通，妄溢行於皮膚之裏，故曰行於皮裏也。邪客府中，腎氣不振，則不得汗，又不得尿，故曰傳爲胕腫，本之於腎也。乃是外風與內水相合而爲腫，故名風水也。《瘧論三五》云『其間日者，邪氣與衛氣客於六府。』[廿一ウ]，《經脈別論二一》云『毛脈合精，行氣於府』[四ウ]，並與此云『六府』同義，宜併看。

○**所謂玄府者，汗空也。**

《大素》卅·温暑病載此七字，而在『凡病傷寒而成温者云云』下。《甲乙》七熱病上同。據考王氷所依《素問》前文『六府』作『玄府』，故以此七字移於此與？抑王氏妄改『六府』作『玄府』，遂以此七字移於此歟？餘見於《熱病論三一》下。

〔楊〕□□汗之空，名玄府者，謂腠理也。

〔馬〕所謂玄府者，即皮膚上之汗空也。汗空雖細微，最爲玄遠，故曰玄。

〔張〕汗屬水，水色玄。汗之所居，故曰玄府。從孔而出，故曰汗空。然汗由氣化，出乎玄微，是亦玄府之義。空、孔同。

案：玄者，幽微之極。目亦不能見之謂也。汗空微眇，非人目所能見知，故名曰玄府也。《大玄·玄告》云：『天以不見爲玄，地以不形爲玄。』《老子》『同謂之玄』王注：『玄者，冥也。』《書·舜典》『玄德升聞』傳：『玄謂幽潛。』《荀子·正論》『上周密則下疑玄矣』注：『玄謂幽深難知。』並此義。『府』，猶謂宫也，室也。汗空有底，細纖自成室，故名曰玄府也。

案：咸豐元年辛亥，西醫合信與清人陳修堂同撰《全體新論》，其説云：『人身衆管，以汗管爲最多。西國醫士以顯微鏡自照其掌，登方一寸，有三千五百二十八孔，每孔之下管長二分，彙而算之，共長三丈三尺。若以全體而論，一寸登方者，有二千五百處，合計管孔八百萬有零，續而長之，遠九十里。凡外感寒熱，汗管壅閉，大病多由此起，發表之劑，爲治標之急務也。致若暑天積汗，不洗不抹，多有皮病熱痱之患。』

案：毛竅者，皮上有通氣之穴，故謂之汗空。汗空管下有底，故謂之玄府。因知古人之偁呼，皆涉實際，非概言也。宜考究矣。

宋・張伯端《新玉清金笥寶籙青華祕文》卷上百竅説云：『人之一身毛竅八萬四千，氣官三百八十四云云。』是道家之説，與西洋説自不異，蓋舉其大數而言也。

皮内之形圖。

割開皮内以顯微鏡窺之見，週身皆如此。

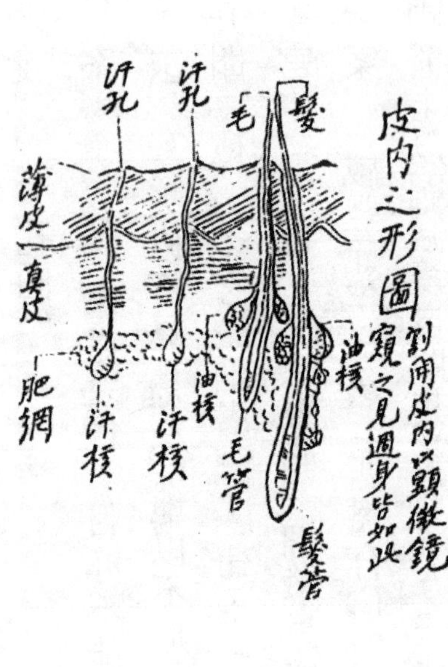


**○帝曰：水俞五十七處者，是何主也？岐伯曰：腎俞五十七穴，積陰之所聚也，水所從出入也。**

〔楊〕以下言水輸也。腎爲積陰，故津液出入也。皆腎爲主也。

**○尻上五行，行五者，此腎俞。**

〔楊〕尻上五行，合廿五輸者，有非腎脈所發，皆言腎輸，以其近腎並在腎部之内，腎氣所及，故皆稱腎輸也。

案：『尻上五行』，據王注則其圖如下。併左右中央，則五五廿五穴也。其處高低參差，似不可如此。然《明堂經》穴名全如此，則王説有所原也。此五行皆腎氣之所注，故稱曰腎俞也。『腎俞』又謂之『水俞』。

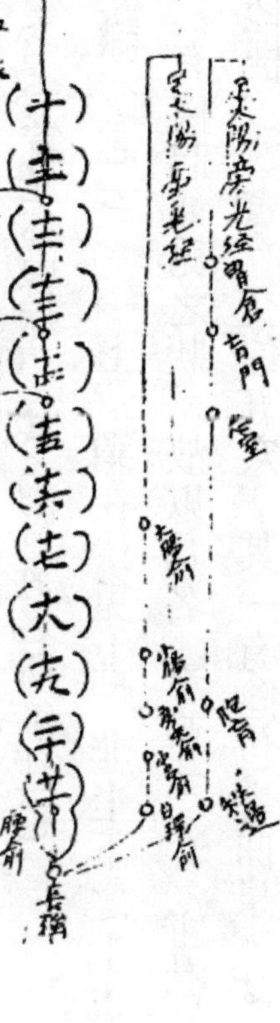

○**故水病，下爲胕腫大腹，上爲喘呼，不得臥者，標本俱病。故肺爲喘呼，腎爲水腫，**

〔楊〕標爲肺也，本爲腎也。肺爲喘呼，腎爲水腫。二藏共爲水病，故曰俱病也。

案：『胕腫大腹』者，《本草經》所云『大腹水腫』也。『胕腫』專指脛腫而言，『大腹』謂少腹水氣及鼓脹之類也。蓋腎氣不上，則水液凝滯而爲水氣，肺氣不下，則心胸畜水而爲喘息。喘呼者，呼吸促迫如引鋸聲也。臥則水來迫心竅，故但欲坐也。

○**肺爲逆，不得臥，**

〔楊〕肺以主氣，肺病氣逆，故曰水病不得臥也。

○**分爲相輸俱受者，水氣之所留也。**

〔楊〕腎以主水，肺以主氣，故曰分之。二氣通聚，故曰相輸受也。相輸受者，水之與氣並留止也。

〔識〕馬云：『此二經之分，本爲相輸相應，俱受其病者，以水氣之所留也。』張云：『言水能分行諸氣，相爲輸應，而俱受病者，正以水氣同類。水病則氣應，氣病則水應，留而不行，俱爲病。』志云：『此水分爲相輸，而上下俱受病者，蓋腎俞之循尻而下，復循腹而上，貫肺中，水氣之留於經俞故也。』高云：『腎氣上升，肺氣下降，上下分行，相爲輸布。今俱受病者，乃水氣之所留聚也。』

〔紹〕先兄曰：『按：水氣同類，肺腎俱爲標本，故其感病也，互相輸而俱受，分爲胕腫喘呼之證也。本是二藏屬陰，而水氣之所留也。諸家以相輸爲二藏之氣，以俱受爲病氣，恐非是也。』

案：此説暗與楊注合，可從也。

案：『分爲相輸俱受』《大素》作『分之相輸受』，其義不異。蓋『爲』『之』古通用，『相』『俱』二字活用而謂輸受也。

**○伏菟上各二行，行五者，此腎之街也。**

〔楊〕伏菟以上各二行者，左右四行，合有廿輸者，皆是腎氣足少陰傍衝脈所衝之輸也。

案：據王注則『伏菟上二行行五』如下圖。

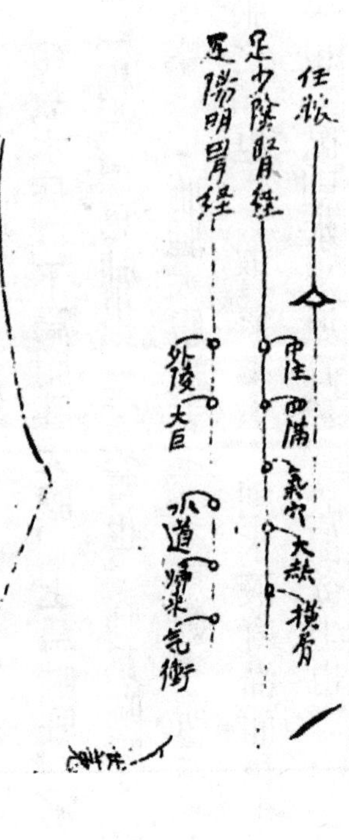


案：旁光經胃經，共爲腎氣之所衝注也。

〔識〕志云：『上，謂在伏兎上，非上下之上也。踝上亦然。伏兎，在膝上六寸起肉，以左右各三指按膝上，有肉起如兎之狀，故以爲名。』高云：『並伏兎之穴，在内房（當作「旁」）兩行，其一有血海、陰陵泉、地機、築賓、交信五穴，其一有陰包、曲泉、膝（當補「關」）、中都、蠡溝五穴，其穴在脛之氣街，腎脈從脛而上，故曰腎之街也。兩行並行，三陰交總結於下，上連於脛，下貫於腳，故曰三陰交之所結於腳也。』按：高所言諸穴，俱屬於膝下，不可言伏兎上。當從王、馬諸注。案：從抄本、刻本說不同，叵據。

**○三陰之所交結於腳也，**

〔識〕張云：『三陰，肝脾腎三經也。三陰所交，俱結於腳，故足太陰有三陰交。』高作『三陰交之所結於腳也』，注云：『三陰交，舊本訛三陰之所交，今改正。兩行並行，三陰交總結於下，上連於脛，下貫於腳，故曰三陰交之所結於腳也。』簡按：今仍舊文。《經脈篇》云足太陰交出厥陰之前，上膝股内前廉；足少陰上股内後廉，足厥陰交出太陰之後，上膕内廉，循股入毛中；此所謂三陰所交，結於腳是也。

案：楊以此十字屬卜句而讀，似是。蓋三陰之所交結於腳者，即謂三陰交之穴也。此穴非腎經，爲足太陰脾經，而以此一穴入踝上六穴之中，故先置此一句而示之也。諸注皆以屬前句而讀，非是。高特以爲三陰交而改本文，其說雖是，改文遂非。

**○踝上各一行，行六者，**

〔楊〕足三陰脈交結腳者，從踝以上左右各有一行，行六輸，合有十二輸，故惣有五十七穴也。

案：王說如下圖，而照海不可云踝上，故今去照海而入三陰交，以爲踝上六穴。大鐘，《明堂》云：『在足跟後街中。』楊云：『有本作踝中。』《醫心》二ノ三七ウ據此，則大鐘宜入於踝上之分。

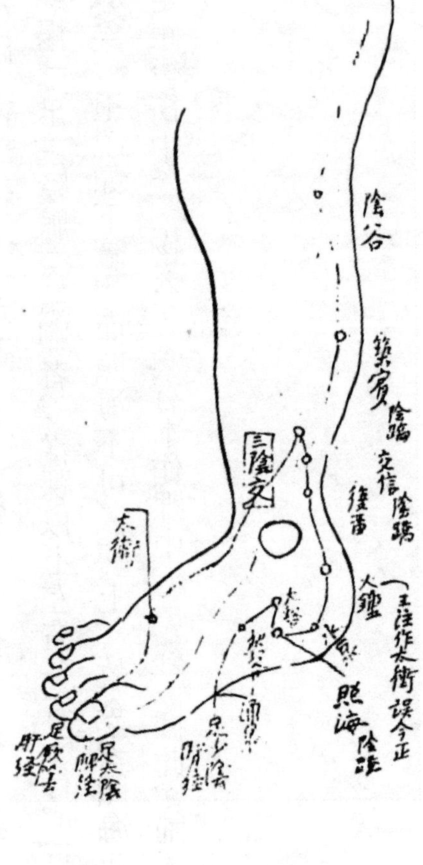


案：今以三陰交入於此者，據楊注也。說見於前章中。

〔志〕謂照海、水泉、大鍾、大谿、然谷、湧泉六穴也。

〔高〕謂三陰交、漏谷、商丘、公孫、太白、大都六穴。案：六穴並爲足太陰脾經，與下文云『此腎脈之下行也』不合，非是。但加三陰交者可從。

**○此腎脈之下行也，名曰太衝。**

〔楊〕衝脈上出於頏顙，下者注足少陰大胳，以下伏行，出跗循跗，故曰腎脈下行，名曰大衝也。

〔志〕夫聖人南面而立，前曰廣明，後曰大衝。大衝之地名曰少陰，少陰根起於湧泉，是泉在地之下，從至陰而湧出，故曰腎者至陰也。案：『聖人云云』出《陰陽離合六》中。

**○凡五十七穴者，皆藏之陰絡，水之所客也。**

〔楊〕是等諸穴，皆腎之陰藏所終之輸，水客之舍也。

〔紹〕堅按《太素》義不了。琦曰：『陰氣所行，故曰陰絡，内督脈及足陽明穴，亦曰陰絡，其義未聞。』

案：『陰絡』二字，實不得解，琦存疑似是，宜從。《大素》作『藏陰之終』，蓋此五十七穴腰少腹以下至足，其中雖有旁光及督脈之陽經，竟是爲少陰腎經之所主領，其地在下，故曰『藏陰之終也』。水自就下，此諸穴皆爲水之所客，故曰水俞。水病必取是穴也，故曰水之所客也。

**○帝曰：春取絡脈分肉何也？岐伯曰：春者木始治，肝氣始生，肝氣急，其風疾，經脈常深，其氣少，不能深入，故取絡脈分肉間。**

〔楊〕胳脈浮淺，經脈常深。春時耶在胳脈分肉間，故取之也。

〔識〕高云：『《本輸篇》云：春取絡脈諸榮，大筋分肉之間，故問春取絡脈之分肉，刺極淺者，何也。』簡按：《本輸篇》《四時氣篇》《寒熱病篇》《終始篇》《四時刺逆從論》《診要經終篇》《攷》十六ノ二ヲ并論四時刺法，本節最詳，而義互異。然與『水熱穴』義不太涉，疑是他篇錯簡。

案：志云：『治，主也。按自此以下至「春不鼽衄，此之謂也」，論刺應四時，與「水熱穴」義不大涉，必是他篇錯簡。』蓋《識》據志説也。此一段邪熱取經俞之法，王以爲熱穴，故收入於此篇也。凡《素問》八十一篇，皆王氷所新定，如其篇名，亦王氏所命者居多，不可據篇名以疑錯簡，必竟王氏撰次之時所誤。今據全本及《大素》，則王氏斧鑿之痕可以見也。

案：以下至『此之謂也』，《大素》十一變輸，《甲乙》五鍼灸禁忌上載之。

〔紹〕此節，《太素》别爲類，題云變輸，足以知其爲錯文。琦曰：『此疑《四時刺逆從論》中脱文誤次者，知四時之治變，庶切脈用藥，無大過矣。』

〔紹〕其氣少不能深入，先兄曰：『馬云：斯時肝氣雖急，天之風亦疾。然人之經脈常深，而風木之氣常少，不能深入於經脈之內，僅在絡脈分肉之間。志曰：風木之氣，常（當作「直」）達於絡脈分肉之間，其經脈之氣，隨冬令伏藏，久深而始出，其在經之氣尚少，故不能深入而取之經。』

案：絡脈分肉者，謂絡脈上淺刺至赤肉白膚之分界也。『分肉』解已見《痺論四三》中。『分肉』猶云『肉分』，言赤白之分界，而進將至赤肉之分也。『分腠』與此相反。

**○帝曰：夏取盛經分腠，何也？岐伯曰：夏者火始治，心氣始長，脈瘦氣弱，陽氣留溢，熱熏分腠，內至於經，故取盛經分腠，絶膚而病去者，邪居淺也。**

案：夏心氣方應，陽氣流溢肌表，故其脈道不充滿，脈氣不緊弦，故曰脈瘦氣弱。故若邪氣入，則直到肌肉之分，故曰熱熏分腠，內至於經。治其經脈肌肉血分之邪者，刺陽脈膚肉之分界屬肉之處，故曰取盛經分腠絶膚也。如此而病去者，邪氣猶居淺處，謂肌肉之分也。《靈樞·寒熱病篇》云『春取絡脈，夏取分腠，絡脈治皮膚，分腠治肌肉』是也。分腠者，膚肉之分間，屬於肉，不屬於膚之處也。

〔楊〕陽氣獨盛，故脈瘦氣弱也。熱氣內至於經，外薰分腠，故取盛經分腠淺處也。

**○所謂盛經者，陽脈也。**

〔楊〕三陽盛經也。夏日其經熱盛，故取其盛經部內分腠。

案：在春則刺絡脈上分肉，在夏則刺經脈上分腠，可見春脈氣尚內盛，故刺絡上肉分之處，則陽氣內應，而邪氣自去也。夏脈氣內弱，陽氣外盛，故刺經脈腠分氣分之處，則經脈沸騰，陽氣益盛，乘此時，內至於經之邪，亦不能深入而發表也。猶夏疫用白虎湯，得大汗大熱而頓解之例也。

**○帝曰：秋取經俞，何也？**

〔識〕馬云：『各經之經穴俞穴也。』高云：『《四時氣篇》云：秋取經俞，邪在府，取之合。故問秋取經俞，刺之深者，何也。』

○**岐伯曰：秋者金始治，肺將收殺，**

〔高〕收，收斂。殺，肅殺也。

○**金將勝火，陽氣在合，陰氣初勝，濕氣及體，**

〔張〕俞應夏，經應長夏，皆陽分之穴。秋屬金，金應肺，令主收殺，其時金將勝火，陽氣尚在諸經之合，陽氣初衰，陰氣初勝，故寒濕之氣及體。

○**陰氣未盛，未能深入，故取俞以寫陰邪，**

〔高〕時方清肅，故陰氣初勝，白露乃下，故濕氣及體。陰氣初勝，則陰氣未盛，濕氣及體，則未能深入，故取俞以寫陰濕之邪。俞，經俞也。所以答帝秋取經俞之問。

○**取合以虛陽邪，陽氣始衰，故取於合。**

〔楊〕經輸者，謂經之穴也。秋病在輸者，故取其輸，以寫陰邪。陽衰在合，故取於合，以虛陽邪也。

〔張〕陰氣未深，猶在陽分，故取經俞以寫陰邪。陽氣始衰，邪將收斂，故取合穴，以虛陽邪也。皇甫士安云：『是謂始秋之治變。』

〔高〕秋時亦有陽邪內入之病，若果陽氣在合，則取合以虛陽邪。所以然者，秋時陽氣始衰，故當更取於合，不但取於經俞也。簡按：馬云『此節，帝分明以經俞爲問，而伯乃對言所取在合，其陰經則取俞。要知伯之所答者爲是，而帝之所問者誤也。』此說不可從。又按取合以下，文意不接，恐有誤文。『又按』已下，原抄有之

○**帝曰：冬取井榮**（滎）**，何也？岐伯曰：冬者水始治，腎方閉，陽氣衰少，陰氣堅盛，巨陽伏沈，陽脈**

**乃去，**

〔楊〕緊，盛也。巨陽，足太陽。氣伏沈在骨也。

〔識〕吴云：『故曰，古語也。冬時既取其在下之井滎，則下無逆陰，故春時木氣升發，亦無鼽衄之患也。』

（眉）上文曰『肝氣始生，心氣始長，肺將收殺』，此曰『腎方閉』，可知『方』『將』並皆『始』義。《廣雅·釋詁》：首、方，始也。『肺將收殺』者，肺收殺之始初也。

○**故取井以下陰逆，取滎**[榮]**以實陽氣，故曰冬取井滎**[榮]**，春不鼽衄，此之謂也。**

〔楊〕井爲木也，滎爲火也，冬合之時，取井滎者，冬陰氣盛，逆取其春井，寫陰耶也。逆取其夏滎，補其陽也。故冬無傷寒，春不鼽衄也。

〔識〕高云：『《金匱真言論》云：冬不按蹻，春不鼽衄。不按蹻者，使之藏。取井滎者，亦使之藏。故不曰冬不按蹻，而冬取井滎也。』馬云：『按此篇秋曰治合，則陽氣尚在合而治之，冬曰井滎，以陰邪欲下逆而出之，其春必刺絡脈分肉處，夏必刺盛經分腠矣。《難經》以春爲刺井，夏爲刺滎，秋爲刺經，冬爲刺合，與此大反。要知經之所言者是，而《難經》則非也。』簡按：《靈·順氣一日分爲四時篇》『冬刺井，春刺滎，夏刺輸，長夏刺經，秋刺合』，又《本輸篇》云『春滎、夏腧、秋合、冬井』，並與此篇同。《新校正》云：『與《九卷》義相通。』即是也。

案：與《靈樞》諸篇所載異同如左，今采録以資考鏡。

《四時刺逆從論六十四》云：『春氣在經脈，天氣始開，地氣始泄，凍解冰釋，水行經通，故人氣在脈。夏氣在孫絡，經滿氣溢入，孫絡受血，皮膚充實。長夏在肌肉，經絡皆盛，內溢肌中。秋氣在皮膚，天氣始收，腠理閉塞，皮膚引急。冬氣在骨髓中，冬者蓋藏，血氣在中，內著骨髓，通於五藏。是故邪氣者，常隨四時之氣血而入客也。至其變化，不可爲度。然必從其經氣，辟除其邪，除其邪則亂氣不生。』

**○帝曰：夫子言治熱病五十九俞，余論其意，未能領別其處，願聞其處，因聞其意。岐伯曰：頭上五行，行五者，以越諸陽之熱逆也。**

以下至篇末，在《人素》十一·氣穴。《甲乙》七·六經受病中。

〔楊〕以下言熱輸也。人頭爲陽，故頭上廿五輸，以起諸陽熱者也。

〔識〕《禮記·仲尼燕居》鄭注：『領，猶治也。』

案：『越』字楊注作『起』，亦『越』之誤字，猶『越脾湯』或作『起脾湯』之例耳。

頭上五行行五。此圖已見五八六ウ中。

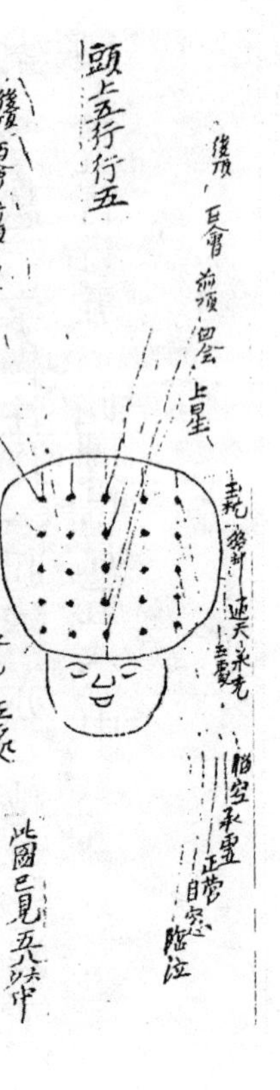


『上星一穴，主風眩，鼻衄，頭痛引頷，熱病不汗出』。《醫心》卷二六ヲ引《明堂》。

『囟會一穴，主風眩頭痛』。《醫心》二二ヲ引《明堂》。『惡見風寒』。《外臺》卅九七三ヲ引《甲乙》。

『前頂一穴，主風眩目瞑痛，⿰言亞風寒』。《醫心》二二ヲ引《明堂》。

『百會一穴，主頂痛風頭重，熱病汗出』上同。

『後頂一穴，主風眩項直頸痛』上同。『惡風寒，偏頭痛』。《外臺》卅九七三ウ引《甲乙》。

（眉）仲景《傷寒例》曰：凡治温病，可刺五十九穴。又身之穴三百六十有五，其三十穴灸之有害，七十九穴刺之爲災，并中髓也。

**○大杼膺俞缺盆背俞，此八者，以寫胸中之熱也。**

《甲乙》『背俞』作『背椎』。

〔楊〕杼，除吕反。膺輸，膺中輸也。背輸，肺輸。此八前後近胸，故寫胸中熱也。

『大杼二穴，在項第一椎下旁各一寸半陷者中，主脇滿氣滿喘息，胸中鬱鬱，身不安席』。《醫心》二十九ヲ引《甲乙》。

『膺俞』『中府二穴，肺募也。一名膺中輸。在雲門下一寸，乳上三肋間動脈應手陷者中。主欬胸中痛，多唾肺脹』同上，廿四ウ。『肺系急，胸滿邑邑然，嘔膽，胸中熱，喘逆氣，氣相追逐。多濁唾，不得息，寒熱煩滿』。《外臺》卅九三九ウ引《甲乙》。

『缺盆二穴，一名天蓋，在肩上横骨陷者中。主胸中熱滿，喉痺欬唾血』。《醫心》二十ウ引《明堂》。

『背俞』『肺輸二穴，在第三椎下兩旁各一寸半。主肺寒熱呼吸不得臥，欬上氣嘔沫，喘氣胸滿』。《醫心》二十九ヲ引《明堂》。

案：『背俞』，今從楊注爲『肺俞』。王以爲二椎下風門熱府，然無治胸中之文，非是。餘皆與楊注同。高以『背俞』爲背中第 俞兩旁肺俞穴，乃與楊注合。

**○氣街三里巨虚上下廉，此八者，以寫胃中之熱也。**

〔楊〕此八皆是胃脈，足陽明所貫之輸，故寫胃中熱氣也。

《甲乙》『街』作『衝』。

『氣街二穴，在歸來下鼠鼷上一寸』。《醫心》二廿九ヲ引《明堂》。『氣衝主腸中大熱不安，腹有大氣，腹中絞痛』。《外臺》卅九四六ウ引《甲乙經》。

『三里二穴，在膝下三寸胻外廉。主腹中寒，脹滿』。《醫心》二卅四ヲ引《明堂》。『善噫，聞食臭，胃氣不足，腸鳴腹痛，泄不化』。《外臺》引《甲乙》三九ノ四二ヲ。

『巨虚上廉二穴，在三里下三寸。主飧泄大腸痛』。《醫心》二三四ウ引《明堂》。『大腸有熱，腸鳴腹滿，俠臍痛，食不化』。《外臺》卅九四二ヲ引《甲乙》。

『巨虚下廉二穴，在上廉下三寸。主少腹痛飧洩』。《醫心》二引《明堂》三四ウ。『出糜，少氣，内有熱』。《外臺》卅九引《甲乙》四一ウ。

**○雲門髃骨委中髓空，此八者，以寫四支之熱也。**

〔楊〕雲門，近肩髃骨，在肩並向手臂也。委中，在膕。髓空，在腰，一名腰輸。皆主於腳，故寫四支之熱也。

『雲門二穴，在巨骨下氣户兩旁各二寸陷者中，舉臂取之』。《醫心》引《明堂》二ノ二四ウ。『主四逆脈鼓不通』。《外臺》引《甲乙》三九ノ三九ヲ。

『髃骨』『肩髃二穴，在肩端兩骨間。主肩中熱，指痺，臂痛』。《醫心》二引《明堂》十ウ。

『委中二穴，在膕中央約文中動脈』。《醫心》二引《明堂》三三ヲ。『主筋急身熱，尻股寒，髀樞痛』。《外臺》卅九引《甲乙》六六ヲ。

『髓空』『大迎二穴，一名髓空，在曲頷前一寸二分陷者中。主寒熱頸瘰癧，癲疾寒痓』。《醫心》二引《明堂》八ウ。《外臺》引《甲乙》作『髓孔』，『中』下有『動脈』二字。

〔識〕志云：『即横骨穴，所謂股際骨空在毛中動下。』高云：『《骨空論》云：髓空，在腦後三分，鋭骨之下，懸顱二穴。』簡按：《甲乙》『大迎，一名髓孔』。若爲督脈之腰俞，則不合此八者之數。王注恐非，志注亦無徵。然若爲懸顱大迎等穴，則並在頭部，不宜次於委中之下，亦似可疑。

**○五藏俞傍五，此十者，以寫五藏之熱也。**

〔楊〕皆大陽五藏之輸，左右各有五輸，故有十輸，以寫五藏之熱也。

魄戶　神堂　魂門　意舍　志室

肺俞　心俞　肝俞　脾俞　腎俞

（三）（四）（五）（六）（七）（八）（九）（十）（十一）（十二）（十三）（十四）（十五）（十六）（十七）

**○凡此五十九穴者，皆熱之左右也。**

〔楊〕皆熱病左右之輸也。

〔識〕吳云：『左右，習近也。』馬云：『皆治熱之左右穴也。』

案：頭上廿五穴，肩背八穴，足部八穴，肩與足八穴，背五藏俞十，凡五十九穴，皆治傷寒而病熱之穴也。

**○帝曰：人傷於寒而傳爲熱，何也？岐伯曰：夫寒盛則生熱也。**

〔楊〕夫陽極則降，陰極即昇，是以寒極生熱，熱極生寒，斯乃物理之常也。故熱病號曰傷寒，就本爲名耳。

案：此條足以補《熱論》之不足，蓋皮表傷於寒，則先惡寒，然後發熱，故《傷寒論·太陽上篇》云：『太陽之爲病，脈浮頭項強痛而惡寒。』此邪初入身，必先惡寒，此時未發熱，後遂發熱，是表實傷寒麻黄湯所主也。五十九穴皆主傷寒發熱病，故以此問答置於此耳。

（眉）案：此節，王注太妙。其文末曰『斯乃新病數日者也』，蓋爲別於陰證也。

案：此篇凡四章。自篇首至『汗空也』爲一章，『帝曰水俞』至『水之所客也』爲二章，『帝曰春取絡脈』至『此之謂也』爲三章，『帝曰夫子』至篇末爲四章。

今據《大素》考之，『所謂玄府者汗空』七字在於此者，王氏之所改，非是。《大素》卅温暑病有此七字，《甲乙》同，今《素問》温暑病文在於《熱論》末，而無此七字，知是王以此篇『六府』改爲『玄府』，而移於此也。蓋是此七字，《大素》亦非其次，必竟此七字自是一章，不詳所屬也。録以俟考。

元治甲子五月十二日燈下收毫

無方散人　忘翁　立之

**重廣補注黃帝内經素問卷第十六**

**素問攷注卷第十六**

第六十一補

帝曰諸水皆生於腎乎[ヲ三]

〔張〕牝，陰也。地氣上者，陰氣升也。以陰從陰，而生水液，故曰至陰。

〔箚〕琦曰：『此言腎本主水。陰交於陽而生血液，所謂地氣上爲雲，雨出地氣也，明所以聚水之由。』

上下溢於皮膚[ヲ三]

〔紹〕先兄曰：『按下文「上下」指人身上下之部而言，非肺腎之謂。』

髓空[ヲ十八]

案：此四穴，寫四支之熱。雲門髃骨瀉手熱，委中髓空瀉足熱，宜如此。因考『髓空』當爲廿一椎直下長強穴。說見於《骨空六十》[ヲ三二]中，可併考。

六一　少陰腎水[ヲ一]　腎肺[ウ一]　胕腫[ヲ三]　風水[ウ三]　有圖說[ウ五]　玄府[同]　大腹[ヲ七]　喘呼[肺]水腫[ヲ腎七]　分肉[ウ十]　分腠[ウ十一]　故曰[ヲ十四]　熱病五十九俞[ウ十五]　寒盛則生熱[ヲ十九]

# 素問攷注卷第十七

重廣補注黄帝内經素問卷第十七

## 調經論篇第六十二

〔新〕按全元起本在第一卷。

《大素》全存。以下至『邪所乃能立虚帝曰善』廿四・虚實補寫，《甲乙》六・五藏六府虚實。

○黄帝問曰：余聞刺法言有餘寫之，不足補之，何謂有餘，何謂不足？

〔楊〕爲刺之道，唯有補法，余已略聞，然未悉之，故曰何謂也。

○岐伯對曰：有餘有五，不足亦有五，帝欲何問？

〔楊〕舉五數也。

○帝曰：願盡聞之。

〔楊〕問五數也。

○岐伯曰：神有餘有不足，氣有餘有不足，血有餘有不足，形有餘有不足，志有餘有不足？

《甲乙》『神』下有『有』字，『氣』『血』『形』『志』下並同。

〔楊〕列五數也。

**○凡此十者，其氣不等也。**

〔楊〕神氣血形志，各有補瀉，故有十數，名曰不等。又此十種補寫，極理以論，隨氣漫衍，變化無窮，故曰不等。

**○帝曰：人有精氣津液，**

〔識〕《易·繫辭》云『精氣爲物』，《疏》：『陰陽精靈之氣，氤氳積聚，而爲萬物也。』《春秋繁露》云：『氣之清者爲精，治身者以積精爲寶。』王引《鍼經》，見《靈·決氣篇》，文少異。

《靈樞·決氣第三十》云：『兩神相搏，合而成形，常先身生，是謂精。上焦開發，宣五穀味，熏膚充身澤毛，若霧露之溉，是謂氣。腠理發泄，汗出溱溱，是謂津。穀入氣滿，淖澤注於骨，骨屬屈伸洩澤，補益腦髓，皮膚潤澤，是謂液。』

**○四支九竅，五藏十六部，三百六十五節，乃生百病。百病之生，皆有虛實。今夫子乃言有餘有五，不足亦有五，何以生之乎？**

〔楊〕九竅五藏，以爲十四，四支合手足，故有十六部。如此人身之數，皆有虛實有餘不足，是亦衆多，未知生病，其數何如之也。

〔識〕志云：『十六部者，十六部之經脈也。手足經脈十二，蹻脈二，督脈一，任脈一，共十六部。』高云：『謂兩肘兩臂兩膕兩股，身之前後左右，頭之前後左右也。』簡按：高勝於舊注。

〔紹〕『十六部』，王注蓋本於楊氏。

案：《六節藏象》[九]云：『人亦有三百六十五節，以爲天地久矣。』《靈樞·九鍼十二原》[一]云：『節之交三百六十五會。』《氣穴論》[五八]云：『凡三百六十五穴，鍼之所由行也。』又云：『孫絡三百六十五穴會，亦以應一歲。』又云：『谿谷三百六十五穴會，亦應一歲。』據以上諸説，則骨節固有三百六十五，故維絡骨節之孫絡，亦係以三百六十五之穴會。穴會之處，孫絡皆維持於骨節，非有二義也。説見於《氣穴》八五中。

（眉）《皮部論》曰『皮之十二部』，是斥十二經脈上之領地，皮上也，今此曰『十六部』，則十二脈上加任督維蹻也。其帶衝二脈者，任督之支别，故不復算也。

（眉）案：凡云骨節者，皆骨與骨之交接斷續之處，猶百卉竹木之節，其多有三百六十五之數也。天氣之節氣，亦氣與氣之交接斷續之處，謂之節也。故天氣人骨之交處，亦云之會也。

○**岐伯曰：皆生於五藏也。**

〔楊〕五藏爲身之内，主用攝身，病無理不盡，故曰皆生五藏者也。

○**夫心藏神，**

〔楊〕心藏神者，心藏於脈以舍神。今藏神者，言所舍也。

《解精微論》『夫水之精爲志，火之精爲神』。

○**肺藏氣，**

〔楊〕肺藏氣者，肺藏於氣，氣以舍魄。今藏氣者，言其舍也之。

○**肝藏血，**

〔楊〕肝於藏血，以舍魂。今藏血者，亦言其舍。

○**脾藏肉，**

〔楊〕脾藏肉者，脾主於肉，故曰藏肉。非正藏肉，脾於營以爲正也。脾藏營，營以舍意及智二神。以脾營血，穀氣最大，故二神舍也。

〔識〕高云：『脾藏身形之肉，則形有餘不足，脾所主也。』

〔紹〕琦曰：『五神藏，當云肝藏魂，脾藏意，而此以血肉言者，以本篇主血氣身形立説故也，蓋互文見意耳。』

○**腎藏志，而此成形**。

〔楊〕腎藏志者，腎藏於精，精以舍志，今藏志者，言所舍也。腎有一枚，在左爲腎，在右爲命門。腎以藏志，命門藏精，故曰腎藏精者也。《八十一難》精亦名神，故有七神。又此五藏，心藏脈者，脈通經胳血氣者也，脾藏營者，通營之血氣者也，肝藏血者，言其血有發眼之明也，五神藏於五藏，而共成身形也。

〔識〕呉『此』作『各』。

〔紹〕琦曰：『而此成形』四字衍。

《評熱病論》王注：『志舍於精，今精無可使，是志無所居，志不留居則失志也。』又《金匱真言》王注：『水精之氣，其神志腎藏精。』

《解精微論》『水之精爲志。志者，骨之主也』。

《靈·本神論》：『意之所存謂之志。』又曰：『腎藏精，精舍志。』同《九鍼論》『腎藏精志也』。

（眉）案：此『志』字，楊注太是。此『志』非志思之義而『精』之一名，蓋上腦中脊呂下腎相通，而其中一管通充貯精液，而凡先年以來之志意萬事，皆臧畜此精内而不佚忘也。故心藏神，神主外用也。腦藏精，精主内畜也。《易》曰：『神以知來，知以臧往。』此之謂也。腦即腎同府耳，故知此志者，臧志之精汁之謂也。蓋神氣血肉精之五而此成形也。又呼命門爲志，心亦此『志』字之義。

○**志意通，内連骨髓，而成身形五藏**。

《甲乙》『通』下有『達』字，無『身』及『五藏』二字。

〔楊〕意是脾神，通於營氣。志是腎神，通於三膲。原氣別使，皆以內連骨髓，成身形，及以五藏。故志意者，所以御精神，收魂魄者也。

〔識〕呉『通』下補『達』（當作『調』）字。

**○五藏之道，皆出於經隧，以行血氣。**

〔楊〕五藏之道，皆出於十二經胳之隧，以行營血衛氣也。

〔識〕呉云：『道，路也。隧，田間水道也。謂之經隧者，經脈流行之道也。』簡按：王據於《左傳》杜注『闕地通道曰隧』，呉本於《周禮・燧人職》（當作『遂』），義並通。

〔眉〕案：『於』，猶『在』也。見《呂覽・期賢篇》『衛有士十人於吾所』注。

〔眉〕《靈・邪客》曰：『糟粕津液宗氣分爲三隧。』

〔眉〕案：經，血道也。隧，津宗道。

**○血氣不和，百病乃變化而生，是故守經隧焉。**

〔楊〕營衛不和，百病還生血氣之中，故守經隧，以調血氣者也之。

案：百病之生，皆生於皮膚經隧之不守。經隧不守，亦因於五藏之虛也。

**○帝曰：神有餘不足何如？岐伯曰：神有餘則笑不休，神不足則悲。**

〔楊〕神有餘不足，憂咲者神病候之也。

〔馬〕神者心之所藏也。《靈樞・本神篇》言：心藏脈，脈舍神。心氣虛則悲，實則笑不休。然則有餘不足者，正虛實之謂也。觀此則知有餘不足，皆能爲病者矣。蓋心在聲爲笑，在志爲喜，故實則笑不休。肺在志爲憂，在聲爲哭，故心氣衰而不能勝肺，則不足而悲，此乃氣血已并，所以爲虛實而成病也。故感於邪，或感邪而甚者有之。

〔紹〕先兄曰：『馬云：此節當分爲四段。初段言有餘不足，皆能爲病也，是乃本體之病。第二段言始時皆能感邪，其病必微，是乃外感之病。第三段言刺其有餘不足之法，非刺其邪也。第四段方與第二段相應，乃所以刺其邪也。若第三段爲二，第二段爲三，則文理自明。』

〔張〕心藏神，火之精也。陽勝則神王，故多喜而笑，陽衰則陰慘乘之，故多憂而悲。《本神篇》曰：『心藏脈，脈舍神。心氣虛則悲，實則笑不休。』《行鍼篇》曰：『多陽者多喜，多陰者多怒。』皆此義也。

**○血氣未并，五藏安定，邪客於形，洒淅起於毫毛，未入於經絡也，故命曰神之微。**

〔楊〕以下言神病微也。夫神者身之主也，故神順理而動，則其神必安，神安則百體和適，和則腠理周密，周密則風寒暑濕無如之何，故終天年而無不道者也。若忘神任情，則哀樂妄作。妄作則喜怒動形，動則腠理開發，腠理開則耶氣競入，競入爲災，遂成百病，大喪天年也。既不能善攝，而病生者可除於晚微，故耶之初客，外則始在皮毛，未入經絡，内則血氣未得相并，五藏安定，洫泝之於豪毛，名曰神之微病也。洫，謂毛孔也。水逆流曰泝，謂邪氣也。耶氣入於腠理時，如水逆流於洫之也。（《大素》『洒淅』作『洫泝』，『毫』作『豪』。）

〔張〕此外邪之在心經也。并，偏聚也。邪之中人，久而不散，則或并於氣，或并於血，病乃甚矣。今血氣未并，邪猶不深，故五藏安定。但洒淅起於毫毛，未及經絡，此以浮淺微邪在脈之表，神之微病也，故命曰神之微。

案：《金匱》上·第一云：『人又有六微，微有十八病。合爲一百八病。』所云六微，爲六府之邪氣而微淺者，與此『命曰神之微』其『微』字之義正同，詳見於《金匱攷注》中，宜併考。

（眉）案：血氣未幷者，既是疾病而其輕者，故腎下曰『刺未并云云』可證。

（眉）案：此心次肺並曰微，即外邪也。肝之留血，脾之微風，腎之未并，並此三斥雜病也。

○**帝曰：補寫奈何？岐伯曰：神有餘，則寫其小絡之血出血，勿之深斥，無中其大經，神氣乃平。**

〔楊〕斥，齒亦反。推也。勿深推也。神之有餘氣淺，故刺小刺胳出血也。斥者，深則觸其大經者也之。

〔識〕吳删『出血』二字，又云：『斥，刺也。』張云：『斥，棄除也。』高云：『斥，開拓也。』簡按：今從高注。

〔紹〕堅按：《廣雅》曰：『斥，推也。』王念孫《疏證》曰：『《衆經音義》十四引《三倉》曰：斥，推也云云。』又《説文》『推，排也』。是推有開拓之義。

○**神不足者，視其虚絡，按而致之，刺而利之，無出其血，無泄其氣，以通其經，神氣乃平。**

〔楊〕神之不足則虚，故刺而不洩也。

〔識〕吳云：『按而致之者，以按摩致氣於其虚絡。』

○**帝曰：刺微奈何？岐伯曰：按摩勿釋，著鍼勿斥，**

〔楊〕微，即未病之病也。夫和氣之要，莫先按摩之，以手按摩之，耶氣得洩，神氣得通，微耶得洩，何得須以鍼汗之。

〔吳〕勿釋，勿已也。

〔識〕志云：『著鍼者，如以布檄著之，乃從單布上刺，謂當刺之極淺，而勿推内其鍼。』簡按：此謂著鍼於病處，勿開拓而泄其氣也。王注爲是。

**○移氣於不足，神氣乃得復。帝曰：善。**

〔楊〕按摩使神氣至踵，則耶氣復道去之也。

**○有餘不足奈何？岐伯曰：氣有餘則喘欬上氣，不足則息利少氣。**

〔楊〕息利少氣，以肺氣不足，則出入易，故呼吸氣少而利之也。

〔識〕『移氣於不足』，馬以爲『勿推其鍼，使移邪氣於不足而爲衰』，非。高云：『微泄其邪，移氣於不足之處而補。』與王注旨同。當從《新校正》引《甲乙》《太素》無『不』字。及楊注云：『使氣至於踵。』於義未允。

案：《甲乙》《大素》作『移氣於足』者，其義亦同，言使鍼妄推動，使神氣自充足也。王意如此。因此考之，則今本《素問》有『不』字者，誤衍歟？今本《大素》無『於』字者，誤脫歟？然以文法推之，則前二句共四字，後二句共五字，並押韻，乃今《素問》似不誤。

〔馬〕《靈樞·本藏篇》言『肺藏氣，氣舍魄。肺虛則鼻塞不利，少氣』，即本文之少氣也。『實則喘喝，胸盈仰息』，即本文之喘欬上氣也。此乃氣血已并，所以爲虛實而成病也。

〔高〕息利，鼻氣出入也。

〔眉〕案：上氣，短氣也。少氣，長氣也。短氣，實滿之息。少氣，虛而疲息。呼吸不滿，細微不耐呼吸者是也。

**○血氣未并，五藏安定，**

〔楊〕以下言其氣微也。

**○皮膚微病，命曰白氣微泄。**

〔楊〕肺藏外主皮膚，内主於氣。今外言其皮膚病，其内言於氣之微病。五色氣中，肺爲白氣，洩者肺氣洩也。

〔高〕微泄，猶言微虚也。

案：白氣微泄者，即是皮膚之微邪小汗自出者，《傷寒論》所云『表虚桂枝湯』之證是也。

（眉）案：肺臧魄，故呼肺氣爲白氣也。猶『白汗』作『魄汗』之例。

**○帝曰：補寫奈何？岐伯曰：氣有餘則寫其經隧，**

〔楊〕經隧者，手太陰之别，從手太陰走手陽明，乃是手太陰向手陽明也之道，故曰經隧。隧，道也。欲通藏府陰陽，故補寫之，皆取其正經别走胳之也。案：《新校正》引『明也』之『也』無，『通』作『道』。

〔識〕張云：『寫其經隧者，謂察其有餘之脈，寫其邪氣而已。』志云：『經隧，大絡也。』高云：『通經脈之隧道，故必無傷其經。』簡按：楊注似是。

**○無傷其經，**

〔楊〕寫其陰經，别走之胳，不得傷正經者。

**○無出其血，無泄其氣。**

〔楊〕寫大陰别走經隧者，不得出血出氣也。所謂寫陰實者也。

**○不足則補其經隧，無出其氣。**

〔楊〕剌太陰經之别走之胳，以補太陰，不令氣洩於外，所謂補陰虚也。補寫陽經，亦如陰經法也。

**○帝曰：刺微奈何？岐伯曰：按摩勿釋，出鍼視之。曰我將深之，適人必革，精氣自伏。**

〔楊〕釋，停廢也。革，改也。夫人聞樂至，身心欣悅，聞痛及體，情必改□。欣悅則百體俱縱，改革精志必拒，拒則耶精消伏之也。案：《新校正》引『至身』間有『則』字，『改□』作『改異』，『革精』間有『則』字，『精志』作『情志』，『耶精』作『邪氣』，無『之也』二字。

〔識〕張云：『適，至也。革，變也。先行按摩之法，欲皮膚之氣流行也。次出鍼而視之曰：我將深之，欲其恐懼而精神内伏也。適人必革者，謂鍼之至人，必變革前説，而刺仍淺也。如是則精氣既伏於内，邪氣散亂，無所止息，而泄於外，故真氣得其所矣。』志云：『出鍼，出而淺之也。視之，視其淺深之義也。曰我將深之，適人之邪，淺客於皮，必與正氣相格，庶邪散而正氣不泄，故曰我將深之。謂將持内之，而使精氣自伏，復放而出之，令邪無散亂，迎之隨之，以意和之，無所休息。使邪氣泄於皮毛腠理，而真氣乃相得，復於肌表，此用鍼淺深之妙法也。』簡按：張注本楊、志注，似允當，然其旨未明晰，今亦仍楊義。

**○邪氣散亂，無所休息。**

〔楊〕耶氣休已，耶精散於腠理，無由更聚也。

**○氣泄腠理，真氣乃相得。帝曰：善。**

〔楊〕耶氣散洩，故真氣無亂，所以相得之也。

〔識〕高云：『精氣退伏，不濡空竅也。邪氣散亂者，散亂於經，邪無從出也。無所休息者，正虚邪（盛），風病無已時也。惟刺之極淺，使邪氣泄於腠理，從腠理而外泄，故真氣乃相得。』簡按：此與舊注相乖，不可從。

**○血有餘不足奈何？岐伯曰：血有餘則怒，不足則恐。**

《甲乙》『恐』作『慧』。

〔楊〕肝血有餘於肝，所以瞋怒。肝血不足於目，所以多悲也。

〔張〕此肝藏之虛實也。《本神篇》曰：『肝藏血，肝氣虛則恐，實則怒。』

**○血氣未并，五藏安定，孫絡水溢，則經有留血。**

《甲乙》『水』作『外』。

〔楊〕言血微耶之也。

案：『孫絡水溢』不成義，宜從《大素》《甲乙》作『外溢』。孫絡外溢者，謂邪在皮膚孫絡之分也。此際必使血行阻隔，故大經脈中有留止之血也。

案：『外』『水』古多相訛。《本草》黑字序例『凡湯丸散用附子，削除外黑尖處』，《頓醫抄》『外』作『水』，蓋是《新修本草》之遺文。此『水』作『外』，亦與『水』作『氺』同。隸體『外』『氺』甚相似，故致此誤。熹平二年魯峻碑『外』作『氼』，建寧二年史晨後碑『外』作『氼』，與『水』『氺』甚相近似，故易訛耳。

**○帝曰：補寫奈何？岐伯曰：血有餘則寫其盛經，出其血。不足則視其虛經，**

〔楊〕寫其盛經出血，所以不怒，正補其虛，令不洩血，所以不悲。有本『視其虛經』也。

**○內鍼其脈中，久留而視，脈大，疾出其鍼，無令血泄。**

〔楊〕內鍼足厥陰脈中，血至鍼下聚，而脈大，疾出其鍼，無令血洩，所以稱疾也。

〔識〕吳云：『脈大者，留鍼之久，氣至而脈漸大也。』簡按：高『疾』字下句，非。

案：楊注則以『疾』字下爲句，可從。王注亦宜如此。

案：前文云『視其虛絡』ウ七、『出鍼視之』ヲ十、『視其虛經』ヲ十二，並『視』字同義，謂觀察之也。《國語・晉語》『叔魚生，其母視之』注：『視，猶相察也』。《管子・四時》『令有時，無時則必視』注：『視，謂觀而察之。』蓋『視』與『診』同音同義，但有緩急二音耳。猶子與人，截與漿，刺與箴，胡與根，蚍與蟦之例耳。

**○帝曰：刺留血奈何？岐伯曰：視其血絡，刺出其血，無令惡血得入於經，以成其疾。帝曰：善。**

〔楊〕剌去血脈，遂無令惡血入經中，故無血耶微病之也。（《大素》『疾』作『病』。）

案：留血，謂絡脈之紫黑血也。王以爲惡色之血，可從。若不刺去之，則惡血遂滲入於經隧中，以成疾也。凡刺絡之法，並以留血多少爲度也。

**○形有餘不足奈何？岐伯曰：形有餘則腹脹涇溲不利，不足則四支不用。**

〔楊〕形者，非唯身之外狀名形，舉體皆名，溲四支不隨也。有本『經溲』者，經即婦人月經也之。

案：《大素》無『涇』字，楊引一本作『經溲』，可從。說詳見於《厥論四十五》十五ウ中。王注以形爲脾之藏，是也。蓋脾主肌肉，肌肉間之水血，是脾之所主領。

**○血氣未并，五藏安定，肌肉蠕動，命曰微風。**

〔楊〕濡動者，以體虛受風，腠理內動，名曰微風之也。

〔識〕呉云：『肌肉蠕動，肌肉間如蟲行動也。風爲動物，故動者命曰微風。』高云：『風邪入於肌肉，則肌肉蠕動，命曰微風，言微風在肌肉也。』

案：前文云『神之微』六ヲ，此云『微風』，其義同。前文繫心經而言，故皮膚衛氣之分爲心神之所係，故名曰神之微，此爲脾經肌肉之分受邪之病，故名曰微風也。『神之微』猶云神之微風。凡文句詳於此，則略於彼者，古文之常體，學者宜得此意而後經文可考究，徒於文句上生疑義，則竟不得正解矣。是謂讀經之法也。

**○帝曰：補寫奈何？岐伯曰：形有餘則寫其陽經，不足則補其陽絡。**

〔楊〕陽經絡，足陽明經及胳也。或爲陽營，非也之。

〔張〕經穴絡穴，皆足陽明者，以胃爲脾之陽也。故實者寫之，寫脾之陽邪也，虚者補之，補脾之陽氣也。

**○帝曰：刺微奈何？岐伯曰：取分肉間，無中其經，無傷其絡，**

〔楊〕可中分肉之間，衛氣不可傷，足陽明經胳之脈也。

案：分肉間者，謂白膚赤肉之分界，乃鍼入於衛分，未至於營分之義也。是爲刺微邪之法。『分肉』已見《痺論四十三》十七ウ中，宜併考。

**○衛氣得復，邪氣乃索。帝曰：善。**

〔楊〕分肉之間，衛氣行處，耶氣已散，衛氣復得也。索，散也。

**○志有餘不足奈何？岐伯曰：志有餘，則腹脹飧泄，**

〔楊〕志，腎神氣也。有餘即小腹脹滿，飲食不消爲飡洩也。（《大素》『飧泄』作『飡洩』。）

**○不足則厥。**

〔楊〕足逆冷也。

案：腹脹，爲陽明二卅胃實之證，大承氣之『腹大滿』是也。飧泄，亦爲胃實之證，『陽明少陽合病，必下利』陽明七六之證是也。厥者，爲少陰四逆諸證也。

**○血氣未并，五藏安定，骨節有動。**

《甲乙》『動』作『傷』。

〔楊〕骨節動者，腎志病微也之。

《脈經》卷二首篇曰：『苦肉中痛動善轉筋。』

案：『骨節有動』，注家皆以鼓動之義，然血氣未并之微病，不當有此骨節鼓動之證。且骨節鼓動，於義未允。竊謂『動』是『疼』字，同音誤訛，遂作『動』字。《説文》『痋，動病也。从疒蟲省聲』。《一切經音義》三引《説文》共作『痋，動痛也』。又云：『疼，又作⿰月冬、痋二形，同徒冬反。《聲類》作癑。』蓋以『動痛』訓『疼』字，同音成義也。此假『動』爲『疼』，職此之由也。此證太陽中麻黄湯之『骨節疼』五，同下柴桂湯之『支節煩疼』廿，甘草附子湯之『骨節疼煩』九四並與此同，而謂其邪在營分也。

〔眉〕《外臺》卷廿二·齒風疼痛方篇『救急療齒風動痛。方　蒼耳一握，以漿煮，著鹽含之』。可證。『動』即疼，疼即動而疼之義。

《本草》白字『細辛主頭痛腦動』，腦動，即腦疼。黑字芎藭下云『除腦中冷動』，冷動，即冷疼。《金匱》中·第十九『病人常以手指臂腫動』，腫動，即腫疼。

**○帝曰：補寫奈何？岐伯曰：志有餘則寫然筋血者，不足則補其復溜。**

〔楊〕然筋，足少陰營，在足内踝之下，名曰然谷。足少陰經無然筋，當是然谷下筋也。復留，足少陰經，在足内踝上三寸。此二皆是志之脈穴，故寫經筋之血，補復留之氣。

〔識〕馬、呉、張並云：『然筋，當作然谷。』志云：『然，謂然谷穴，在足踝下之兩經間（高作『筋間』），故曰然筋。』簡按：《本輸篇》云『腎溜於然谷，然骨之下者也』。《繆刺論》云『刺足内踝之下，然骨之前出血』。據此，則楊注爲是。

《外臺》卷卅九引《甲乙》云：『然谷，主少腹脹，上搶心，胸脅支滿，欬唾有血，喉痺，痓疝，石水，女子不字，舌縱，煩滿。』五五ウ

又云：『復溜，主足胻寒不能自温，腹䐜切痛引心，心如懸，陰厥，腳臑（當作『腨』）後廉急不可前卻，腹中雷鳴，骨寒熱無所安，汗出不休，心風四肢腫，氣在橫骨，風逆四肢腫。』五六ウ

（眉）此『筋』字不通，蓋『前』字之訛。然，謂然谷，然谷之前有血者之義。大凡筋者，禁鍼灸也。筋者與脈別物，雖刺之不得血出也。可咲可咲。《刺熱篇第三十二》曰：『少陽之脈，色榮頰前，熱病也。』《大素》廿五卷・五藏熱病篇載之，『前』字訛作『筋』，是其徵也。

**○帝曰：刺未并奈何？岐伯曰：即取之，無中其經，邪所乃能立虚。帝曰：善。**

〔楊〕未并者，志微病，以病是微，未中於經，但刺經氣所發之穴，耶氣立虚者也。

〔識〕簡按：不必從《甲乙》改字，王注義通。

〔馬〕夫上文或曰刺微，或曰刺血。此曰刺未并者，文變而義不變也。

〔紹〕琦曰：『按以上論五藏有餘不足形證，即（當作「俱」）未盡其理，讀者取其大意可也。』堅按：古書言約而理邃，學者宜思索會悟，引申隅反。如琦之言，殆後人之見已。

案：前文云『心藏神，肺藏氣，肝藏血，脾藏肉，腎藏志』，而脾云『肉』，又云『形』，非有二義，總全身之肉而言，故又謂之形也。蓋肺氣肝血無所不通於肉中，肺氣所注之處，神志之二氣亦隨之。故全身皮膚毛孔，皆五藏之精氣遊行於此，前文所云『人有精氣津液，四支九竅，五藏十六部，三百六十五節』是也。此章外邪襲入於皮膚之理，甚分明。蓋人氣常與天氣通，呼吸之間天氣出入，故人身若有一豪一釐之不實處，邪氣即乘之，乃有一豪一釐之不平處。此際按摩及鍼刺，令真氣相得，則得微汗而邪去正復也，不必

用摩刺。仿華他一禽之術，爲一小舞戲則解，是亦補氣之一端耳。凡病已兆未成之際，宜治之必愈，是謂之治未病也。

**○余已聞虛實之形，不知其何以生。**

〔楊〕形，狀也。虛實之狀，已聞於上，虛實所生，猶未知之，故復請也。

《大素》此已下至篇末，廿四・虛實所生出之。

**○岐伯曰：氣血以并，陰陽相傾，氣亂於衛，血逆於經，**

《甲乙》『以』作『已』。

〔楊〕十二經氣，亂衛氣也。十二經血，留於營經也。或曰血流也。

案：前文云『血氣未并，五藏安定。孫絡外溢，則經有留血』，所云『留血』，與此云『血留於經』同義，宜從《大素》改『逆』作『留』也。

〔張〕并，偏勝也。傾，傾陷也。氣爲陽，故亂於衛，血爲陰，故逆於經。陰陽不和，則氣血離居，故實者偏實，虛者偏虛，彼此相傾也。

**○血氣離居，一實一虛。**

〔楊〕血氣相并，離於本居處，故各有虛實也。夫血氣者異名同類，相得成和，今既相并，一實一虛，虛實所生，是所由者也。

**○血并於陰，**

〔楊〕血并足太陰脈及足少陰脈也。

**○氣并於陽，故爲驚狂。**

〔楊〕氣并足陽明脈及足太陽脈也。血氣皆盛，故發驚狂也。

〔識〕吳云：『血并於陰藏，是爲重陰。氣并於陽府，是爲重陽。驚狂，癲狂也。』志云：『此言血分、氣分之爲陰陽也。脈外氣分爲陽，脈内血分爲陰。陰血滿之於外，陽氣注於脈中，是爲陰陽勻平。如血并居於陰，則陰盛而血實。心主血脈，故陰盛則驚。氣并於陽，則陽盛而氣實，陽盛則發狂也。』

案：『血并於陰』者，後文所云『陰盛則内寒』，『氣并於陽』者，『陽盛則外熱』是也。後文云『陰盛生内寒』者，厥氣上逆，寒氣積於胸中而不寫。不寫則温氣去，寒獨留，則血凝泣。凝則脈不通，其脈盛大以濇故中寒。陽盛生外熱者，上焦不通利，則皮膚緻密，腠理閉塞，玄府不通，衛氣不得泄越，故外熱。宜併考。蓋外熱爲邪，内寒爲飲，故外熱内寒相薄擊，則或遂爲驚狂之證也。《大素》『故』作『乃』，可從。《太陽中篇》火逆桂枝救逆湯之『驚狂』八七與此同理。

**○血并於陽，氣并於陰，乃爲炅中。**

〔楊〕血并足陽明，氣并足太陰，爲熱中病也。炅，熱也。

〔吳〕血并於陽，則表寒。氣并於陰，則裏熱。

案：『血并於陽，氣并於陰』者，下文所云『陽虛則外寒，陰虛則内熱』是也。外寒者，陽受氣於上焦，以温皮膚分肉之間。今寒氣在外，則上焦不通，上焦不通則寒氣獨留於外，故寒慄。内熱者，有所勞倦，形氣衰少，穀氣不盛，上焦不行，下脘不通，胃氣熱，熱氣熏胸中，故内熱。蓋外寒者，表虛邪實，内熱者，裏實正虛也。『熱中』已見於《風論四十二》四ヲ中，又見於《腹中論四十》十五ヲ中，宜併看。

『炅中』，只此一見，余所皆作『熱中』。據此，則『炅』爲『熱』字之俗字，可知矣。『炅』解已釋在《舉痛三十九》五ヲ中。『炅中』謂胃實熱證也。

**○血并於上，氣并於下，心煩惋善怒。**

《甲乙》「惋」作「悶」。

〔楊〕血盛上衝心，故心煩悶而喜怒，惋則悶同也。

〔吳〕心火爲陰邪所蔽，故煩惋。陽并於下部，則肝木爲陽所炙，故善怒。

案：血并於上者，心煩惋，謂少陽飲結證。氣并於下善怒者，謂陽明譫語證也。蓋胃陽素虛，則胸上多宿飲，故邪結飲中，則爲心煩，是鬲上證也。邪入腸胃，則肝火鬱結，故爲善怒譫妄，是鬲下證也。鬲上者，少陽中風，胸中滿而煩，瓜丁散「心中滿而煩」之類。鬲下者，陽明承氣諸證是也。鬲上冷飲，鬲下熱邪之義。王注：「上謂鬲上，下謂鬲下。」太是。

**○血并於下，氣并於上，亂而喜忘。**

〔楊〕氣盛亂心，故善忘也。

〔識〕張云：「血并於下，則陰氣不升，氣并於上，則陽氣不降，陰陽離散，故神亂而喜忘。」志云：「《靈樞經》曰：清濁之氣相干，亂於胸中，是爲大悗。《傷寒論》曰：其人喜忘者，必有畜血，宜抵當湯下之。」

案：血并於下，氣并於上者，上熱下冷裏寒外熱，少陰厥陰之證是也。蓋血并於下，故喜忘，氣并於上，故心亂。《陽明篇》抵當湯條八五可以參考。《太陽中篇》抵當湯一百條云「其人如狂者」，與此云「心亂」合；《陽明篇》抵當湯八五條「其人喜忘」，與此云「喜忘」同。

**○帝曰：血并於陰，氣并於陽，如是血氣離居，何者爲實？何者爲虛？**

〔楊〕血氣離居相并，未知二經虛實何定也。

〔識〕高本作『如血氣離居，是何者爲實』，注云：舊本『如是』二字相連，今改。簡按：不必改字，義自通。

**○岐伯曰：血氣者喜温而惡寒，寒則泣不能流，温則消而去之。**

〔識〕馬云：『温則消釋而易行。』高云：『消，不凝也。去，流也。』

**○是故氣之所并爲血虚，血之所并爲氣虚。**

〔楊〕血之與氣，皆惡於寒，故脉有寒則澀而不流者，消釋而去，是以氣寒則血來并之，以爲血虚則氣爲實；若血寒則氣來并之，以爲氣虚則血爲實也。

**○帝曰：人之所有者，血與氣耳。今夫子乃言血并爲虚，氣并爲虚，是無實乎？**

〔楊〕人之所生，準血與氣，今但言血氣有虚，不言其實，是爲人之血氣不足，請申其意也。

**○岐伯曰：有者爲實，無者爲虚，故氣并則無血，血并則無氣。今血與氣相失，故爲虚焉。**

〔楊〕血并則血有氣無，氣并則氣有血無，是以言虚不無其實，論實不廢有虚，故在身未曾無血氣也。所言虚者，血氣相并，相失爲虚，相得爲實耳也。

〔張〕有血無氣，是血實氣虚也。有氣無血，是氣實血虚也。

**○絡之與孫脈，俱輸於經，**

〔楊〕大胳孫胳俱輸血氣入於大經，則大經血氣俱實者也。

〔識〕呉作『孫絡』，注云：『絡，正絡也。孫絡，支絡也。』志云：『絡者，經脈之支别也。孫絡者，乃孫絡之脈别經者。』簡按：今仍志。

**○血與氣并，則爲實焉。血之與氣，并走於上，則爲大厥。厥則暴死，氣復反則生，不反則死。**

〔楊〕大經血氣皆實，走膈以上，以下無氣，故手足逆冷，卒暴死也。手足還暖復生，不還則死也。

〔識〕張云：『上文言血與血并，氣與氣并，偏虚偏實也，此言血與氣并，并者爲實，不并者爲虚也。血氣并走於上，則上實下虚，下虚則陰脱，陰脱則根本離絶，而下厥上竭，是爲大厥，所以暴死。若氣極而反，則陰必漸回，故可復甦。其有一去不反者，不能生矣。』志（當作『王芳侯』）云：『氣復反則生，謂復歸於下也。蓋陽氣生於下，而升於上，血氣並逆，則氣機不轉而暴死，反則旋轉而復生。』

案：『大厥』即『尸厥』，詳見於《厥論》五四中。

○**帝曰：實者何道從來，虚者何道從去，虚實之要，願聞其故。**

〔楊〕血氣何道來入此經爲實，何道而去此經爲虚也。

○**岐伯曰：夫陰與陽，皆有俞會，陽注於陰，陰滿之外，**

〔楊〕藏府陰陽之脈，皆有別走，輸會相通，如足陽明從豐隆之穴別走足太陰，足太陰從公孫之穴別走足陽明，故曰之外也。

（眉）案：『俞』即音輸，『輸』之古字，非輸穴之義，而此但輸送合會之謂也。

○**陰陽勻平，以充其形，**

〔楊〕甲子十日一迊爲旬。旬，迊也。陰陽之脈，五十迊無多少者，名曰旬平。旬平，和氣以充其身形也。

（眉）王氷作『勻』，齊均也。楊氏作『旬』，回環也。要歸一理。

○**九候若一，命曰平人。**

〔楊〕九候之動不先後，又不相反，故曰若一。和氣若一，故人得和平。

〔識〕吳云：『皆有俞會，經穴有俞有會也。』馬云：『六陽經六陰經，皆有俞穴所會。』志云：『俞者，謂三百六十五俞穴，乃血脈之所流注。會者，謂三百六十五會，乃神氣之所遊行，皆陰陽血氣之所輸會者也。』高云：『俞會者，五五二十五俞，六六三十六俞，與周身陰陽血氣相會合也。』

〔識〕匀平，《甲乙》作『紃平』。簡按：紃音旬，《說文》『圜采也』，義不相協。

〔紹〕《太素》『匀』作『旬』。堅按：匀、旬古通。紃亦恐同義。

案：『匀』即『均』字，『旬』即『匀』之借字。楊以爲旬日義，非是。《易·豐》『雖旬無咎』，注及《釋文》：『旬，均也。』《管子·侈靡》『旬身行』注同。《周禮·均人》『豐年則公旬用三日焉』，注：『旬，均也。《易·坤》爲均。今書亦有作旬者。』《易·豐》《釋文》：『旬，荀作均，劉昞作鈞。』『紃』《集韻》作『絢紃』。《儀禮·聘禮記》『絢組』注：『今本絢作紃。』同《釋文》：『絢，《聲類》以爲紃字。』《古今人表·楚》『熊紃』，《史記·楚世家》作『熊徇』，並可以徵矣。

案：『平人』已詳見於《平人氣象十八》中。

〔眉〕案：『若』『如』並順也。（《大素》作『如』。）

**○夫邪之生也，或生於陰，或生於陽。其生於陽者，得之風雨寒暑。其生於陰者，得之飲食居處，陰陽喜怒。**

案：風雨寒暑爲外邪，飲食喜怒爲内邪。陶氏《本草序例》云『邪者不正之因云云』，蓋本於此而言耳。

〔楊〕陰，五藏也。陽，六府也。風雨寒暑外耶，從外先至六府，故曰生於陽也。飲食起處，男女喜怒内耶，生於五藏，故曰生於陰也。案：『起處』恐『起居』訛。

〔識〕簡按：『風雨寒暑』，據下文宜云『風雨寒濕』。

案：『寒暑』即『寒濕』，暑亦濕邪，互文而言耳。

〔紹〕堅按：生於陽生於陰之陰陽，即言表裏。陰陽喜怒之陰陽，蓋指房室。楊釋以男女，其意爲然。《解精微論》曰『若先言悲哀喜怒，燥濕寒暑，陰陽婦女』，亦是同義。李知先《傷寒活人書括》舉經文曰：『既言寒暑，又言陰陽，陰陽者，愚謂房事也』。此説爲佳。琦曰：『陰陽喜怒者，言人之本氣，有偏陰偏陽之不同，而七情亦隨之偏勝。』此雖理之所有，而其於經旨，則相畔矣。又《疏五過論》：『凡欲診病者，必問飲食居處。』《順氣一日分爲四時篇》：『夫百病之始生者，必起於燥濕寒暑風雨，陰陽喜怒，飲食居處。』《百病始生篇》：『夫百病之始生也，皆生於風雨寒暑，清濕喜怒。』

**○帝曰：風雨之傷人奈何？岐伯曰：風雨之傷人也，先客於皮膚，傳入於孫脈，孫脈滿，則傳入於絡脈，絡脈滿，則輸於大經脈，血氣與邪并，客於分腠之間，其脈堅大，故曰實。**

〔楊〕此先言風雨二耶也。人因飢虚汗出，腠理開發，風雨之氣，因客腠理，次入孫胳，次入大胳，次入大經。客腠理時，所客之脈，堅而且大，故得稱實之也。

〔馬〕按《皮部論》云：『邪客於皮則腠理開，開則邪入客於絡脈。絡脈滿則注於經脈，經脈滿則入舍於府藏也。』《繆刺論》云：『邪之客於形也，必先舍於皮毛，留而不去，入舍於孫脈。留而不去，入舍於絡脈。留而不去，入舍於經脈。』義同。

案：『大經脈』，又曰『大經』，見《離合真邪》廿七中。經脈比絡脈則大，故謂之大經脈也。

案：實者，邪實。《通評虚實》廿八所云『邪氣盛則實』是也。

（眉）案：此節説疫邪，風中雨中皆有疫邪也。疫邪，燥邪也，對次節濕邪而言。

〔眉〕案：上文『生於陽』之半。

**〇實者外堅充滿，不可按之，按之則痛。（原脱，據顧本補入。）**

**〇帝曰：寒濕之傷人奈何？岐伯曰：寒濕之中人也，皮膚不收，肌肉堅緊，榮血泣，衛氣去，故曰虚。**

〔楊〕次論寒濕之氣也。雨氣上侵，濕氣下入，有斯異也。略不言暑耳。寒濕中人致虚有四：皮膚收者，言皮膚急而聚也；肌肉堅者，肌肉堅而不迊也；營血泣者，耶氣至於脈中，故營血泣也；衛氣去者，耶氣至於脈外，衛氣不行，故曰去也，衛去之處，即爲虚也。

〔識〕吴云：『不收者，肌膚虚浮不收斂也。此由濕勝所致』。張云：『皮膚不收而爲縱緩，肌肉堅緊而爲削瘦。』高云：『不收，汗出而不閉密也。』簡按：寒主收斂，此云不收，則與肌肉堅緊相反。《甲乙》《太素》近是。

案：高以『不收』爲汗出之義，似是。

〔紹〕先兄曰：『案：下文「陽盛生外熱」注有「寒外盛則皮膚收」之語，則王氏原本，亦似無「不」字。』堅按：暑邪其表漏泄，必不收堅。楊以爲略不言暑者，坐於不知上文寒暑之爲寒濕也。琦亦謂『寒濕是寒暑之誤』，不可從。

案：前文云『風雨之傷人』，此云『寒濕之中人』，蓋所云『風雨云云』，謂表實麻黄湯證，『寒濕云云』，謂表虚桂枝湯證也。

〔眉〕案：此節説濕邪，對上文燥邪而言。

〔眉〕案：上文『生於陽』之半。

〇**虛者聶辟氣不足。**

〔楊〕懾，紙輒反。分肉間無衛氣，謂氣不足也。

〔識〕馬云：『虛者聶辟，乃肌肉僻積之意。《根結篇》有腸胃聶辟，是主腸胃而言。』張云：『凡言語輕小曰聶，足弱不能行曰辟。』志云：『聶、㒨同。辟，積也。』高云：『肌肉皮膚，聶聶然而辟動也。』簡按：聶辟，襵襞也。《儀禮》『襚者以褶』，《禮記》『衣有襞折曰褶』，通作襵。《一切經音義》云：『襵皺，之涉、知獵二反。襵，猶襵疊也。亦細襵。』王注義同。《甲乙》『不足』下有『血濇』二字。《靈·根結篇》『血氣竭枯，腸胃㒨辟，皮膚薄著，毛腠夭膲』，《甲乙》作『懾』，《大素》作『攝』。

〔紹〕堅按：《太素》作『聶』，楊義不了。

〔眉〕案：『聶辟』，楊注是也。聶，懾弱也。辟，辟易也。即正氣衰弱之謂也，不能拒攘外邪也。

〔眉〕《禮·曲禮上》『志不懾』注：『懾猶怯惑。』玄《音》十二引《字書》：『懾，失常也』。《荀子·禮論》『不至於隘懾傷生』注：『懾猶戚也。』

〇**按之則氣足以温之，故快然而不痛。帝曰：善。**

〔楊〕分肉之間，既無衛氣故寒。按之益損，所以氣足又温，故快然也。

案：表虛一證，多變爲少陰病，表實一證，或轉爲陽明病，是自然之理，故曰『病有發熱惡寒者，發於陽也。無熱惡寒者，發於陰也。發於陽七日愈，發於陰六日愈。以陽數七，陰數六故也』。所云發於陰者謂表虛，發於陽者謂表實也。考《千金》於桂枝湯方上，亦有陰陽二證之別，故以陰旦陽旦二陽主之。《千金方》卷九十七ウ。『陰旦湯，治傷寒肢節疼痛，内寒外熱虛煩。方　芍藥　甘草各二兩　乾薑　黃芩各三兩　桂心四兩　大棗十五枚，右六味，㕮咀，以水一斗，煑五升，去滓，温服一升，日三夜再，覆令小汗。

陽旦湯，治傷寒中風，脈浮，發熱往來，汗出惡風，頭項強，鼻鳴乾嘔，桂枝湯主之。隨病加減如左。以泉水一斗，煑取四升，分服一升，日三。自汗者，去桂枝加附子一枚。渴者，去桂加栝樓根三兩。利者，去芍藥桂加乾薑三累，附子一枚炮。心下悸者，去芍藥加茯苓四兩。虚勞裏急正陽旦主之。煎得二升，内膠飴半斤爲再服。若脈浮緊發熱者不可與之』。

據以上所説考求之，則知陰旦表實麻黄湯之類方，而外熱用黄芩，内寒加乾薑，方意可考。

**○陰之生實奈何？岐伯曰：喜怒不節，則陰氣上逆，上逆則下虚，下虚則陽氣走之，故曰實矣。**

〔楊〕人有喜怒不能自節，故怒則陰氣上。陰氣上則上逆，或歐血，或不能食。陰氣既上，是則下虚，下虚則陽氣乘之，故名爲陰實也。

〔識〕張云：『按下文，以喜則氣下爲虚，而此節所重在怒，故曰實也。觀陰氣上逆之意，言怒可知。又《舉痛論》曰怒則氣上，正此之謂。』簡按：下文云喜則氣下，則此『喜』字衍。《新校正》爲是。《淮南·精神訓》云：『人大怒傷（當作「破」）陰，大喜墜陽。』

〔紹〕琦曰：『喜怒不節字，衍文。或陽逆於上，或陽湊於下，皆肝家實邪鬱結，七情惟怒爲肝實，故獨言之。』

〔箚〕寬案：喜怒專重『怒』字，與利害、緩急同例。《新校正》以『喜』字爲剩文，非。

案：此『喜怒』之『喜』字，與『喜笑』『喜忘』之『喜』同義，猶云『大怒』『好怒』也。

〔張〕此内傷之生實也。陰逆於上則虚於下，陰虚則陽邪湊之，所以爲實。然則實因於虚，此所以内傷多不足也。

〔馬〕此言陰經病有虚實，皆得之於内傷也。試以陰經之生實者言之，怒氣不節，則肝爲陰經。陰氣上逆，上逆即下虚，下虚則陽氣專走而上行，故曰實。

案：怒爲肝氣有餘之病，故人若大怒則傷肝。肝氣上逆，上熱下冷，上實下虚，或爲肝鬱狂恐之諸證也。《生氣通天》三云：『陽氣者大怒則形氣絶，而血菀於上，使人薄厥。』正與此同義。詳説見於第三中。王、張以爲邪實，非是。馬以爲内傷，可從。

（眉）案：上文『生於陰』之半。

**○帝曰：陰之生虚奈何？岐伯曰：喜則氣下，**

〔楊〕天寒即氣聚，温即氣散，怒則氣上，喜則氣下，此物理之常也。喜則氣和志達，營衛之行通利，故緩而下也。

（眉）案：上文『生於陰』之半。

**○悲則氣消，消則脈虚空，因寒飲食，寒氣熏滿，則血泣氣去，故曰虚矣。**

〔楊〕夫人悲者則心系急，肺布葉舉，兩膲不通，營衛不行，熱氣在中，故正氣消散，經絡空虚也。又因寒飲寒食，寒氣熏藏。藏之血澀，其氣移去，故爲虚之也。

〔馬〕又以陰經之生虚者言之，正以喜則氣下，悲則氣消，則脈氣虚空。《舉痛論》云：『喜則氣緩，悲則氣消，恐則氣下。』又因用寒冷飲食，而寒氣熏滿，則血澀氣去，故曰虚。

〔張〕此内傷之生虚也。下，陷也。消，散也。《舉痛論》曰『喜則氣緩』，與此稍異。因寒飲食者，寒氣熏滿中焦，必傷陽氣，故血濇氣去，而中爲虚也。若飲食過度，留滯不消，雖亦内傷，此則虚中挾實，是又不可不爲詳辨。

〔紹〕楊説是。琦曰：『下應作緩拘。』又曰：『舉喜悲，以□憂思恐驚。』

案：喜有餘悲不足共爲心病，故喜悲共過，則令脈虚空。脈是心之所主，加之又以寒飲食，則寒氣熏滿。寒氣熏滿者，謂水飲逆滿。寒氣，猶云水氣。熏者，上逆之謂。滿者，留滯之義。蓋心氣虚，則火氣消去，血澀不通，名之曰虚也。虚則必釀飲爲寒，所以四支厥逆，下利腹痛（少陰）也。

案：寒氣熏滿者，《四氣調神》[二]所謂『肺氣焦滿』正同義。云『肺』、云『寒』，共謂水飲也，云『焦』、云『熏』，共謂熱逆也。『焦絶』見於《風論》[四二]中，宜併考。

**○帝曰：經言陽虚則外寒，陰虚則内熱，**

〔楊〕經言，《八十一篇經》也。府脈虚者，陰氣乘之，故外寒也。藏脈虚，陽氣乘之，故内熱也。

**○陽盛則外熱，陰盛則内寒，余已聞之矣，不知其所由然也。**

〔楊〕六府主外爲陽，故陽盛外熱也，五藏主内爲陰，故陰盛爲寒，余已前聞，然未知所由然也。

〔眉〕案：由，從也。以也。

**○岐伯曰：陽受氣於上焦，以温皮膚分肉之間。今寒氣在外，則上焦不通。上焦不通，則寒氣獨留於外，故寒慄。**

〔楊〕陽，衛氣也。衛出上膲，晝行陽廿五周，以温皮膚分肉之間。今陽虚，陰乘留於外，故外寒也。

〔紹〕陽受氣於上焦，以温皮膚分肉之間。此二句，爲下文上焦不通而發，以見陰陽虚盛，俱使上焦不通，而生外内之寒熱矣。

案：凡外邪襲入於皮表肌肉之間，必先色色惡寒，而後漸漸發熱也。《水熱穴論》六十一云『帝曰：人傷於寒而傳爲熱何也？岐伯曰：夫寒盛則生熱也』，《傷寒論》『太陽之爲病，脈浮，頭項強痛而惡寒』，共與此同理。案：此説陽虛則外寒之義。蓋表陽無一點之虛，則邪氣不能入，陽虛則邪入，先爲振寒也。《傷寒例》云『陽虛陰盛，汗之則愈，下之則死』是也。

案：皮上惡寒謂之寒，心内惡寒謂之慄，猶外動謂之動，内動謂之悸也。

（眉）案：是太陽病。

**○帝曰：陰虛生内熱奈何？岐伯曰：有所勞倦，形氣衰少，穀氣不盛，上焦不行，下脘不通。胃氣熱，熱氣熏胸中，故内熱。**

〔楊〕内熱之病，所由有五：一則有所勞倦致虛，二則形體及氣不足，三則胃中無食，四則上膲衛氣不行，五則腸胃不得相通。脘，古緩反。胃也。下脘，胃下口也。虫（當作『由』）此五種，胃熱熏中，故内熱之也。

〔紹〕先兄曰：『王履《醫經溯洄集》云：帝曰陰虛生内熱，嗟夫！此内傷之説之原乎？案：此指東垣。蓋勞動之過，則陽和之氣皆亢極而爲火矣。況水穀之味又少入，是故陽愈盛而陰愈衰也。此陰虛之陰，蓋指身中之陰氣，與水穀之味耳。或以下焦陰分爲言，或以腎水真陰爲言，皆非也。夫有所勞役者，過動屬火也；形氣衰少者，壯火食氣也；穀氣不盛者，勞傷元氣，則少食而氣衰也；上焦不行者，清陽不升也；下脘不通者，濁陰不降也。夫胃受水穀，故清陽升而濁陰降，以傳化出入，滋榮一身也，今胃不能納，而穀氣衰少，則清無升而濁無降矣。故曰上焦不行，下脘不通。然非謂絶不行不通也，但比之平常無病時，則謂之不行不通耳。上不行下不通，則鬱矣，鬱則少火皆成壯火，而胃居上焦下脘兩者之間，故胃氣熱，熱則上炎，故熏胸中而爲内熱也。』

案：『陰虛生内熱』者，『陰虛』謂前文『陰之生虛』也。蓋營血受邪，則傳入陽明，爲胃實内熱證。《傷寒例》云『陽盛陰虛，汗之則死，下之則愈』是也。注家皆爲虛勞内熱之症，非是。前文『陽盛外熱』之症，其邪漸進，爲此陰虛内熱證也。内熱者，謂惡熱鬱鬱微煩之類也。

（眉）案：是陽明病。

（眉）案：胃府之上至口之間之直筦，謂之上脘，胃府之下口至小腸之間之直筦，謂之下脘，而胃府之身謂之中脘，合謂之三脘。脘之言管也，故《説文》『脘，胃府也』，要之，自口至肛，但一管耳。

**○帝曰：陽盛生外熱奈何？岐伯曰：上焦不通利，則皮膚緻密，腠理閉塞，玄府不通，衛氣不得泄越，故外熱。**

〔楊〕外熱之所由有三，上膲出氣之處不通利一也，皮膚緻而腠閉二也，衛氣不得洩於腠理三也。有此所由，故外熱也。

〔張〕上焦之氣主陽分也。故外傷寒邪，則上焦不通，肌表閉塞，衛氣鬱聚，無所流行，而爲外熱。所謂人傷於寒，則病爲熱，此外感證也。

〔昂〕此即今人外感傷寒之症。

案：此爲表實麻黄證，故曰『腠理閉塞，玄府不通，衛氣不得泄越』也。《熱論》三一云『人之傷寒也，則爲病熱』，《傷寒論·太陽中》五云『太陽病，頭痛發熱』是也。

（眉）案：是表熱證。

**○帝曰：陰盛生内寒奈何？岐伯曰：厥氣上逆，寒氣積於胸中而不寫，不寫則温氣去，寒獨留，則血凝泣。凝則脈不通，其脈盛大以濇，故中寒。**

〔楊〕寒中有四，一則寒厥積胸，二則温去寒留，三則血凝脈壅，四則脈大汗澀，有此所由，故寒中也。

〔馬〕此寒氣者，宜作寒物之氣言，或欲作外感之邪説，則是傳經之邪也。傳經之邪，内當熱且結，脈當沈，今何爲反寒，須知欲作外感，乃是暫時寒氣入中，或爲寒物所傷耳，非傳經之邪也。此節脈若作外診之脈理宜沈濇，今曰盛大而濇，恐是在中之脈，非外見者。

〔琦〕脈盛大以濇，即緊盛之脈，陰凝之象也。

〔張〕厥氣，寒厥之氣也。或寒氣傷藏，或食飲寒涼，寒留中焦，陽氣乃去，經脈凝滯，故盛大而濇。蓋陽脈流利多滑，不滑則無陽可知，此内傷證也。

〔識〕簡按：厥氣上逆，故脈盛大。血凝泣，故脈濇。案，志聰云：『陰盛則脈大，血凝泣，故脈濇也。』馬云：『恐是在中之脈，非外見者。』昂云：『無（當作「按」）陰盛中寒血濇之人，何以反得盛大之脈。』並誤。呉『留』下更增一『留』字，『凝』則上增一『泣』字。《甲乙》『則脈』作『則腠理』，似是。

案：馬以爲外感傳經，爲寒物所傷，似是。今考此條，即是《傷寒論》所云少陰病也。其云『厥氣上逆』者，『裏寒外熱，手足厥逆，面色赤』三七也。所云『寒氣積於胸中』者，『有水氣』三六，『胸中實』四四，『胸滿心煩』十三也。『温氣去云云，脈不通』者，『厥逆無脈』三五是也。『其脈盛大以濇』者，『脈陰陽俱緊』三，『脈緊』七，『脈弦遲』四四是也。考少陰病者，屬内寒飲盛，故輕者用四逆散，重者用四逆湯。寒變爲熱而愈，其真陽虚寒者，少陰篇中所載不治諸症是也。

案：今據新説作圖如左。

風雨（云風云雨者，感天氣之謂也。雨自天降者也。）之傷人，先客於皮膚，血氣與邪并客於分腠之間，脈浮緊堅大表實。表實陽盛生外熱，皮膚緻密，腠理閉塞，衛氣不得泄越，麻黄湯。

胃實陰虛生內熱，下脘不通，胃氣熱，熱氣熏胸中，承氣。

寒濕云寒、云濕者，感地氣之謂也。濕自地生者也。之傷人也，皮膚不收，肌肉堅緊，榮血泣，衛氣去，脈浮緩，表虛。

表虛陽虛則外寒，上焦不通，寒氣獨留於外，故寒慄，桂枝湯。

胃虛陰盛生內寒，厥氣上逆，寒氣積於胸中而不寫，脈不通，其脈盛大以濇，四逆。

實熱，案：天氣輕清，故能入於血分，主閉塞而與陽氣相并，故爲熱。

虛寒，案：地氣重濁，故能入於氣分，主開泄而與陰氣相合，故爲寒。

（眉）案：是裏寒證。

（眉）案：脈盛大，有流飲之滑也。脈濇，但內虛寒之疲也。其人各別矣。『以』，猶與也、及也。

**○帝曰：陰與陽并，血氣以并，病形以成，刺之奈何？**

〔楊〕問療已成之病。

〔馬〕此一節宜與《離合真邪論》《官能篇》參看。

〔識〕《甲乙》以『並』作『已』，次節並同。

**○岐伯曰：刺此者，取之經隧，取血於營，取氣於衛，用形哉，因四時多少高下。**

〔楊〕剌已成病法有三別。一則剌於大經別走之道。隧，道也。別走之道，通陰陽道也。二則剌於脈中營血，三則剌於脈外衛氣。用鍼之狀，須因四時之氣。觀病輕重，發鍼多少。又須量病高下所在，取之令中，不同剌微之易也。

〔識〕吳云：『言因其形之長短濶狹肥瘦，而施刺法也。』志云：『用，以也。言當以調其形。形者，皮膚肌肉。哉者，未盡之辭。』（高云）『雖曰用形哉，必因天之四時』。簡按：今仍吳注。

〔吳〕如曰以月生死爲痏數《繆刺論》，多少之謂也。春時俞在頸項，夏時俞在胸脇，秋時俞在肩背，冬時俞在腰股《金匱真言論》，高下之謂也。

案：所謂『熱俞五十九穴』，寫邪實補正虚之刺法耳。

（眉）『用形』以下十字，疾醫之大範。

○**帝曰：血氣以并，病形以成，陰陽相傾，補寫奈何？岐伯曰：寫實者，氣盛乃内鍼，**

〔楊〕夫寫者，以其耶氣實盛，故須寫也。仍以掐之令下，然後刺之，不盛何寫？故譬無擊逢逢之陳者也。

○**鍼與氣俱内，以開其門，如利其户，鍼與氣俱出，精氣不傷，邪氣乃下，外門不閉，以出其疾，搖大其道，如利其路，是謂大寫，必切而出，大氣乃屈。**

〔楊〕人之吸氣，身上有孔閉處，皆入聚於腎肝。呼氣之時，有孔開處，氣皆從心肺而出，比囊之呼吸也。鍼開孔時，病人吸氣，故鍼與氣俱入内也。鍼得入已，搖大其穴，因呼出鍼，故鍼與耶氣俱出，勿傷正氣也。

〔識〕簡按：二『如』字，共與『而』同，諸家措而不釋，何諸？

〔張〕氣盛乃内鍼者，因病人之吸氣而入鍼也。鍼與氣俱出者，候病人之呼氣而出鍼也。蓋氣盛納鍼，迎而奪之也，開其門，利其户，鍼與氣俱出，則邪必從而竭矣。故必切中其疾，而後出鍼，則大邪之氣可以屈伏，是謂大寫之法。

〔馬〕大氣者，大邪之氣也。見《熱論》中。案：此説可從。

〔吳〕切，切脈之切。謂以指輕按而親切之，所以散其正氣也。

〔高〕切，按也。必切而出，謂右手持鍼，左手必切其穴，而使之外出。案：此説可從。

〔高〕大氣，即相并之盛氣也。

〔馬〕大氣者，正氣也。案：馬有二説，前以爲大邪氣似是。

〔眉〕案：門，皮上也。户，肉裏也。

〔眉〕《周禮·司民》『歲登下其死生』注：『下，猶去也。』《國策·西周策》『温囿不下』注：『下，猶減也。』《後漢書·仲長統》傳、注同。《國策·秦策》『下兵三川』注：『下兵，出兵也。』

**○帝曰：補虚奈何？岐伯曰：持鍼勿置，以定其意，**

〔楊〕持鍼勿置於肉中，先須安神定意，然後下鍼。若醫者志意散亂，鍼下氣之虚實有無，皆不得知，故須定意也。

〔吴〕言持鍼勿使放置也。

〔志〕持鍼在手，勿置之意外，以定其迎隨之意。

〔眉〕案：置，謂入鍼於肉也。

**○候呼内鍼，**

〔楊〕人之呼氣，身上有孔，其氣皆出，故所鍼孔氣出之時内鍼，欲令有氣從鍼而入，不使氣洩，所以候呼内鍼者也。

**○氣出鍼入，鍼空四塞，精無從去。**

〔楊〕呼氣出時鍼入穴者，欲使鍼空四塞，不洩正氣也。

〔吴〕人氣呼出之時，則陽氣升於表，於此時内鍼者，欲其致氣易也。

**○方實而疾出鍼，氣入鍼出，**

〔楊〕方，正也。候氣正實，疾出鍼。

**○熱不得還，**

〔楊〕夫虛者多寒，得熱爲補。環，轉也。疾出於鍼，使鍼下熱，氣不得轉也。

〔吳〕熱，鍼下所致之氣熱也。

〔識〕簡按：志以爲熱邪，非。

〔眉〕還，回返也，卻退也，歸也。

**○閉塞其門，邪氣布散，精氣乃得存，動氣候時，**

〔楊〕出鍼已去，縱耶不出盡，自然布散消已，精氣獨在，無病動於後時之也。

〔張〕動氣者，氣至爲故也。候時者，如待所貴，不知日暮也。

〔眉〕『動氣候時』，王注通。若从《大素》（作『動無後時之』）亦同通。

**○近氣不失，遠氣乃來，是謂追之。**

〔楊〕行補之時，非其補處，近氣不失，遠氣亦來至此集也。已虛之氣，引令實，故曰追也。

〔馬〕《離合真邪論》與此篇所論補寫之法，聯屬成文，庶幾學者熟讀玩，又與《官鍼篇》第六節參看，其講解之辭見《八正神明論》。

〔眉〕案：追求遠近之氣而集，即補也。

**○帝曰：夫子言虛實者有十，生於五藏，五藏，五脈耳。夫十二經脈，皆生其病。**

〔馬〕神氣血肉志，各有虛實，是計之有十也。

〔眉〕案：五藏各有虛實，故有十。

案：有十者，後文所云『血氣肉筋骨心肺脾肝腎』是也。各有虛實，故曰有十也。

案：『其』《大素》作『百』，似是。蓋『其』古文作『𠀠』，與『百』甚相似，故致誤謬耳。

**○今夫子獨言五藏。夫十二經脈者，皆絡三百六十五節，節有病，必被經脈。經脈之病，皆有虛實，何以合之？**

〔楊〕節，即氣穴也。但十二經脈被三百六十五穴，則三百六十五穴所生之病甚多，非唯五藏五脈獨生十種虛實者。

〔張〕所謂節者，神氣之所會也，以穴俞爲言，故有三百六十五節。被，及也。何以合之，謂何以合於五藏也。案，吳云：『被，及也。』

〔志〕節，乃筋骨之會。

〔紹〕楊曰：『節，即氣穴也。』堅按：宜參《六節藏象論》，然下有經絡支節文，則志說似是。

〔眉〕節，骨會也。

〔眉〕『合之』下當入『於五藏十虛實而爲一理乎』十一字看。

**○岐伯曰：五藏者，故得六府與爲表裏，經絡支節，各生虛實，**

〔楊〕內有五藏，外有六府，府藏經胳表裏諸支節，是生虛實，其亦甚多，不相違也。

〔識〕《通雅》云：故、固，古通。《周語》『咨於故實』，《史記·世家》作『固實』。

〔箚〕『與』，猶以也。《史·袁盎傳》『妾主豈可與同坐哉』，《漢書》『與』作『以』，詳見《經傳釋詞》。

〔眉〕支，經絡之支。節，骨會。即經脈所羅者。

〔眉〕脈與骨之二，故曰各。

〔眉〕『虛實』下當入『故合五藏』四字看。

**○其病所居，隨而調之。病在脈調之血，病在血調之絡，**

〔張〕脈者，血之府。脈實血實，脈虛血虛，故脈病者，當調血也。《癰疽篇》曰：『血和則孫脈先滿溢，乃注於絡脈，而後注於經脈。』《百病始生篇》曰：『陽絡傷則血外溢，陰絡傷則血內溢。』本論曰：『孫絡外溢則經有留血。』故病在血者，當調之絡也。

〔眉〕案：此節《太素》（作『視其病所居，隨而調之，病在血調之脈』）是。今《素問》一句剩贅。

**○病在氣調之衛，病在肉調之分肉，病在筋調之筋，病在骨調之骨。燔鍼劫刺其下，及與急者。**

〔楊〕視三百六十五節所生病處，量其虛實，隨而調之。調者，調於五藏所主脈衛分肉筋骨者也。

案：筋病者即筋痺筋攣之類，故用燔鍼刺其下。下者，謂足脛也。急者，謂筋急也。

『病在骨調之骨』六字《大素》無，宜從刪正，乃與下文『病在骨』義相協。

案：燔鍼、焠鍼二物。燔鍼，若今施癧瘍之燒鍼大者也。焠鍼，若仲景及《醫心方》所謂塗油小者也。

〔張〕此調筋病法也。筋寒則急，故以燔鍼劫刺之。

〔識〕熊音『燔，音煩。燒焚也』。馬云：見《經筋篇》。吳『燔』上補『病在筋』三字，注云：『燔鍼者，內鍼之後，以火燔之煖耳，不必赤也。』高云：『治痺證也。《經筋篇》有十二筋痺證，皆以燔鍼劫刺，痺發於陰，故刺其下也。及與急者，謂筋痺也。』

〔箚〕《官鍼篇》『焠刺者，刺燔鍼則取痺也』寬案：王注『火鍼也』。《傷寒論》太陽傷寒加溫鍼必驚條，《千金翼》作『火鍼』。

《醫心方》卷二·鍼例法第五（五十ヲ）云：『燔鍼法，董暹曰：凡燒鍼之法，不可直用炭火燒，鍼澀傷人也。蠟燒爲上，不作黑色瘢也，烏麻麻子脂爲次，蔓菁荏子爲下，自外六畜脂併不可用也，皆傷人也。燔大癥積用三隅鍼，破癰腫皆用鈹鍼，量腫大小之宜也。小積及寒疝諸痺及風，皆用大員利鍼如梃也，亦量肥瘦大小之宜。皆燒鍼過熱紫色爲佳，深淺量病大小，至病爲度。鍼訖以燒釘赤，灸上七過，佳也。毋釘，灸上七壯，而以引之，佳也。不則火氣伏留，以爲肉癱也。若肉薄之處，不灸亦得，大禁水入也，禁冷飲食。瘡不發者，欲不作瘢者，癰時抯（抯，丁但反。拂也。）去之，乍寒乍熱者瘡發也。』

又：『孫思邈曰：火鍼，用鋒鍼，以油火燒之，務在猛熱，不熱即於人有損也。隔日一報，三報之後，當膿水大出爲佳。巨闕大倉上下管，此之一行有六穴，忌火鍼也。』

**○病在骨，焠鍼藥熨。**

〔楊〕卒，窮也。痛痺在骨，窮鍼深之至骨，出鍼以藥熨之，以骨病痛深故也。熨法，上經已説也之。

〔識〕吳云：『焠鍼者，用火先赤其鍼，而後刺，不但煖也，此治寒痺之在骨也。』張同。簡按：《玉篇》『火入水，謂之焠』。《史·天官書》『火與水合爲焠』。然則，焠鍼，燒鍼而入水者乎。《官鍼篇》云：『焠刺者，刺燔鍼則取痺也。』王注『燔鍼』則云『燒鍼』，注『焠鍼』則云『火鍼』，知是燔鍼、焠鍼，即火鍼也。《荀子·解蔽篇》注：『焠，灼也。』《千金方》云：『火鍼，亦用鋒鍼，油火燒之，務在猛熱，不熱即於人有損也。』《鍼灸聚英》云：『經曰焠鍼者，以麻油滿盞，燈艸令多如大指許，叢其燈火燒鍼，頻以麻油蘸其鍼，燒令通紅，用方有功，若不紅者，反損於人。』又有煨鍼溫鍼，意與火鍼有少異。吳云：『藥熨者，以藥之辛熱者，熨其處也。筋骨病有淺深之殊，故古人治法亦因以異。』

〔箚〕藥熨，見《壽夭剛柔篇》。

案：《大素》無『病在脈調之血病在骨調之骨』十二字，蓋古本如此，王冰補此十二字歟？言在筋用燔鍼，在骨用卒鍼藥熨也。《大素》（『焠』）作『卒』，『卒』即『焠』之古字。楊云：『卒，窮也。』就字爲説，非是也。

案：血氣肉筋骨者，心血肺氣脾肉肝筋腎骨之所主也，與《刺齊論》五十二所云皮肺脈心肉脾筋肝骨腎同。今圖於左，以便檢閲。

| 《調經論》 | | 《刺齊論》 | | |
|---|---|---|---|---|
| 血 | 絡 | 心 | 脈 | |
| 氣 | 衛 | 肺 | 皮 | |
| 肉 | 分肉 | 脾 | 肉 | |
| 筋 | 筋 | 肝 | 筋 | 《調經論》燔鍼 |
| 骨 | 骨 | 腎 | 骨 | 焠鍼藥熨 |

《終始篇》云：在筋守筋，在骨守骨。

**○病不知所痛，兩蹻爲上。**

〔楊〕諸骨病不定知於病之所在者，可取足少陰兩陰蹻，兩陰蹻是足少陰別，足少陰脈主骨者也。上者，勝也。

〔識〕吳云：『病不知所痛者，濕痺爲患而無寒也。故濕勝爲痺，寒勝爲痛。今不知所痛，濕痺明矣。』

高云：『痺病在五藏之外合者必痛，若痺病不知所痛，則從奇經之脈而上，故曰兩蹻爲上。』志云：『痛在

蹻脈之上者，不知痛處也。』簡按：俱非也。謂於治法爲上也。『上』如字。原抄本如此

案：楊云：『上者，勝也。』與桂山先生案合，卓見可驚也。

張介賓曰：『二穴俱當取之，故曰爲上。』

**○身形有痛，九候莫病，則繆刺之。**

〔楊〕審三部九候，竟無病狀。然身形有痛者，此胳左右有病，可繆刺也。

〔張〕形體有痛，而大經之九候莫病者，病不在經而在絡也。宜繆刺之者，刺絡穴也。

〔眉〕案：在絡上而左右繆差而刺則云之繆刺。在經上而左右繆差而刺，則云之巨刺。詳出次篇也。

**○痛在於左，而右脈病者，巨刺之。**

〔楊〕病在左經，是右經病也，故刺右經者，巨刺也。

〔張〕身有所痛而見於脈者，病在經也。巨刺者，刺經穴也。

**○必謹察其九候，鍼道備矣。**

〔楊〕爲刺之道，以察九候爲先者，鍼道畢矣也。

〔識〕簡按：上文云九候若一，命曰平人。若不一則爲病脈，故謹察之。前後貫串，以明九候之不可不察也。

〔箚〕寬案：此一篇以有餘不足，血氣虛實，形藏等字，逐層鋪敘，錯綜成篇，真千古至文，千古至理。宜乎！全本載之第一卷，而不知王氏何以致移於此處。前來注此經者，既不能讀，又不能疑。嗚！醫道之不振者，亦有以也夫。

元治元年甲子六月廿六日收豪於正名齋南軒
方是未時，暑威稍減，簾外風凉處蜀椿花盛開
三石老翁　五禽子

## 重廣補注黃帝内經素問卷第十七

## 素問攷注卷第十七

第六十二補

出鍼視之ヲ十

案：『視』《説文》作『眂』，《廣韻》云：『眂，古文視。』《藏音》引《字詁》云：『古文眎、眂二形，今作視。』據此，則示、指、視古並通用，而此云『出鍼視之』，《廣雅・釋詁一》所云『眂、指，語也』之義。《楚辭・離騷》『指九天以爲正兮』王逸注云：『指，語也。』王逸又注《九章》云：『示，語也。』可以徵矣。《平脈法》第四條，亦爲與此條同移精之一端，宜併考。

肌肉蠕動名曰微風ヲ十三

〔紹〕劉河間《保命集》曰：『中風俱有先兆之證，凡人如覺大拇指及次指麻木不仁，或手足不用，或肌肉蠕動者，三年内必有大風之至。經曰：肌肉蠕動，名曰微風。』

血氣離居ヲ十六

〔箚〕琦曰：『氣血相輔而不相干，一爲邪所中，則有所留着，而氣血有相并之勢。陰陽有相傾之患，在氣則亂於衛，在血則亂於經，氣血離其所居，不相和接，而一實一虚之診見矣。下申言相并之候。』

陰之生實云云ウ廿五

又案：喜怒不節，內動肝血則陰氣上逆，營血虛處，邪氣隨入，故曰陽氣走之。即謂前文所云『風雨之傷人云云。血氣與邪并客於分腠之間，其脈堅大故曰實也』。王、張二注可從。蓋邪在營分，表實麻黃證是也。是肝木有餘，血營受邪，故爲表實證也。

陰之生虛云云ウ廿六

又案：喜悲不節，則心氣不足，榮血泣濇，邪在於衛分，表虛桂枝證是也。即謂前文所云『寒濕之中人云云。榮血泣，衛氣去，故曰虛也』。所云虛者，謂表虛陽虛。蓋邪之先入，必侵皮毛氣分，是藏氣內虛之所爲，故曰陰之生虛也。

形氣衰少ウ廿八

〔吳〕形氣，陰氣也。衰少，虛也。

穀氣不盛同

〔馬〕形氣衰少，而飲食隨減，所以穀氣不盛也。

〔志〕飲食勞倦則傷脾，脾主肌肉，故形氣衰少也。水穀入胃，由脾氣之轉輸，脾不運行，則穀氣不盛矣。

下脘不通同

〔志〕上焦不能宣五穀之味，下焦不能受水穀之津。

〔高〕上焦不能宣五穀味，故上焦不行。下脘不能化穀之精，故下脘不通。

玄府不通ヲ卅

〔志〕玄府，毛竅之汗空也。毫毛之腠理閉塞，則衛氣不得泄越，而爲熱矣。

骨節有動オ十四

《脈經》卷二オ十五奇經八脈病第四云：『脈來中央浮，直上下痛者，督脈也。』案：此『痛』字，亦『動』之義。□『痛』以爲『動』也。

六二　精氣津液ヲ二　三百六十五節ウ二又三五ヲ　志意ウ四　神之微ヲ六　小絡大經ヲ七　水外ウ十一　視診ウ十二　刺留血ウ十二　涇溲不利ウ十二　微風ヲ十三　分肉間ウ十三　動疼ウ十四　刺未并ヲ十五　驚狂ヲ十七　炅中ウ同　心煩惋ヲ十八　大厥ヲウ二十　旬廿ヲ二　聶辟ウ廿四　熏滿ウ廿七　寒熱虛實圖ウ三十　刺之虛實ヲ三二　呼氣出於毛孔ウ三三　其百ウ三四　與以ウ三五　燔鍼ヲ三六　焠鍼ウ三七　玄府ヲ三十　八十一篇ウ廿七　痛動補ウノ二

# 素問攷注卷第十八

重廣補注黄帝内經素問卷第十八

繆刺論篇第六十三

〔新〕按：全元起本在第二卷。

《三部九候論》曰：『奇邪之脈則繆刺之。』《大素》載之，其楊注曰：『宜行繆刺，左右互取也。』

《大素》全存。廿三·量繆刺篇首至『十四痏』，『邪客於足陽蹻』已下至篇末。《大素》十·陰陽喬脈。

案：繆刺、巨刺相似而殊，故下文帝問其別也。蓋共左右差繆而於絡，謂之繆刺，在經云之巨刺。

〇黄帝問曰：余聞繆刺，未得其意，何謂繆刺？岐伯對曰：夫邪之客於形也，必先舍於皮毛，留而不去，入舍於孫脈。留而不去，入舍於絡脈，留而不去，入舍於經脈，内連五藏，散於腸胃，陰陽俱感，五藏乃傷，此邪之從皮毛而入，極於五藏之次也。

〔楊〕此陰陽二耶俱盛，從於皮毛至於五藏，故以五藏爲次也之。

〔識〕簡按：『極，至也。』見《詩·周頌》注。

〇如此則治其經焉。今邪客於皮毛，入舍於孫絡，留而不去，閉塞不通，不得入於經，流溢於大絡，而生奇病也。

〔張〕邪氣自淺入深，而極於五藏之次者，當治其經。治經者，十二經穴之正刺也，尚非繆刺之謂。大絡者，十二經支別之絡也。病在支絡，行不由經，故曰奇邪。

〔識〕吳云：『十二經支注之大絡，《難經》所謂絡脈十五絡是也。』高云『流溢，傳注也。《氣穴論》云孫絡之脈別經者，並注於絡，傳注十四絡脈者是也。』

〔志〕奇病者，謂病氣在左而證見於右，病氣在右而證見於左，蓋大絡乃經脈之別，陽走陰，陰走陽者也。

（眉）治其經者，謂巨刺也。張注非。

（眉）奇病者，瘍腫痺麻之類。王注以爲奇邪是也。『奇邪』詳見《三部九候》中，宜參。

**○夫邪客大絡者，左注右，右注左，上下左右，與經相干，而布於四末。其氣無常處，不入於經俞，命曰繆刺。**

〔張〕繆，異也。左病刺右，右病刺左，刺異其處，故曰繆刺，治奇邪之在絡者也。

〔識〕簡案：繆，《廣韻》『靡幼切』。《禮・大傳》注：『紕繆，猶錯也。』王注從之。蓋左病刺右，右病刺左，交錯其處，故曰繆刺。

〔楊〕如此至經，可療經之脈輸，若耶客皮毛孫胳，溢入大胳，而主奇病。左右相注，與經相干，乃至於布四末。其氣居無常處，而不入經，可以繆刺之。

（眉）案：不入於經俞者，言絡病未入經脈，故不用經上之俞穴也。

案：《瘧論》『必從四末始』注：『四末者，手足之指也。』《靈樞・動輸篇》『四末陰陽之會者，此氣之大絡也』。

〔箚〕《左氏・昭元年傳》『風淫末疾』杜注：『末，四支也。』

〔眉〕干，干涉也。桂山説是。

**○帝曰：願聞繆刺，以左取右，以右取左，奈何？其與巨刺，何以别之？**

〔楊〕此問繆刺、巨刺之異。

〔眉〕巨刺，巨大之義而善矣。而嘗私考之，『巨』恐『互』訛，亦與『繆』同，交差之謂，而經也簡，故曰互。絡也緐，故曰繆。其以刺經脈故巨刺，又謂之經刺。見於下文。

〔眉〕《周禮・修閭氏》『掌比國中宿互櫄者』司農注：『巨，當爲互。』是其證也。下文曰『如此者必巨刺』之『巨』字爲『互』字之訛，可證，可證。

**○岐伯曰：邪客於經，左盛則右病，右盛則左病。**

〔楊〕先言巨刾也，耶氣中乎經也。左箱耶氣有盛，則刾右之盛經，以刾左右大經，故曰巨刾。巨，大之也。

案：盛，言正氣盛，邪不能干入也。

**○亦有移易者，左痛未已，而右脈先病。如此者，必巨刺之，必中其經，非絡脈也。**

〔楊〕左箱病已，右箱次病，名後病。今左箱病之未已，即右箱病起，故曰先病，名曰易移。如此之類，可巨刾之。

〔識〕吳云：『巨刺，大經之刺也。』志云：『巨，大也。謂當以長鍼取之，亦左取右，而右取左也。』

簡按：《官鍼篇》無長鍼取之之説。今從吳注。

〔眉〕案：《靈・官鍼篇》『八曰巨刺，巨刺者，左取右，右取左』。

**○故絡病者，其痛與經脈繆處，故命曰繆刺。**

〔楊〕痛病在於左右，大胳異於經脈，故名繆。繆，異也。

〔識〕馬云：『繆者，異也。王注以所刺之穴如紕繆綱紀者，非岐伯自有明旨。』吳云：『與經脈常行之處差繆也。』高云：『《脈度篇》云：經脈爲裏，支而横者，爲絡。故絡病者，其痛與經脈繆處。繆處，異處也。謂經脈之痛，深而在裏，絡脈之痛，支而横居，病在於絡，左右紕繆，故命曰繆刺。』

或曰：『病在腦脊髓之左側，則右身發麻痺痙攣等，在其右側，則左身發其患證。是神經所始出之處，左右互相叉反而走，故出右者循左身，出左者行右身也。』

〔眉〕案：『者』下當入『亦』字看，『脈』下當入『相同』二字看，『處』上當入『差其』二字看，『故』下當入『其刺』二字看。

**○帝曰：願聞繆刺奈何？取之何如？**

〔楊〕以下請廣言繆刺也之。

**○岐伯曰：邪客於足少陰之絡，令人卒心痛，暴脹，胸脇支滿。**

〔楊〕足少陰直脈，從腎上入肺中。支者從肺出胳心，注胸中，故卒心痛也，從腎而上，故暴脹也，注於胸中，胸脅支滿也。以足少陰大鍾之胳，傍經而上，故少陰脈行處，胳爲病也。

〔識〕馬云：『腎經絡穴大鍾也。』簡按：張、吳諸家不指言某穴，蓋絡泛言一經之絡也。馬每絡注某穴，恐非。

案：馬每絡注其穴，一一與楊注合，可從。諸家爲泛言者，卻非是。

〔眉〕案：以下本篇中之病，皆當偏起於左或右側，故用左刺右，右刺左之法也。下仿此。設不偏起，則如常刺也。下仿此。

**○無積者，刺然骨之前，出血，如食頃而已。**

〔識〕高云：『脹滿有積，當刺其胸脇。若無積者，病少陰之絡，上走心包，故當刺然骨之前。』簡按：吳云『積，五藏積也。五藏真氣不足，而後病積。若復刺出其血，是重虚矣。故在禁』，志云『無積者，無盛血之結也』，並誤。

〔識〕高『然骨』作『然谷』，注云：『谷，舊本訛「骨」，今改。下二「然谷」之「谷」仿此。』簡按：《本輸篇》云『腎溜於然谷，然骨之下者也』。不必改字。張云：『食頃，一飯頃也。後仿此。』簡按：王立飢之解，不通。

**○不已，左取右，右取左。病新發者，取五日已。**

〔楊〕聚，陽病也。積，陰病也。其所發之病，未積之時，刺然骨前出血也。然骨，在足内踝下大骨，刺此大骨之前胳脈之也。

〔識〕《甲乙》無『不已』二字。簡按：此已係於絡病，何待其不已而繆刺之？《甲乙》爲是。《甲乙》『取五日』之『取』字無。

案：《甲乙》共與《大素》合。凡《甲乙》所載經文往往與《大素》合，而與《素問》不同。據此觀之，則今本《素問》經王氏改竄，蓋自序所云『朱書』之文爲不少，其與《大素》《甲乙》異者皆是也。今本《大素》所佚者，宜從《甲乙》而校正。蓋王氏已前之《素問》元文，全然存於今日者只有此書耳。

（眉）『者』字下句斷，言非新病則此鍼無效也。

（眉）『取』一字句，『五日已』三字句。

案：足少陰之絡爲腎脈，《經脈篇》云：『起於小指之下，邪走足心，出於然谷之下，循内踝之後，別入跟中，以上踹内，出膕内廉，上股内後廉，貫脊屬腎絡膀胱。其直者，從腎上貫肝膈，入肺中，循喉嚨，挾舌本。其支者，從肺出，絡心，注胸中。』蓋腎爲水藏，故一切水氣諸淡飲證，在於心腹間者，爲肺腎不和，金水不交之病，故在此絡而寫出血，則在絡之邪自愈，其理在於不令邪氣留滯於心胸間耳。《水熱穴論》[六]云『其本在腎，其末在肺，皆積水也』可以徵矣。

案：此云『少陰之絡』，《靈》云『少陰之別』，別即絡，其義正同。楊注以爲一，蓋有所受而言。

〔張〕病新發者，邪未深也。雖不即愈，亦不過五日而已矣。

〔箚〕驪曰：『按《十二原篇》然骨，滎穴而非絡穴。王不直爲然谷，以爲然骨前穴，故曰絡也。』

**○邪客於手少陽之絡，令人喉痹，舌卷口乾，心煩，臂外廉痛，手不及頭。**

《甲乙》作『少陰之絡』，注云：『一作少陽。』

《經脈篇》云：『三焦，手少陽也。是動則嗌腫喉痹，是主氣所生病者，肩臑肘臂外皆痛，小指次指不用。』

**○刺手中指次指爪甲上，去端如韭葉，各一痏，**

〔識〕馬云：『中指之次指，即第四指也。去爪甲上如韭葉者，即關衝穴也。』高云：『中指次指，即小指次指，手少陽關衝井穴也。』志云：『當刺中指心包絡之中衝，次指手少陽之關衝。』簡按：《甲乙》注：『中指，當小指。』張、吳亦據《新校正》作小指。《本輸篇》：『關衝者，手小指次指之端也。』《氣府論》：肘以下至手小指次指本各六俞。《熱病篇》『取手小指次指爪甲下，去端如韭葉』。《厥病篇》『取手小指次指爪甲上，與肉交者。』諸篇言關衝穴者如是，當從《新校正》。

〔識〕志注《本輸篇》云：『上古如韭葉，今時如大米許。』簡按：《甲乙》『少澤，手小指之端，去爪甲一分』。以此推之，凡云如韭葉者，當以一分爲準。

（眉）案：鍼曰『痏』，灸曰『壯』，並同，是爲傷創之義。

（眉）案：曰『各』者，用左手時，用右手時，並各同一痏之義，下仿此。

**○壯者立已，老者有頃已。左取右，右取左，此新病，數日已。**

〔楊〕手少陽外關之胳，從外關上繞臂内廉，上注胸，合心主之脈，胸中之氣上熏，故喉痺，舌卷，口乾，煩心，臂内廉痛，手不上頭也。老者血血（原本無字）氣衰，故有頃已之也。

（眉）案：『新病』下句斷，言非新病則此鍼無效也。

（眉）『數日已』三字句，與上文『五日已』相同。

**○邪客於足厥陰之絡，令人卒疝暴痛。**

《經脈篇》：『肝足厥陰也。是動則病，腰痛不可以俛仰，丈夫㿗疝，婦人少腹腫，是肝所生者，飧泄，狐疝。』

又云：『足厥陰之別，名曰蠡溝，去内踝五寸。別走少陽，其別者循脛，上睾，結於莖，其病氣逆則睾腫卒疝，實則挺長，虛則暴癢，取之所別也。』

**○刺足大指爪甲上，與肉交者，各一痏。**

〔識〕志云：『與肉交者，即去端如韭許。』

**○男子立已，女子有頃已，左取右，右取左。**

〔楊〕足厥陰亟溝之胳，其別者循脛，上鼻，結於莖，故病卒疝暴痛也。疝痛者，陰之病也，女子陰氣不勝於陽，故有頃已也。案：『亟』恐『蠡』訛字。

〔識〕吳云：『男子以陽用事，故已速。女子以陰用事，故已稍遲。』志云：『女子之生，不足於血，故有頃。男子之血盛，故立已。』

**○邪客於足太陽之絡，令人頭項肩痛。**

《經脈篇》云：『膀胱足太陽也，是動則病，衝頭痛，目似脫，項如拔，脊痛，腰似折，髀不可以曲，是主筋所生病者，頭顖項痛。』

又云：『足太陽之別，名曰飛陽。去踝七寸，別走少陰，實則鼽窒，頭背痛。虛則鼽衄，取之所別也。』

《熱論》卅一云：『傷寒一日，巨陽受之，故頭項痛，腰脊強。』

案：諸説詳見於《熱論》中。

**○刺足小指爪甲上，與肉交者，各一痏，立已。不已，刺外踝下三痏，左取右，右取左，如食頃已。**

〔識〕《甲乙》作『外踝上』。吳云：『金門、京骨、通谷，三痏也。』高云：『三痏者，通谷爲滎，束骨爲俞，京骨爲原也。』簡按：據《甲乙》，蓋謂跗陽穴。跗陽，在踝上三寸。

案：《甲乙》作『上』，恐『下』訛。

〔楊〕足太陽支正之胳，別者上走肘胳肩髃，故頭項痛也。足小指甲上與肉交處，此胳所出處也，外踝下亦此胳行處也。

案：『支正』爲手太陽經，楊以爲足太陽之胳，恐非。據前後文例考之，則宜從《經脈篇》作『足太陽飛陽之胳』也。

（眉）案：此『不已』二字，與上文宜從刪之『不已』二字，大異其義，此則固不能刪之也。

**○邪客於手陽明之絡，令人氣滿胸中，喘息而支胠，胸中熱。**

《經脈篇》云：『大腸手陽明也，是動則病，頸腫，氣有餘則當脈所過者熱腫。』又云：『手陽明之別，名曰偏歷，去腕三寸，別入太陰。其別者，上循臂，乘肩髃，上曲頰，偏齒。其別者，入耳，合於宗脈，實則齲聾，虛則齒寒痺隔，取之所別也。』

案：手陽明經，亦屬於肺，故病如此，即《熱論》所云『二日陽明受之，身熱不得臥』是也。

**○刺手大指次指爪甲上，去端如韭葉，各一痏，左取右，右取左，如食頃已。**

〔楊〕手陽明偏歷之胳，其支者，上臂垂（恐『乘』）肩髃，上典（恐『曲』）頰，不言至於胸胠，而言胸胠痛者，手陽明之正，膺乳別上入柱骨，下走大腸，屬於肺，故胸滿喘息，支胠胸熱也。以此推之，正別脈者，皆爲胳。

案：王以爲商陽穴，可從。

**○邪客於臂掌之間，不可得屈。**

〔高〕《經脈篇》曰：『心主手厥心包絡之脈，下臂入掌中，病則臂肘攣急，掌中熱。』故邪客於臂掌之間，不可得屈。

案：《靈·經脈篇》『手心主之別，名曰內關，去腕二寸，出於兩筋之間，循經以上繫於心包絡，心系實則心痛，虛則爲頭強，取之兩筋間也』不與此合。《經脈篇》又云：『手少陽之別，名曰外關，去腕二寸，外遶臂，注胸中，合心主。病實則肘攣，虛則不收，取之所別也。』此病證與此正合，可知膽與心包其支絡相合也。

（眉）臂者，自肘至踠之間，與足之脛腨相對。掌者，手平坦表裏之名，與足之跗相對。

**○刺其踝後，先以指按之，痛乃刺之。**

〔識〕馬云：『當刺心經之通里穴也。』張云：『手厥陰經也。踝後者，以兩踝言，踝中之後，則内關也。内關爲手厥陰之絡，故當取之。』志同。高云：『先以指按之，按之而痛，乃刺之。』簡按：考文義，不宜定爲某穴，故王不注，高爲得矣。

**○以月死生爲數，月生一日一痏，二日二痏，十五日十五痏，十六日十四痏。**

〔楊〕捥前爲掌，捥後爲臂。手外踝後，是手陽明脈所行之處，有脈見者，是手陽明胳，臂掌不得屈者，取此胳之也。

〔識〕吳云：『望前爲月生，望後爲月死。此以應痛爲痏，不拘穴法。』張云：『月之死生，隨日盈縮，以爲數也。故自初一至十五日，月日以盈，爲之生數，當一日一痏，即一刺也。至十五日漸增，至十五痏矣。自十六至三十日，月日以縮，爲之死數，當日減一刺，故十六日止十四痏，減至月終，惟一刺矣。蓋每日一刺，以朔望爲進止也。』志云：『手厥陰心主，主血脈，是謂待時而調之也。』高云：『由微而盛，如月之生，故漸多之，由盛而微，如月之衰，故漸減之，月郭空則無治也。』

〔眉〕案：『左刺右，右刺左』，文誤脱。

〔眉〕人之血氣，月滿時則實，月暗虧時則虚，故凡刺不得不爾。詳見《八正神明》。

**○邪客於足陽蹻之脈，令人目痛，從内眥始。**

〔識〕馬本無『足』字。高云：『《脈度篇》云：蹻脈從足至目，屬目内眥，故邪客於足陽蹻之脈，令人目痛，從内眥始。』

《脈度篇》云：『蹻脈者，少陰之别，起於然骨之後，上内踝之上，直上循陰股，入陰，上循胸裏，入缺盆，上出人迎之前，入頄，屬目内眥，合於太陽陽蹻而上行。氣并相還，則爲濡目。氣不榮，則目不合。』

○**刺外踝之下半寸所，各二痏，**

〔識〕高云：『僕參穴也。』簡按：《甲乙》云『申脈，陽蹻所生也。在足外踝下陷者中，容爪甲許』，又云『僕參，在跟骨下陷者中』，則知舊注爲是。

○**左刺右，右刺左，如行十里頃而已。**

〔楊〕陽蹻，從足上行，至目内眥，故目痛。刾足外踝之下，申脈所生胳之也。

〔識〕志云：『蹻健善行，如行十里，則蹻脈之氣已周。』高云：『蹻脈屬奇經，其行最疾，故如人行十里之頃，而痛病可已。』簡按：據《漢書·賈捐之傳》『吾行五里（當作「吉行日五十里」）』之數而度之，即得一時三刻有奇。

〔眉〕十里，即我日本五十町一里強。

○**人有所墮墜，惡血留内，腹中滿脹，不得前後。**

〔馬〕此言惡血爲病，當有繆刺之法也。人以墮墜，而惡血積内，腹中滿脹，前後不通。案：《大素》傍訓『墮，徒火反』『墜，直類反』。

○**先飲利藥，此上傷厥陰之脈，下傷少陰之絡。**

〔吳〕先宜飲利瘀血藥也。

〔張〕凡墮墜者，必病在筋骨，故上傷厥陰之脈，肝主筋也，下傷少陰之絡，腎主骨也。

〔眉〕今日所用三黄瀉心湯即此之法。

○**刺足内踝之下，然骨之前血脈，出血。**

案：然骨之前，馬以爲然谷，非是。然谷在然骨下陷者中。然骨之前，非穴處，故無穴名，即少陰絡也。今作圖示之如左。

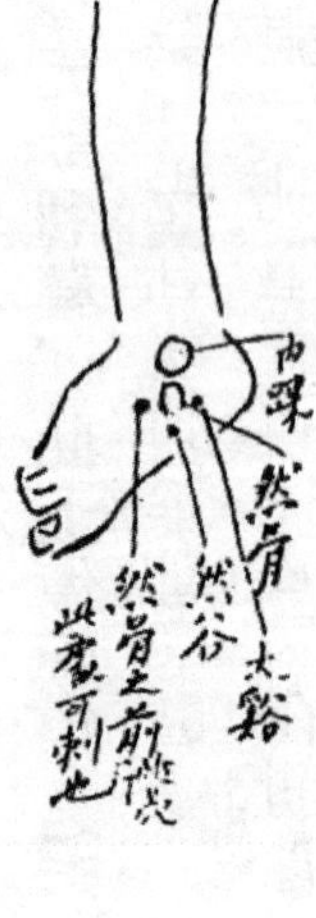


**○刺足跗上動脈，**

〔張〕足厥陰之腧太衝穴也。按王氏謂爲陽明之衝陽，似與此無涉。

案：此説似是，《原識》亦從之。

案：『衝陽，在足跗上五寸骨間動脈上，去陷谷三寸』《甲乙》。『太衝，在足大指本節後二寸半，或一寸半陷者中』同上。《醫心方》卷二引《明堂》同。

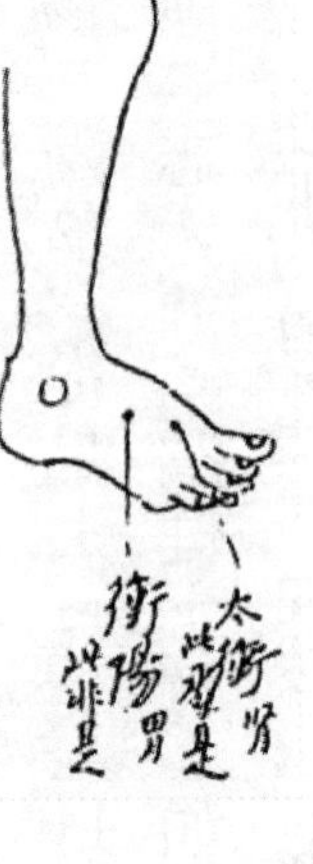


**○不已，刺三毛上，各一痏，見血立已，左刺右，右刺左。**

〔楊〕人有墮傷，惡血在腹中，不得大小便者，可飲破血之湯，利而出之。若不愈者，可刺足内踝之下，大骨之前足少陰之胳，又取三毛厥陰之胳。

《甲乙》云：『大敦，在足大指端去爪甲如韭葉，及三毛中。』

（眉）三毛，攢聚之毛之義。三，大名也，參集之義。

**○善悲驚不樂，刺如右方。**

〔楊〕厥陰之脈入眼□，故傷厥陰，虛而善悲及不樂也。志主驚懼，故傷少陰之脈，令人驚喜。俱用前方，刺三處之也。

〔識〕吳云：『厥陰之病，連於肝則驚，少陰之病，逆於亶中則不樂，故刺法相侔也。』張云：『墮跌傷陰，神氣散失，故善悲驚不樂。』志、高與張同。簡按：吳注近是。

案：吳與楊合，可從。

（眉）《靈·經筋篇》末曰：『治皆如右方也。』

（眉）案：此前節之附録，未必爲繆刺也。

**○邪客於手陽明之絡，令人耳聾，時不聞音。**

〔張〕手陽明之別者，入耳，故爲耳聾。

案：今疫病裏證往往發耳聾，其無裏證但有表證者，亦有耳聾者，與此正合矣。非但手少陽三焦經之證也。

（眉）時，一時忽來也。下同。

**○刺手大指次指爪甲上，去端如韭葉，各一痏，立聞。不已，刺中指爪甲上，與肉交者，立聞。**

〔識〕吳仍王注，改作『小指』，注云：『關衝穴也。爲手少陽井，手少陽之絡從耳後入耳中，故刺之。』簡按：馬、張、高並從《新校正》，爲是。

案：《明堂》『中衝二穴，在手中指端去爪甲如韮葉陷者中』，無治聾之文。然心主與三焦相爲表裏，三焦手少陽之脈，其支者入耳中。詳見於《經脈篇》故刺中衝，則肝經之氣疎通，所以耳聾立聞也。

〔眉〕案：此亦『左刺右，右刺左』文蓋誤脱。

○**其不時聞者，不可刺也。**

〔識〕吳云：『絶無所聞者爲實，不時聞者爲虛，虛而刺之，是重虛也。』張云：『時或有聞者，尚爲可治，其不聞者，絡氣已（當補「絶」），刺亦無益，故不可刺也。』簡按：若吳注所言，則當云其時不聞者，疎甚。

〔楊〕手陽明篇偏歷之胳，别者入耳，會於宗脈，故耶客令人耳聾也。不時聞者病成，不可療。

案：文見《靈·經脈篇》，此篇字可疑。

《經脈篇》云：『手陽明之别，名曰偏歷。去腕三寸，别入太陰。其别者，入耳，合於宗脈。實則齲聾，虛則齒寒痺隔，取之所别也。』

○**耳中生風者，亦刺之如此數，左刺右，右刺左。**

〔楊〕人覺耳中有風出者，是耶客手陽明胳，故用方同之。

〔識〕吳云：『生風，如風之號也。』志云：『如耳鳴之風生也。』簡按：《千金方》『耳中颼颼』是也。

（眉）耳中生風之皃，古人太多言之各異，或言齒音之字，或言來母音字。《説文》『聊，耳鳴也』，又云焦啾嘯颼瞭嘈等太多。

○**凡痺往來行無常處者，在分肉間，痛而刺之，以月死生爲數。**

〔楊〕有痺往來手陽明胳分肉間，爲痛痺也。從月一日至十五日，爲月生也，從十六日至卅日，爲月死也。

〔識〕高云：『此言往來行痺，不涉經脈，但當繆刺其絡脈，不必刺其俞穴也。凡痺往來，謂之行痺。其行無常處者，邪在分肉之間，不涉經脈也。』簡按：《千金方》『風痺，遊走無定處，名曰血痺』。此亦邪在於血絡者。

〔識〕痛而刺之，張云：『謂隨痛所在，求其絡而繆刺之也。』志同。高云：『凡痺必痛，痛而刺之。』簡按：今從張注。

**○用鍼者，隨氣盛衰，以爲痏數。**

此十一字經文也，吳說大誤。

〔識〕吳本十一字爲注文，云：『舊作大文，僭改爲細注。』

案：此說妄斷，叵從。

（眉）人氣盛衰與月郭滿虧全合，詳見《八正神明論》也。

（眉）本節王注太是。

**○鍼過其日數，則脫氣，不及日數，則氣不寫。左刺右，右刺左，病已止，不已，復刺之如法。**

〔楊〕用鍼之數，隨氣盛衰，盛則益數，衰則減數。輒過其數，必即脫氣。不增其數，耶氣不寫。增減病仍不愈，刺如前法也。

案：『日數』，《大素》作『月數』，於義無二也。

（眉）《八正神明》曰：『月生無寫，月滿無補，月空無治。』

**○月生一日一痏，二日二痏，漸多之。十五日十五痏，十六日十四痏，漸少之。**

〔楊〕月生氣漸增，故其痏從增至十五日也。十六日後月減，人氣漸衰，故從十四日，減至月盡，名曰月死之也。

〔識〕《甲乙》『月』上有『以月死生爲數』六字。高云：『上文手厥陰心包主血脈，故以月死生爲痏數。此言痺痛，則衝任之血，不能熱肉充膚，澹滲皮毛，故亦以月死生爲痏數。篇中繆刺無痏數，皆以月死生爲痏數也。』

**○邪客於足陽明之經，令人鼽衄，上齒寒。**

〔識〕馬、吳、張並依《新校正》『經』作『絡』。志仍原文，云：『此言經脈之互交者，亦當以繆取也。經，謂陽明之經脈也。』高同。簡按：據王注及志、高，則刺大經之病也，似與巨刺無別，今亦仍《新校正》。

（眉）感邪而先爲鼽，後乃衄起。楊注分別『鼽』與『衄』，太是。

（眉）王注：志、高非，《大素》、宋臣、馬、吳、張是也。本篇例不得繆刺經脈也，此固繆刺之文也，可知此一『經』字譌訛也。

**○刺足中指次指爪甲上，與肉交者，各一痏。左刺右，右刺左。**

《甲乙》亦無『次指』二字（《大素》同），可從也。凡經文云『大指次指』『小指次指』，未見云『中指次指』。中指次指，則不能知食指歟無名指歟也。可咲可咲。

〔楊〕足陽明豐隆之胳，別者上胳頸，合諸經之氣，下胳喉嗌，故從鼽入於下齒，所以耶客令人鼽衄下齒冷也。手陽明經，入下齒中，足陽明經，入上齒中，不入下齒，今言齒寒者，足陽明胳入下齒也。又尋胳之生病處，不是大胳行處者，乃是大胳支分，小胳發病者也。

〔識〕馬從王注。吳云：『足陽明之脈，有入中指內間者，有入中指外間者，有入大指間者，此言刺足中指次指，乃中指及次指也。次指是厲兑穴，中指則不必穴也。』張云：『中指次指，皆足陽明所出之經，即厲兑穴次也。』志云：『足陽明之脈，下入中指外間。其支者，别跗上，入大指間，出其端，故當取中指間之内庭，大指次指間之厲兑。』高云：『中指次指，即大指次指也。爪甲上與肉交者，足陽明厲兑井穴也。』簡按：高以自大指當第三指者，爲中指，則與王注異。而考《本輸篇》『胃出於厲兑，厲兑者，足大指内次指之端也。』本篇下文則云『足陽明中指爪甲上一痏』，明是足以第二指爲中指，而與手之中指不同，當以《甲乙》爲是。

案：『足中指』，《明堂》《甲乙》無穴名，故王注以爲大指，誤。此説一出而諸家從之，不復一定，非是也。蓋足中指爪甲上雖無穴名，刺之有效，則録之，理當然矣。且夫《經脈篇》『胃足陽明之脈，其支者，或入中指内間，或入中指外間。』則甲上與肉交之處，刺之以治鼻齒之病，此脈起於鼻中，循鼻外，入上齒中，可以爲徵也。凡《素問》所説灸刺法中，往往有不與《明堂》合者，不得以彼律此也。説已見於。

案：『上齒』《大素》作『下齒』，恐訛，楊就『下』字而爲之説，非是。

**○邪客於足少陽之絡，令人脇痛不得息，欬而汗出。**

《經脈篇》云：『膽少陽之脈，下胸中，貫膈，絡肝，屬膽，循脇裏。』

又云：『其直者，從缺盆，下腋，循胸，過季脇。』

又云：『是動則病，善太息，心脇痛，不能轉側。』

案：《傷寒論》少陽病，爲心胸間膽汁不和之證，其對方小柴胡湯，治『胸脅苦滿，脅下痞鞕，或不渴，身有微熱，或欬者』，與本篇所説正合。

**○刺足小指次指爪甲上與肉交者，各一痏。**

案：王以爲竅陰穴。竅陰穴在足小指次指之端，去爪甲角如韭葉。如韭葉與『與肉交者』不同，蓋『與肉交者』，非竅陰穴，而在此刺之者，專令少陽經氣漏泄之義。《經脈篇》云『足少陽之脈，其直者，循足跗上，入小指次指之間』可以徵耳，亦與前條『中指爪甲上』同義。

○**不得息立已，汗出立止，欬者，温衣飲食，一日已。左刺右，右刺左，病立已。不已復刺如法。**

〔楊〕又足少陽光明之胳，去足踝五寸，別走厥陰，下胳足跗，不至於脅。足少陽正別者，入季肋之間，循胸裏，屬膽之，上肝貫心，上俠咽，故脅痛也，貫心上肺，故欬也，貫心，故汗出也。與肉交處，刺胳耶客處，不得息者，亦肺病也。肺以惡寒，故刺出血已，須温衣暖飲食之也。

〔志〕欬者，邪干肺也。故宜温衣及温煖飲食，若形寒飲冷，是爲重傷矣。

〔眉〕『衣飲食』之三，皆温也。

『不得息』證立已，『汗出』之證立止，『欬』證者稍後延而『温衣飲食一日』之後已。

○**邪客於足少陰之絡，令人嗌痛，不可内食，無故善怒，氣上走賁上。**

〔識〕簡按：《新校正》引楊玄操是也。丁德用云：胃言若虎賁之士，圍達之象，故曰賁門也。況胃者，圍也，主倉廩，故別名大倉。今考《詩》注『賁，大也』，胃已名大倉，賁門蓋取於此，若以虎賁之賁，則義不叶。馬以下諸注，仍《新校正》，唯高本於王。

案：楊注亦云『賁，膈也』。《脈要精微論》七十『内以候鬲』王注：『肝主賁。賁，鬲也。』考賁之爲言沸也。謂鬲膜當心下之處，此處常氣充實，沸然高起，故名鬲上曰賁上也。《穀梁·僖十年傳》『地賁』注：『賁，沸起也。』《禮·樂記》注：『賁讀爲憤，憤怒氣充實也。』《史記·樂書》注：『賁，氣充也。』並可以證。氣實沸起之義也。《釋名》『膺，壅也，氣所壅塞也』，又云『膈，塞也。隔塞上下，使不與穀氣相亂』，並與『賁』同義，宜併考。

（眉）賁上，膈内胸中也。

（眉）《靈・經筋篇》『手太陰之筋，下結胸裏，散貫賁，合賁下，抵季脇』，是賁之爲鬲也明矣。

（眉）《四十四難》『胃爲賁門』楊注：『賁者，膈也。』

（眉）案：賁之言憤也，猶如紙袋中吹入口氣之義，故《靈・海論》『膻中者，爲氣之海』，《四十五難》『氣會，兩乳間内也』，並賁之義。

**○刺足下中央之脈，各三痏。凡六刺，立已。左刺右，右刺左。**

（楊）足少陰大鍾之胳，別者傍經上走心包，故咽痛不能内食也。少陰正經，直者，上貫肝膈，胳既傍經而上，故喜怒氣走賁上也。賁，膈也。足下中央有涌泉穴，刺於勇泉穴，少陰脈也。

（識）高云：『左刺右，右刺左』六字，衍文。簡按：下文『嗌中腫云云』亦邪客於足少陰者，故以此六字爲衍文。然『嗌中腫』二十八字，王所移於此，未可果爲衍文。

（眉）『凡六刺』，古來不疑，可咲。此三字後人旁記之誤入者，可删正。若曰『凡六刺』，則非繆刺偏病法。

**○嗌中腫，不能内唾，時不能出唾者，刺然骨之前，出血立已。左刺右，右刺左。**

案：此二十八字，宜從《大素》《甲乙》改移於下文『邪客手足少陰太陰足陽明之絡』前，是王氏朱字之分，非是。

**○邪客於足太陰之絡，令人腰痛，引少腹控眇，不可以仰息。**

（識）吴云：『足太陰濕土也。濕病者，先注於腰，故腰痛。太陰之筋，聚於陰器，循腹裏結脇，故引少腹控胗。』張云：『足太陰之絡，上入（當補「腹」）布胸脇，而筋着於脊，故爲病如此。控，引也。』高云：『《經脈論》云：脾之大絡，名曰大包，出淵液，布脇胸。實則身盡痛，虛則百節盡皆縱，令人腰痛引少腹，身盡痛之意，控胗不可以仰息。布胸脇，百節盡皆縱之意也。』

〔楊〕足太陰公孫之胳，別者入胳腸胃。足太陰別上至髀，合於陽明，與別俱行，上胳於咽，貫舌中，故舌中央脈者，即是太陰別脈者也。此胳既言至髀上行，則貫腰入少腹，過胗，所以腰痛引少腹控胗者之也。

**○刺腰尻之解，兩胂之上，是腰俞。以月死生爲痏數，發鍼立已。左刺右，右刺左。**

〔楊〕尻解之兩胂上，此胳之腰剌也。胂，脯。以真反。

〔識〕吳據《新校正》刪『是腰俞』三字，注云：『腰尻之解，腰俞一穴也。兩胂上，脾俞二穴也。』馬云：『腰俞，在中行二十一椎之下，則無左右，斷是白環俞也。』張云：『腰俞止一穴居中，本無左右，此言左取右，右取左者，必腰俞左右，即足太陽之下髎穴也。』高云：『解，骨縫也。胂上，髁胂之上，即髀股也。申明腰尻之解，兩胂之上，腰俞是也。蓋腰尻之解，屬於腰俞，兩胂之上，即腰俞兩旁之下也。』簡按：《刺腰痛論》云『腰痛，引少腹控胗不可仰，刺腰尻交者，兩髁胂上，以月生死爲痏數』，王注：『腰尻交者，謂髁下尻骨兩傍四骨空，左右八穴，俗呼此骨爲八髎骨也。』今由此考之，『是腰俞』三字衍，而其義則張注爲得矣。

〔紹〕《大素》無『是腰俞』三字，與全氏合。案：此三字，王氏所加，則宜從刪去之例耳。

〔箚〕王注《刺腰痛》云：『兩髁胂，謂兩髁骨下堅起肉也。』楊曰：『胂，脊骨兩葙肉也。』沈氏《釋骨》：『骶之上俠脊十七節至二十節（當補「起」骨）曰腰髁骨，曰兩髁。』

案：『胂』與『𦙶』『夤』同。《說文》『胂，夾脊肉也』，《玉篇》『𦙶，脊肉也』，《易·艮九二》（當作「三」）

『列其夤』王弼注：『夤，當中脊之肉也。』《釋文》引馬融云：『夾脊肉也。』鄭作『臏』，並可以徵矣。楊云：『胂，脯。以真反。』蓋『⿰月引』字訓以『臏』，音以『以真反』也。『脯』恐『臏』訛字。

案：據《刺腰痛論》[一四]則此亦宜從張注以『下髎』爲是，王加『是腰俞』三字者誤矣。『解』字『胂』字説，高注爲可從，但爲腰俞則非。餘見於《刺腰痛論》[一四]中，宜參。

（眉）腰解及胂上二處也，王注是。又因王注則『是腰俞』三字，斥腰解而已，非胂上之謂也。『胂』王注又作『伸』，借字。

**○邪客於足太陽之絡，令人拘攣背急，引脇而痛。**

〔楊〕足太陽飛陽之絡，去踝七寸，别走少陽，不至腰膕。足太陽正别入膕中。其一道，下尻五寸，别入於肛，屬於膀胱，散之腎從膂，當心入散。直者，從膂上於項，復屬太陽，故耶客拘攣背急引脇引心痛之心。案：句末『心』字恐衍，或是『也』字之訛。

〔張〕足太陽經脈挾脊抵腰中，故拘攣脊急，其筋從腋後入腋下，故引脇而痛。

《經脈篇》云：『膀胱足太陽也。是動則病，脊痛，腰似折，髀不可以曲，膕如結，踹如裂，是主筋所生病者，項背腰尻膕踹腳皆痛，小指不用。』

〔紹〕《太素》有『内引心而痛』五字，與全氏、《甲乙》合。

案：『拘攣』二字，專指腰腳而言，《經脈篇》可證矣。其筋或引背而急，或引脇而痛，或内引心而痛也。

**○刺之從項始，數脊椎，俠脊疾按之，應手如痛，刺之傍三痏，立已。**

〔楊〕脊有廿一椎，以兩手挾脊當椎，按之痛處即是。足大陽胳，其輸兩傍各刾三痏也。

〔張〕此刺不拘俞穴，但自項大椎爲（當補「始」）從下數其脊椎，或開一寸半，或開三寸，俠脊處疾，按之應手而痛，即刺處也。脊之兩傍，各刺三痏，病當自已。

案：是亦阿是穴法也。吳云：「此不拘穴俞而刺，謂之應痛穴。」

（眉）案：此亦恐脱「左刺右，右刺左」文。

○**邪客於足少陽之絡，令人留於樞中痛，髀不可舉。**

《經脈篇》云：「膽足少陽之脈，其支者，繞毛際横入髀厭中，其直者，從缺盆下腋，循胸，過季脇，下合髀厭中，以下循髀陽。」

又云：「是主骨所生病者，髀膝外至胻絶骨外踝前及諸節皆痛，小指次指不用。」

案：腰髀骨，受足之楗骨之凹處謂之樞，入樞之楗骨謂之機，猶門户之樞機也。説詳見於《骨空論》六十中。竊考文義，「髀」恐「痹」字，「痛痹」熟語，一誤作「脾」，再誤作「髀」歟？楊注云「以取痛痹」，可以徵也。

○**刺樞中，以毫鍼，寒則久留鍼，以月死生爲數，立已。**

〔楊〕又足少陽光明之胳，去踝五寸，别走少陰，不至樞中。足少陽正别，繞髀入毛際，合厥陰，别者入季肋間，故髀樞中久痛，及髀不舉也。留，停久也。豪鍼，如豪毛也，如蚊寅喙也。靜以徐往微養之，久留以取痛痹也。（《大素》「毫」作「豪」。）

（眉）案：此亦恐脱「左刺右，右刺左」文。

○**治諸經，刺之所過者，不病則繆刺之。**

〔楊〕刾十二經所過之處不痛者，病在於胳，故繆刺也。

〔識〕過，王平聲，馬云：『蓋經旨以病爲有過也。』高『之』下『病』下，並句，注云：『治諸經刺之，謂治諸經之病，則正刺其經也。所過者不病，謂諸經所過之道，不爲邪客而不病也。』簡按：舊注義長。

〔紹〕《大素》『病』作『痛』，楊注爲是。琦曰『此統言繆刺之義，應前文脱簡也』，其意相同。

案：言治邪在諸經者，刺之於邪所過者，若所過者不病不痛則繆刺之。蓋『者』，猶處也。『痛』『病』古多互相誤，其義亦相通。

〔眉〕是亦屬上句，而亦樞中痛之治法，繆刺之也。而遂及費經刺之法一句也，非是。

〔眉〕此截王注太是。

〔眉〕此截、下截之凡例提綱。

**○耳聾，刺手陽明，不已，刺其通脈出耳前者。**

〔楊〕巨刺手陽明并商陽等穴，不已，刺手大陽，出走耳聽會之穴也。

〔識〕《甲乙》『通脈』作『過脈』。馬云：『刺其聽宫穴也。』『耳聾』以下十六字，高移上文『邪客於手陽明之絡』後，注云：『刺之病不已，更刺中指之中衝。中指中衝主通脈，出於耳前，故曰耳聾云云。蓋手陽明之脈，上頸貫頰，在於耳前，通脈出耳前，通心包絡之脈，而出於耳前之手陽明也。』簡按：據上文『刺之所過者』，『通』字作『過』，似是。

〔眉〕作『過脈』者訛字。

案：是亦治耳聾之刺法之一耳。高移於前文下，非是。蓋耳聾定法宜刺手陽明，若不已者，其動脈自有通耳前者，探得之而直刺其處，亦阿是之法也，與後條治齲法同理。而此云『出耳前』，後云『入齒中』，『出入』二字，下得尤妙，宜玩讀也。

（眉）此巨刺大經法，而恐脫『左刺右，右刺左』文。

（眉）耳聾繆刺治，已見上。

**○齒齲，刺手陽明，不已，刺其脈入齒中，立已。**

〔楊〕刺手陽明輸三間等穴，不已，刺手陽明兌端穴之。

〔識〕熊《音》『齲，丘禹反。齒病也』。高云：『齒齲，齒腐痛也。』《說文》『齒蠹也』。《釋名》『齲，朽也。蟲齧之齒缺朽也』。高本此以下十七（當作『十六』）字連下文『繆傳引上齒』以下四十八字，移前節『邪客於足陽明之經，令人鼽衄云云』條之後。《甲乙》『陽明』下有『立已』二字。

案：齲痛之時，必有一道連齒根之筋脈而爲動，灸此動脈上則立已。余每苦齒痛，或用此灸法，有奇效，此刺法正同義。蓋齒非知覺痛痒之物，與骨同，齒痛者，即謂維絡齒根之血胳中有邪熱，而作痛者也，故其治如此。余自少年患齲齒，今甲子年，春秋五十八，而下齒右傍唯存三齒，上下共造義齒，以給朝夕之用，皆以曾所落齒牙作之，其不足者用高祖中虛君遺齒補足之，口科佐藤文仲與余友善，故爲余造義齒，極其精眇，言語飲食共如舊時。嘗聞西洋器物製作之妙巧，月日盡奇，而義齒之工未聞有之。近年香港有口科善造義齒，云從日本所傳。

（眉）此巨刺法，而恐脫『左刺右，右刺左』文。

（眉）齒痛治又見下。

**○邪客於五藏之間，其病也，脈引而痛，時來時止。視其病，繆刺之於手足爪甲上。**

〔張〕邪客於五藏之間，必各引其經而痛，但視病處，各取其井而繆刺之。

案：熟視其病之所在，而隨其左右繆刺之也。

（眉）『繆刺』二字字眼。

**○視其脈，出其血，間日一刺，一刺不已，五刺已。**

〔楊〕五藏之脈，引而有痛，視其左右病脈所在，可繆刺之。手足爪甲上十二經脈井之胳脈，故取之也。亦是取經井，以療胳病之也。

〔識〕吴云：『五藏之間，謂五藏絡也。』高云：『邪客於五藏之間，其病也，經脈絡脈相引而痛，有時來出於絡脈，有時但止於經脈，故時來時止。』志云：『五刺已，五藏之氣平也。』

**○繆傳引上齒，**

〔楊〕足陽明胳，左病右痛，右病左痛，可刺上齒足陽明胳。

〔識〕吴云：『病本在下齒，今繆傳於上齒也。』志云：『謂手陽明之邪，繆傳於足陽明之脈也。足陽明之脈，入上齒中，此邪客於手陽明之經別，而繆傳於足陽明之脈，致引入上齒。』

（眉）此五字一截太簡，言其經脈繆傳互行，故齒亦繆痛，故刺亦繆刺之義，亦刺絡脈也。故『繆』字字眼，『引』字當從《大素》作『刺』。

案：《太素》『引』作『刺』，楊以『左病右痛，右病左痛』爲『繆傳』，治之宜刺上齒邊，亦左痛取右，右痛取左，足陽明之絡是也。此説似是。今本《素問》作『引上齒』，恐是王氏所改，『繆傳引上齒』五字，文義叵通，王注亦未分明，刺上齒足陽明經是也，徵如左。

《明堂》云：『頰車二穴，在耳下曲頰端陷者，開口有空，主牙車骨痛，齒不可用嚼。』（《醫心方》二ノ八ウ）。

又云：『上關二穴，一名客主人，在耳前上廉起骨，開口有空，主上齒齲痛。』

又云：『下關二穴，在客主人耳前動脈下空下廉，合口有空，張口而閉，主下齒齲痛。』

**○齒脣寒痛，視其手背脈血者去之。**

〔張〕繆傳者，病在下齒而引及上齒也。上齒屬足陽明，下齒屬手陽明，今上下引痛者，當視手陽明之絡，有血者先去之。

〔眉〕『手背脈』即下文二痏是。

**○足陽明中指爪甲上一痏，手大指次指爪甲上各一痏，立已。左取右，右取左。**

〔楊〕手陽明脈入下齒中，還出俠口，交人中，足陽明脈入上齒中，還出俠口，環脣下，交承漿，故取手陽明血胳，以去齒脣痛也。足中指爪甲上足陽明，故亦取之。手大指次指爪甲上，亦是手陽明胳，故亦取之，皆視其病左右繆刺之。

**○嗌中腫，不能内唾，時不能出唾者，繆刺然骨之前，出血立已。左刺右，右刺左之。**

〔楊〕足少陰經出然骨而上肺中，循喉嚨，侯（當作『俠』）舌本，故嗌中腫，刺然骨前胳脈也之。

案：《大素》如此，蓋古本之次第也，故前文王注云：『嗌中腫以下廿九字，本錯簡在邪客手足少陰太陰足陽明之絡前，今遷於此。』

**○邪客於手足少陰、太陰，足陽明之絡，此五絡皆會於耳中，絡左角。**

〔眉〕《大素》誤脱『大陰』二字，宜補。楊注可證。

〔楊〕手少陰、足少陰、手太陰、足太陰、足陽明，此五經脈，手少陰通里入心中，繫舌本，孫胳至耳中；足少陰經至舌本，皮部胳入耳也；手太陰正别從喉嚨，亦孫胳入耳中；足太陰經連舌本，下散舌下，亦皮部胳入耳中；足陽明經上耳前，過客主人前，亦皮部胳入耳中。此之五胳，入於耳中相會通，已上胳於左角。左角，陽也。

**○五絡俱竭，令人身脈皆動，而形無知也，其狀若尸，或曰尸厥。**

〔楊〕此之五胳爲身綱紀，故此脈絶，諸脈亂動，形不知人，與尸厥死之相似，非尸厥之也。

案：《大素》作『若尸厥』，無『尸或曰』三字。此三字蓋王冰所增歟？抑《大素》所脱歟？據《金匱》下・雜療篇載治尸蹶『剔取左角髪方寸燒末酒服方』，則此宜從《素問》作『尸厥』爲是。又案：云『若尸厥』，即謂尸厥歟？與『心懸』『心如懸』十九ノ又六ウ，『發狂』『如狂』中百、百一，『常飢』《本草》上、白蒿下，『如飢』十九ノ又六ウ同文例。

案：『尸厥』説，詳見於《厥論》四五中。

〔眉〕『身脈皆動』，王是，楊非。

〔眉〕『形無知』者，本因神無知而爾。

〔眉〕《大素》無三字者誤脱。

**○刺其足大指内側爪甲上，去端如韭葉，**

〔楊〕此刺足太陰隱白穴也。

**○後刺足心，**

〔楊〕刺足少陰湧泉穴也。

**○後刺足中指爪甲上，各一痏，**

〔楊〕刺足陽明厲兑穴也。

**○後刺手大指内側，去端如韭葉，**

〔楊〕刺足（當作『手』）太陰少商穴也。

○**後刺手心主，**

〔識〕馬云：『心包絡之井，在中指端，名曰中衝。』呉、張同。簡按：上文不及心主厥陰，是必錯出，《新校正》爲是。高云：『刺手心主少陰鋭骨之端，各一痏。心手少陰掌後高骨，大陵俞穴也。心者，君主之官，故曰心主。』此註可疑。心主謂心包，乃手厥陰也，今引君主之官而爲心經，殆屬牽強。

案：《大素》無『手心主』三字，與《甲乙》合。《新校正》可從。但《新校正》不引《太素》者何也？因考宋臣所見《大素經》，恐非全卷也。

○**少陰鋭骨之端，各一痏，立已。**

〔楊〕刺手少陰神門穴也。此前五刺，皆中具經穴，以調胳病。

〔眉〕玆一截中亦恐略『左刺右，右刺左』文。

〔紹〕《説苑》『扁鵲治虢太子尸蹷，子明吹耳』。

〔新〕按，陶隱居云：『吹其左耳，極三度，復吹其右耳三度也。』

○**不已，以竹管吹其兩耳。**

《甲乙》與《大素》合。（『管』作『筒』，『耳』下有『中』字。）

〔眉〕吹耳法，唐以上甚多。

〔楊〕鬄，恥歷反。除也。耳中，五胳會處也。左角，五胳胳之處也。

○**鬄其左角之髮，方一寸，燔治，飲以美酒一杯，不能飲者，灌之，立已。**

〔識〕《金匱》『鬄』作『剔』。高云：『鬄、鬀同。俗作剃。』

案：『鬄』即『⿱髟剔』假字。《説文》云『⿱髟剔，鬀髮也』『鬄，髮也』。《金匱》作『剔』者，爲⿱髟剔之俗字，與别解骨之字自别。高以『鬄』『鬀』爲一字，非是。

案：『燔治』《大素》作『燔治』，可從。謂燔炙之擣治之也。凡擣治之字，宋版已來皆誤作『治』，不得其義。皇國所傳李唐舊抄卷子諸書皆作『冶』，旁訓云『都岐』，又云『久太岐』。《廣韻》『冶，銷也』即此義。

案：美酒，謂醇美無灰酒也。此酒服散藥也。

（眉）灌，開噤強入口也。

○**凡刺之數，先視其經脈，切而從之，審其虛實而調之，不調者，經刺之。**

〔楊〕不調者，偏有虛實也。偏有虛實者，可從經穴調其氣也。

〔張〕病在經者，治從其經，但審其虛實而調之。調者，如湯液導引之類，皆是也。調之而不調，然後刺其經脈，是謂經刺，亦曰巨刺。

案：『審其虛實而調之』，謂虛者用補法，實者用寫法。不調者，謂虛實不調也。楊注是，張注非也。

○**有痛而經不病者，繆刺之。**

〔楊〕循經候之不見，有病仍有痛者，此病有異處，故左痛刺右等，名曰繆刺之。

〔吳〕身有痛處，而其經脈所至之分不皆病者，是爲絡病，非經病也，則繆刺之。

（眉）『痛』『病』互文見意。

○**因視其皮部有血絡者，盡取之，此繆刺之數也。**

〔楊〕繆刺之處，皮部胳耶血，皆刺去之，名曰繆刺之法，數法之也。

〔識〕吳云：『數，猶言節目也。』張云：『凡此刺經者，刺大絡者，刺皮部血絡者，各有其治，所以辨

元治元年甲子八月四日曉天燈下收毫於速讀書屋　萊翁　源立之

（眉）部十二經絡之領地也。

繆刺之術數也。』

第六十三補

與經相干ウ二

〔識〕馬云：『其邪客大絡，左注於右，右注於左，上下左右，與經相干，其實不得入於經，而止布於四末。』志云：『《經脈篇》曰：手太陰之別，並太陰之經，直入掌中，手少陰之別，循經入於心中。蓋大絡俱並經附（當作「而」）行，故曰與經相干。』高云：『經，經隧也。經隧者，五藏六府之大絡也，故與經相干，而輸布於手足之四末，其氣左右流行，無有常處，經隧相干，故不入於經俞。不入於經俞，刺其絡脈，故命曰繆刺。』簡按：據諸家之義，干，預也，即干涉之干。

邪客於足少陰之絡ヲ四

《經脈篇》云：『足少陰之別，名曰大鍾。當踝後繞跟，別走太陽。其別者，并經上走於心包，下外貫腰脊，其病氣逆則煩悶，實則閉癃，虛則腰痛，取之所別也。』

邪客於手少陽之絡ウ五

《經脈篇》云：『手少陽之別，名曰外關。去腕二寸，外遶臂，注胸中，合心主。病實則肘攣，虛則不收，取之所別。』

六三　奇病ウ一　繆刺ヲ二　四末同　半寸所ウ十　如行十里頃ヲ十一　墜墮惡血留内ヲ十一　三毛上ヲ十二　耳聾ウ十二　耳中生風ウ十三　痺ヲ十四　足中指ウ十六　上齒寒ウ十六　賁上ウ十七　胂䏖ヲ廿　夤拘攣ウ廿　阿是穴ヲ廿一　樞中ウ廿一　髀脾痺同　痛病ウ廿二　齲ウ廿三

尸厥[廿六ウ]　鬄鬄剔[廿八ヲ]　冶治[同]　美酒[同]　韭葉[六ウ]

## 四時刺逆從論篇第六十四

《大素》佚。

〔新〕按：厥陰有餘至筋急目痛，全元起本在第六卷。春氣在經脈至篇末，全元起本在第一卷。

〔識〕簡按：篇中無問答之語，宜删『論』字。此説非也，篇中有問答。

**○厥陰有餘，病陰痺，**

〔識〕志云：『痺者，閉也，血氣留著於皮肉筋骨之間爲痛也。』簡按：王以陰爲寒，故依《痺論》『寒勝者爲痛痺』之義而釋之，《新校正》則以爲王以痛爲痺之通訓，卻非也。

〔箚〕厥陰有餘，止筋急目痛。琦曰：『以上文義譌誤，不可强説。』

案：此論六經痺疝及積，太詳明細密，不與《四時刺逆從》相涉，宜從全本舊次。蓋王氏撰次時入於此者，恐非其次也。

案：痺、疝二病，共屬於血分，故無不因厥陰肝經者，此獨在厥陰而先説出之，以有餘爲陰痺，以不足爲熱痺，以滑爲狐疝風，以濇爲少腹積氣，不與以下五藏痺疝同者，所以示厥陰肝經爲痺疝之本原也。

〔張〕厥陰者，風木之氣也。風木有餘，則邪并於肝。肝經之脈，結於諸陰之分，故病爲陰痺。

案：厥陰有餘者，即是血有餘之病也。故其痺證不爲燥熱，而爲陰寒濕潤之證。其治以活血利水疏導滲濕之劑，桂麻朮附之類是也。

（眉）以下説十二痺六疝六積。

（眉）以下皆足三陰足三陽。

**○不足，病生熱痺，**

〔張〕厥陰之氣不足，則陽邪勝之，故病生熱痺。

案：陰血不足則虛陽上亢，故爲諸熱虛燥之證，腎虛火動之類是也。其治宜潤燥清熱，地芍知蘖之屬是也。

案：痺者閉也。凡在皮肉筋脈骨節間之氣痺閉不通者，名之曰痺也。以皮膚不仁謂之痺者，痺之一端也。《痺論》所説宜參考。

案：『生』字可玩。生者，漸漸而作之謂。

**○滑則病狐疝風，**

〔識〕張云：『滑爲陽邪有餘，而病風者，熱則生風也。疝者，前陰少腹之病，男女五藏皆有之。狐之晝伏夜出，陰獸也。疝在厥陰，其出入上下不常，與狐相類，故曰狐疝風。此非外入之風，乃以肝邪爲言也。』高云：『氣病爲疝，血病爲積，滑主氣盛，濇主少血，故厥陰脈滑，則病狐疝。又曰風者，氣動風生，風主氣也，下文肺風脾風心風腎風肝風，皆氣動風生之義。』簡按：《本藏篇》云『腎下則腰尻痛，不可以俛仰，爲狐疝』，《經脈篇》『肝所生病者，飧泄狐疝，遺溺閉癃』，而本篇係以風者，《壽夭剛柔篇》云『病在於陰者，謂之痺。病在於陽者，謂之風』，凡脈滑爲陽有餘，今脈滑者，並以風稱之，其義可知矣。陳氏《三因方》云：『寒疝之氣，注入癩中，按：陳誤以癩爲陰囊，故其言如此。名曰狐疝。亦屬癩疝。』葛氏《傷寒直格》云：『狐疝，言狐者疝氣之變化，隱見往來不可測如狐也。』張注本於此。楊上善之解恐非。

案：『狐疝』即蠱疝。《玉機真藏》十九云『疝瘕，一名蠱』可以徵矣。蓋蠱之爲言固也，爲固著辟固之義。説具於十九中。風者，陽熱之謂。少腹疝氣熱候者，名狐疝風也。案：『孤』平聲，『蠱』上聲，『固』

去聲，並同音之聲轉者。若夫『狐』平聲，別屬匣母喉音，音稍殊者，方言之異也。要爲固、著、古、故之義也一同。

（眉）凡疝痛發時，皆有外感，故以下皆著『風』字。

（眉）《新校正》引楊上善『狐疝，一曰孤疝』。

（眉）案：曰狐、曰狐疝、曰疝、曰固、曰蠱，同病一物也。

（眉）仲景《陽明篇》『固瘕』。

**○濇則病少腹積氣。**

〔張〕濇爲氣虛，爲血滯，故邪氣留止，而病爲積聚。

案：滑爲血實有餘之脈，故其病少腹疝氣，作風熱之證。濇爲血虛不足之脈，故其病少腹積氣，作陰寒之證。共少腹之病，而其氣有餘則爲疝，其氣不足則爲積，蓋疝、積二證，俱爲厥陰肝經少腹血病，故此總稱二病。後五條分言五藏疝積也。

案：『疝』解見於《陰陽別論》七中。

〔紹〕此段言三陰三陽之有餘不足俱病痺，其脈滑病疝，其脈濇病積，而其理則高説爲的當。但是故春氣在經脈以下，本是別章，不宜牽合而爲説矣。

〔箚〕厥陰有餘止筋急目痛，琦曰：『以上文義譌誤，不可強説。』

**○少陰有餘，病皮痺隱軫，**

《痺論》四三云：『以秋遇此者爲皮痺，皮痺不已，復感於邪，内舍於肺。肺痺者，煩滿喘而嘔。』

《五藏生成篇》十云：『白脈之至也。喘而浮，上虛下實。驚有積氣在胸中，喘而虛，名曰肺痺寒熱。』

案：少陰腎水有餘，則肺金皮部津液充足，故發爲隱軫，是子之剋母之理。皮痺者，皮表衛陽有濕邪，而閉塞其氣之證也。其爲證或作隱軫。

《外臺》十五・癮瘮風門云：『《黄帝素問》曰：風邪客於肌中，肌虚真氣致散，又被寒搏皮膚，外發腠理，淫氣行之則痒也，所以癮瘮瘙疾，皆由於此。有赤瘮忽起如蚊蚋啄，煩痒，重沓壟起，搔之逐手起也。《删繁》同。』（四十ウ）

《醫心方》卷三十八《素問》云：『赤軫忽起如蚊蚋，煩癢，重沓壟起，搔之逐手起也。有白軫亦如此。』旁記：『蚊，亡云反。齧人蟲也。蚋，竹合反。斑身小蝱也。』

案：《外臺》《醫心方》所引《素問》文同。蓋據《小品》引《素問》而載之歟？《醫心方》此下引《小品方》宜考。今本《素問》無此文，恐是《素問》注家所述，非《素問》本文歟？録以存疑。

《病源》卷二・風瘙隱軫生瘡候云：『人皮膚虚，爲風邪寒（《醫心》三ノ三五ヲ引）所折，則起隱軫。寒多則色赤，風多則色白，甚者痒痛，搔之則成瘡。』（《病源》宋本已經校正。）

又風瘙身體隱軫候云：『邪氣客於皮膚，復逢風寒相折，則起風瘙隱軫。若赤軫者，由涼濕折於肌中之極熱，熱結成赤軫也。得天熱則劇，取冷則滅也。白軫者，由風氣折於肌中熱，熱與風相搏所爲。白軫得天陰雨冷則劇，出風中亦劇，得晴暖則滅，著衣身暖温，亦瘥也。脈浮而洪，浮即爲風，洪則爲氣強，風氣相搏隱軫，身體爲痒。』（《外》十五ノ四三ウ，《醫》三ノ三三ヲ）

《廣韻》上十九『癮，癮胗，皮外小起』，上十六『胗，癮胗，皮外小起。疹，籀文』。

《玉篇》『疹，之忍切。癮疹，皮外小起也』。《説文》曰：『籀文胗。』（中八ウ）

案：胗，本脣瘍字，見《説文》，其義亦隱胗小起之謂，凡瘡疹之字義皆同。『隱軫』是古昔之俗言，謂如麻粟粒粒小起之瘖也。蓋隱軫疊韻，與隱忍、因陳同，細瑣疎澀不滑澤平坦之謂也。

〔張〕少陰者君火之氣也。火盛則克金，皮者肺之合，故爲皮痺。隱軫，即癮疹也。案：張以『少陰』爲手少陰心經，非是。今從馬注，爲腎經。

〔識〕馬云：『隱軫，當作癮疹。』吳云：『隱軫，即癮疹。』張同。簡按：《釋名》『胗，展也。癢搔之捷展起也』。乃知『胗』借而作『軫』，後世別作『疹』，馬注誤。又按：厥陰爲陰痺，爲狐疝風，太陰爲肉痺，爲脾風疝，太陽爲骨痺，爲腎風疝，少陽爲筋痺，爲肝風疝，乃其常理也。少陰爲皮痺，爲肺風疝，陽明爲脈痺，爲心風疝，乃與常例不同。蓋此一節，以三陰三陽單配乎五藏，故有與他篇例不同也。舊注或以運氣之義而釋之，率不可從。

（眉）此腎病全是轉肺。

○**不足病肺痺，**

〔馬〕腎爲肺之子，其水上逆於肺母，故皮爲肺之合。今腎有餘，當病皮痺癮疹，其病在表也。不足當病爲肺痺，其病在裏也。

〔張〕火不足則金無所畏，燥邪獨勝，故病爲肺痺。

案：肺腎之氣母子相通，腎氣不足，則肺氣閉塞，爲煩滿喘嘔之證。

○**滑則病肺風疝，**

〔馬〕其脈若滑則當病肺風疝，外感之邪也。

〔識〕《大奇論》云：『肺脈沈搏，爲肺疝。』

案：肺經受邪，則直傳於腎部，而爲疝痛，名曰肺風疝，又曰肺疝。説詳見於《大奇論》八四中。後文

『風疝』皆同義。

**○濇則病積溲血。**

〔馬〕其脈濇則當病有積血及溲血，内傷之邪也。

案：《五十六難》『腎之積名曰賁豚，發於少腹，上至心下，若豚狀。或上或下無時，久不已，令人喘逆，骨痿少氣』，是言其常也。蓋腎主水液，若腎氣不足，則水液虧亡，遂至於小便出血，是言其變也。《痺論》[三四]云：『淫氣遺溺，痺聚在腎。』亦與此同義。又可以徵於積是水血所釀成，在腸胃之外三焦之間也。《五十六難》五藏積病之所在，可併考。《舉痛論》[九三]云：『寒氣客於小腸膜原之間，絡血之中，血泣不得注於大經，血氣稽留不得行，故宿昔而成積矣。』《靈樞・百病始生篇》所説亦同，而殊詳明宜參，説詳見於《舉痛論》[九三]中。

〔眉〕溲血者，積時之派證。

**○太陰有餘，病肉痺寒中，**

〔張〕太陰者，濕土之氣也。濕邪有餘，故爲肉痺。寒濕在脾，故爲寒中。案：此説本於吳注。

〔識〕簡按：《痺論》云：『肌痺不已，復感於邪，内舍於脾。脾痺者，四支解墮，發欬嘔汁，上爲大塞。』所謂肌痺即肉痺。

案：《大素》『大塞』作『大寒』，與此云『寒中』合，宜考。詳見於《痺論》[三四]中。

又《風論》[二四]云：『人瘦則外泄而寒，則爲寒中而泣出。』蓋『寒中』，即内寒，謂三陰諸證也。

**○不足，病脾痺，**

〔吳〕不足則土氣弱，故病脾痺。

《痺論》[三四]云：『脾痺者，四支解墮，發欬嘔汁，上爲大塞。』又云：『肌痺不已，復感於邪，內舍於脾。』

**○滑則病脾風疝，**

〔張〕太陰脈滑則土邪有餘，脾風疝者，即癩腫重墜之屬，病在濕也。

**○濇則病積心腹時滿。**

〔張〕脾脈入腹，上注心中，濇因脾弱，故病脾積，及心腹時滿。

**○陽明有餘，病脈痺身時熱，**

〔馬〕陽明者，足陽明胃經也。胃乃心之子，有餘則病肺痺，以心主脈，脈在半表也。不足則病心痺，心主裏也。

〔識〕簡按：呉、張以『陽明燥金之氣，有餘不足』而釋之，此運氣家之言，不可籍以解經也。

案：脈痺身時熱者，是爲陽明胃經有餘之邪實熱病，即《傷寒論》所云『陽明胃家實』之證是也。身時熱者，即潮熱也。

〔眉〕脈痺，即血痺也。

**○不足，病心痺，**

《痺論》[三四]云：『脈痺不已，復感於邪，內舍於心。心痺者，脈不通，煩則心下鼓，暴上氣而喘，嗌乾善噫，厥氣上則恐。』

案：《痺論》所云『脈不通』者，『少陰病脈不出』[七三]，『煩則心下鼓』者，『煩躁欲死』[九二]及『胸滿心煩』[卅]是也。蓋『陽明病不足』者，即爲少陰病。此所云『心痺』，即少陰病。少陰腎經主領一身水液腸胃外三焦是也。凡三陰病者，三焦水液之道路邪氣入之，故與表汗裏下之正證自異，而皆爲水飲血液所釀成之煩厥吐利之諸證。但水寒得温散，陽氣得回復，則邪氣自去耳。

（眉）《金匱》卷上・中風第五云『邪氣中經，則身痒而癮疹，心氣不足，邪氣入中，則胸滿而短氣』，與此所云『有餘脈痺，不足心痺』，其義正同。

**○滑則病心風疝，**

〔馬〕其脈若滑則病心風疝，外感之邪也。

〔識〕簡按：《脈要精微論》云：『診得心脈而急，病名心疝，少腹當有形也。』

**○濇則病積，時善驚。**

〔馬〕其脈濇則病積，時善驚，内傷之邪也。

案：《五十六難》云：『心之積名曰伏梁，起齊上，大如臂，上至心下，久不愈，令人病煩心。』《痺論》三四云：『淫氣憂思，痺聚在心。』蓋水飲迫於心竅，則必發驚證。柴胡加龍厲之『煩驚』中八二，救逆湯之『驚狂中』七八，『太陽傷寒者，加温鍼必驚』中九五之類，可以徵也。

**○太陽有餘，病骨痺身重，**

〔馬〕太陽者，足太陽膀胱經也。膀胱與腎爲表裏，有餘則病骨痺，身重，以腎主骨也。不足則病腎痺，以腎在内也。

案：骨痺身重者，如麻黄湯之『骨節疼痛』中五，柴桂湯之『支節煩疼』下廿，陽明病之『骨節疼』五十，少陰病之『骨節痛』廿五及柴胡龍厲之『一身盡重，不可轉側』中八二，桂枝附子湯之『身體疼煩，不能自轉側』下四八，白虎湯之『身重，難以轉側』陽明四三之類是也。

（眉）身重，骨痺之標證見。

**○不足，病腎痺，**

《痺論》云：『骨痺不已，復感於邪，内舍於腎。腎痺者，善脹，尻以代踵，脊以代頭。』説詳見於《痺論》四三中。

**○滑則病腎風疝，**

〔馬〕其脈若滑則病腎風疝，外感之邪也。

**○濇則病積，善時巓疾。**

〔馬〕其脈若濇，則病積時顛疾，内傷之邪也。

案：《五十六難》云『腎之積名曰賁豚，發於少腹，上至心下，若豚狀。或上或下無時，久不已，令人喘逆，骨痿少氣』，又《痺論》四三云『淫氣遺溺，痺聚在腎』，共可以併考。蓋『蹎仆』一證，亦水飲之所作，《傷寒論》苓桂朮甘之『頭眩』中三七，真武湯之『振振欲擗地』中五三之類是也。『巓』字解已見於《脈要精微》十七中。

（眉）積時悶冒冥眩發起，故云爾。

**○少陽有餘，病筋痺脇滿，**

〔馬〕少陽者，足少陽膽經也。膽與肝爲表裏，有餘則病筋痺，以肝主筋也。

案：筋痺脇滿者，謂筋脈間邪氣有餘，則其氣痺閉不通，兩脇下筋脈拘攣滿痛，如少陽病之『脅下鞕滿』四，小柴胡湯之『胸脅苦滿，脅下痞鞕』中六八是也。

（眉）脇滿，即筋痺之標證候見。

**○不足，病肝痺，**

〔馬〕不足則病肝痺，以肝在内也。

《痺論》[三四]云：『筋痺不已，復感於邪，内舍於肝。肝痺者，夜臥則驚，多飲數小便，上爲引如懷。』

**○滑則病肝風疝，**

〔馬〕其脈若滑則病肝風疝，外感之邪也。

**○濇則病積，時筋急目痛。**

〔馬〕其脈若濇則病積，時筋急目痛，内傷之邪也。

案：《五十六難》云：『肝之積名曰肥氣，在左脇下，如覆杯，有頭足。久不愈，令人發咳逆瘖瘧。』《痺論》云：『淫氣乏竭，痺聚在肝。』蓋筋、目共爲肝之屬。今肝經不足，濕邪襲入，故爲『筋急目痛』。考《辨脈法》[三]云『陽脈浮，陰脈弱者，則血虛，血虛則筋急也』，所云筋急者，謂項背強之類也。目痛者，《傷寒例》所云『尺寸俱長者，陽明受病也云云。故身熱，目疼』[七]，《熱論》同，宜參。

案：此章分解痺疝積三病，三病似而非，故此特並論之。蓋此三病腸胃外三焦之間，水血所作之證，所以厥陰肝經爲病原也。今作圖如左。

| | | | |
|---|---|---|---|
| ヒ | 足厥陰[木肝] | 有餘病[血水]陰痺 | 不足病[血水]生熱痺 |
| フ | 足少陰[水腎] | 有餘病[水]皮痺隱軫[熱皮膚] | 不足病[水]肺痺 |
| ミ | 足太陰[土脾] | 有餘病[血]肉痺寒中[寒肌肉] | 不足病[血]脾痺 |
| ヨ | 足陽明[土胃] | 有餘病[血]脈痺身時熱[熱肌肉] | 不足病[血]心痺 |
| イ | 足太陽[水膀胱] | 有餘病[水]骨痺身重[寒骨節] | 不足病[水]腎痺 |

ム　足少陽（膽木）　有餘病（水血）筋痺脇滿（筋脈寒）　不足病（水血）肝痺
ヒ　厥陰　滑則病狐疝風（有餘）　濇則病少腹積氣（不足）
フ　少陰　滑則病肺風疝　「濇則病積溲血
ミ　太陰　滑則病脾風疝　「濇則病積心腹時滿
ヨ　陽明　滑則病心風疝　「濇則病積時善驚
イ　太陽　滑則病腎風疝　「濇則病積善時巔疾
ム　少陽　滑則病肝風疝　「濇則病積時筋急目痛

《五藏生成篇》五藏痺

ヨ　赤脈之至也，喘而堅，有積氣在中，害於食，名曰心痺。得之外疾，思慮，而心虛，故邪從之。

フ　白脈之至也，喘而浮，上虛下實，驚，有積氣在胸中，喘而虛，名曰肺痺。寒熱，得之醉而使内也。

ム　青脈之至也，長而左右彈，有積氣在心下支胠，名曰肝痺。得之寒濕，與疝同法。腰痛，足清，頭痛。

ミ　黄脈之至也，大而虛，有積氣在腹中，有厥氣，名曰厥疝。女子同法，得之疾使四支汗出當風。

イ　黑脈之至也，上堅而大，有積氣在腹中與陰，名曰腎痺。得之沐浴清水而卧。

《五藏生成篇十》云：『診病之始，五決爲紀，欲知其始，先建其母，所謂五決者，五脈也。』

イ，是以頭痛巔疾，下虛上實，過在足少陰（腎）巨陽（膀胱），甚則入腎。

ム，徇蒙招尤，目冥耳聾，下實上虛，過在足少陽（膽）厥陰（肝），甚則入肝。

ミ　腹滿䐜脹，支鬲胠脇，下厥上冒，過在足太陰（脾）陽明（胃）。

フ　欬逆上氣，厥在胸中，過在手陽明大腸太陰肺。

ヨ　心煩頭痛，病在鬲中，過在手巨陽小腸少陰心。

案：痺疝積三病共爲一類，三種其原皆因於水血，蓋自其氣痺閉不通謂之痺，自其在筋脈而掔痛謂之疝，自其堅塊結一處而不移謂之積也。各隨部位而異其名，不可不詳辨矣。

（眉）『筋急』『目痛』並此積之標證。

**○是故春氣在經脈，**

案：經脈者，即全身之血所通行之處，是肝之所主也。春氣在人則應肝，是人天自然之理也。

（眉）『是故』二字，王氏所朱補，宜不可有之理。

**○夏氣在孫絡，**

案：孫絡者，手足指等，視而可見之血絡是也。心氣精妙，灌注血中，而血頭毛末，不（無）處不到。夏之人氣在孫絡者，與天氣在木梢草末生花葉同理。

**○長夏氣在肌肉，**

案：肌肉者，脾土之所主。《玉機真藏論》十九云『脾爲孤藏，中央土以灌四傍』，《厥論》四五云『脾主爲胃行其津液者也』，並謂所以榮養肌肉也。

**○秋氣在皮膚，**

案：肺主皮膚，故秋人氣在皮膚也。

**○冬氣在骨髓中。**

案：腎主骨髓，故冬人氣伏藏在骨髓中也。《傷寒例》云：『寒毒藏於肌膚。』《病源》《千金》作『肌骨』，則冬氣深入於骨，可以此徵也。

案：此『中』字總括前文也。即云『經脈中』、云『孫絡中』之義也。

**○帝曰：余願聞其故。岐伯曰：春者，天氣始開，地氣始泄，凍解冰釋，水行經通，故人氣在脈。**

〔箚〕《風俗通》『冰壯曰凍』。

〔張〕春時天地氣動，水泉流行，故人氣在經脈。

案：凍解者，西山白雪，北地堅冰一時解釋之謂。冰釋者，東池南沼，瀞渠之冰融解流通之謂。水行經通亦同理。經者，謂十二經水也。水者，謂凡百水流也。《靈樞·經水篇》二十云『十二經水者，外有源泉而內有所稟，此皆內外相貫，如環無端，人經亦然』，又曰『夫經水之應經脈也』，共可以徵。

〔眉〕《禮·月令》『水始冰，地始凍』。段氏注《說文》『凍，仌也』曰：『於水曰冰，於他物曰凍。』此言太是。凍，即イテ或シモハシラ是也。

《大素》卷五十二·水篇楊注云：『一州之內，凡有十二大水，自外小山小水不可勝數，人身亦爾。』

**○夏者，經滿氣溢，入孫絡受血，皮膚充實。**

〔張〕夏時氣盛，故溢入孫絡而充皮膚，所以人氣在孫絡。

案：春秋冬言天氣，而夏、長夏不言者省文也，特舉人氣以略天氣，令人隅反之意也，古文往往有如此者，非缺文也。經兼水，氣兼脈，宜與前文互相發。

〔眉〕受血者，孫絡受血也。二字省文。

〔眉〕『夏』下不言天候，省文也。

**○長夏者，經絡皆盛，內溢肌中。**

〔馬〕長夏者，六月建未之月，其氣在肌肉者，正以長夏經脈絡脈皆盛，內溢肌中，所以人氣在肌肉也。

〔眉〕『皆』『偕』古今字。

○**秋者，天氣始收，腠理閉塞，皮膚引急。**

〔馬〕秋氣在皮膚者，正以秋時天氣始收，人之腠理閉塞，皮膚引急，所以人氣在皮膚也。

案：皮膚引急者，謂陽氣不外泄，皮膚緻密也。

○**冬者，蓋藏，血氣在中，內著骨髓，通五藏。**

〔高〕冬氣之所以在骨髓者，蓋以冬者氣機蓋藏，血氣在中，內著骨髓，通於五藏。藏者，藏也。惟冬主藏，故通五藏而冬氣在骨髓。

案：秋云天氣始收，冬云蓋藏，共謂天氣也。

案：通五藏者，所以君子周密不傷於寒也。冬人氣通五藏者，與冬時井水新汲生煙温煖同理，外寒內熱之義也。

○**是故邪氣者，常隨四時之氣血而入客也，至其變化，不可爲度。然必從其經氣，辟除其邪，除其邪則亂氣不生。**

〔識〕志云：『謂天有六淫之邪，而人有形層，六氣之化也。如邪留於外，則爲皮肉筋骨之痺，合於內，則爲心肝脾肺之痺；如留於氣分則爲疝，留於血分則爲積矣；如身中之陽盛則爲熱，虛寒則爲寒矣。此皆吾身中陰陽之變化也。』高云：『四時主氣，各有常度，至其（當補「邪氣」）變化，不可爲度。』吳云：『辟，音闢。』馬云：『辟、闢同。』

案：此言凡邪氣宜從其表經之氣血未衰弱之時，早辟除其邪，則血氣自調而不亂，故曰亂氣不生也。

（眉）辟，屏去也。

**○帝曰：逆四時而生亂氣奈何？岐伯曰：春刺絡脈，血氣外溢，令人少氣。**

〔新〕按：自『春刺絡脈』至『令人目不明』，與《診要經終論》義同文異，彼注甚詳於此。彼分四時，此分五時，然此有長夏刺肌肉之分，而逐時各闕刺秋分之事，疑此肌肉之分，即彼秋皮膚之分也。

《診要經終論》十六云：『春刺夏分，脈亂氣微，入淫骨髓，病不能愈。令人不嗜食，又且少氣。』

案：此云『刺絡脈血氣外溢，令人少氣』，意非有二言。刺絡脈，多泄血氣，則内傷害心腎，故其證令人少氣也。

（眉）春刺絡脈，萬一血氣外溢，則方爲病之義也。下放此。

**○春刺肌肉，血氣環逆，令人上氣。**

〔識〕馬云：『血氣旋逆。』吴云：『血氣環於經，即逆而上，爲浮氣也。』志云：『環逆者，逆其轉環也。言血氣之從經而絡，從絡而皮，從皮膚而復環轉於肌中也。』張云：『此春刺長夏也。春時木王，土氣本虚，復刺肌肉，重（當補「傷」）脾元，血氣環周，皆逆不相運行，故爲喘滿上氣。』

案：『血氣環逆』，志説爲是。蓋血氣順環爲無病，平人若皮膚肌肉之分有邪氣，則血氣之環行，變爲逆行，故令人欬嗽上氣。《診要經終論》云『逆氣環』，與此同義，宜併考。

《診要經終論》十六云：『春刺秋分，筋攣，逆氣環爲欬嗽。』

案：此云肌肉謂長夏分，《診要》云秋分，亦統言長夏也，其義無二。彼云四時，此云五時，故似有差異。故《新校正》及張注共以爲長夏近秋，故取肌肉，即所以刺秋分也，此説可從。

案：上氣，即謂欬逆。《診要》不云『上氣』而云『欬嗽』，其義相足也。

**○春刺筋骨，血氣内著，令人腹脹。**

〔張〕此春刺冬分也。春氣發越，而復深取筋骨，以傷其陰，故血氣内著，令人腹脹。

《診要經終論》十六云：『春刺冬分，邪氣著藏，令人脹。』

〔識〕高云：『筋連於骨，故曰筋骨。』

案：血氣内著者，謂血氣失表行外發之機，而在内付著，故令腹脹。《診要》云『邪氣著藏』，乃爲同義。

**○夏刺經脈，血氣乃竭，令人解㑊。**

《診要經終論》云：『夏刺春分，病不愈，令人解墮。』

案：刺經脈，即刺春分也。此云『血氣乃竭』，《診要》云『病不愈』，其意正同。血氣以漸虧損，故曰乃竭，與『病不愈』義相通。『解㑊』『解墮』義亦相同。『解㑊』詳見《平人氣象》十八中。

**○夏刺肌肉，血氣内卻，令人善恐。**

《診要經終論》云：『夏刺秋分，病不愈，令人心中欲無言，惕惕如人將捕之。』

〔識〕吳云：『令血氣卻弱，是以善恐。』志云：『血氣虚，卻於内矣。陽明脈虚，則恐如人將捕之。』

案：血氣内卻，謂血氣鬱閉内卻也。

**○夏刺筋骨，血氣上逆，令人善怒。**

〔張〕夏刺冬分，則陰虚於内，陽勝於外，故令人血氣逆而善怒。

《診要經終論》云：『夏刺冬分，病不愈，令人少氣，時欲怒。』

案：血氣上逆，非即令人怒血氣上逆之極，遂至令人怒也，故云『病不愈，令人少氣，時欲怒』，其義相同耳。

〇**秋刺經脈，血氣上逆，令人善忘。**

〔吳〕心生脈，秋刺經脈而虚其經，則經脈虚而心氣亦虚矣，故善忘。

《診要經終》云：『秋刺春分，病不已，令人惕然欲有所爲，起而忘之。』

（眉）『忘』字義廣，下文亦然。

〇**秋刺絡脈，氣不外行，令人臥不欲動。**

〔馬〕若刺絡脈，是以夏時所刺者，而刺之於秋，則氣不外行，令人甚虚，而臥不欲動矣。

〔張〕秋時收斂，氣已去絡，而復刺之，則氣虚不能衛外。氣屬陽，陽虚故臥不欲動。

《診要經終》云：『秋刺夏分，病不已，令人益嗜臥，又且善瘮。』

案：氣不外行者，刺絡後陽氣内乏，故不外行也。

〇**秋刺筋骨，血氣内散，令人寒慄。**

〔張〕秋氣未至筋骨，而深刺之，則血氣内散，而中氣虚，所以寒慄。

《診要經終》云：『秋刺冬分，病不已，令人洒洒時寒。』

案：血氣内散，則表陽失守，故令人寒慄。

（眉）秋無肌肉，冬無筋骨。

〇**冬刺經脈，血氣皆脱，令人目不明。**

〔志〕蓋五藏之精，皆注於目而爲之睛。冬者血氣在中，内著骨髓，通於五藏，血氣内脱，則五藏皆虚，故令人目不明也。

〔張〕諸脈者，皆屬於目，冬刺經脈，預奪之也。故令人血氣脱而目不明。

《診要經終》云：『冬刺春分，病不已，令人欲臥不能眠，眠而有見。』

案：血氣皆脱者，肝虚心虚也。

〔眉〕『皆』『偕』同。

○**冬刺絡脈，内氣外泄，留爲大痺。**

〔吳〕（當作〔志〕）大痺者，藏氣虚而邪痺於五藏也。

〔張〕當陽氣伏藏之時，而刺其陽分，則陽氣外泄，陽虚陰勝，故留爲大痺。

《診要經終》云：『冬刺夏分，病不愈，氣上，發爲諸痺。』

案：内氣外泄，謂陽氣外出，陰血不行，所以爲痺也。

○**冬刺肌肉，陽氣竭絶，令人善忘。**

〔吳〕陽氣者，精則養神，今陽氣竭絶，則神亡矣，故善忘。

《診要經終》云：『冬刺秋分，病不已，令人善渴。』

案：『陽氣竭絶』則血不流通，血中無神，所以善忘也。

○**凡此四時刺者，大逆之病，**

〔新〕按全元起本作『六經之病』。

案：『大逆之病』不通，宜從全本。

〔眉〕『大逆之病』，言大逆其法則爲病之義。

○**不可不從也。反之則生亂氣，相淫病焉。**

案：與『帝曰逆四時而生亂氣奈何』相應。

案：『生亂氣相淫病』者，《生氣通天》[三]所云『風客淫氣』，《經脈別》[廿一]所云『淫氣在（當作「病」）肺』，《痺論》[四三]所云『淫氣喘息』，並『生亂氣相淫病』之謂，宜以經解經而可也。

（眉）淫，亂氣也。

**○故刺不知四時之經，病之所生，以從爲逆，正氣内亂，與精相薄。**

（吳）精，真氣也。薄，邪正摩盪之名。

（張）薄，邪正相迫也。

（眉）正氣，天稟之氣，心神也。精，一名精氣，人身腦精也。

**○必審九候，正氣不亂，精氣不轉。帝曰：善。**

（張）九候各有其部，必審明病之所在，從而刺之，庶正氣不亂，精氣不致轉變矣。

（識）吳云：『精氣不變。』張云：『精氣不致轉變矣。』志云：『精氣不逆回矣。』高云：『不轉，内存也。』簡按：『轉』恐『薄』之訛。

案：『正氣』與『精氣』原一而末二。正氣者，陽氣也，衛氣也，所以温養全身之氣也。精氣者，陰氣也，營氣也，所以聰明耳目，慧了精神之氣也。蓋正邪氣相亂者，或必至於精氣失守轉移其處，前文所云『夏刺肌肉，血氣内卻，令人善忘』之類是也，『血氣内卻』，即謂『正氣内亂』也，『善忘』，即謂『與精相薄』也。言邪氣宜早順治之，若爲逆治，則傷害藏氣，往往有至於不救者也。

（紹）高云：『刺絡脈經脈肌肉筋骨，必由皮膚而入，故不言皮膚，但舉四時，故不言長夏也。』琦曰：『氣未至而奪之，氣已衰而泄，皆爲逆也。亦爲虛虛者言之耳。』

**○刺五藏，中心一日死，其動爲噫，中肝五日死，其動爲語，中肺三日死，其動爲欬，中腎六日死，其動爲嚏欠，中脾十日死，其動爲呑。**

案：《宣明五氣》廿三云：『五氣所病，心爲噫，肺爲欬，肝爲語，脾爲呑，腎爲欠爲嚏。』詳見於彼注。《診要經終》十六及《刺禁》五二與此互有異同。説詳見於十六中。

（眉）此一三五六十數，蓋是是三十之數又一三肝脾共五六，亦是肝脾共在中焦，同職類物也。是二十之數，《甲乙》以『脾』爲『十五日』者，誤譌也。

**○刺傷人五藏必死，其動則依其藏之所變，候知其死也。**

《診要經終》十六云：『凡刺胸腹者，必避五藏。中心者，環死。中脾者，五日死。中腎者，七日死。中肺者，五日死。中鬲者，皆爲傷中，其病雖愈，不過一歲必死。刺避五藏者，知逆從也。所謂從者，鬲與脾腎之處，不知者反之。』

〔識〕呉『變』下句，馬、高同。呉云：『變，謂藏氣變動爲病也。』馬云：『依其藏之所變，以候知其死耳。』高云：『依其藏之所變病，以候其動。候其動，而知其死也。』張『候』下句，志同。張云：『見其變動之候，則識其傷在某藏，故可知其死期。』簡按：據王注『變』下句，爲是。

案：此篇凡二章，篇首至『筋急目痛』爲一章，『是故春氣』至篇末爲二章。據全本則第一章似不可入此篇中，蓋王氏撰次時併録之，而補『是故』二字歟？今本《大素》此篇屬缺佚，則不可爲之定説，姑録以俟後考耳。

甲子仲秋廿五日風雨中書於北岐華佗巷之臥夢亭　萊翁　森立之

第六十四補

濇則病積心腹時滿ウ六

案：《五十六難》云：『脾之積名曰痞氣，在胃脘，覆大如盤，久不愈，令人四支不收，發黃疸，飲食不爲肌膚。』《痺論》四三云：『淫氣雍塞，痺聚在脾。』此八字《大素》有之，而今本《素問》缺，今從補正。是也。

令人目不明ウ十六

〔紹〕琦曰：『《診要經終論》云：各（當作「冬」）刺春分，病不已，令人欲臥不得瞑，眠而有見。以腎病刺於肝分，血氣脫泄，陽不得入於陰，故目不瞑。魂不得歸於肝，故眠而有見。與此證異而理同也。』

大痺ヲ十七

〔紹〕《生氣通天論》『大僂』，『大』字同語例。

## 標本病傳論篇第六十五

《大素》佚。

〔新〕按全元起本在第二卷《皮部論》篇前。

〔眉〕本篇與《靈·病本篇》《病傳篇》同文宜參，又可參《至真要論》。

○**黃帝問曰：病有標本，刺有逆從，奈何？**

〔馬〕標者，病之後生。本者，病之先成。此乃病體之不同也。逆者，如病在本，而求之於標。病在標，而求之本。從者，如在本求本，在標求標，此乃治法之不同也。

○**岐伯對曰：凡刺之方，必別陰陽。**

〔識〕馬云：『必別病在陰經陽經。』吳同。張云：『陰陽二字，所包者廣，如經絡時令，氣血疾病，無所不在。』

○**前後相應，**

〔識〕馬云：『前後者，背腹也，其經絡互相爲應。』吳云：『謂經穴前後，刺之氣相應也。』志云：『有先病後病也。』

○**逆從得施，**

〔識〕吳云：『逆者反治，從者正治。得施，謂施治無失也。』

○**標本相移，**

〔識〕馬云：『施逆從之法，以移標本之病。』吳云：『刺者，或取於標，或取於本，互相移易。』

（眉）病證之標宜先治有焉，病邪之本宜先治有焉，臨處之活用未能一定也，故臨時本末相移。

○**故曰：有其在標而求之於標，有其在本而求之於標，**

案：此所云從也。

○**有其在本而求之於標，有其在標而求之於本。**

案：此所云逆也。

○**故治有取標而得者，有取本而得者，**

案：此總稱逆從二治也。

○**有逆取而得者，有從取而得者。**

〔識〕吳云：『言標本逆從之刺，各有所宜，治非一途取也。』高云：『有逆取而得者，即在本求標，在標求本也。有從取而得者，即在標求標，在本求本也。』

**○故知逆與從，正行無問。**

案：『從』蓋舊作『順』，則與『問』押韻。

〔識〕馬云：『乃正行之法，而不必問之於人也。』吳本『問』改作『間』，注云：『標本得施，無間可議也』。諸注同馬義。

**○知標本者，萬舉萬當，不知標本，是謂妄行。**

案：『當』『行』二字押韻。『萬舉萬全』，見於《至真要論》[四七]末章中。『萬舉萬當』，又見於《靈樞·五色篇》中。

**○夫陰陽逆從，標本之爲道也。小而大，言一而知百病之害。**

〔識〕吳云：『一者，本也。百者，標也。』馬云：『言一病而遂知百病之害。』高云：『言一標本逆從，而知百病之害。』

**○少而多，淺而博，可以言一而知百也。以淺而知深，察近而知遠，言標與本，易而勿及。**

〔張〕此標本逆從，陰陽之道，似乎淺近，言之雖易，而實無能及者。

**○治反爲逆，治得爲從。**

〔識〕吳云：此釋『逆從』二字之義。張云：『得，相得也。猶言順也。』志云：『如熱與熱相得，寒與寒相得也。』高云：『不知標本，治之相反則爲逆。識其標本，治之得宜，始爲從。』簡按：張注穩帖。

案：此所云逆者，《傷寒論·太陽上篇》云『太陽病三日，已發汗。若吐若下，若溫鍼，仍不解者，此爲壞病。桂枝不中與之也。觀其脈證，知犯何逆，隨證治之』[七十]，同《中篇》大青龍下云『若脈微弱，汗出惡風者，不可服之。服之則厥逆，筋惕肉瞤，此爲逆也』[八]，『外證未解，不可下也。下之爲逆』[十四、十八]，『本發汗，而復下之，此爲逆』六一，『以醫吐之所致也。此爲小逆』九六，同《下篇》云『此雖已下之，不爲逆』廿三，《少陽篇》云『此爲壞病，知犯何逆，以法治之』四，並與此所云『逆』同義。

○**先病而後逆者，治其本。先逆而後病者，治其本。**

〔識〕馬云：『凡先生病，而後病勢逆者，必先治其初病之爲本。若先病勢之逆，而後生他病者，則又以病勢逆之爲本，而先治之也。』吳云：『此二逆字，皆是嘔逆』。張云：『有因病而致血氣之逆者，有因逆而致變生之病者，有因寒熱而生爲病者，有因病而生爲寒熱者，但治其所因之本原，則後生之標病，可不治而自愈矣。』

〔紹〕上文治反爲逆者，即病宜治標而反治本，宜治本而反治標之謂。此乃言其病本重者，後有治逆，猶宜治其本病，其病本輕，倘被醫誤，而加重者，逆治爲本，宜救療之。仲景所謂『知犯何逆』，及本發汗，而復下之，此爲逆也之類，皆可以相發焉。

〔眉〕先逆而後病者，即微恙服烈劑，或服餌誤節之類，或中藥毒煩亂之類。

○**先寒而後生病者，治其本。**

案：『太陽之爲病，脈浮，頭項強痛而惡寒』上一，及桂枝湯之『嗇嗇惡寒，淅淅惡風，翕翕發熱』上十三，麻黃湯之『發熱惡風』中五之類。先惡寒而後諸證起來，未有先不惡寒而發熱者也。故曰『先寒而後生病』者也。治其本者，謂桂麻諸熱藥，以驅遂寒邪也。

○**先病而後生寒者，治其本。**

案：『心下痞而復惡寒，汗出者，附子瀉心湯主之』下廿九，『傷寒無大熱云云，背微惡寒者，白虎加人參湯主之』下四三之類是也。治其本者，謂惡寒證，反用黃連石膏也。

或曰：『寒即寒厥，謂四逆也。少陰四逆散三九、厥陰白虎湯廿五、當歸四逆湯廿六、麻黃升麻湯三一之類，是爲宿飲邪結熱厥之證，故治從清解也。』此説亦通。

（眉）古文簡省『先病而後生熱者治其本』十字，聖人令人隅反也。

○**先熱而後生病者，治其本。**

案：太陽中熱，用白虎，用一物瓜蔕湯《金匱》上第二。『温病風温上六』亦屬白虎湯治例之類是也。

○**先熱而後生中滿者，治其標。**

案：太陽表熱，轉屬陽明胃實，則用承氣之類是也。

（識）《靈樞》病本『熱』作『病』。滑云：『此句當作「先病而後生熱者，治其標」，蓋以下文自有「先病而後生中滿者，治其標」之句矣。此誤無疑。』

案：此説恐非是，原抄本無此文，可從矣。且夫《靈樞》此章今本脱數句，《甲乙》《素問》共不脱，則叵以今本《靈樞》爲徵也。

（張）諸病皆先治木，而惟中滿者先治其標，蓋以中滿爲病，其邪在胃。胃者，藏府之本也。胃滿則藥食之氣不能行，而藏府皆失其所禀，故先治此者，亦所以治本也。

（眉）此節之反對之文見於後文，只『熱』作『病』，同義。

○**先病而後泄者，治其本。**

案：『太陽與陽明合病者，必自利，葛根湯主之』中二，小青龍之『微利者，去麻黃加蕘花』中十，『太陽病，過經十餘日云云，自極吐下者，與調胃承氣湯』中九九，『太陽與少陽合，病自下利者，與黃芩湯』下四六，《太陰篇》『自利，不渴者，屬太陰，以其藏有寒故也。當温之，宜四逆輩』五，少陰厥陰之『自下利』諸證是也。

**○先泄而後生他病者，治其本。**

案：《厥陰篇》『下利腹脹滿，身體疼痛者，先温其裏，乃攻其表，温裏宜四逆湯，攻表宜桂枝湯』[四四]，『下利欲飲水者，以有熱也。白頭翁湯主之』[五四]，『下利讝語者，有燥屎也。宜小承氣湯』[六四]，『下利後更煩，按之心下濡者，爲虛煩也。宜梔子豉湯』[七四]，《霍亂篇》之『本是霍亂，今是傷寒』[三]，及『五苓理中』[五]，『桂枝』[六]『四逆』[八七]『通脈四逆加豬膽湯』[九]之類是也。

**○必且調之，乃治其他病。**

且，苟且、姑聊也。

案：人以胃府爲本，故先下利者，必且調之，而後乃治其他病也。與中滿胃實諸證，雖爲標必先治之同理。此二句特爲『先泄』者而言之也。

（眉）此九字前句之注解，非涉衆句之義也。

（眉）參附及調承、小承等，皆是『調』也。

**○先病而後先中滿者，治其標。**

《靈·病本篇》無『生』字。

『病』前文作『熱』，義同。

案：《陽明篇》『若腹大滿不通者，可與小承氣湯，微和胃氣』[二三]，『發汗不解，腹滿痛者，急下之，宜大承氣湯』[四七]，『傷寒吐後，腹脹滿者，與調胃承氣湯』[九六]，『少陰病，六七日，腹脹，不大便者，急下之，宜大承氣湯』[二四]之類。凡胃實可下之諸證，以腹中實滿爲最，故舉此而示之也。

**○先中滿而後煩心者，治其本。**

案：煩心，即心煩，此證自有表裏虛實，但胃實發煩者，以下實滿爲治本也。如大柴胡湯之『鬱鬱微煩中』七七，調胃承氣之『心煩明』一三，『太陽病，吐下，發汗後微煩，小便數，大便因鞕者，與小承氣湯，和之愈』明七十，『得病二三日，脈弱，無太陽柴胡證，煩躁，心下鞕。至四五日，雖能食，以小承氣湯，少少與，微和之，令小安』明七一之類是也。凡心胸間諸煩熱證，其因於中滿者，皆宜下之，仲師論中往往有此義。至吳又可《温疫論》以『心下滿，心下高起如塊，心下痛，心下脹痛』皆爲胃家邪實，内結氣閉，宜下之證，而云『氣通則已』下卷十五背，亦與此同理。

（眉）亦古文簡省，『先煩心而後生中滿者治其標』十二字者，隅反之教也。

**○人有客氣，有同氣。**

《靈·本病篇》無『人』字。

〔識〕馬云：『蓋以人之病氣有二。病本不同，而彼此相傳者，謂之客氣。有二病之氣，本相同類，而彼此相傳者，謂之同氣。』簡按：全本『同』作『固』（《素問識》據坊刻本作『司』，森氏據顧從德本改，以下同。）似是。蓋客氣謂邪氣，固氣謂真氣歟？

〔吳〕風寒暑濕燥火六氣，感人隨經而客，謂之客氣。風入而厥陰受之，寒入而太陽受之，暑入而少陰受之，濕入而太陰受之，燥入而陽明受之，火入而少陽受之，此同氣也。

〔張〕客氣者，流行之運氣也。往來不常，故曰客氣。同氣者，四時之主氣也。歲歲相同，故曰同氣。氣有不和，則客氣同氣皆令人病矣。

案：客氣，即胃中上逆氣也。《傷寒論》『太陽病，脈浮而動云云，醫反下之，動數變遲，膈内拒痛，胃中空虛。客氣動膈，短氣躁煩，心中懊憹。陽氣内陷，心下因鞕，則爲結胸，大陷胸湯主之』七下，『傷寒中風，醫反下之云云，復下之，其痞益甚，此非結熱，但以胃中虛，客氣上逆，故使鞕也。甘草瀉心湯主之』下三二，『陽明病，脈浮而緊云云。若下之，則胃中空虛。客氣動膈，心中懊憹，舌上胎者，梔子豉湯主之，』明四五並謂下後胃中虛而上逆之氣也。又《太陽中篇》『病人脈數云云。此以發汗，令陽氣微，膈氣虛，脈乃數也。數爲客熱，不能消穀，以胃中虛冷故吐也』中九八，所云『客熱』恐與『客氣』同義，多汗數下雖異，至其亡陽氣則一，故胃虛所釀飲熱，謂之『客熱』，又謂之『客氣』也。《病源》卷十二・客熱候云『客熱者，由人府藏不調，生於虛熱。熱客於上焦，則胸鬲生淡實，口苦舌乾。客於中焦，則煩心悶滿，不能下食。客於下焦，則大便難，小便赤澀』五ウ，《醫心方》卷二一（當作『三』）治客熱方第廿五引《録驗方》『竹茹湯，治匈中客熱，口生瘡爛，不得食方云云』四四ウ亦同。又《陰陽類論》七九云：『二陰一陽，病出於腎，陰氣客遊於心脘下，空竅堤閉塞不通，四支別離。』此亦胃虛飲動之證，所云『陰氣客遊於心脘下』者，即謂『客氣』也。

案：『同氣』者對『客氣』成文，即謂真氣正氣陽氣，人身所温養之氣，出於下焦而通貫於皮膚者是也。此氣離其部位，而移在於他處，名之曰『客氣』也。乃爲熱，故又曰『客熱』也。大凡人身中正氣精氣等一變易，面目爲邪賊者，總謂之『客氣』，未問内外病，而爾爾則因有客氣而後邪氣亦入也。

**○小大不利，治其標，小大利，治其本。**

〔識〕《靈樞・本病》（當作『病本』）篇『小大』下有『便』字。呉云：『小大二便不利，危急之候也，雖爲標，亦先治之。』

〔張〕無論客氣同氣之爲病，即先有他病，而後爲小大不利者，亦先治其標，諸皆治本，此獨治標。蓋二便不通，乃危急之候，雖爲標病，必先治（當補『之』），此所謂急則治其標也。凡諸病而小大利者，皆當治本無疑矣。愚按：此篇標本之義，凡治本者十之八九，治標者惟中滿及小大不利二者而已。蓋此二者，亦不過因其急而不得不先之也。又如《陰陽應象大論》曰『治病必求於本』。觀此『必』字，即中滿及小大不利二證亦有急與不急之分，而先後乎其間者，此則聖人治本治標大義，可洞悉矣。奈何今之醫家多不知求本求標、孰緩孰急之道，以故治標者常八九，治本者無二三。且動稱急則治其標，緩則治其本，尚不知孰爲可緩，孰爲最急，顛倒錯認，舉手誤人，是未明此篇標本之真義耳。

案：利，謂通利，非下利之謂也。小大不利，謂二便不通也。小大利，謂二便快通如常也。

案：小便不利，治其標者，謂五苓散、猪苓湯之類。大便不利者，謂三承氣之類也。

（眉）治標者，用攻下消導猪澤消黄也。

（眉）治本者，用補正温陽参附是也。

○**病發而有餘，本而標之，先治其本，後治其標。**

〔高〕病發而邪氣有餘，則本而標之。申明本而標之者，先治其邪氣之本，後治正氣之標，此治有餘之法也。

〔張〕此以病強弱而言標本也。如病發之氣有餘，則必侮及他藏他氣，而因本以傳標，故必先治其本。病發之氣不足，則（當補『必受他藏他氣之侮，而因標以傳本，故』）必先治其標，蓋治所從生也。

案：病發者，謂凡外邪病初發，太陽之病證，脈浮頭痛，項強而惡寒也。而有餘者，謂桂麻葛根青龍白虎之證也。先治其本，後治其標者，如喘家作桂枝湯加厚朴杏子，及桂二麻一諸加味之方是也。凡方後所述加減藥味，並是治標之方法也。

（眉）本而標之，言先爲本治而後爲標治也。下句例反仿此。

○**病發而不足，標而本之，先治其標，後治其本。**

案：病發而不足者，謂先病發而後其人不足者，爲諸虛證，因加諸補藥。如多汗脫液用桂枝加附子湯上廿二，虛燥液少用桂枝加芍藥生薑人參湯上三三（當作「中」）之類是也。成無己於《太陽中篇》三六『急救裏宜四逆湯，急救表宜桂枝湯』注引此文，可從。

**○謹察間甚，以意調之，**

〔吳〕間，差間也。甚，益甚也。

案：馬以爲五藏間傳病勢有生者，五藏相剋而病勢日甚者，高云『間，相兼也。甚，獨甚（當作「盛」）也』，共失解。

案：《傷寒論》桂麻各半、桂二麻一之類諸方加減法，並皆所云『謹察間甚，以意調之』之義也。

（眉）後漢・郭玉、仲景皆曰：『醫者，意也。』太倉公，名意，亦此義。

**○間者并行，甚者獨行。**

〔識〕張云：『間者，言病之淺。甚者，言病之重也。病淺者，可以兼治，故曰并行。病甚者，難容雜亂，故曰獨行。』高云：『如邪正之有餘不足，疊勝而相間者，則并行其治。并行者，補寫兼施，寒熱互用也。如但邪氣有餘，但正氣不足，而偏甚者，則獨行其治。獨行者，專補專寫，專寒專熱也。』

〔張〕一曰病輕者，邪氣與元氣互爲出入，故曰并行，病甚者，邪專王而肆虐，故曰獨行。於義亦通。

〔馬〕間者，病證并行而勢輕。甚者，病證獨行而勢重。

〔吳〕謂之間者，是病邪與正氣并行，謂之甚者，是病邪專旺而獨行也。

案：行者，用也，謂用藥也。《傷寒論》云『發汗後，不可更行桂枝湯』中卅三、下卅六，『太陰爲病，脈弱，其人續自便利。設當行大黃芍藥者，宜減之』八，『行』字正與此同義，言其病間而微者，其藥重複并行，如柴胡加龍蠣中八二，柴胡桂枝湯廿下之類。邪微而證多，故用複法也。其病甚而劇者，宜其藥單方獨行，如承氣、四逆、白虎、理中之類是也。

○**先小大不利，而後生病者，治其本。**

〔識〕呉十三字移於上文『小大利治其本』之下，是。琦與呉同。

〔張〕二便不利，皆爲急證，故無論標本，即當先治。此一句當在前『小大不利』之後，必古文脱簡，誤入於此。愚按：二便之治，小便尤難。但知氣化則能出矣之意，則大腸之血燥者，不在硝黄而膀胱之氣閉者，又豈在五苓之類。

案：心腹卒痛，用備急丸《金匱》二十三下、走馬湯《同》上十。心腹痛，用大柴胡厚朴七物湯、厚朴三物湯、大黄附子湯《金匱》第十上之類是也。

（眉）此亦古文簡省『先病而後生小大不利者治其標』十三字一節。

○**夫病傳者，心病，先心痛，**

〔馬〕病傳者，五藏皆然，試以心言之。心病者，藏真通於心，故（當補『先』）心痛。

（眉）下文省『先』字，宜例看。

（眉）案：以下七病，先注言生剋者，恐非。蓋以其各藏各府之部位氣血等釋之可也。而以是爲病傳以次相傳者，古聖教也。故末文云云。

○**一日而欬，**

〔馬〕火來乘金，一日傳之於肺，即發而爲欬，以肺之變動爲欬也。

○**三日脇支痛，**

〔馬〕又三日則四日矣。肺邪勝木，故脇支痛，以肝脈循脇肋也。

**○五日閉塞不通，身痛體重。**

〔馬〕又五日則九日矣。肝邪勝土，故閉塞不通，身痛體重，以脾不運化及脾主肉，而肉病也。

〔眉〕閉塞不通，斥二陰旁及七竅。

**○三日不已死。**

〔馬〕又三日則十二日矣。其病不已則死。

〔眉〕心凡十二日。

**○冬夜半，夏日中。**

〔馬〕蓋夜半爲水，而冬之夜半其水尤勝。以水來剋火，故死。日中爲火，而夏之日中其火尤勝，以心火已絶，火不能持，故亦死。

〔張〕此子午時也。

〔新〕按：《靈樞經》『大氣入藏，病先發於心，一日而之肺，三日而之肝，五日而之脾，三日不已死。冬夜半，夏日中』。《甲乙經》曰：『病先發於心，心痛，一日之肺而欬，五日之肝而肋支痛，五日之脾，閉塞不通，身病體重，三日不已死。冬夜半，夏日中。』詳《素問》言其病，《靈樞》言其藏，《甲乙經》及并《素問》《靈樞》二經之文，而病與藏兼舉之。古抄本『及』字無。

〔識〕張注《病傳篇》云：『心火畏水，故冬則死於夜半，陽邪亢極，故夏則死於日中，蓋衰極亦死，盛極亦死。』

案：據《病傳篇》則『病傳』者，謂邪氣之病傳於藏氣也。一三五三之日期，未得正說，姑從馬注耳。

後文同。

（眉）以下本篇中十二時皆有之，而皆相反對也。

○**肺病，喘欬，三日而脇支滿痛，**

案：是金剋木。

○**一日身重體痛，五日而脹，**

案：是木剋土。王注以體痛爲脾，以脹爲胃，可從。凡病至脾胃，則不傳化，故以速去水濕爲務。不早爲之謀，則堤防破裂，平原泛舟，至於五穀絶種，鳥獸失居也。《傷寒論》云『陽明居中，主土也。萬物所歸，無所復傳』，此之謂也。

○**十日不已死，冬日入，夏日出。**

〔張〕此卯酉時也。

〔識〕馬云：『冬之日入在申，申雖屬金，金衰不能扶也。夏之日出在寅，木旺火將生，肺氣已絶，不待火之生也。』志云：『日出氣始生，日入氣收引。肺主氣，故終於氣之出入也。』高云：『冬日入，氣不内歸也。夏日出，氣不外達也。』

（眉）肺凡十九日。

○**肝病頭目眩，脇支滿，三日體重身痛，五日而脹，**

案：是木剋土。

○**三日腰脊少腹痛，脛痠，**

案：是土剋水。『痠』解已見《刺熱論》[三二]中。

**〇三日不已死，冬日入，夏早食。**

〔馬〕冬之日入在申，以金旺木衰也。夏之早食在卯，以木旺氣反絶也。

〔張〕卯酉時也，燥金主之，爲木所畏，於義亦通。

〔眉〕早食，即日出也。辰食，時之早者。

〔眉〕肝凡十四日。

**〇脾病，身痛體重，一日而脹，**

案：前云『身重體痛』是互文見義，非有分別矣。後『少腹云云痛』亦同。

**〇二日少腹腰脊痛，脛痠，三日背䏜筋痛，小便閉，**

案：是土剋水。

**〇十日不已死，冬人定，夏晏食。**

〔馬〕蓋冬之人定在亥，以土不勝水也；夏之晏食在寅，以木來剋土也。

王注『人定，謂申後二十五刻。晏食，謂寅後二十五刻』者，言二十五刻畢之後也，即當巳亥之各初刻也。

〔張〕此巳亥時也，司風木之化，脾病畏之也。

〔識〕高云：『冬之人定在戌，夏之晏食亦在戌，皆土不生旺而死也。』簡按：晏，晚也。《淮南・天文訓》『日至於桑野，是謂晏食』。未詳王注何據。

〔眉〕晏食，即禺中也。辰食，時之遲晏者。

〔眉〕脾凡十六日。

**○腎病，少腹腰脊痛，骭痠，三日背𦝫筋痛，小便閉，三日腹脹，**

案：是水剋火，則火氣衰，故水流溢於平原，所以爲水脹也。

〔識〕吳云：『腹脹由腎與膀胱俱病，中宮無能化氣，且腎中相火虛衰，不生胃土使然也。』簡按：馬、張並仍王注。蓋五藏相傳，皆以相剋傳之，則舊注爲是。

（眉）此始曰腹脹，則知不係心膈也，則知前文三『脹』字皆係心膈也。下文『膀胱』亦不得係心也，故正曰腹脹。

**○三日兩脇支痛，**

案：是水氣衝擊之所作，乃大水激發，能至樹梢之勢也。

〔識〕張云：『即三日而上之心也。手心主之別，下淵腋三寸，入胸中，故兩脇支痛。』簡按：吳云『土敗而乘之，故兩脇支痛』。志、高並同。今從王注。

**○三日不已，死，冬大晨，夏晏晡。**

〔識〕馬云：『冬之大明在寅末，木旺水衰也。夏之晏晡以向昏，土能剋水。』吳云：『冬大晨，辰也。夏晏晡，戌也。土主四季，水之畏也。』

〔張〕此辰戌時也。

王注以大晨爲卯，晏晡爲酉，非是。

（眉）大晨，即甚朝也，平旦之大甚者。晏晡，戌也，即合昏也，申晡時之晏者。

（眉）腎凡十二日。

**○胃病脹滿，五日少腹腰脊痛，骭痠，三日背𦝫筋痛，小便閉，五日身體重。**

〔識〕馬云：『據理當以《靈樞》五日而上之心者爲正，乃水剋火也。』張云：『《病傳篇》曰：五日而上之心，此云身體重者，疑誤。』簡按：志、高並仍原文而釋之，非。

案：是土剋水，乃與腎病同理，而爲火衰之證也。

（眉）以下府論二，即舉水穀二道。

○**六日不已，死，冬夜半後，夏日昳。**

〔識〕馬云：『冬夜半在子，土不勝水也。夏之日昳在未，土正衰也。日昳者，日晏也。』志云：『夜半後者，土敗而水勝也。夏日昳者，乃陽明所主之時，土絕而不能生也。』

〔張〕丑未司濕土之化，氣通於胃，失守則死，理之自然。

（眉）胃凡十九日。

○**膀胱病，小便閉，五日少腹脹，腰脊痛，䯒痠，一日腹脹，一日身體痛，**

〔識〕吴云：『腹脹，胃病也。身體痛，脾病也。』馬云：『腎復傳於小腸，故爲腹脹。小腸傳於脾，故身體痛。《病傳篇》一日而上之心，乃府傳於藏，其理爲正。』張云：『即一日而之小腸，一日而之心，府傳藏也。心主血脈，故爲身體痛。』簡按：據上文，吴注爲正。然如本節，以腹脹爲胃病，以身體痛爲脾病，則義不相恊，今仍張注。

（眉）『一日』『一日』，恐『五日』『五日』誤字。

案：此與前腎病同意，只其主病自不同耳。

○**二日不已，死，冬鷄鳴，夏下晡。**

〔識〕馬云：『冬之雞鳴在丑，丑土剋水也。夏之下晡在申，金衰不能生水也。』吴云：『冬雞鳴，丑也。夏下晡，未也。太陰主丑未，乃土氣也。膀胱壬水，畏其尅制。』張同。

〔眉〕脬凡九日。恐誤。

**○諸病以次是相傳，如是者，皆有死期，不可刺。**

〔張〕上文相傳、死期各有遠近，蓋其藏有要害，氣有虛實也。倉公曰：『能穀者過期，不能穀者不及期。』正此之謂。既有死徵，不可刺矣。

**○間一藏止，及至三四藏者，乃可刺也。**

〔眉〕間傳子也。

〔識〕《病傳篇》《甲乙》並無『止』字。志云：『以上諸病，如是相勝尅而傳者，皆有速死之期，非刺之可能救也。或間一藏，相傳而止，不復再傳別藏者，乃可刺也。假如心病傳肝，肺病傳脾，此乃子行乘母，至肝藏脾藏而止，不復再勝尅。相傳於他藏者，可刺也。假如心病傳脾，肺病傳腎，乃母行乘子，得母藏之生氣，不死之證也。如心病傳腎，肺病傳心，肝病傳肺，此從所不勝來者，爲微邪，乃可刺也。』案：無『止』字者是。

《甲乙經》卷六·五藏傳病第十云：『曰：大氣入藏奈何？曰：病先發於心，心痛，一日之肺而欬，三日之肝，肋支滿，五日之脾，閉塞不通，身痛體重，三日不已，死，冬夜半，夏日中。病先發於肺，喘欬，三日之肝，脇支滿，一日之脾而身體痛，五日之胃而脹，十日不已，死，冬日入，夏日出。病先發於肝，頭痛目眩，肋多滿，一日之脾而身體痛，五日之胃而腹脹，三日之腎，腰脊少腹痛胻痠，三日不已，死，冬日中（《素問》作『日入』），夏早食。病先發於脾，身痛體重，一日之胃而脹，二日之腎，少腹腰脊痛胻痠，三日之膀胱，背膂筋痛小便閉，十日不已，死，冬人定，夏晏食。病先發於胃，脹滿，五日之腎，少腹腰脊痛胻痠，三日之膀胱，背膂筋痛小便閉，五日而上之心，身重，六日不已，死，冬夜半，夏日昳。病先發於腎，少腹腰脊痛胻痠。三日之膀胱，背膂筋痛小便閉，三日而上之心，心脹，三日之小腸，兩脇支痛，三日不已，死。冬大晨，夏晏晡。按：《靈樞》《素問》云：「三日而上之小腸」，此云「三日而上之心」，乃皇甫士安合二書爲此篇文也。病先發於膀胱，小便閉，五日之腎，少腹脹腰脊痛胻痠，一日之小腸而腸脹，二日之脾而身體痛，二日不已，死，冬鷄鳴，夏下晡。諸病以次相傳，如是者皆有死期，不可刺也。」

〔眉〕《脈經》六。

〔紹〕《五十三難》曰：「經言：七傳者死，間藏者生，何謂也？然：七傳者，傳其所勝也。間藏者，傳其子也。」呂廣注曰：「『七』當作『次』，字之誤。蓋《難經》本據本篇而立言者也。

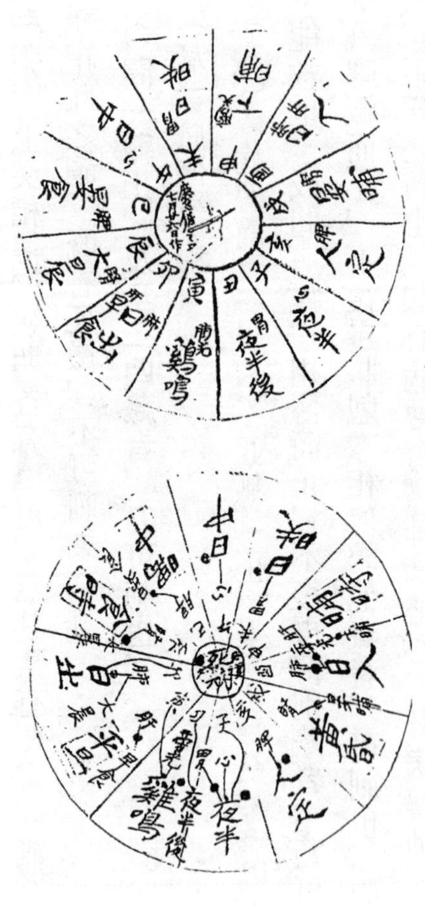

重廣補注黃帝內經素問卷第十八

素問攷注卷第十八

甲子九月朔燈下書　源立之

本日橘宗俊，於西丸營中拜謁，棠邊君小祥忌日招客，（本日三日，今換之爲二日，今日即是逮夜法筵，）余亦會之，元蓑玄節亦來會焉，醉歸書寫了，一字樅軒。

第六十五補

間者并行甚者獨行ヲ九

〔箚〕琦曰：『先病爲本，後病爲標。藏府爲本，經脈爲標。正氣爲本，病氣爲標。察標本之道，必知有餘不足，消息之，方可施治。有餘者，病雖多端，必從其受邪之所先治之，後及其標，若不足之人，不任峻攻，則先翦其羽翼，徐殺其勢，乃可知其本病之處，此因人之本氣虛實不同而異治之也。間者并行，謂病勢輕者，標本可以兼治。甚者獨行，謂病勢甚者（當補「或宜治本」）或宜治標。一意專行，勿多瞻徇也。』

夏早食ウ十一

〔箚〕《左傳》杜注『食時當公』，《玉海》『辰時也』，《淮南子》『日至於曾泉，是謂蚤食』是也

冬人定ヲ十二

〔箚〕《左》杜注：『人定爲輿。』《玉海》：『亥時也。』

夏晏晡上同

〔箚〕《左》杜注：『晡時爲僕。』《玉海》：『申時也。』《淮南子》：『日至於悲谷，是謂餔時。』高注：『悲谷，西南方之大壑。』

夏日昳ウ十三

〔箚〕《左》杜注：『夜半爲皂，日昳爲臺。』《玉海》：『謂子時與未時也。』

冬雞鳴ヲ十四

〔箚〕《左》杜注：『雞鳴爲丑。』《玉海》：『丑時也。』

六四　陰痺ヲ一　熱痺ウ一　狐疝風ヲ二　狐蠱ウ二　少腹積氣ウ二　皮痺ヲ三　癮疹ヲ三　肺痺ヲ五　肺風疝ウ五　積溲血ウ五　肉痺寒中ヲ六　脾痺ヲ六　脾風疝ウ六　積心腹時滿ウ六　脈痺同　心痺ヲ七　心風疝ウ七　驚ウ七　骨痺ウ七　腎痺腎風疝ヲ八　巔ウ同　筋痺ウ八　脇滿同　肝痺同　肝風疝ヲ九　筋急目痛ヲ九　經脈ヲ十一　孫絡ヲ十一　肌肉同　皮膚ウ同　骨髓中ウ十一　凍氷同　水經同　亂氣ヲ十三　上氣ウ十三　內著ヲ十四　解㑊ウ同　內卻同　大痺ウ十六　正氣ウ十七　精氣同

六五　萬舉萬當ウ二　言一而知百上同　逆從ヲ三　中滿四ヲヲウ五　泄四ウヲ五　煩心ウ五　客氣同氣上同　小大不利ウ六　間甚ヲ八

十二時十ヲ六ヲ十　間一藏ウ十四

# 素問攷注卷第十九

## 重廣補注黄帝内經素問卷第二十三

### 著至教論篇第七十五

《大素》佚。

約之案：以下雷公七篇文義淺近，與《靈樞》太似矣。今以以下稱雷公七篇，與運氣七篇相對。此七篇之在末，王氏亦蓋有所受也。

〔新〕按全元起本在《四時病類論》篇末。

○**黄帝坐明堂，**

〔識〕《禮記・明堂位》『明堂也者，明諸侯之尊卑也』。《前漢・郊祀志》『武帝元封元年，濟南人公玉帶，上黄帝時明堂圖』。明堂制，詳見《大戴禮》《白虎通》《獨斷》。

○**召雷公而問之曰：子知醫之道乎？雷公對曰：誦而頗能解，解而未能别，别而未能明，明而未能彰。**

《御覽》七百二十一引。

〔眉〕頗，少也。别，别似而非者也。明，明所以然之故也。彰，彰世上施術於病人之身也。

〔馬〕解，粗解也。解有當否，別有分緒，明則不惑，彰則通顯。

〔張〕頗能解，麤解其義耳。別者，別其條理。明者，明其精微，彰則利於用矣。

〔紹〕先兄曰：『案：彰，下文以彰經術之義。』

案：誦，讀誦也。解，分解也。別，辨別也。明，詳明也。彰，顯彰也。蓋彰者，以此明德施彼人物，皆無危殆，是德之彰顯於彼者也。

**○足以治群僚，不足至侯王。**

〔識〕《太平御覽》『足』下有『以』字。張云：『群僚之情易通，侯王之意難測，所以有不同也。』馬云：『《外紀》載紀官，舉相則王侯，此時已有之。』簡按：《書·皋陶謨》『百僚師師，百工惟時』，孔傳：『僚工，皆官也。』

〔眉〕《後漢書·郭玉傳》有此理，宜參。

**○願得受樹天之度，四時陰陽合之，別星辰與日月光，以彰經術，後世益明，**

〔識〕志云：『所謂立端於始，表正於中，蓋立端表以測天之四時陰陽，星辰日月之度以著於經書，乃傳於後世。』高云：『上古樹八尺之臬，參日影之斜正長短，以定四時，故願得受樹天之度，以定四時之陰陽。即以四時陰陽，合之星辰日月，分別明辨，以彰璣衡之經術。』

〔眉〕『後世益明』四字，古賢提撕後之學者之語。

**○上通神農，著至教疑於二皇。**

〔識〕馬、吳、張、高並據全本『疑』作『擬』。馬云：『二皇者，伏羲、神農也。』吳（張同）云：『神農常以醫藥爲教，今又上通神農，著至言以爲教，是神農既皇，又一皇也』。高云：『不但上通神農（當補『且擬於二皇。二皇，伏羲神農也。此伏羲神農』）黃帝之書，謂之三墳。一脈相傳，言大道也。』

〔紹〕先兄曰：疑、擬古同用。《漢書·公孫弘傳》『管仲相齊，有三歸，侈擬於君』。注：『擬，疑也。言相似也』。又《王嘉傳贊》『董賢之愛，疑於親戚』。師古曰：『疑讀曰擬。擬，比也』。

案：以上明、彰、土、光、明、王（當作『皇』）爲押韻。

〔眉〕《素》《靈》之教，亦神農言也。

〔眉〕『疑』『擬』古今字。『二皇』即伏羲神農。

**○帝曰：善。無失之，此皆陰陽表裏上下雌雄相輸應也，而道上知天文，下知地理，中知人事，可以長久，以教衆庶，亦不疑殆。**

〔紹〕琦曰：『而』字誤。

〔識〕《扁鵲傳》『拙者疑殆』。《論語》『闕疑、闕殆』。

〔張〕『而道上知天文』等四句，與《氣交變大論》同。

案：《金匱真言論》四云：『此皆陰陽表裏內外雌雄相輸應也。』又云：『善（脱『爲』）脈者，謹察五藏六府，一逆一從，陰陽表裏雌雄之紀，藏之心意，合心於精。非其人勿教，非其真勿授，是謂得道。』《陰陽類論》七九云：『不知陰陽，不知雌雄。』《疏五過》七七云：『聖人之治病也，必知天地陰陽，四時經紀，五藏六府，雌雄表裏，刺灸砭石，毒藥所主。』《方盛衰論》八十云：『持雌失雄，棄陰附陽，不知并合，診故不明。』

案：『雌雄』注家無明解。蓋雌雄者，自形質名之陰陽，而謂腎有大小二腎，心有右室左室，肺有左右兩葉，腦有大腦小腦，經絡共有本支之類是也。凡物有獨立爲用者，有相須爲用者，是自然之理。其獨立者，亦外有所賴者相成用也。故肝與膽相成其用，故肝不爲兩分，脾與胃相合而成其功，故脾一片如牛舌也。

（眉）王引之《經義述聞》舉《扁鵲傳》句曰：『殆亦疑也，古人自有複語耳。』其説詳。蓋本之於其父王念孫《讀書雜志》。

○**醫道論篇，可傳後世，可以爲寶。**

以上《御覽》七百廿一引。

案：論者，謂有問答語之卷。篇者，謂無問答之文之册也。篇，亦書也。

（眉）道，道言道書。

○**雷公曰：請受道諷誦用解。**

〔箚〕《説文》『諷，誦也。從言風聲』。《周官·大司樂》『興道諷誦』注：『倍文曰諷。』

○**帝曰：子不聞陰陽傳乎？曰：不知。曰：夫三陽天爲業，上下無常，合而病至，偏害陰陽。**

〔識〕馬云：『三陽，手太陽小腸經、足太陽膀胱經。業，事也。上下，手足也。三陽在人，爲表之表，其尊爲（當補「父」），事與天同。』張云：『此三陽者，統手足六陽爲言。』簡按：張以下文『三陽獨至』，又云『三陽者至陽也』之三陽爲太陽。此注非。

案：陰陽，謂衛營也，言邪之先至，必先偏傷害營衛也。『上下無常』者，言病或發於上部，或發於下部，無常也。『合而病至』者，下文所云『三陽并至』也。

（眉）陰陽傳，《扁倉傳》可考。

（眉）案：偏，半頗也。偏害陰，斥傷寒表實。偏害陽，斥表虚中風也。

○**雷公曰：三陽莫當，請聞其解。**

〔識〕吳云：『言其義無當於心也。』諸家仍王義。

案：『無（當作「莫」）當』未詳其義。竊謂『當』，即『常』假字，古『常、當』多通用。前文已云『上下無常』，此云『三陽莫常』者，雷公不解『上下無常』之義，故曰『三陽之病，其來上下無常之義。請聞其解』也。

**○帝曰：三陽獨至者，是三陽并至，并至如風雨，上爲巔疾，下爲漏病。**

〔眉〕『風雨』斥其速。

〔眉〕『上爲』上宜補『病甚則』三字看。

《甲乙》卷四·經脈第一下載至『三陽之病也』。

案：上三陽謂太陽，下三陽謂太少明三陽也。說出於補。

〔張〕此三陽獨至者，雖兼手足太陽爲言，而尤以足太陽爲之主，故曰獨至。蓋足太陽爲三陽之綱領，故凡太陽之邪獨至者，則三陽氣會，皆得隨而并至也。陽邪之至，疾速無期，故如風雨。且足太陽之脈，上從巔，入絡腦，下絡腎，屬膀胱，手太陽之脈，上循頸頰，下抵胃，屬小腸，故上爲頂巔之疾，下爲漏病。漏病者，二陰不禁，凡水穀精血之類，皆是也。

案：巓疾，即癲疾，謂凡蹎仆病，上實下虛之證也。說已見《五藏生成》十、《宣明五氣》廿三中。

案：此所云巓疾者，下虛上實，邪盛於上之證，如太陽病五上五『頭眩』之甚至於『振振欲擗地者』及『眩冒』下十六、下三四之類是也。

漏病者，謂少陰病不利諸證也。蓋陽氣併於上則爲蹎仆諸證，陰液注於下，則爲下利諸證，理之所必然者也。

**○外無期，内無正，不中經紀，診無上下，以書別。**

〔張〕三陽併至，倏如風雨，故外無證據可期，内無名目可正，病變之至，不中於經常綱紀，故其診也，亦無上下一定之法，及可以書記先別之者。

〔識〕馬云：『正，亦期也。』吴云：『内無痛苦可正。正，預期也。』張云：『内無名目可正。』高云：『并於外則外無期，譬於墮溺不可爲期。并於内則内無正，神轉不回，回則不轉，乃失其正。』吴云：『不中經紀者，病不中經常綱紀。』張同。簡按：諸家並仍王義，恐非。吴『診無上下以書別』七字句註云：『診無上下之殊及可以書記先別者。』張同。馬云：『書，即前陰陽傳也。』志云：『故不能以脈經上下篇之書別。』簡按：王注爲穩當。

案：『外無期』謂皮毛受邪無有常期，但是有陽氣虧者，則邪來入表也。『内無正』謂邪自外入以傳胃爲正，然其宿飲多之人，不得直入於胃中，邪止在胸中，名之曰少陽病，内虧者不爲熱證，而爲寒證，下利名曰少陰，所云『内無正』也。『不中經紀』者，謂十人十證，虚實自異，不可不以活法活斷也。『診無上下』，謂上吐下利（太陰），上熱下冷（少陰）之類也。『以書別』，謂古聖唯以禦邪爲養生之先務，故自有書典，以別其陰陽虚實諸證也。所云『書』者，《素》《靈》中所説諸篇文是也。

**○雷公曰：臣治疎愈，説意而已。**

『診無上下』者，謂前文云『上爲巔疾，下爲漏病』也，言診無上下之定局也，言病之變化不可端倪也。

〔識〕張云：『臣之治病鮮愈者，正如帝之所教，然願言其意而已。』高云：『説，作悦。治，理也。疎，遠也。謂理治其言，疎遠愈甚，不過悦其大意而已。』簡按：高注迂，不如張注義優。

（眉）言吾之療治疎遠於愈疾也，乃上文『未能彰』之義。

〔眉〕言講説書意而已，乃上文『明而未能彰』之義。

**○帝曰：三陽者至陽也，**

《甲乙》『三』上有『病』字。

〔張〕太陽，至盛之陽，故曰至陽。

**○積并則爲驚，病起疾風，至如礔礰，九竅皆塞，**

〔識〕吳云：『積并，數并也。驚，今之癇也。』馬云：『二經積并，即手太陽之裏爲心。足太陽之裏爲腎。心失神，腎失志，則皆爲驚駭。』礔礰，熊音『劈歷』，吳云：『霹靂同，病至如礔礰之迅。』簡按：張衡《西京賦》『礔礰激而增響』是也。滂溢，熊音『上普郎反，下逸』。《説文》『滂，沛也』。

〔眉〕驚，水飲病也。『疾風』『辟歷』乃上文『風雨』也。九竅不如常快利，故曰塞。

**○陽氣滂溢，乾嗌喉塞。**

《甲乙》作『嗌乾喉塞』。

〔張〕若諸陽更爲積并，則陽盛之極，必傷陰氣，手太陽之陰心也，足太陽之陰腎也。心傷其神，腎傷其志，則爲驚駭，疾風礔礰，皆速暴之謂。其爲九竅嗌喉之乾塞者，以手太陽手足少陰之脈，皆循咽喉也。

〔識〕熊音『嗌，音益。咽也』。吳云：『陽氣滂溢於諸經，乾涸其嗌，而喉中壅塞。』馬云：『其嗌乾，其喉塞，正以心腎之脈，皆上通於嗌喉也。』

案：嗌謂氣道在前者，《説文》古文象形作『𦤀』，其結喉之形可尋也。此云『嗌』『喉』共謂氣道，『乾』『塞』亦謂氣道之乾燥閉塞也。詳見於《藏氣法時》廿二中。

案：『積并則爲驚』者，謂前文所云『上爲巔疾』也。巔病，小兒謂之癇，即驚風是也，此云『爲驚』

者，亦謂爲癲疾也。真本《明堂》卷一列缺下云『癇驚』，楊上善注云：『多是小兒癲病也。』可以徵矣。『病起疾風，至如礔礰』者，與前文所云『并至如風雨』同義。言邪氣之病，其初起如疾風，其感也至迅，且其來至於身内也。如霹靂之暴擊，無所不至，使九竅皆塞氣道，真陽之氣與邪氣相并，滂沛滿溢於肌表，爲諸熱證。其云『乾嗌喉塞』者，舉其一端而言耳。

（眉）『嗌』本氣道名，後又轉用爲食道名，此所云乃是。

**○并於陰，則上下無常，薄爲腸澼。**

〔張〕陰，藏也。陽邪自表入藏，并聚於陰，則或下或上，亦無定診。若留薄下焦，則爲腸澼而下利。

案：『并於陰』者，謂轉屬陽明，及爲三陰諸證也。蓋凡在《素問》則不論寒熱虚實，入裏陰者總謂之陰，出表陽者總謂之陽，與《傷寒論》分別虚實者不同，然至其部位則同耳。『上下無常』者，謂上爲『咽痛胸滿心煩』少陰三十『嘔欬』少三九、少三六之類，下爲足厥下利尿閉等之類，皆少陰病證也。『薄爲腸澼』者，言邪入陰血之分，而其熱下薄，則爲腸澼。『腸澼』者，總括陽證滯下，陰證便膿血之類而言也。蓋腸胃外三焦水液之道，表邪逐經而入，則搏擊此間所有水液，而浸入於胃中，所以爲下利也。

『腸澼』解已見於《生氣通天》三《太陰陽明》廿九中。

（眉）『陰』斥太陰少陰厥陰，王注爲是。

（眉）『腸澼』此所云斥疫後之痢病，厥陰證之謂也。

**○此謂三陽直心，坐不得起，臥者便身全，三陽之病。**

〔張〕直心，謂邪氣直衝心膈也。手太陽之脈，循臂外廉，出繞肩胛，交肩上，入缺盆，絡心；足太陽之脈，夾脊，貫臀，入膕中，其別者，散之腎，循膂，當心，入散，故凡病邪氣直心及坐不得起，起不得臥者，便身全，三陽之病也。愚按：三陽之邪，多自外入，故傷寒家多有直心不得起卧之證。凡診外感者，不可不察此節之義。

〔識〕吳改『直心』作『爲病』二字。馬云：『凡三陽并合，則必直當其心。』高云：『三陽積并爲病，謂之三陽直心。亢害已極，故坐不得起卧。』志云：『直，當也。』吳云：『卧則經氣約束，故身安全。』馬云：『便是身患三陽之病之人也。』簡按：馬、張、志、高以『坐不得起卧者』爲一句，注意率同，皆以『全』爲辭。王爲『安全』之義，恐非。然而不若《甲乙》作『身重』爲勝矣。

案：太陽喘欬嘔煩之證，謂之三陽直心。坐不得起，是水飲所作之證也。卧者便身全者，王注可從，若卧則氣平而不動摇，故其身自全也。《甲乙》『便身全』作『身重也』，而其義不同，謂能卧者中有水濕而其身重也。以上太陽之病證，故曰三陽之病也。

（眉）『此謂』非斥上文，以下别截也。私案：『此』上恐有脱文歟？

**○且以知天下何，以别陰陽，應四時，合之五行。**

〔張〕且，猶將也。謂欲知天下之要道，尤當别陰陽，應四時，以合之五行之理也。

〔紹〕琦曰：『有誤。』

（眉）案：『何』下句。且，將也。

**○雷公曰：陽言不别，陰言不理，請起受解，以爲至道。**

〔識〕高云：『陽，猶明也。陰，猶隱也。明言之，不能如黑白之别，隱言之，不能如經綸之理，其中更有精微。』

案：『陽言不别，陰言不理』者，謂陰陽之義。口雖能言之，未能辨别之，未能理解之也。諸家説未允。張曰：『不別不理，言未明也。公因帝問，故自歉而復請。』殆似是。

〔新〕按自此至末，全本別爲一篇，名《方盛衰》也。

〔眉〕言雷公愚昧，自曰聞陰陽言不能別理也。起，起業也。

**○帝曰：子若受傳，不知合至道，以惑師教，語子至道之要。**

〔張〕受傳於師，而未明其道，適足以惑師之教，故語以其要也。

**○病傷五藏，筋骨以消，子言不明不別，是世主學盡矣。**

〔張〕邪并於陽則陽病，并於陰則陰病。陰陽俱病，故傷五藏。藏傷於内，則筋骨消於外也。醫道司人之命，爲天下之所賴，故曰世主。不明不別，於道何有？是使聖人之學泯矣。

案：子者，帝指曰雷公也。世主者，帝自言予也。身王於天下，故曰世主也。言邪氣若内傷五藏之陰，則筋骨日以消爍，至於此則爲大病可自知也。子若見此證，言不明不別，則吾教道之學無復言矣，故曰學盡矣。

〔眉〕『至道之要病傷』以下八字二句，『腎且』以下十五字四句，通計廿五字是也。

〔眉〕『子言』以下十二字二句，宜在末文之理。

**○腎且絶，惋惋日暮，從容不出，人事不殷。**

〔眉〕舉腎之一隅反餘之四，且主舉最重之病，故不得不一腎也。是之謂至道之要也。

〔張〕腎與足太陽爲表裏，至陰之藏也。《上古天真論》曰『腎者主水，受五藏六府之精而藏之』，今如上文所云『三陽并至』，而病傷五藏，則精虚氣竭，筋骨以消矣。且太陽傳裏必至少陰，是以腎氣受傷，真陰且絶，故惋惋不已，憂疑終日，宜其窘窘乎從容之不出，岌岌乎人事之不殷也。然則，陽邪之至，害必歸陰，五藏之傷，窮必及腎，此所謂陰陽表裏上下雌雄相輸應也，即所謂至道之要也。學者於此知救其原，則回天之手矣。故論名著至教者，夫豈徒然也哉。

案：『著至教』三字，已在於前文中，則可以爲徵。如篇名則王氏之所命，不可以爲徵也。

〔識〕吳云：『此上必有諸經衰絶之候，蓋闕之，今惟存腎絶一條爾。』簡按：此注是。高云：『史臣記雷公殫心帝教，而深思弗釋也。公聞帝教，既竭心思，求之不得，中心如焚，一似腎且絶。』可謂强解矣。吳云：『惋，音婉。腎者水藏，水畏土，日暮則陽明胃土主事，故惋惋不安。』張云：『真陰且絶，故惋惋不已，憂疑終日。』志云：『惋惋，驚嘆貌。』吳云：『從容不出，腎主骨，骨氣衰弱，故雖從容間暇，不欲出户。』吳云：『人事不殷，腎主喜靜，故雖人事之來，不欲以身殷受也。』志云：『殷，盛也。』高云：『一切人事不殷。殷，猶勤也。』簡按：《漢書·平當傳》師古注：『人事者，人情也。』《莊子》『其不殷』注：『殷，中（當作「當」）也。』此云『人事不殷』，蓋謂心志迷妄，與人情不相主當也。

〔紹〕朱永年曰：『腎且絶』三字當節斷。

〔劄〕寛案：《調經論》『心煩惋』，《太素》作『悗』，《甲乙》作『悶』，楊曰：『悗則悶同也。』《陰陽應象大論》『煩寃』，《太素》作『煩悗』，而楊注以煩悶爲解，蓋惋悗寃悶四字同。惋惋，悶也。言腎藏將絶之候，猶日暮之凄涼寂寂，心中憒悶，不可譬也。

〔眉〕且，將也。『惋』『惌』並『悗』之或文，並『悶』之異體。

案：腎氣將絶，則惋惋鬱悶，日晚尤甚，從容不出門户，慵懶不得起居，人事自不殷盛，謂精神不了慧也。是舉五藏中之最易知者王注，以示之也。吳以爲闕諸經衰絶之候，恐不然。

又案：是少陰病但欲寐之證，少陰腎經故曰腎將絶也。悗悗日暮，是陽明日晡熱之反，而日晚鬱悶不明了也。或曰：『人事不殷，謂腎虛陰萎也。』存考。

案：此篇凡二章，篇首至『合之五行』爲一章，『雷公曰陽言不別』已下至篇末爲一章。

甲子季秋十三夜月下收毫於湯島之北枳華他術温故知新藥室中　五十八翁榮軒拙者森立之

## 第七十五補

合而病至[ウ三]

〔識〕馬云：『手足太陽經，不循常脈，合而爲病。則陽氣太盛，諸部陰陽各經，皆被偏害。』吳云：『若上下之氣，失其常道。不以應天爲業，則必内患外邪。合而病至，而偏害於陰陽也。』

三陽獨至者是三陽并至[ヲ四]

《經脈別論》[廿一]云：『陽明藏獨至，是陽氣重并也。當寫陽補陰，取之下俞。』

案：《別論》以陽明胃經邪氣獨至論之，本篇則以太陽膀胱經邪氣獨至論之，然其邪熱盛者，不論太陽與陽明表經一時爲熱發，故此曰『三陽并至』，彼曰『陽氣重并』，其義相同，宜併考也。

礔礰[ウ五]

〔箚〕《後漢書·蔡邕傳》注：『霹靂，陽氣之動也。』

上下無常[ウ六]

《外臺》卷九欬逆及厥逆飲欬方引《古今録驗》：『療厥逆，藏氣有餘，寒氣虛勞，憂氣驚氣，其人善悸，胸中或寒，上下無常，多悲傷，流四肢，臍四邊常有核，遊腫，大便不利。遊氣湯方。』[ヲ三十]

疑殆[ウ二]

王念孫《讀書雜誌》云：《史記·扁鵲倉公列傳》『良工取之，拙者疑殆』念孫案：此『殆』字非危殆之殆，殆亦疑也，古人自有複語耳。言唯良工爲能取之，若拙工則疑而不能治也。《襄四年・公羊傳》注曰：『殆，疑也。』《論語・爲政篇》『思而不學則殆』。言無所依據則疑而不決也。又曰：『多聞闕疑，慎言其餘，則寡尤。多見闕殆，慎行其餘，則寡悔。』殆亦疑也，悔亦尤也，變文協韻耳。《大雅・生民篇》『庶無罪悔』鄭箋曰：『無有罪過。』《襄二十九年・公羊傳》『天苟有吳國，尚速有悔於子（當作『予』）身』何注曰：『悔，咎也。』《呂氏春秋・去尤篇》『以黄金投者殆』，《莊子・達生篇》作『以黄金注者殙』。殙，迷也。殆即疑殆之殆，亦迷惑之意也。

明堂[一]

《續漢・祭祀志》注引桓譚《新論》曰：『天稱明，故名曰明堂。上圓法天，下方法地，八窗法八風，四達法四時，九室法九州，十二坐法十二月，三十六户法三十六雨，七十二牖法七十二風。』又《初學記》卷十三禮部，《藝文類聚》卷三十八禮部，並引桓譚《新論》曰：『王者造明堂，上圓下方，象天地，爲四方堂，各從其色，以倣四方，天稱明，故命曰明堂。』約之案：三十六雨，七十二風者，即五日風十日雨之數也。

高誘注《淮南》云：『明堂，王者布政之堂，上圓下方。堂四出，各有左右房，謂之个凡十二所。王者月居其房，告朔朝歷，頒宣其令，謂之明堂。其中可以序昭穆謂之太廟，其上可以望氛祥，書雲物謂之靈臺，其外圓似璧謂之辟雍，諸侯之制半天子之宮。』《史記・序》傳末曰『秦撥去古文，焚滅詩書，故明堂石室，金匱玉版，圖籍（下當補『散亂』）』，注：『如淳曰：刻玉版以爲文字。』

案：可知明堂者，藏書之府庫也。

**示從容論篇第七十六**

〔新〕按全元起本在第八卷，名《從容别白黑》。

《大素》佚。

○**黄帝燕坐，召雷公而問之曰：汝受術誦書者，若能覽觀雜學，及於比類，通合道理，**

案：燕坐，猶云燕居。《論語》『子之燕居，申申如也』。於，猶爲也。經傳往往以『於』爲『爲』義，蓋古音通假借字之例也。説詳見於《經傳釋詞》卷一。

〔馬〕觀前後篇内，俱有比類，係古經篇名，然實以比方相類爲義。

〔眉〕燕，安也。

〔眉〕若，而也。覽卷觀篇也。

○**爲余言子所長，五藏六府，膽胃大小腸脾胞膀胱，腦髓涕唾，哭泣悲哀，水所從行。**

〔識〕吳云：『水謂五液也，此皆人之所生，指膽胃以下十四端而言。』高云：『五藏主藏精者，故曰水。』

案：脾，即三焦之一名，此不言三焦，故知然。且此王注亦以脾爲三焦，以胞爲女子胞，其説可從。蓋脾爲土藏，胃爲土府，而三焦膀胱共爲水府，與脾胃相配相成其用，故脾藏常得三焦膀胱之化，而主化其津液者也。《五行大義》卷三第四云：『《書》云：脾是土之藏，三焦膀胱並爲水之府，故以相配，戊癸所主也。脾配二府，餘四藏各配一府者，脾是土藏，土爲君道，君即陽也。陽數一，故藏不二也。三焦膀胱並是水府，水爲臣道，臣即陰也。陰數偶，故府有二也。』此説最佳妙。此本文云脾，而非斥五藏之脾，指所配於脾之三焦也。考脾之爲言裨也，所以裨益四藏者也。而脾土爲用，其功力全在水也。蓋六府皆水也。而胃專主受納，爲五穀之府，膽專主果斷，爲清淨之府，大腸專主化穀，爲傳導之府，小腸專主分別水穀，爲受盛之府，膀胱專主畜水，爲津液之府，只三焦屬膀胱，爲中瀆之府，水道出焉（《本輸》），故能爲脾盡力而扶助津液之氣化，與脾同其功用，故又名之曰脾，而其實爲脾之屬吏，屬脾之麾下者也。此水液相成日用之理，解得而分明，故自『五藏六府』而至『哭泣悲哀』也。今作圖於左，以便於檢閱耳。

| | | | | |
|---|---|---|---|---|
| 肝（木） | 膽 | | |
| 脾（土） | 胃 | | |
| 肺（金） | 大腸 | 涕（鼻涕） | 哭泣悲哀（目水） |
| 心（火） | 小腸 | | |
| 心包脾（木） | 脾（三焦） | 水血（上下） | |
| 腎（水） | 胞（女子胞《五藏別》丨一） | 血出 | |
| 腎（水） | 膀胱（濁水出） | | |
| 腎（水） | 腦（清水上） | 唾（口唾） | |
| 腎（水） | 髓（清水下） | | |

又案：脾約證與太陰病脾疾自別，而三焦約之義，六經病之外也。

案：凡人身本生於水，故所以生養一身者唯是水也。所以活用此水者，唯是氣耳。是以氣有不利，則水爲之冷滯，爲淡爲水，爲積爲疝，百病隨起。其水液之道路，六府各異其用，而三焦之氣化尤爲神妙。女子之胞及腦髓，名爲奇恒之府（《五藏別》十一），共水液配分作用之處也。鼻涕口唾目泣悲哀之水，皆爲自藏府所灌注之物，能知補寫此水之理者，可與語醫道也。

案：《平脈法》十四云：『趺陽脈不出，脾不上下，身冷膚鞕。』所云脾不上下，謂三焦氣化不施也。

（眉）陸佃《埤雅》《本綱》人部有胞説。

（眉）泣，因哭起，故冠『哭』字。

（眉）悲哀，陰也。故水必大起。

○**此皆人之所生，治之過失，**

（識）吳云：『言五藏六府七情五液，皆人所賴以生。治之者，恒有過有失也。』張云：『凡治過於病謂之過，治不及病謂之失，不得其中，皆治之過失也。』志本『失』作『矣』。

（眉）人之生活在水飲，醫治之過失在水飲。

○**子務明之，可以十全，即不能知，爲世所怨。**

案：能治十人病，而皆能愈之，謂之十全。若不能十全，謂之不能知也，言不能知可十全之法也。即，若也，詳見《經傳釋詞》及諸書，是常語也。

○**雷公曰：臣請誦脈經上下篇，甚衆多矣，别異比類，猶未能以十全，又安足以明之。**

（馬）觀前後篇内，俱有比類，係古經篇名，然實以比方相類爲義，故曰别異比類。

（張）古有脈經，意即《脈要精微》《平人氣象》等論之義。

（眉）案：脈，謂經脈。所云脈經，似斥《明堂經》，乃與前文云『水所從行』正應，則非脈動之脈也必矣。

○**帝曰：子别試通五藏之過，六府之所不和，鍼石之敗，毒藥所宜，湯液滋味，具言其狀，悉言以對，請問不知。**

〔識〕吳云：『別，謂往時也。』張云：『別，試通者，謂素之所通也。其有未通者，當請問其所不知耳。』志云：『別者，謂未通天道也。』高云：『既誦脈經，當於脈經辨別而試通之。』簡按：諸注義未穩，蓋別試者，謂《脈經》上下篇之外，別有所通，試論之也。下文『子言上下以對何也』語可見耳。

案：五藏之過，六府之不和者，謂内因諸證也。鍼石之敗，謂鍼石之誤治也。毒藥所宜，湯液滋味，謂煎煮諸湯藥也。《湯液醪醴》十四云：『當今之世，必齊毒藥攻其中，鑱石鍼艾治其外也。』宜併考。湯液，謂水漿類及湯藥也，説詳見於十四中。宜得，宜料理也。與《湯液醪醴論》之五穀湯液別義。

〔眉〕毒藥，斥丸散。湯液，斥煮方。下文亦同。與《本草經·序》合。

〔眉〕或曰：『黄帝自悉言以對於雷公也。』未允。

〔眉〕帝言曰『答』，臣言曰『對』，未有帝言曰『對』者，下文帝曰『子言上下篇以對何也』，可以證也。然則，此亦帝告雷公曰『子具其狀，子悉言以對於我』之謂也，又帝曰『我請問子不知者於子』之謂也。

**○雷公曰：肝虚腎虚脾虚，皆令人體重煩寃，當投毒藥刺灸砭石湯液，或已或不已，願聞其解。**

〔張〕肝主筋，筋病則不能收持。腎主骨，骨病則艱於舉動。脾主四支，四支病則倦怠無力，故皆令人體重。然三藏皆陰，陰虚則陽亢，故又令人煩寃滿悶也。案：吳説同，張依之也。

案：肝主筋，腎主骨，脾主肉，共領水血，所以令人體重煩寃也。毒藥，謂凡丸散湯藥也。刺，謂微鍼類也。灸，謂艾火小炷也。砭石，謂大鍼鑱鈹之類也。湯液，謂水漿藥液食液之類也。

**○帝曰：公何年之長而問之少，余真問以自謬也。**

海保元備曰：按，古人相呼曰公，《晉書·樂志》《史記》毛遂曰『公等録録』《平原君傳》是也。君呼臣亦曰公，高祖謂叔孫通曰『公罷矣，吾直戲耳』（《叔孫通傳》）是也。貴呼賤亦曰公，高祖解縱所遺徒曰『公等皆去』（《高祖紀》）是也。（《倉公傳彙考》附按。）

〔張〕言對非所問，反若問者之自謬也。

〔眉〕『余真』以下七字，帝令雷公慙赧之詞。

**○吾問子窈冥，子言上下篇以對，何也？**

〔張〕窈冥，玄微之謂，如《八正神明論》云云。此即帝之所問，而公對則誤，故非之也。

案：『上下篇』蓋與『上下經』同，『上下經』解見於《逆調論》（三四）中。本篇篇末王注云『從容，上古經篇名也』，下文所云『從容得之』是也。『上下篇』即斥上文『脈經上下篇』也。

**○夫脾虛浮似肺，腎小浮似脾，肝急沈散似腎，此皆工之所時亂也，然從容得之。**

〔張〕脾本微耎，病而虛浮則似肺矣。腎本微沈，病而小浮則似脾矣。肝本微弦，病而急沈散則似腎矣。脈有相類，不能辨之，則以此作彼，致於謬誤，此皆工之不明，所以時多惑亂也。若能知《從容篇》之道，而比類求之，則窈冥之妙可得矣。按王氏曰『浮而緩』云云，此詳言五藏脈體，以明本節之義也。所以診法有從部位察藏氣者，有從脈體察藏氣者，得其義則妙無不在，學者當於此而貫通焉。

〔識〕馬云：『若明《從容篇》比類之，則窈冥之妙傳（當作『得』）矣。』吳云：『從人之容色，而求病情，斯得之矣。』志云：『從容者，天之道也。天道者，陰陽之道也。』簡按：《詩·都人士》箋云：『從容，猶休燕也。』《正義》云：『休燕，間暇之處。』《中庸》云：『從容中道，聖人也。』《家語·哀公》問云：『夫誠，不勉而中，不思而得，從容中道，聖人所以定體也。』《廣雅》云：『舉動也。』考數義，王以『安緩』釋之，乃爲允當。

《甲乙》四經脈上云：『脾脈虛浮似肺，腎脈小浮似脾，肝脈急沈散似腎。』ヲ三案：脾肝腎三藏，皆在高下，虚實互相爲，故其治亦宜互相消息，故曰從容得之，不可以一端斷之也。

**○若夫三藏，土木水參居，此童子之所知，問之何也？雷公曰：於此有人，頭痛筋攣骨重，怯然少氣，噦噫腹滿，時驚不嗜臥，此何藏之發也？脈浮而弦，切之石堅，不知其解，復問所以三藏者，以知其比類也。**

〔識〕怯，熊音『夫刧反。畏也』。

〔張〕此下言腎病之疑似也。脈浮類肺，脈弦類肝，脈石（當補『堅』）類腎，難以詳辨，故復問三藏之比類也。

〔眉〕『土木水』語，可知三藏位地。

〔眉〕『何也』二字而前節全終。

〔眉〕『雷公曰』以下別節，宜提頭。

**○帝曰：夫從容之謂也。**

〔識〕吳云：『帝言若是者，宜從其人之容貌，而合之病情也。』張云：『引經語也，如下文。』志云：『此言經脈之當求之於氣也。夫從容者，氣之謂也。』高云：『比類者，同類相比。辨別其真，必從容而得之，故曰夫從容之謂也。』簡按：今從高注。

**○夫年長則求之於府，年少則求之於經，年壯則求之於藏。**

〔張〕此總言比異別類之法也。夫年長者每多口味，六府所以受物，故當求之於府，以察其過。年少者每忽風寒勞倦，所受在經，故當求之於經，以察其傷。年壯者多縱房慾，五藏所以藏精，故當求之於藏，以察其虚實。

〔紹〕高曰：『長，猶老也。少，幼也。』堅按：《廣雅》『長，老也』。《國語·晉語》注：『少，稺也。』《曲禮》『三十曰壯』。又《論語・季氏》皇侃《義疏》『少，謂三十以前也。壯，謂三十以上也。老，謂年五十以上也』。蓋《論語》之少、壯、老，即本經之少壯長。但本經之少，是幼稚之稱，而所言長者，實五十以上之謂也。《爾雅》『艾，長也』，《曲禮》『五十曰艾』注：『艾，老也』，俱可以互證。

案：《論語・季子篇》六十云：『孔子曰：君子有三戒，少之時，血氣未定，戒之在色，及其壯也，血氣方剛，戒之在鬬，及其老也，血氣既衰，戒之在得。』蓋其義雖異，其意自同。

**○今子所言皆失八風菀熟，五藏消爍，傳邪相受。**

〔張〕帝言公之所問，但據病而言，而不知其所以然，故於八風菀熱之故，五藏消爍之由，及邪傳相受之次，則皆失之也。

〔箚〕寛案：『皆失』爲句。

案：八風者，八方之風，總括天地間之邪氣而言也。言邪氣來侵，漸漸入深，菀熱漸極，遂至於五藏消爍，是傳邪相受之義也。詳見《靈樞・邪氣藏府病形》四《百病始生》六十六中，宜併看。『菀』解見《四氣調神》二中。

案：『皆失』句，『八風』已下三句，謂八風五藏傳病之事，以起下文也。

**○夫浮而弦者，是腎不足也。**

〔張〕腎脈宜沈，浮則陰虛，水以生木，弦則氣泄，故爲腎之不足。

〔識〕簡按：仲景云『弦則爲減』，即此義也。

〔紹〕琦曰：『此經以脈浮而弦，爲腎之不足，可知凡見弦脈，不當輕用伐肝疎風也。』

案：《金匱・虛勞篇》六云：『勞之爲病，其脈浮大。』又云：『男子脈浮弱而濇，爲無子，精氣清冷。』

又云：『脈弦而大，弦則爲減，大則爲芤。減則爲寒，芤則爲虛。虛寒相搏，此名爲革。婦人則半產漏下，男子則亡血失精。』此云腎氣不足者，謂怯然少氣也。

**○沈而石者，是腎氣內著也。**

〔張〕沈而石，沈甚而堅也。陰中無陽，則腎氣不達，故內著不行也。

〔紹〕據上文切之石堅，沈即沈按之謂。

案：腎氣內著，即腎著也。《金匱·五臟風寒積聚病》十一云：『腎著之病，其人身體重，腰中冷如坐水中，形如水狀，反不渴，小便自利，飲食如故，病屬下焦。身勞汗出，衣裏冷濕，久久得之，腰以下冷痛，腹重如帶五千錢。甘薑苓朮湯主之。』可以徵也。又案：《痺論》所云著痺，亦與此相類，宜併考。此云腎氣內著，謂筋攣骨重也。

**○怯然少氣者，是水道不行，形氣消索也。**

〔張〕精所以成形，所以化氣，水道不行，則形氣消索，故怯然少氣也。

案：少氣，已見於《平人氣象》十八中，怯然者，呼吸微弱之貌也。《病源》十三少氣候云『肺主氣而通呼吸，藏氣不足，則呼吸微弱而少氣，胸痛少氣者，水在藏府』，與此所說正合矣。

案：形氣，即陽氣真氣，其在於肌表而言，故曰形氣也。說已見《生氣通天》三中七ウ補廿一ヲ。又《玉機真藏》十九有『形氣相得』『形氣相失』之文，是謂形與氣，義自不同，不可混而爲一義也。

案：形氣消索，謂身體瘦小也。『消索』蓋與『消爍』同，言肌表之水液不通，故令形體枯槁羸瘦也。《瘧論》三五云：『氣內藏於心，而外舍於分肉之間，令人消爍脫肉。』《金匱》同。又《玉版論要》十五云：『脈孤爲消氣。』《大素》無『氣』字，亦與『消索』同。

前文云『頭痛筋攣骨重』，此云『形氣消索』。『形氣消索』中自含蓄『筋攣骨重』證而在焉耳。

**○欬嗽煩冤者，是腎氣之逆也。**

〔張〕水藏空虛，則上竊母氣，故令人欬嗽煩冤，是腎氣之上逆也。

案：『冤』即『悗』之借字，音毋官切。煩冤，即煩悶，説詳見《陽明脈解》十三中。此云『欬嗽煩冤』者，亦含蓄前文所云『噦噫腹滿，時驚不嗜臥』諸證而言耳。蓋腹滿、驚不臥並皆爲飲之所爲，故『欬嗽煩冤』四字以總括之也，是皆肝經水血之病也。或曰：『腹滿噦噫係於脾胃，時驚不嗜臥係於肝膽。』似是。

**○一人之氣，病在一藏也。若言三藏俱行，不在法也。**

〔識〕吳云：『一人之氣，病在一藏。一藏不再傷，故三藏俱行，不在法也。』張云：『凡此皆一人之氣，病在腎之一藏耳。即如上文雷公所問頭痛者，以水虧火炎也；筋攣者，腎水不能養筋也；骨重者，腎主骨也；噦噫者，腎脈上貫肝鬲，陰氣逆也；腹滿者，水邪侮土也；時驚者，腎藏志，志失則驚也；不嗜臥者，陰虛目不瞑也。病本於腎，而言三藏俱行，故非法也。』志、高義同。

案：是本氣不足之病，不加外邪之氣，故曰一人之氣也。

〔識〕簡按：『行』字諸家無解，蓋謂病之行也。

案：言一腎之氣，病在一藏也。蓋腎藏之氣病，則必及肝脾二藏也，非腎肝脾三藏俱一同受病行證也。若言三藏俱行病，則不在於診腎病之正法也。考『人』，『腎』誤。以音同，遂致此誤寫。若云『一人之氣』，則其義不通而不成語也。在《韻鏡》『腎』爲齒濁禪母字，『人』爲齒清濁日母字，其音甚近，但有平去之分耳。

**○雷公曰：於此有人，四支解墮，喘欬血泄，而愚診之，以爲傷肺，切脈浮大而緊，愚不敢治，粗工下**

**砭石，病愈，多出血，血止身輕，此何物也。**

〔識〕高云：『此何故也。』簡按：物訓故，未見所據。

案：物，事也，類也，出於諸書，此亦是義，言此病屬何類耶也。又案：《左傳・昭廿一年》『是何物也』注：『物，事也。』與此文勢同，可併看。

**○帝曰：子所能治，知亦衆多，與此病失矣。**

案：與，猶於也。

〔識〕吳云：『帝言子所能者，治所知之病，亦衆人之所稱歟？』張云：『言子之所能，余亦知其多，但以此病爲傷肺，則失之矣』。簡按：張似是。

**○譬以鴻飛，亦沖衝於天。**

（眉）下文曰『譬如』。

〔識〕吳云：『譬之鴻飛，亦常沖天。然有時而下，不常高爾。』張云：『雖所之任意，而終莫能得其際，亦猶長空浩渺之難測耳。』高云：『粗工妄治而愈，是千慮一得，譬以鴻飛亦冲於天。』簡按：張注稍通，冲、翀同。

案：《詩》『鴻鴈於飛』傳：『大曰鴻。』《易》虞注：『大鴈也。』今俗呼『比之久比』者是也。言常在野外之鴻，亦飛揚則能沖上於天，以譬粗工之一得也。高説與王同，可從矣。又眼目書《新編鴻飛集》一卷，係嘉靖丙辰刊本，題云『齊日華子撰』，其『鴻飛』二字，蓋取於此耳。

沖，《吕覽・重言》『飛將沖天』高誘注：『沖，至也。』《解精微論》八一云『惋則沖陰』，王注：『沖猶升也。』考沖與抽、超等字音義皆同。

案：『以』與『由』古多相通用。《廣雅・釋詁》『庸、資、由、以，用也』。據此，則『以』字與『猶』同歟？又《廣雅・釋言》『子、已，似也』。然則，此『以』字『似』之義歟？《易・明夷》『文王以之』，《釋文》：『荀、向本作似。』亦可爲徵矣。

（眉）《漢書・劉向傳》注：『㠯，由也。』㠯，以字。由，猶字。

**○夫聖人之治病，循法守度，援物比類，**

〔張〕循守法度，遵古人之繩墨也。援物比類，格事物之情狀也。

案：法，謂汗吐下之類。度，謂增減有節也。物，謂脈證之類。類，謂脈浮頭痛屬太陽，脈弦胸滿屬少陽也。

**○化之冥冥，循上及下，何必守經。**

〔張〕化之冥冥，握變化於莫測之間而神無方也。能如是，則循上可也，及下亦可也。然則法不可廢，亦不可泥，弗拘形跡，何必守經，是乃所謂聖人之至治。

案：化之冥冥，循上及下者，謂邪氣傳化之無常，其虛實冷熱，真寒假熱，假寒真熱，玄眇叵究，所云上下無常《著至教》七十五者是也。故守三陽三陰之經證而施治，則其誤不少，故曰何必守經也。其説乃如下文也。馬以『化』爲『托』譌，志云『察造化之冥冥』，吳云『何必執守經常哉』，共非是。

**○今夫脈浮大虛者，是脾氣之外絶，去胃外歸陽明也。**

案：『虛』當作『緊』，舊來誤久，故王注已來不得正解。此方受前文而説之，不宜與前文異也。言脈浮大緊者，脾腎肝共病之脈也。蓋浮爲太陽脈，膀胱與腎爲表裏，故爲腎部所係。大爲陽明脈，胃與脾爲表裏，故爲脾所係。緊與弦同，《辨脈法》二十云『脈浮而緊，名曰弦也』可以徵矣。乃弦爲少陽脈，膽與肝爲表裏，故爲肝所係。按後文四支解墮爲脾，喘欬爲腎，血泄爲肝，且夫《傷寒論·陽明篇》三五『陽明中風，脈弦浮大』之條，爲三陽俱病之證，而與此爲表裏，彼專在表，故曰中風、曰浮大弦，此專在裏，故曰浮大緊；彼曰嗜臥，此曰四支解墮；彼曰短氣，此曰喘欬；彼曰身黄，此曰血泄，其表裏之異，可以見也。云脾氣之外絶者，謂脾氣主肌肉骨力。今脾氣外絶循行之化，故四支解墮，後文云脾精之不行是也。云去胃外者，謂循行腸胃之外之氣不通，而水液停滯也，後文所云『水氣并陽明』是也。云歸陽明者，陽明謂胃中也，《陽明篇》所云『陽明居中，主土也。萬物所歸，無所復傳』六及轉屬陽明之類是也。

**○夫二火不勝三水，是以脈亂而無常也。**

〔識〕吳云：『二火猶言二陽，謂胃也。三水猶言三陰，謂脾也。言太陰之氣，外歸陽明，陽明不勝太陰，是以脈亂而失其常。常脈浮緩，今失而爲浮大虛矣。』高同，馬、張仍王。

案：二火三水，王注爲是。蓋肺主皮氣，心主血脈，今脾氣不行，胃中閉塞，故腎水亦失氣化，所以使脈浮大緊，亂而無常也。

**○四支解墮，此脾精之不行也。**

案：脾氣不行於表，則血不活流，故四支解墮也。《傷寒論》無此證，然『陽明病，初欲食，小便反不利，大便自調。其人骨節疼，翕翕如有熱狀，奄然發狂，濈然汗出而解者，此水不勝穀氣，與汗共并，脈緊則愈』五十所云『骨節疼』中寓『解墮』之意，其脈緊，亦與此合，其得狂汗而愈者，乃是脾精之不行者，遂得行之證也。又云『陽明病，脈浮而緊者，必潮熱發作有時。但浮者，盜汗出』五廿，『陽明病，脈遲，雖汗出不惡寒者，其身必重』三五（當作「三二」）並此際必有解墮之證，可知耳。

**○喘欬者，是水氣并陽明也。**

〔張〕脾病不能制水，則水邪泛溢，并於胃府，氣道不利，故爲喘爲欬，蓋五藏六府皆能令人欬也。

案：『陽明中風，腹滿微喘』二十，『陽明病，反無汗而小便利，二三日嘔而欬』一廿，『陽明病，但頭眩，不惡寒，故能食而欬』二廿『陽明病，脈遲，短氣，腹滿而喘』。二三『傷寒四五日，脈沈而喘滿』。二四『陽明病，脈浮而緊，咽燥口苦，腹滿而喘』。五四並與此合，是水飲在腸胃中之證也。水氣，即水飲，與小青龍湯之『心下有水氣』中十、同十一，生薑瀉心之『脇下有水氣』下三十一，真武湯之『此爲有水氣』少三十六並同義。

**○血泄者，脈急，血無所行也。**

〔張〕經脈者，所以行血氣而營陰陽也。脈之急疾，由於氣亂，氣亂則血亂，故注泄於便，無所正行矣。血不守中，主在脾也。

案：脾氣不行，則肝血亦不行，而失常道，下泄而利血也。是明脾病則肝腎亦病，三藏比類之義也。

〔箚〕血泄，或是吐血。顔師古注《漢·嚴助傳》云：『泄，吐也。』案：此說恐非是也。

**○若夫以爲傷肺者，由失以狂也。**

〔識〕簡按：《孟子》『王由足用爲善』，由與猶通，王注本此。高爲『從』之義，非是。

案：失，猶云失心。云失以狂者，謂失心而狂言，蓋心先失而後言爲狂也。或曰：『以字亦與猶、由同義，猶云由失由狂也。』恐不然。

**○不引比類，是知不明也。**

〔張〕狂，妄也。不引比類，故因喘欬爲傷肺，是知之不明也。若參合脈證而求之，則病在脾，而不在肺，可類察之矣。

**○夫傷肺者，脾氣不守，胃氣不清，經氣不爲使，真藏壞決，經脈傍絶，五藏漏泄，不衄則嘔，此二者**

**不相類也。**

〔張〕此明傷肺之候也。肺金受傷，竊其母氣，故脾不能守。人受氣於穀，穀入於胃，以傳於肺。肺病則穀氣無以行，故胃不能清。肺者所以行營衛，通陰陽，肺傷則營衛俱病，故經氣不爲使，真藏言肺藏也。肺藏損壞，則治節不通，以致經脈有所偏絶，而五藏之氣，皆失其守，因爲漏泄，故不衄血於鼻，則嘔血於口。此其在脾在肺，所本不同，故二者不相類也。

案：肺主氣，故其傷者如此也。

**○譬如天之無形，地之無理，白與黑，相去遠矣。**

〔張〕天有象，地有位，若不知之，則天若無形，地若無理，此言三藏之傷，形證懸别，不能明辨，亦猶是也。黑白混淆，相去遠矣。

案：天有形，地有理。然觀之無定形，無定理，或爲白爲黑，自非以心眼看破之則不能知也。以譬傷肺者與傷脾者之狀，易互誤也。

**○是失吾過矣，以子知之，故不告子，**

〔張〕是，此也。言雷公之失，以吾不告之過耳。

〔識〕吳云：『是失二字爲句。』

案：言雷公有所失，是吾之所過，吾以爲子知之，故不告子也。以，猶謂、猶以爲也。

**○明引比類從容，是以名曰診輕，**

〔識〕吳、張據《太素》『輕』作『經』。張云：『明引形證，比量異同。以合從容之法，故名曰診經，乃至道之所在也。』馬、志、高從王注，恐非。

〔箚〕宋玉《高唐賦》『殊無物類之可儀比』李善曰：『比，類也。』寛案：此段『從容』二字，不必古經篇名也。王注難通。

案：『雷公曰：臣悉盡意，受傳經脈，頌得從容之道，以合從容，不知陰陽，不知雌雄云云』出於《陰陽類論》九七中，宜與此篇併考。

**○是謂至道也。**

案：至道者，至極之道理也。《靈蘭祕典論》八云：『至道在微，變化無窮。』

此篇凡一章三段，首言肝腎脾三藏之比類從容，次言腎藏之病，末言脾藏之病與肺藏之病不同。

甲子季秋念四日曉天雨中書於作樂屠蘇山櫻狂花下　五禽翁　立之

第七十六補

從容得之ヲ五

〔箚〕《楚辭》『孰知余之從容』。枚乘《七發》『從容猗靡，消息陽陰』。張衡《西京賦》『從容之求』，李善曰：『《尚書》曰：從容以和。』翰曰：『從容，閑和貌。』《史記・留侯世家》『良嘗閒從容步游下邳圯上』，《索隱》：『從容謂安緩比類也。』（當作『從容，閒暇也』。）《漢書・嚴助傳》『助侍燕從容』注：『從容，閒語也。』

此皆工之所時亂也ヲ五

〔紹〕琦曰：『脈各有定位定體，脈體之變，乃病使然，何由以別藏惑亂，其疑似耶？注家望文生義，非也。』

脈浮大虛者ウ十

〔紹〕先兄曰：『張云：夫脾屬陰，爲胃之裏，胃屬陽，爲脾之表。今脈來浮大而虚，則外有餘内不足，是脾氣之外絶於胃也。脾已去胃，故氣歸陽明，而脈見如此。按：《血氣形志篇》曰陽明常多氣多血，刺陽明出血氣，故雷公問粗工下砭石而愈者，正所以泄陽明之邪實也。』

〔紹〕琦曰：『「外絶去」三字有誤，或衍也。

譬如天下之無形ヲ十三

〔吳〕言傷肺傷脾，形證懸絶，若不明辨，譬如天之無象可求，地之無方可理。

七五　明堂ヲ一　誦解別明彰ヲ一　雌雄ウ二　論篇ヲ三　諷誦ウ三　陰營陽衛ウ三　當常ヲ四　巔疾同　漏病同　至陽太陽五ウ　驚ウ五

礔礰ウ五　嗌喉ヲ六　診無上下ウ四　陰陽ウ六　上下無常同　薄爲腸澼ウ六　直心ヲ七　世主ウ八　悗悗ヲ九　從容同　人事不殷同

七六　於爲ヲ一　脾同　胞同　毒藥ヲ三　湯液同　滋味同　公ウ三　窈冥ヲ四　土木水參居ヲ五　從容ウ五　府長經少藏壯ヲ六　菀熟ウ六　熟熱同　消爍同　腎氣内著ウ七　形氣消索同　煩寃ヲ八　人腎ウ八　此何物也ヲ九　鴻飛ウ九　以由同　循上及下ヲ十　四支解墮ヲ十一　喘欬ウ同　血泄同　由失以狂ヲ十二　白與黑相去遠矣ヲ十三　輕經ウ同

## 疏五過論篇第七十七

《大素》佚。

〔新〕按：全元起本在第八卷，名《論過失》。

○**黄帝曰：嗚呼，遠哉！閔閔乎若視深淵，若迎浮雲，視深淵尚可測，迎浮雲莫知其際。**

〔識〕吳云：『閔閔乎，玄遠莫測之貌。』高云：『閔閔，憂之至也。帝嘆道之遠大幽深，而聖人之術，循經守數。事有五過四德，醫工不可不知，故語雷公，以發明之。』

《六微旨大論》八六云：『黄帝問曰：嗚呼，遠哉！天之道也，如迎浮雲，若視深淵，視深淵尚可測，迎浮雲莫知其極。』

案：若視深淵，謂地道易究可測。若迎浮雲，謂天理可視難究也。

**○聖人之術，爲萬民式，論裁志意，必有法則，循經守數，按循醫事，爲萬民副，故事有五過四德，汝知之乎？**

〔識〕吳云：『論裁人之志意，必有法則。』張云：『裁，度也。』志云：『當先度其志意之得失。』《周禮・醫師職》云：『醫師掌醫之政令，聚毒藥以共醫事。』

〔紹〕先兄曰：『張云：循經之循，因也。按循之循，察也。』琦曰：『四德，後無說，蓋缺文。或曰：德，失之譌也，即下篇徵四失。』

案：按循之循，後文云『循求其理』正同義。四德者，後文所云『知四時經紀』是也。王注亦用此義也。琦說不可從。張注有說在下文ヲ十二『故曰云云』，下宜考。

**○雷公避席再拜曰：臣年幼小，蒙愚以惑，不聞五過與四德，比類形名，虛引其經，心無所對。**

〔張〕比類形名，公自言雖能比類形證名目，然亦皆虛引經義，而心則未明其深遠，故無以對也。

**○帝曰：凡未診病者，必問嘗貴後賤，雖不中邪，病從內生，名曰脫營。嘗富後貧，名曰失精，**

〔識〕《衛生寶鑑》論脫營不治證，當參考。陳氏《外科正宗》云：『失榮者，先得後失，始富終貧，亦有雖居富貴，其心或因六欲不遂，損傷中氣，鬱火相凝，隧痰失道，停結而成。其患多生面項之間，初起微腫，皮色不變，日久漸大，堅硬如石，推之不移，按之不動。半載一年，方生陰痛，氣血漸衰，形容瘦削，破爛紫斑，滲流血水。或腫泛如蓮，穢氣薰蒸，晝夜不歇，平生疙瘩，愈久愈大，越潰越堅，犯此俱爲不治。此乃脫營之一證也。』

案：陳氏所云脱營者，即惡瘡也，與本文『脱營』自異。然表發者或作瘡，故以爲脱營之一證也。《醫心方》卷一引《大素經》云：『凡診病者，必問嘗貴後賤，雖不中於外耶，病從内生，名曰脱榮，嘗富後貧，名曰失精。』楊上善云：『先貴後賤，有脱榮之傷。先富後貧，有失精之損，脱榮傷也，（當補「有」）卑賤之辱，失精傷也，有貧悴之困，雖不中於外耶，形神苦之所致也。』

案：脱營者，脱血之謂。失精者，失氣之謂也。馬云：『營氣者，陰氣也。五氣者，五藏之精氣也。』可從。愚謂：脱營失精者，蓋虚勞是也。凡五勞六極七傷，皆因於七情所傷，而氣血脱失之證也。

**○五氣留連，病有所并，**

〔馬〕五氣者，五藏之精氣也。留連并病，二者得病之初，藏府難據，軀形不變。

〔張〕精失則氣衰，氣衰則不運，故爲留聚，而病有所并矣。

案：五藏之氣，互相衰敗，其病不一定，所謂内傷五勞諸證是也。

**○醫工診之，不在藏府，不變軀形，診之而疑，不知病名。**

〔張〕如前二病者，求之内證，則藏府無可憑，求之外證，則形軀無所據，診者不明其故，則未有不疑而莫識其爲何病也。

**○身體日減，氣虚無精，**

〔張〕其病漸深，則體爲瘦減，其氣日虚，則精無以生。

**○病深無氣，洒洒然時驚，**

〔張〕及其病深，則真氣消索，故曰無氣。無氣則陽虚，故洒然畏寒也。陽虚則神不足，故心怯而驚也。

案：洒洒，惡寒常有之，而時時有驚證也，是心肺二藏之虚候也。洒然，已見《風論》[二四]中。洒淅，已見於《刺瘧論》六三中。

○**病深者，以其外耗於衛，內奪於榮。**

〔張〕精氣俱損，則表裏俱困，故外耗於衛，內奪於榮，此其所以爲深也。

案：外耗於衛者，洒然憎寒。內奪於榮，則時時作驚也。此二句迢結前文脫營、失精二證於此也。奪榮則脫營，耗衛則失精也。以上內傷諸勞之義，説得而分明詳悉，尤切當於今日矣。

○**良工所失，不知病情，此亦治之一過也。**

〔張〕雖曰良工，而不能察此，則不得其情，焉知其本，此過誤之一也。

〔識〕簡按：據下文例，『亦』字衍。

案：『亦』字恐非衍，蓋此有一『亦』字，而後文卻略之耳。

○**凡欲診病者，必問飲食居處。**

案：傷外在於居處，傷中在於飲食也。

○**暴樂暴苦，始樂後苦，皆傷精氣。精氣竭絶，形體毀沮。**

〔識〕張云：『沮，壞也。將魚切。』高云：『沮，音殂，義通。毀沮，猶死亡也。』

案：《血氣形志》四二已論形樂志苦、形苦志樂諸證治，與此自別，然至於其併言苦樂則一，宜併考。

○**暴怒傷陰，暴喜傷陽，厥氣上行，滿脈去形。**

〔張〕厥氣，逆氣也。凡喜怒過度而傷其精氣者，皆能令人氣厥逆而上行。氣逆於脈，故滿脈。精脫於中，故去形。《陰陽應象大論》有此四句。

案：滿脈，謂一身總脈也。言全身無脈也。詳見於第五中。

案：此四句，《陰陽應象》五已出之，而《大素》卷三載之，而此十六字無。據此，則此四句此篇載之者，舊文之面目，而彼篇五載者，蓋王氏所加入，自序所云朱書之分，而非舊文也。細玩彼文，而可自知也。

**○愚醫治之，不知補寫，不知病情，精華日脫，邪氣乃并，此治之二過也。**

〔張〕陽脫者邪并於陰，陰脫者邪并於陽，故曰邪氣迺并。此愚醫之所誤，過之二也。

乙丑正月廿七日

**○善爲脈者，必以比類奇恒，從容知之。**

〔識〕吳云：『謂比量類，例於奇異及庸常之證也。』高云：『奇，異也。恒，常也。異於恒常之病，必比類相參，從容知之。』

〔張〕比類，比別例類也。奇恒，異常也。從容，古經篇名。蓋法在安詳靜察也。凡善診者，必比類相求，故能因陰察陽，因表察裏，因正察邪，因此察彼，是以奇恒異常之脈證，皆自從容之法而知之矣。《易》曰：『引而伸之，觸類而長之，天下之能事畢矣。』其即比類之謂歟。

案：爲者，治也。善爲脈者，謂上工也。已見《金匱真言》四。奇恒，已見《五藏別》十一《玉版論要》十五《病能》四六中。從容，已見《示從容》七六中。

**○爲工而不知道，此診之不足貴，此治之三過也。**

〔張〕工不知此，何診之有？此過誤之三也。

**○診有三常，必問貴賤，封君敗傷，及欲侯王。**

〔張〕三常，即常貴賤，常貧富，常苦樂之義。封君敗傷者，追悔已往，及欲侯王者，妄想將來，皆致病之因。

〔識〕吳云：『謂嘗封君爲事，毀敗而中傷者。』簡按：封君乃封國之君，敗傷謂削除之類，追悔已往，以致病也。

案：封君敗傷，謂貴也。欲侯王，謂賤也。先舉貴賤，則貧富苦樂在此中也。

**○故貴脫勢，雖不中邪，精神內傷，身必敗亡。**

〔識〕吳云：『故家貴族也。』高云：『故，猶昔也。故貴脫勢，謂昔者身貴，今則脫勢也。』馬義同。

〔張〕抑鬱不伸，故精神內傷，迷而不達，不亡不已也。

**○始富後貧，雖不傷邪，皮焦筋屈，痿躄爲攣。**

案：前條云不中邪，謂內傷，此條云不傷邪，謂外患。中、傷二字下得尤妙，皮焦遂成痿躄，筋屈以爲拘攣也。《痿論》云：『肺熱葉焦，則皮毛虛弱，急薄著則生痿躄也。』四十四《逆調論》三十四云：『病名曰骨痺，是人當攣節也』。可以徵矣。

**○醫不能嚴，不能動神，外爲柔弱，亂至失常。病不能移，則醫事不行，此治之四過也。**

案：外貌爲柔弱，則內心蕩亂，至失其常度也。下文云：『診病不審，是謂失常。』十二ウ正與此合。

〔識〕吳云：『醫不能嚴戒其非，竦動其神，而令從命，外爲柔和萎弱，至於亂失天常。』

〔張〕戒不嚴，則無以禁其欲。言不切，則無以動其神。又其詞色，外爲柔弱，而委隨從順，任其好惡，則未有不亂而至失其常者。如是則病不能移，其於醫也何有？此過誤之四也。

案：凡醫之心操不能嚴正，則不能令病人精神悚動。若外貌爲柔弱，則病人不信用醫言，遂病人之精神不正，而或至失其常度。如此則其病不能移易平愈，是爲醫事不施行也，乃治之過失也。

**○凡診者必知終始，**

〔識〕吳云：『終始，謂今病及初病也。』張云：『謂原其始，要其終也。』高云：『必知經脈之終始。』

案：終始，王以爲五色氣象，以《脈要精微》徵之，此說似是。

**○有知餘緒，**

〔識〕吳云：『謂有知之後諸凡餘事也。』張云：『謂察其本，知其末也。』志云：『謂更知灸刺補寫之緒端。』高云：『餘緒者，經脈虛實之病也。』簡按：今從張注。

案：有，即『又』字，古多通用。《詩·長發》『有虔秉鉞』箋云：『有之言又也。』《儀禮·鄉射禮》『惟君有射於國中』注：『古文有作又。』《考工記·弓人》『有三均，均者三』注：『有三，讀爲又參。』《禮記·内則》『三王有乞言』注：『有讀爲又。』並與此同義。餘緒，猶云端緒。王注可從。《本草經》云：『依端緒以取之。』可併看。

**○切脈問名，當合男女。**

〔識〕吳云：『謂男女氣血不同，其脈與證，亦當符合也。』張云：『男女有陰陽之殊，脈色有逆順之別，故必辨男女，而察其所合也。』志云：『謂鍼刺之要，男内女外，堅拒勿出，謹守勿内，是謂得氣。』高云：『當合男女而並論之。男女者，陰陽血氣也。《應象大論》云陰陽者，血氣之男女，此其義也。』簡按：『合』字義未穩妥，姑仍王注。

案：問名，謂問其有名處也。如在男子則問疝瘕，在女子則問經水之類是也。王云：『問名，謂問病證之名也。』可從。『當合』二字熟語，謂相當相合也。

**○離絶菀結，憂恐喜怒，**

〔識〕高云：『或陰陽血氣之離絶，或陰陽血氣之鬱結。』簡按：此注似是。然與下文血氣離守支矣，不如舊注爲得。

案：離絶者，謂虛證陰陽離絶是也，《生氣通天》[三]所云『陰陽離決，精氣乃絶』之類也。菀結者謂實也，《湯液醪醴論》[十四]所云『去宛陳』之類也。

案：據《陰陽應象》[五]爲憂肺恐腎喜心怒肝而思爲脾志，此略言在中之意，蓋不言脾志者，思者涉五藏，故略，猶舉四時則四季土在中之例耳。

**○五藏空虛，血氣離守，**

案：五藏之氣，若有一藏空虛，則血氣偏離其所守也。

**○工不能知，何術之語。**

〔張〕醫不知此，何術之有。

**○嘗富大傷，斬筋絶脈，身體復行，令澤不息。**

〔高〕如人嘗富，一旦失之，則大傷其神魂。

〔張〕大傷謂甚勞甚苦也，故其筋如斬，脈如絶，以耗傷之過也。雖身體猶能復舊而行，然令澤不息矣。澤，精液也。息，生長也。

〔馬〕筋若斬，而脈若絶。

案：《本草經》虎掌主傷筋，桑根、馬莖主脈絶，地黄下云絶筋傷中，並與此所云『斬筋絶脈』同，謂血氣不足，筋脈萎弱無力，非真斬絶筋脈之謂也。身體復行者，言筋脈傷絶，或不能行步，今復能行步也。復，反也，再也。如此者，令其色澤不止息也。蓋色夭者，即澤息也。言其澤息者，不能身體復行也。

**○故傷敗結，留薄歸陽，膿積寒炅。**

〔張〕故，舊也。言舊之所傷，有所敗結，血氣留薄不散，則鬱而成熱，歸於陽分，故膿血蓄積，令人寒炅交作也。

案：故傷，與前文『故貴』同文例，張説爲是。言故傷敗結之血不至内陷，留轉薄迫而外歸陽經，則發癰膿爲寒熱也。《傷寒論・厥陰篇》『熱氣有餘，必發癰膿』[七]，《金匱》卷中瘡癰[八十]云『諸浮數脈，應當發熱，而反洒淅惡寒，若有痛處，當發其癰』[一]之類是也。

案：留薄者，《生氣通天》[三]云『留連肉腠』及『俞氣化薄』之義。留，猶流也。薄，猶迫也。寒炅，已見於《舉痛》[九三]中。

**○粗工治之，亟刺陰陽，身體解散，四支轉筋，死日有期。**

〔張〕麤工不知寒熱爲膿積所生，膿積以勞傷所致，乃治以常法，急刺陰陽，奪而又奪，以致血氣復傷，故身體解散，四支轉筋，則死日有期。謂非麤工之誤之者耶？

**○醫不能明，不問所發，唯言死日，亦爲粗工，此治之五過也。**

〔張〕但知死日，而不知致死者，由於施治之不當，此過誤之五也。

**○凡此五者，皆受術不通，人事不明也。**

〔張〕不通者，不通於理也。物理不通，焉知人事。以上五條所不可不知也。

案：人事不明，謂人天一理之事不分明解釋也。如此之人所受於師之術業不通徹也，所云粗工是也。

**○故曰：聖人之治病也，必知天地陰陽，四時經紀，五藏六府，雌雄表裏，**

〔張〕陰陽氣候之變，人身應之，以爲消長，此天道之不可不知也。藏府有雌雄，經絡有表裏，此藏象之不可不知也。

案：雌雄，已出於《著至教》五七中，説具於彼。

**○刺灸砭石毒藥所主，從容人事，以明經道，貴賤貧富，各異品理，問年少長，勇怯之理，**

〔張〕經道，常道也。不從容於人事，則不知常道，不能知常，焉能知變？人事有不齊，品類有同異，知之則隨方就圓，因變而施，此人事之不可不知也。

〔識〕張云：『從容於人事。從容，周詳也。』經道，吳云『常道也』，張同。高云『明經脈之道也』。

簡按：高注非。

**○審於分部，知病本始，八正九候，診必副矣。**

〔張〕八正，八節之正氣也。副，稱也。〔識〕簡按：張本於《廣雅》。能察形色於分部，則病之本始可知。能察邪正於九候，則脈之順逆可據。明斯二者，診必稱矣。此色脈之不可不知也。按本篇詳言五過，未明四德，而此四節一言天道，一言藏象，一言人事，一言脈色，即四德也。明此四者，醫道全矣。誠一缺一不可也。

〔吳〕副，全也。

**○治病之道，氣內爲寶，循求其理，求之不得，過在表裏。**

〔張〕氣內者，氣之在內者也，即元氣也。凡治病者，當先求元氣之強弱。元氣既明，大意見矣。求元氣之病而無所得，然後察其過之在表在裏以治之，斯無誤也。此下五節，亦皆四德內事。愚按：氣有外氣，天地之六氣也，有內氣，人身之元氣也。氣失其和則爲邪氣，氣得其和則爲正氣，亦曰真氣。但真氣所在，其義有三，曰上中下也。上者所受於天，以通呼吸者也；中者生於水穀，以養榮衛者也；下者氣化於精，藏於命門，以爲三焦之根本者也。故上有氣海，曰膻中也，其治在肺；中有水穀氣血之海，曰中氣也，其治在脾胃；下有氣海，曰丹田也，其治在腎。人之所賴，惟此氣耳，氣聚則生，氣散則死，故帝曰氣内爲寶，此誠最重之辭，醫家最切之旨也。即如本篇始末所言，及《終始》等篇，皆惓惓以精氣重虚爲念，先聖惜人元氣至意，於此可見。

**○守數據治，無失俞理，能行此術，終身不殆。**

〔張〕此承上文而言表裏陰陽，經絡藏府，皆有其數，不可失也。俞理，周身俞穴之理也。

**○不知俞理，五藏菀熟，癰發六府。**

〔張〕菀，積也。不知俞穴之理，妄施刺灸，則五藏菀積，其熱癰乃發於六府矣。是亦上文故傷敗結留薄歸陽之義。

案：『菀熟』不成語，王云：『熟，熱也。』是以『熟』爲『熱』字之訛也。非訓『熟』爲『熱』也。李唐傳來皇國舊抄往往有『熱』訛作『熟』者，蓋亦此例也。故馬、吳、張並改作『菀熱』。

**○診病不審，是謂失常。**

〔張〕若不詳加審察，必失經常中正之道。

案：前文所云『求理不得』，及『不知俞理』，謂之失常也。

**○謹守此治，與經相明。**

〔張〕故欲謹守治法者，在求經旨以相明也。經，即下文上經下經之謂。

案：《傷寒論·序》云『求經旨以演其所知』，與此同意。故張注竊用此意爲解也。

**○上經下經，揆度陰陽，奇恒五中，決以明堂，審於終始，可以横行。**

〔吳〕五中，五内也。

〔識〕馬云：『明堂部位之義，詳見《靈樞・五色》等篇。』張云：『明堂，面鼻部位也。終始，《靈樞》篇名也。』吴云：『決，取正也。明堂，王者朝諸侯布政之所，人身腔子中有天君主於其内，十二官分司守職，與王者向明布政之堂，居然無兩，故謂明堂。終始，謂始病及今病也。』志云：『藏府經脈之始，三陰三陽已絶之終。』高云：『經脈終始。』簡按：張終始之解，吴明堂之釋，並誤。馬云：『按帝言五過四德，而今四德不具，亦公不復問，故帝未之答歟。』馬説如此，四德未詳何義，而吴以治病之道，氣内爲寶以下爲一德，守數據治以下爲二德，診病不審以下爲三德，上經下經以下爲四德，而張則以必知天地一節爲一德，五藏六府雌雄一節爲二德，從容人事一節爲三德，審於部分一節爲四德，志、高則並不言及，蓋以經文不明顯，其義難尋也。

〔劄〕稻曰：『五中，恐五色之訛。』驪曰：『《五色篇》明堂，鼻也。』王注似指目而言，恐非。

〔張〕上經下經，古經名也。《病能論》曰：上經者，言氣之通天；下經者，言病之變化也。揆度，切度之也。奇恒，言奇病也。五中，五内也。明堂，鼻部位也云云。凡診病者，能明上經下經之理，以揆度陰陽，能察奇恒五中之色，而決於明堂，能審脈候鍼刺之法於《終始》等篇之義。夫如是，則心通一貫，應用不窮，目牛無全，萬舉萬當。斯則高明無敵於天下，故可横行矣。

案：鼻謂之明堂者，蓋鼻能通氣有兩孔，與明堂八門之形同，故名。眉間曰闕，顔曰庭，亦自明堂出之名也。詳見於《靈樞・五色篇》九四中。云明堂，則總面部諸位而言也。《金匱》卷上第一云：『問曰：病人有氣色見於面部，願聞其説。師曰：鼻頭色青云云。』是問以面部，答以鼻頭，與此所説正合矣。

二月二日

元治甲子九月盡抄寫了　五十八翁三石道人磊齋　立之

第七十七補

五藏菀熱十二ウ

〔識〕馬、吳、張並作『菀熱』。簡按：《大奇論》『菀熟』亦誤。

案：《大奇論》八四云：『五藏菀熟，寒熱獨并於腎也。』彼王注亦云：『菀，積也。熟，熱也。』然後句云『寒熱獨并於腎』，則『菀熟』自是別義。菀熟者，蓋謂鬱氣內蓄，釀成尤甚也。詳見於《大奇論》中。

氣內爲寶十二ウ

〔箚〕《九鍼十二原篇》『持鍼之道，堅者爲寶』。《營氣篇》『營氣之道，內穀爲寶』。《四時氣篇》『灸刺之道，得氣穴爲寶』。驪曰：『楊作「內氣」爲是，諸家從本文讀，非也。』

**徵四失論篇第七十八**

《大素》佚。

〔新〕按全元起本在第八卷，名《方論得失明著》。

○**黃帝在明堂，雷公侍坐。黃帝曰：夫子所通書，受事衆多矣。試言得失之意，所以得之，所以失之。**

〔張〕得失之意，言學力功用之何如也。

○**雷公對曰：循經受業，皆言十全，其時有過失者，請聞其事解也。**

〔張〕言依經受學，謂已十全，而用以診治，則時有過失，莫知所以，願聞其事之解說也。

○**帝曰：子年少，智未及邪，將言以雜合耶。**

〔張〕智未及，謂計慮之未周也。言以雜合，謂已無定見，故雜合衆說，而不能獨斷也。然則，皆言十全者，正以其未全耳。

**○夫經脈十二，絡脈三百六十五，此皆人之所明知，工之所循用也。**

〔張〕循，依順也。此言經絡之略，誰不能知，即循經受業之謂耳。

案：手足三陰三陽爲十二經脈，分派爲三百六十五絡脈，即氣穴三百六十五，而三百六十五節也。故《氣穴論》五八云：『氣穴三百六十五，以應一歲。』又云：『孫絡三百六十五穴會，亦以應一歲。』又云：『谿谷三百六十五穴會，亦應一歲。』又云：『孫絡之脈別經者，其血盛而當寫者，亦三百六十五脈，並注於絡，傳注十二絡脈，非獨十四絡脈也。』《氣府論》五九云：『手足諸魚際脈氣所發者，凡三百六十五穴也。』《靈樞·九鍼十二原》一云：『節之交三百六十五會』。又《邪氣藏府病形》四云：『十二經脈，三百六十五絡』。據此通考之，則知十二經脈分爲十二絡脈，而維絡骨節之處，爲三百六十五節。此節間皆有穴俞，即爲三百六十五穴也。非人身中在氣穴、孫絡、谿谷、骨節各有三百六十五處也。

**○所以不十全者，精神不專，志意不理，外内相失，故時疑殆。**

〔張〕精神不能專一者，以中無主而雜合也。志意不分條理者，以心不明而紛亂也。外内相失者，以彼我之神不交，心手之用不應也。故時有疑惑，致乎危殆。《孟子》曰：『梓匠輪輿，能與人規矩，不能使人巧。』然則循經受業，徒讀父書，奚益哉？此過失之解也。

〔吳〕外内相失者，外之病情，内之神志，兩者相失。

〔眉〕疑殆，説見《著至教論》上。

**○診不知陰陽逆從之理，此治之一失矣。**

案：陰陽逆從者，謂人天一氣，順之則生，逆之則死之理也。《上古天真》一云：『賢人逆從陰陽。』《金匱真言》四云：『故善爲脈者，謹察五藏六府，一逆一從，陰陽表裏雌雄之紀，藏之心意，合心於精，非其人勿教，非其真勿授，是謂得道。』

**○受師不卒，妄作雜術，謬言爲道，更名自功，妄用砭石，後遺身咎，此治之二失也。**

〔張〕受師不卒者，學業未精，苟且自是也。妄作雜術者，不明正道，假借異端也。謬言爲道，更名自功者，侈口妄譚，巧立名色，以欺人也。及有不宜砭石而妄用者，是不明鍼灸之理，安得免於災咎？此二失也。

（眉）《千金》卷廿九第五篇曰：『凡愚人貪利，不曉於治亂存亡，危身滅族，彼此俱喪，亡國破家，亦醫之道也。』

**○不適貧富貴賤之居，坐之薄厚，形之寒温，不適飲食之宜，不別人之勇怯，不知比類，足以自亂，不足以自明，此治之三失也。**

〔張〕適，察其所便也。坐，處也。察貧富貴賤之常，則情志勞佚可知。察處之薄厚，則奉養豐儉可知。察形之寒温，則強弱堅脆，受邪微甚可知。察飲食之宜否，則五味之損益，用藥之寒熱可知。凡此者，使不能比別例類以求其詳，則未免自亂矣，明者固如是乎，此三失也。

**○診病不問其始，憂患，飲食之失節，起居之過度，或傷於毒，不先言此，卒持寸口，何病能中，妄言作名，爲粗所窮，此治之四失也。**

〔張〕凡診病之道，必先察其致病之因，而後參合以脈，則其陰陽虚實顯然自明，使不問其始，是不求其本也。又若憂患飲食之失節，内因也，起居之過度，外因也，或傷於毒，不内外因也。不先察其因，而卒持寸口，自謂脈神，無待於問，亦焉知真假逆從？脈證原有不合，倉卒一診，安能盡中病情？心無定見，故妄言作名，誤治傷生，損德孰甚，人已皆爲所窮，蓋麤疎不精所致，此四失也。

**○是以世人之語者，馳千里之外，不明尺寸之論，**

〔識〕諸注「診」字接下句，是。吳云：「千里之外，言其遠也。尺寸人事，言其近也。謂世人求道於遠，常馳騖於千里之外，不明尺寸之近，無違人事之淺也。」志云：「言世人多誇大其語，而不明寸尺之微，失寸尺之毫釐，而有千里之謬。蓋人之日用事物，飲食起居，莫不有理，如失其和平，皆能爲病，診無人事之審，是忽近而圖遠也。」

案：尺寸之論，謂魚際至尺澤之定理。説具於《脈要精微》七十中。

**○診無人事，治數之道，從容之葆，**

〔張〕人事治數之道，即前篇貴賤貧富守數據治之謂。從容，周詳也。葆，韜藏也。知周學富，即從容之葆也。

〔識〕志云：「葆，寶同。言治診之道，惟天理人事之爲葆也。」簡按：《脈要精微論》「虛靜爲保」，《甲乙》保作寶。《史記·留侯世家》注：「《史記》珍寶字作葆。」志注有所據。王訓平，未詳所本。馬云：「保同。」吳云：「草木叢生謂葆。見《燕世家》注蓋生機之不可遏者也。」張云：「葆，韜藏也。」《莊子·齊物論》「葆光」之葆，並於經旨未允，當今從志。

案：據志説則言診候之間，無以人事合天數之道理，及比類從容之至寶要義也。比類、從容，見《示從容》七六中。「醫道論篇，可傳後世，可以爲寶」，見《著至教論》七五中。

**○坐持寸口，診不中五脈，百病所起，**

〔張〕若理數未明，而徒持寸口，則五藏之脈且不能中，又焉知百病之所起？是以動多過失。

〔識〕吳云：「居然持寸口之脈。」志刪「坐」字。高云：「坐，猶定也。持，即診也。」簡按：張釋坐爲徒，於文義爲是。吳云：『診不中於五藏，百病所起始。』以『診』字已下十字爲一句。簡按：張注爲是。《經脈別論》『五脈氣少，胃氣不平』王注：『五藏脈少。』

○**始以自怨，遺師其咎。**

〔張〕乃始知自怨其無術，而歸咎於師傳之未盡，豈其然哉？語云：學到知羞處，方知藝不精。今之人多有終身不知羞者，果何如其人也。

○**是故治不能循理，棄術於市，妄治時愈，愚心自得。**

〔張〕市，多人處也。不能循理，焉能濟人？人不相信，如棄術於市，言見棄於衆人也。然亦有妄施治療，偶或一愈，愚者不知爲僥倖，而忻然信爲心得，則未免以非爲是，而後人踵其害矣。

案：循理者，《疏五過》所云『循求其理』七七ノ十一オ之謂也。

○**嗚呼，窈窈冥冥，熟知其道？道之大者，擬於天地，配於四海。**

〔張〕窈窈冥冥，道深玄也。『熟』當作『孰』，擬於天地，言高厚之無窮，配於四海，言深廣之難測，見不可以易言也。

《八正神明論》『其非夫子，孰能通之』。《大素》卷廿四本神論篇載此文『孰』作『熟』，楊注亦同。

案：孰，六朝俗多作『熟』字，此作『熟』，古文訛字之偶存者，故王曰：『今詳，熟當作孰。』

○**汝不知道之諭，受以明爲晦。**

〔張〕不知道之諭，不得其旨也。失其旨則未免因辭害意，反因明訓而爲晦，此醫家之大戒也。晦，不明之謂。

〔識〕馬、志、高並『受』上句。志云：『如不受師之傳諭，不明道之體原，是以天道之明而爲晦矣。』

案：此篇凡一章。

二月十二日

甲子十月朔書畢　立之　一号椿圃

**重廣補注黄帝内經素問卷第二十三**

**素問攷注卷第十九**

第七十八補

經脈十二絡脈三百六十五ウ一

案：《陰陽應象》五云：『上古聖人，論理人形，列別藏府，端絡經脈，會通六合，各從其經。氣穴所發，各有處名，谿谷屬骨，皆有所起，分部逆從，各有條理。四時陰陽，盡有經紀，外内之應，皆有表裏。』是亦可以徵經絡骨節隨處異名，自有條理，非各物之義也。

從容之葆ウ四

〔箚〕《淮南子》『保於周室之九鼎也』，高誘云：『保，猶葆也，寶也。』

道之諭オ六

案：諭，曉也。道之諭者，謂得道而曉悟活用自適也。若得道理之大意，不知活用自適，則卻以明爲晦之弊至也。

第七十七

閔閔乎ヲ一　五過四德ウ一　脫營ヲ二　失精同　五氣留連ヲ三　時驚ウ三　外耗於衛内奪於榮ヲ四　滿脈去形ウ四　善爲脈者ヲ五

從容同　奇恒同　瘻躄爲攣ウ六　有又ヲ七　當合男女ウ七　離絶菀結ヲ八　斬筋ウ八　絶脈同　敗結留薄ヲ九　雌雄ヲ十　四時經紀同

刺灸砭石毒藥ウ十　氣内爲寳循求其理ヲ十一　俞理ヲ十二　熟熱ヲ十二　上經下經ウ十二　明堂同

第七十八

循經受業ヲ一　經脈十二絡脈三百六十五ウ一　陰陽逆從ウ二　傷於毒ウ三　尺寸之論ヲ四　葆寳ウ四　百病所起ヲ五　愚心自得ウ五　熟孰ヲ六

# 素問攷注卷第二十

重廣補注黄帝内經素問卷第二十四

陰陽類論篇第七十九

《大素》佚。

〔新〕按：全元起本在第八卷。

**○孟春始至，黄帝燕坐，臨觀八極，正八風之氣，而問雷公曰：陰陽之類，經脈之道，五中所主，何藏最貴？**

〔張〕孟春始至，立春日也。燕，閑也。八極，八方遠際也。正八風，察八方之風候也。五中，五内也。何藏最貴，欲見所當重也。

〔識〕《莊子·田子方》『揮斥八極，神氣不變』。又《天運》『天有六極五常』，《音義》：『司馬云：六極，四方上下也。』

〔箚〕《史·歷書》『昔自在（當補『古』），歷建正作於孟春。於時冰泮發蟄』。《淮南子》『八紘之外有八極』。

**○雷公對曰：春甲乙青，中主肝，治七十二日，是脈之主時，臣以其藏最貴。**

〔張〕公意以肝藏爲最貴，蓋指厥陰也。

案：以，猶以爲也，猶謂也。《禮·檀弓》『昔者吾有斯子也，吾以將爲賢人也』，《昭二十五年·左傳》『公以告臧孫，臧孫以難，告郈孫，郈孫以可勸』，《齊策》『臣之妻私臣，臣之妾畏臣，臣之客欲有求於臣，皆以美於徐公』，並可以爲徵矣。

○**帝曰：卻念上下經，陰陽從容，子所言貴，最其下也。**

〔張〕上下經，古經也。陰陽從容，其篇名也。帝謂念此經義，則貴不在肝，蓋特其最下者耳。

案：上經言天之陰陽，下經言人之從容。以此二者相合，而研究其理，則肝藏何足貴乎？只要在活活潑看耳。張以『陰陽』『從容』共爲篇名，恐非是。

○**雷公致齋七日，旦復侍坐。**

〔識〕諸本『且』作『旦』，當改。

案：諸本皆作『旦』，但元板作『且』，作『旦』者似是。旦，謂第八日之旦也。

○**帝曰：三陽爲經，**

〔張〕經，大經也。周身之脈，惟足太陽爲巨，通巔下背，獨統陽分，故曰經。

○**二陽爲維，**

〔張〕維，維絡也。陽明經，上布頭面，下循胸腹，獨居三陰之中，維絡於前，故曰維。

（眉）三陽爲天氣，二陽爲地氣，一陽爲中和氣之義也。

○**一陽爲游部，**

〔張〕少陽在側，前行則會於陽明，後行則會於太陽，出入於二陽之間，故曰游部。

〔志〕游部者，游行於外内陰陽之間，外内皆有所居之部署。

〔張〕有陽則有陰，有表則有裏，覩此三陽之義，則五藏之終始，可類求而知矣。

○**此知五藏終始。**

〔吳〕由表而入，則始太陽，次少陽，終陽明。由裏而出，則始陽明，次少陽，終太陽。言五藏者，陽該陰也。

○**三陽爲表，**

〔張〕三陽，誤也，當作三陰。三陰，太陰也。太陰爲諸陰之表，故曰三陰爲表。按《陰陽離合論》曰『太陰爲開』，《痿論》曰『肺主身之皮毛』，《師傳篇》曰『肺爲之蓋，脾者主爲衛』，是手足三陰皆可言表也。據下文所謂三陰三陽者，明列次序，本以釋此，故此節當爲三陰無疑。按王氏而下，凡注此者，皆曰三陽，太陽也，二陰，少陰也，少陰與太陽爲表裏，故曰三陽爲表，二陰爲裏，其説若是。然六經皆有表裏，何獨言二經之表裏於此耶？蓋未之詳察耳。

○**二陰爲裏，**

〔張〕二陰，少陰腎也。腎屬水，其氣沈，其主骨，故二陰爲裏。

○**一陰至絶作朔晦，卻具合，以正其理。**

〔張〕一陰，厥陰也。厥者，盡也。按《陰陽繫日月篇》曰：『戌主右足之厥陰，亥主左足之厥陰，此兩陰交盡，故曰厥陰也。』夫厥陰之氣應在戌亥，六氣不幾於絶矣。然陰陽消長之道，陰之盡也如月之晦，陽之生也如月之朔，既晦而朔，則絶而復生，此所謂一陰至絶作朔晦也。由是而終始循環，氣數具合，故得以正其造化之理矣。按六經之分少太者，以微盛言，故謂厥陰爲盡陰。其分一二三者，以六氣之次言耳。如三陰之序，首厥陰一也，次少陰二也，又次太陰三也；三陽之序，首少陽，次陽明，又次太陽，是三陽之次也。

〔識〕馬云：王註以『一陰至絶』爲讀，『作朔晦』爲讀，又以『卻具合以正其理』爲句，義不通。當言『一陰至絶作』爲讀，『晦朔卻具』爲讀，『合以正其理』爲句，豈知一陰至絶，而有復作之理。朔晦相生之妙，卻具於其中，而正此厥陰之理也。正者，證也。』簡按：王注義尤明備，馬説卻非也。王所引《靈樞》文，出《陰陽繫日月篇》。

〔箚〕寛案：經，是經緯之經。維，猶言緯也。太陽之經直行故曰經，陽明之經旁出故曰維，少陽爲半表半裏，出表入裏，故曰遊部。『部』字輕講，不必有深意，諸注恐鑿。

案：『三陽爲經』已下，諸家聚訟，皆不可從。今以張注爲正説，乃與全經之通理合矣。

**○雷公曰：受業未能明。**

〔張〕按：上文雷公以肝爲最貴，而不知肝屬一陰，爲陰之盡，帝謂最其下者，以此故公曰受業未能明也。

**○帝曰：所謂三陽者，太陽爲經，**

〔張〕此下詳分六經，并明六脈，皆至於太陰也。太陽爲經，即所以釋上文之義。

**○三陽脈至手太陰，弦浮而不沈，決以度，察以心，合之陰陽之論。**

〔張〕手太陰，肺經也，本屬三陰之脈，然諸脈皆會於氣口，故特以三陽脈至手太陰爲言也。下仿此。太陽之脈，本洪大以長，今其弦浮不沈，是邪脈也。乃當決其衰王之度，察以吾心，而合之陰陽之論，則善惡可明矣。

案：太陽弦浮之脈，即太陽病脈浮緊是也。《辨脈法》十二云：『脈浮而緊者，名曰弦也。弦者，如弓弦，按之不移也。脈緊者，如轉索無常也。』又廿三云：『寸口脈浮而緊，浮則爲風，緊則爲寒，風則傷衛，寒則傷榮。榮衛俱病，骨節煩疼，當發其汗也。』

陰陽之論者，謂『太陽中風，陽浮而陰弱。陽浮者，熱自發。陰弱者，汗自出』十三也。《辨脈法》二云：『問曰：病有洒淅惡寒而復發熱者何？答曰：陰脈不足，陽往從之。陽脈不足，陰往乘之。曰：何謂陽不足？答曰：假令寸口脈微，名曰陽不足。陰氣上入陽中，則洒淅惡寒也。曰：何謂陰不足？答曰：尺脈弱，名曰陰不足。陽氣下陷入陰中，則發熱也。陽脈浮陰脈弱者，則血虛，血虛則筋急也』。

決以度，察以心，合之陰陽之論者，言寸口弦浮，固爲表實脈。然以尺陰寸陽參之，則陽浮陰弱，浮緩之脈亦在此中，察之心，決之度，乃爲活法也。

**○所謂二陽者，陽明也，**

〔張〕前所謂二陽者，即陽明也。《陰陽繫日月篇》曰：『兩陽合明，故曰陽明』。

**○至手太陰，弦而沈急不鼓，炅至以病，皆死。**

〔張〕陽明胃脈，本浮大而短，今則弦而沈急，不能振鼓，是木邪侮土，陰氣乘陽也。若熱至爲病者，尤忌此陰脈，犯之爲逆，必皆死也。

案：弦而沈急者，即沈緊脈也。《少陰篇》三『病人脈陰陽俱緊，反汗出者亡陽也。此屬少陰，法當咽痛而復吐利』，《辨脈法》卅一云『寸口脈陰陽俱緊者，法當濁邪中於下焦，名曰渾也。陰中於邪，必內慄也。表氣微虛，裏虛（當作「氣」）不守，故使邪中於陰也。濁邪中下，陰氣爲慄，足膝逆冷，便溺妄出。表氣微虛，裏氣微急，三焦相溷，內外不通。上焦怫鬱，藏氣相熏，口爛食齗也。中焦不治，胃氣上衝，脾氣不轉，胃中爲濁，榮衛不通，血凝不流。若陰氣前通者，陽氣厥微，陰無所使，客氣内入，嚏而出之，聲嗢咽塞，寒厥相追，爲熱所擁，血凝自下，狀如豚肝云云。命將難全』，又[三]云『脈陰陽俱緊者，口中氣出，脣口乾燥，踡臥足冷，鼻中涕出，舌上胎滑。勿妄治也，到七日以來，其人微發熱，手足温者，此爲欲解。或到八日以上，反大熱者，此爲難治』，並謂沈緊爲難治，與本文正合矣。

案：以，猶而也。炅至以病，謂熱至而病也，言邪熱至極而爲病也。蓋脈沈緊不去者，皆死。『少陰病，脈緊，至七八日自下利，脈暴微，手足反温，脈緊反去者，爲欲解也。雖煩下利，必自愈』[七]，《辨脈法》[三三]云『脈陰陽俱緊，至於吐利，其脈獨不解，緊去入安，此爲欲解』，共可以徵也。

**○一陽者，少陽也，**

〔張〕即前所謂一陽也。

**○至手太陰，上連人迎，弦急懸不絶，此少陽之病也，**

〔張〕人迎，足陽明脈也，在結喉兩傍，故曰上連人迎。懸，浮露如懸也。少陽之脈，其體乍數乍疎，乍短乍長。今則弦急如懸，其至不絶，兼之上乘胃經，此木邪之勝，少陽之病也。然少陽、厥陰皆從木化，若陽氣竭絶，則陰邪獨盛，弦搏至極，是曰專陰。專陰者，死也。按：以上三陽爲病者，皆言弦急者，蓋弦屬於肝厥陰脈也。陰邪見於陽分，非危則病，故帝特舉爲言，正以明肝之不足貴也。

案：『弦急懸不絶』義未詳。《陰陽别論》[七]云『凡持真藏之脈者，肝至懸絶急，十八日死』，《通評虚實》[廿八]云『腸澼，脈懸絶則死，滑大則生』，又云『腸澼之屬，身不熱，脈不懸絶，何如？曰：滑大者生，懸濇者死』，《三部九候》[十二]云『九候之脈，皆沈細懸絶者爲陰，主冬，故以夜半死』，並以『懸絶』爲熟語。如『不懸絶』則成語，至於『懸不絶』則不成語。蓋『懸絶』與『懸濇』同義，謂結濇而不接續之脈，今俗呼『打切』者是也。《太陽中篇》『陽脈濇，陰脈弦』三七，《少陽篇》『脈弦細』三、『脈沈緊』四，共皆弦中自寓結濇之意，此云『弦急懸不絶』，亦當同義。則『不』字不可讀，是非衍字，爲語助。《玉篇》曰：『不，詞也。』《詩・匏有苦葉》云『濟盈不濡軌』，《常棣》云『鄂不韡韡』，《車攻》云『徒御不驚』之類，古文此例不違枚舉。詳見於《經傳釋詞》卷十。『不』字如此義，已見於《長刺節》五五中。

○**專陰則死。**

〔箚〕《甲乙》『專』作『摶』。寬案：張氏亦以『摶陰』爲解。

案：專陰者，謂真陰無陽證也。蓋少陽病飲結甚似陰證，然有寒熱往來等陽證，若此脈而無此證者，爲真陰證，必死無疑也。

○**三陰者，六經之所主也，**

〔張〕三陰，太陰也。上文云『三陽爲表』，當作『三陰』者，其義即此。三陰之藏，脾與肺也。肺主氣，朝會百脈，脾屬土，爲萬物之母，故三陰爲六經之首（當作『主』）。

○**交於太陰，伏鼓不浮，上空志心。**

〔識〕呉改『上空志心』作『志上控心』，注云：『志，謂腎氣也。脾爲坤土，有母萬物之象，故六經受氣於脾，而後治，是爲六經所主。今其氣上交於太陰寸口，脈來摶而沈，是脾家絶也。脾絶則腎無所畏，氣上陵心，控引心痛。腎主志，故曰志上控心。』馬云：『所謂三陰者，在手則爲手太陰肺經也。爲手足六經之所主，正以百脈朝會，皆交於手太陰經也。夫太陰之脈，浮濇爲本。今見伏脈，又似鼓不浮，是腎脈干肺也。腎之神爲志，肺虛則腎虛，其志亦空虛無依耳。曰上空者，蓋腎神上薄也。曰志心者，志雖腎之神，而實心之所之之謂也。』張云：『交於太陰，謂三陰脈至氣口也。肺主輕浮，脾主和緩，其本脈也。今見伏鼓不浮，則陰盛陽衰矣。當病上焦空虛，而脾肺之志以及心神，爲陰所傷，若（當作『皆』）致不足，故上空志心。按：《陰陽應象大論》曰肺在志爲憂，脾在志爲思，心在志爲喜，是皆五藏之志也。』簡按：吳『空』作『控』，據王注，而其注則依楊義。然楊『空』字欠詳，要之，此一節，義不清晰。張義略通。

案：『志心』，王云『謂小心也』，楊云『下入腎志，上入心神也』。共以『志心』爲小腎命門也。王云『控引』，楊云『下入上入』，共以爲肺腎二藏氣互相引也。『小心』『志心』説見於《刺禁》二五中。『空』『控』古今字。

（眉）王注以『控』釋『空』。

**○二陰至肺，其氣歸膀胱，外連脾胃。**

〔張〕二陰至肺者，言腎脈之至氣口也，《經脈别論》曰『二陰搏至，腎沈不浮』者是也。腎脈上行，其直者從腎上貫肝膈，入肺中，出氣口，是二陰至肺也。腎主水，得肺氣以行降下之令，通調水道，其氣歸膀胱也。肺在上，腎在下，脾胃居中，主其升降之柄，故曰外連脾胃也。外者，腎對脾言，即上文三陰爲表，二陰爲裏之義。

〔紹〕琦曰：『二陰不言脈，缺文可知。』

案：琦説似是。《陰陽别論》（當作《經脈别論》）所云『二陰搏至，腎沈不浮』者，及《傷寒例》所云『尺寸俱沈者，少陰受病也』，共可以補本條之脈也。

**○一陰獨至，經絶，氣浮不鼓，鉤而滑。**

〔識〕張云：『厥陰脈勝也。《經脈别論》曰：一陰至，厥陰之治是也。厥陰本脈，當耎滑弦長，陰中有陽，乃其正也。若一陰獨至，則經絶於中，氣浮於外，故不能鼓鉤而滑，而但弦無胃，生意竭矣。』簡按：

張注『經絶氣浮』爲句，『不鼓鉤而滑』爲句。志、高同。吳改作『一陰獨至，鉤而滑，經絶氣浮不鼓』，不可從。

案：《傷寒例》所云『尺寸俱微緩，厥陰受病也』，是爲厥陰本脈，此云『一陰獨至』者，肝木亢極，不受肺金之尅，故經絶氣浮。『經絶氣浮』説如張注也。肝木亢極，則乘心火，故木火共王，其脈不啻弦，必鼓動鉤脈而滑，是所云『但弦無胃』之脈也。乃『不』字亦爲語詞，與前文『伏鼓不浮』同例。諸家皆失解，只張説可從，然至『不鼓鉤』而窮矣。今以『不』爲詞，始可解也。此段三陽皆云至手太陰，三陰爲脾，故云交於太陰，是爲手足太陰經氣互交也。二陰爲腎，腎爲肺子，故云至肺，肺腎二經其氣相通之義也。此一陰肝脈，但云獨至，不與前文類，蓋肝主受心血而運轉，今肝心共盛，故其脈如此也。

**○此六脈者，乍陰乍陽，交屬相并，繆通五藏，合於陰陽。**

〔張〕六脈者，乍陰乍陽，皆至於手太陰，是寸口之脈，可以交屬相并，繆通五藏，故能合於陰陽也。

〔紹〕吳曰：『謂六脈同行於身，左右交繆，貫通五藏也。』

案：六脈，謂前三陰三陽脈。乍陰乍陽，謂在氣口或現陰脈或現陽脈也。其交屬相并，繆通五藏，合於陰陽者，下文所云『二陽一陰，三陽一陰』之類是也。

**○先至爲主，後至爲客。**

〔張〕六脈之交，至有先後。有以陰見陽者，有以陽見陰者。陽脈先至，陰脈後至，則陽爲主而陰爲客，陰脈先至，陽脈後至，則陰爲主而陽爲客，此先至爲主，後至爲客之謂也。然至者有常變，變有真假，常陽變陰，常陰變陽，常者主也，變者客也。變有真假，真變則殆，假變爲虞，真者主也，假者客也。客主之義，有脈體焉，有運氣焉，有久暫焉，有逆順焉，有主之先而客之後者焉。診之精妙，無出此矣。非精於此者，不能及也。脈豈易言哉。

案：主客者，後文所云『二陽一陰』之類是也。《傷寒論》『陽病得陰脈，動變（當作『數』）變遲』七下，陰病得陽脈，三陰病欲愈。共得浮脈，是主客之義也。

**○雷公曰：臣悉盡意，受傳經脈，頌得從容之道，以合從容，不知陰陽，不知雌雄。**

〔張〕頌，誦同。從容之道可誦，其爲古經篇名可知，如《示從容論》之類是也。以合從容，合其法也。雌雄，如下文云二陰爲雌，又《順氣一日分爲四時篇》曰『肝爲牡藏，脾爲牝藏』，皆雌雄之義。

〔識〕簡按：頌，似用切，音誦。

**○帝曰：三陽爲父，**

〔張〕此詳明六經之貴賤也。太陽總領諸經，獨爲尊大，故稱乎父。

案：前文云『三陽爲經』。

**○二陽爲衛，**

〔張〕捍衛諸經陽氣也。

案：前文云『二陽爲維』。

**○一陽爲紀，**

〔張〕紀於二陽之間，即《陰陽離合論》『少陽爲樞』之義。

案：前文云『一陽爲游部』。

**○三陰爲母，**

〔張〕太陰滋養諸經，故稱爲母。

案：前文云『三陽爲表』。張以爲『三陰爲表』之誤。

**○二陰爲雌，**

〔張〕少陰屬水，水能生物，故曰雌，亦上文二陰爲裏之義。

案：前文云『二陰爲裏』。

**○一陰爲獨使。**

〔張〕使者，交通終始之謂。陰盡陽生，惟厥陰主之，故爲獨使。

案：前文云『一陰至絶』，又云『一陰獨至』，並與『獨使』同義，凡脈動皆爲肝血往來之行道機。《調經論》二六、《本神篇》《靈》八共云『肝藏血』，《痿論》云『肝主身之筋膜』四四，《平人氣象論》云『肝藏筋膜之氣也』八十，共可以徵矣。

案：三陰三陽散在諸篇，今圖於左，以便檢閱。

| | | | |
|---|---|---|---|
| 三陽爲父 | 爲經（前文下同） | 太陽小腸手、膀胱足 | 象三陽而浮（《經脈別》廿一） |
| 二陽爲衛 | 爲維 | 陽明大腸手、胃足 | 陽明大浮（同上） |
| 一陽爲紀 | 爲游部 | 少陽三焦手、膽足 | 一陽獨嘯（《經脈別》廿一） |
| | | | 一陽藏者滑而不實也同 |
| 三陰爲母 | 爲表 | 太陰肺手、脾足 | 太陰伏鼓（《經脈別》廿一） |
| 二陰爲雌 | 爲裏 | 少陰心手、腎足 | 二陰搏至腎沈不浮（《經脈別》廿一） |
| 一陰爲獨使 | 至絶 | 厥陰心包手、肝足 | 一陰至（《經脈別》廿一） |
| 三陽 | 太陽藏獨至（《經脈別》） | | |

二陽　陽明藏獨至同

一陽　少陽藏獨至同

三陰　太陰藏搏同

二陰　二陰搏至同

一陰　一陰搏至沈而遲同

案：此七字今所補正，通考全篇而自知，録以備後考耳。

**○二陽一陰，陽明主病，不勝一陰，耎而動，九竅皆沈。**

〔張〕此下言諸經合病有勝制也。二陽，土也。一陰，木也。陽明厥陰相薄，則肝邪侮胃，故陽明主病，不勝一陰，脈耎者胃氣也。動者，肝氣也。土受木邪，則耎而兼動也。九竅之氣皆陽明所及，陽明病則胃氣不行，故九竅皆爲沈滯不通利矣。

案：沈字與住、著、重、濁、蟄等字音義皆同，則爲不通不利之義。沈字解已見《氣厥》七三中，宜併考。

案：『耎而動』，與陽明病『脈遲』一三、『脈滑而疾』七三、『脈弱』一七同義，蓋裏實極矣，故其脈卻帶軟弱也。

**○三陽一陰，太陽脈勝，一陰不能止，内亂五藏，外爲驚駭。**

〔馬〕此言膀胱與肝爲病者，膀胱勝而肝負也。三陽者，足太陽膀胱經也。一陰者，足厥陰肝經也。膀胱主病，而肝來侮之，則木來乘水。當是時，膀胱爲表，肝爲裏，膀胱邪盛，有自表之裏之勢，肝經不得而止之，致使内亂五藏之神，外有驚駭之狀。《金匱真言論》言『肝其病發驚駭』。

〔識〕高『太陽』改作『太陰』。簡按：高注義乖，今仍舊文。

案：驚駭，或爲水飲帶邪熱所致。膀胱邪盛者，即水邪也。如太陽病，柴胡加龍蠣之『煩驚』[中八、二]、救逆湯之『驚狂』[中八、七]、『加温鍼必驚』[中九、五]是也。蓋水飲迫心肝，則必發驚證，故曰『内亂五藏』。非真擾五藏氣，三焦受邪熱，則甚迫心肝，故稱曰五藏。

**○二陰二陽，病在肺，少陰脈沈，勝肺傷脾，外傷四支。**

案：二陰，腎也。二陽，胃也。蓋胃腎共病，腎水用事，則其害必至肺金，則少陰病『脈沈』[廿五、五、廿一、四三]，『欲吐不吐，心煩』[二、卅]，『欬』[四、三九、三六、四十]，『四肢沈重』[三六]，『四逆』[三九、四十、三七]之類，並皆與本文符，諸注以『二陰』爲心，爲火剋金之義，不可從。今從後文以『二陰』爲腎，不費辨而自晰矣。且與《傷寒論》正合，則二陰爲腎也必矣。

**○二陰二陽，皆交至，病在腎，罵詈妄行，巔疾爲狂。**

案：二陰二陽皆交至者，心腎與大腸胃皆共病也，陽明胃實證是也。蓋胃大腸共熱實，則譫言妄語[卅六、三七、卅][八、三九、四十至四十五]，或發狂[十五]是腸胃邪實，則水飲湧，上引及心家，故爲妄言癲狂奔走也。此是心腎腸胃一齊受邪，所云三陽合病之類也。必（畢）竟妄言癲狂，皆爲水飲邪熱所作，故曰病在腎，腎主水之謂也。巔、癲解已見於《五藏生成》[十中]。

**○二陰一陽，病出於腎，陰氣客遊於心脘下，空竅堤閉塞不通，四支別離。**

〔識〕馬『心脘下』句，『空竅堤』句，注云：『少陰之氣，客遊於心脘之下，水來侮火也。然陰氣上遊，胃不能制腸，胃空竅爲隄，閉塞不通。』高云：『空竅，汗孔之竅也。堤，猶路也。少陰少陽相合，陰勝其陽，故病出於少陰之腎。少陽三焦之脈，散絡心包，出於胃脘。今少陰之氣，客遊於心脘下，是陰客於陽，水勝其火，致三焦不能出氣以温肌腠，一似空竅之路，閉塞不通。』吳『陰氣』以下十字句，『堤閉塞不通』五字句，注云：『二陰，少陰腎氣也。一陽，少陽膽氣也。二氣相搏，水不勝火，病出於腎，腎病則氣逆而上，實於心脘下之空竅，如堤防之横實胸中，不得通塞（當作『泰』）。』張同，『堤』下爲句。簡按：王『陰氣客遊於心』句，『脘下空竅』句，今考文義，高注似是。但『堤』字注未穩，當從舊注。

〔識〕四支别離，吴云：『胸中病，則四支無以受氣，故若别離於身，不爲己有也。』張云：『清陽實四支，陽虚則四支不爲用，狀若别離於身者矣。』

案：二陰，腎也。一陽，膽也。蓋膽腎合病，爲水飲壅盛之證，全身之津液，腎之所主領，故云病出於腎。陰氣，即水氣也。水氣專結在膈上，此水宜流通下焦，今上逆結於此，故云陰氣客遊於心脘下。心脘下者，即食咽之當心脘之下亶中是也。此處水飲滲出，聚合之地也。空竅如堤閉塞不通者，言不啻前後二竅，全身毛孔，亦氣閉不通也。四支别離者，謂骨節解離也。大陷胸湯之證『客氣動膈』七下之類是也。

（眉）此説水飲妙。

（眉）案：《千金》《外臺》《醫心方》等古方書，『遊氣』之言太多，皆流飲之事也。『客氣』之言出《仲景經》不少。

（眉）《醫心方》卷九·第二篇《效驗方》遊氣湯。

《外臺》卷九·欬逆及厥逆飲欬篇《古今録驗》遊氣湯曰：『臍四邊常有核，遊腫。』《千金》卷十七·第五篇半夏湯方『憂氣結聚』，又肺勞第三篇半夏湯方曰：『心腹冷，氣逆遊氣，胸脇氣滿，憂氣往來，嘔逆。』

**〇一陰一陽代絶，此陰氣至心，上下無常，出入不知，喉咽乾燥，病在土脾。**

案：一陰，厥陰肝也。一陽，少陽膽也。此爲少陽厥陰二病之説，諸注並失解。蓋少陽厥陰二病，共邪在腸胃外水血之分也，故脈或代絶，如『脈遲浮弱』中七一、『陽脈濇，陰脈弦』中七三、是少陽有代絶脈之徵，如『傷寒脈遲』厥八、『脈微而厥』同十三、『脈促』同廿四、『脈滑而厥』同廿五、『脈細欲絶』同廿六、『脈乍緊』同廿九、『寸脈反浮數，尺中自濇』同三七，是厥陰有代絶脈之徵也。陰氣至心者，水飲聚結於膈上也。『胸脇苦滿』中六八、『結於脇下』中六九之類，爲少陽證，『氣上撞心，心中疼熱』厥一、『胸脇煩滿』厥十四、『邪結在胸中，心中滿而煩』厥廿九之類，爲厥陰證也。上下無常者，謂上吐下瀉也，小柴胡之『心煩喜嘔』中六八、厥陰之『飢而不欲食，食則吐蚘，下之利不止』厥一之類是也。出入不知者，謂吐出食入，共不自知覺也，烏梅丸之『得食而嘔，又煩者，蚘聞食臭出，其人當自吐蚘』厥十三、少陽之『嘿嘿不欲飲食』中六八是也。喉咽乾燥，少陽之『口苦咽乾』少一，『或渴』中六八、厥陰之『消渴』厥一是也。病在土脾者，蓋脾者主能分配肝血膽水，以達全身四末也，今肝膽受邪，水血不通利者，皆因於脾之失職也。所以脈爲代結，水氣在心也。

**○二陽三陰，至陰皆在，陰不過陽，陽氣不能止陰，陰陽並絶，浮爲血瘕，沈爲膿胕。陰陽皆壯，下至陰陽。**

〔張〕二陽，胃也。三陰，肺也。至陰，脾也。皆在，皆病也。脾胃相爲表裏，病則倉廩不化，肺布氣於藏府，病則治節不行。故致陰不過陽，則陰自爲陰，不過入於陽分也；陽氣不能止陰，則陽自爲陽，不留止於陰分也。若是者，無復交通，陰陽並絶矣。故脈浮者，病當在外而爲血瘕，脈沈者，病當在内而爲膿胕，正以陰陽表裏不相交通，故脈證之反若此。至若陰陽皆壯，則亢而爲害，或以孤陰，或以孤陽，病之所及，下至陰陽，蓋男爲陽道，女爲陽器，隱曲不調，俱成大病也。

案：脾胃肺三氣共受病，則裏氣不達表，表氣不通裏，營衛阻隔，血氣不通，故脈浮而爲血瘕，沈而爲膿胕，説如張注尤佳。如此則脈浮，表氣不通裏，故血冷結於内，作血瘕；脈沈，裏氣不達表，故血熱發於外，作癰膿。其作血瘕者，亦表陽將達裏之兆也，其作癰膿者，亦裏陰將通表之驗也，共是凶中之吉，非惡候也。『傷寒十餘日，熱結在裏，復往來寒熱者，與大柴胡湯』下八，『心下痞，按之濡，其脈關上浮者，大黃黃連瀉心湯主之』下廿八，並此所云『血瘕』之類證也。『脈數其熱不罷者，此爲熱氣有餘，必發癰膿』厥七，『濁邪中下沈緊，中焦不治，胃氣上衝，脾氣不轉，胃中爲濁，榮衛不通，血凝不流。若衛氣前通者，小便赤黃，與熱相搏。因熱作使，遊於經絡，出入藏府，熱氣所過，則爲癰膿』辨脈三十一，並此所云『膿胕』之類證也。

陰陽皆壯者，謂胃肺脾共壯實熱盛者也。下至陰陽者，謂其熱氣下至脾陰胃陽，而熏灼尤甚，爲二便澀難不通也。

**○上合昭昭，下合冥冥，**

〔識〕張云：『昭昭可見，冥冥可測，有陰陽之道在也。』吳云：『昭昭，天之道（當作「陽」）也。冥冥，地之陰也。言脈之陰陽，合天地也。』

案：王注稍是，未全是。蓋『上』謂以寸口脈，昭昭知所病也，『下』謂脾腎肝之內，冥冥之所以脈決之也。是明脈證兩合，則虛實真假可自知也。

**○診決死生之期，遂合歲首。**

〔張〕故欲決死生之期者，必當求至歲首。如甲巳之年，丙寅爲首，則二月丁卯，三月戊辰，子午之年，君火司天，則初氣太陽，二氣厥陰之類。以次求之，則五行衰王，可得其逆順之期矣。

〔識〕張『合』作『至』。高云：『五藏五行，始於木而終於水，猶四時始於春而終於冬，遂合今日孟春之歲首。』簡按：『陰陽皆壯』以下文六句，與下文不相冒，且旨趣曖昧難曉，疑是他篇錯簡。今姑仍張注。

案：以診脈決死生之期者，合其脈證陰陽，而以之與天之陰陽相合，而始知其絶者，而與之死期也，下文所云『期在孟春』是也。此云『遂合歲首』者，『遂』字可細玩矣。蓋冬三月之病，以其脈證考究之，遂至孟春歲首，合考人天二氣之理，而其死生之期可以知也。

**○雷公曰：請問短期。黃帝不應。**

〔箚〕陸機《歎逝賦》『嗟人生之短期』，李善注引此段。《傷寒論》序『短期未知決診』。

**○雷公復問。黃帝曰：在經論中。**

〔新〕按：全元起本自『雷公』已下別爲一篇，名《四時病類》。

**○雷公曰：請聞短期。黃帝曰：冬三月之病，病合於陽者，至春正月，脈有死徵，皆歸出春。**

〔馬〕此言冬病陽脈者，其人當死於春也。冬三月之病，病合於陽脈者，未必死於冬時，至春正月間以延之。雖脈有死徵，亦皆歸於出春。徵者，證也，外之證候未佳也。

案：冬三月之病，病合於陽者，謂陽證陽脈也。張注至春正月，脈有死徵，皆歸出春者，謂至春正月，脈證共發生外泄，而皆歸出於春令，但內無陰血之保養，故令外泄不止，所以爲死徵也。

**○冬三月之病，在理已盡，草與柳葉皆殺，**

〔識〕馬云：『冬三月之病，死證悉見，在理已盡，亦可延至地有草柳有葉之時，其人始殺者何也？有死徵而有（當作「無」）死脈也。以物生而人死，故亦以殺名之。向使交春之初，陽脈亦絶，有同陰脈，止期在孟春而已，安能至此草柳俱見之日乎？』張云：『在理已盡，謂察其脈證之理已無生意也。以冬之病而得此，則凡草色之青，柳葉之見，陰陽氣易，皆其死期，故云皆殺也。』簡按：今仍王注。

案：諸注欠妥。『在理已盡』，宜從王注。蓋理、裹古多通用，故王曰：『理，裹也。』宋本《千金》卷一・治病略例第三『膝裏』二見，真本皆作『理』，同卷診候第四末云『未入膝裏』，真本『裏』作『理』，共可以徵矣。言冬三月之病，在裏之陽氣已盡，則但陽證陽脈發泄而已，裏氣已盡，可與之死期，在於草及柳皆肅殺而未生葉之前也。此申明前文之餘義也。

**○春陰陽皆絶，期在孟春。**

〔識〕馬依《太素》删『春』字，吳、張、志、高並順文釋之，今從馬。

案：孟春，立春之後，陽氣未生於地上，陰氣猶伏在於地下。當是時也，百草柳條共未生芽萌，只脈弦而無胃氣，則不與時相應，故決死期也。蓋脈陰尺陽寸共弦而無胃氣者，謂之陰陽皆絶也。

**○春三月之病，曰陽殺，**

〔識〕馬云：『春三月爲病者，正以其人秋冬奪於所用，陰氣耗散，不能勝陽，故春雖非盛陽，交春即病，爲陽而死，名曰陽殺。』張云：『春月陽氣方升，而病在陽者，故曰陽殺。殺者，衰也。』高云：『春三月之病，陽氣不生，故曰陽殺。殺，猶絶也。』簡按：馬、張之注，義相反。今詳馬據王注，爲病熱而釋之，義似長，仍從之。

案：『陽殺』，高説可從，言春三月陽氣當生，而其病陽氣不生，爲惡寒四逆之類，是曰陽殺也。

**○陰陽皆絶，期在草乾。**

〔識〕馬云：『若使其脈陰陽俱絶，則不能（當補「滿」）此三月而始死也。期在舊草尚乾之時，即應死矣。（《素問註證發微》「死矣」作「其人」。）無望其草生柳葉之日也。』簡按：王以降並爲深秋之節，然陰陽皆絶者，安有從春至深秋而始死之理乎？雖『舊草尚乾』之解未允當，姑從馬説，以俟後考。

案：前條云『病合於陽，陰陽皆絶』，此云『陽殺，陰陽皆絶』，前謂陽脈而無胃，此謂陰脈而無胃氣，至於其尺陰寸陽共懸絶則一也。其死春去夏來，正在四月小滿，草芽長極之時也。此『草乾』與《大奇論》八四『草乾』其義不同。考『乾』非乾燥之義，與健、強、喬等字同位，而與翹、極、巨、傑、窮等字同爲群母，則其爲長極義可知耳。

**○夏三月之病，至陰不過十日，**

〔識〕張云：『脾腎皆爲至陰，夏三月以陽盛之時，而脾腎傷極，則真陰敗絶，天干易氣不能堪矣，故不過十日也。』高云：『此夏三月之病，而有短期也。六月長夏屬於至陰，時當至陰，陽氣盡浮於外，夏三月而病不愈，交於至陰，不過十日死。』李云：『《金匱真言論》曰：脾爲陰中之至陰，五藏六府之本也。以至陰之藏，而當陽極之時，苟犯死症，期在十日。』

案：夏三月之病熱，脈以浮數洪大爲常，今脈沈微，如有如無者，名之曰至陰也。若有此證此脈者，中氣已盡，死不過十日也。《痓濕暍篇》所云『太陽中暍，其脈弦細芤遲』，即至陰之脈也，宜併考。

**○陰陽交，期在溓水。**

〔識〕熊《音》：『溓，音廉，薄也。』張云：『溓，音斂，清也。』馬云：『其脈陽中有陰，是謂陰陽交也，則脾未全絶。期在七月水生之候，其水溓靜之日而死矣。』吳云：『陰脈見於陽，陽脈見於陰，陰陽交易其位，謂之陰陽交。溓水，仲秋水寒之時也。言陰陽交易，既失其常，時當溓水，則天地不交之時也。脈與天地相違，短期不在是乎。』高云：『溓，濂同。若越長夏而至於秋，則爲陰陽交。夏三月之病而交於秋，期在濂水而死。濂，猶清也。中秋，水天一色之時也。』簡按：溓，薄冰也。潘岳《寡婦賦》『水溓溓以微凝』，乃言冬初之時也。《正韻》『濂，音廉，與溓同。一曰薄也』。其爲清之義，未見所據。

〔紹〕《說文》『溓，薄仌也。或曰中絶小水。又曰淹也。段玉裁曰：楊上善注《素問》云：溓，水靜也。於此義相近。從水兼聲。濂，或從廉』。

《玉篇》『溓，里兼、里忝二切。薄也。濂，同上』。

〔箚〕盧文弨《龍城札記》，今《説文》無『濂』字，晁以道得唐人《説文》本，以校徐鼎臣本，著《參記許氏文字》一書，樓大防曾見之，《攻媿集》中《答趙崇憲書》載晁氏説曰：『溓徐：力鹽反。唐：力簟反。從水從兼。徐本曰：薄冰也，一曰中絶小水。唐本曰：薄冰也，或曰中絶小水，又曰淹也。或從廉。徐氏闕濂字。案：《素問》云云，楊曰云云。然則從兼者亦古文廉字，非兼并之兼。』以上皆以道説。

案：陰陽交者，陰脈陽脈交相搏，如浮大兼沈微，滑數帶弦濇之類是也。《辨脈法》十一云：『陰陽相搏名曰動。陽動則汗出，陰動則發熱。』張曰：『陰陽交者，陰脈見於陽，則陽氣失守。陽脈見於陰，則陰氣失守。』此説與吳同，可從。

『溓水』宜從全、楊説，爲七月也。蓋立秋已後，陰氣生於地上，水漸加增，故名曰溓水也。秋冬陰氣用事，故以水言之，春夏陽氣用事，故以草言之，只孟春未有草芽，故曰期在孟春也。

慧《音》八十九之十一頁『《蒼頡篇》云：溓，淹也。宋忠注《太玄經》云：溓然，恬靜貌也。顧野王云：王者之政太平，則有河溓海夷之瑞也』。

**○秋三月之病，三陽俱起，不治自已。**

〔識〕馬云：『三陽者，足太陽膀胱經也。膀胱病脈俱起，則膀胱屬水，秋氣屬金，金能生水，當不治自已也。』吳云：『俱起，手足（當作「兩手」）俱起也。』高云：『三陽，謂太陽、陽明、少陽，故曰俱。後三陽謂太陽，二陰謂少陰，故曰獨也。』

案：秋三月，新涼方發，陰氣方來。當此時，三陽脈俱起動者，秋濕正去，陽氣方應之兆也，故曰不治而自已也。高説似是。

**○陰陽交合者，立不能坐，坐不能起。**

〔識〕馬云：『若膀胱有陽病而見陰脈，有陰病而見陽脈，是陰陽相合，其證當行立坐臥，俱不寧也。以金爲主，當善調之而愈。』吳云：『謂陰陽之氣交至，合而爲病也。陰陽兩傷，血氣俱損，衰弱已甚，故令動止艱難，立則不能坐，坐則不能起也。』張云：『秋氣將斂未斂，故有陰陽交合爲病者，則或精或氣，必有所傷，而致動止不利。蓋陽勝陰，故立不能坐，陰勝陽，故坐不能起。』

案：張注近是。言三陽脈與三陰脈交互相合而動者，是風濕相搏，浮緩與沈緊並搏也。『太陽病，關節疼痛而煩，脈沈而緩』《玉函》『風濕脈浮』《金匱》，『傷寒八九日，風濕相搏，身體疼煩，不能自轉側，脈浮虛而濇者』同上，共可以徵矣。所云立不能坐，坐不能起者，是濕痺不能自轉側之證也。乃風濕邪氣，秋時所多之病也。

**○三陽獨至，期在石水。**

〔識〕李云：『陽，當作陰。陰病而當陰盛，則孤陰不生矣。冰堅如石之候，不能再生，即上文三陽俱起，不治自愈。下文二陰期在盛水，則此爲三陰無疑。』

案：三陽，謂足太陽膀胱、足少陽膽、足陽明胃三陽脈也。此三陽獨至者，爲下焦有邪，水濕在內之候，故至十一月十二月，堅冰如石之時而死也。應知至陰氣方盛之時，陽氣自絶於内也。

**○二陰獨至，期在盛水。**

〔識〕張云：『二陰，全元起本作三陰，即所謂三陰并至，有陰無陽也。盛水者，正月雨水之候，孤陰難以獨立，故遇陽勝之時，則不能保其存也。』

案：全本作『三陰』似是。蓋三陰獨至者，謂足太陰脾、少陰腎、厥陰肝三陰脈獨至，陽脈不至者也，是爲脾腎肝經有濕邪所爲。死期方在九、十月間也。盛水，恐是九月十月之名。戌亥之月，三焦十膽九應之，爲水氣方盛之時，故名曰盛水，方爲未成堅冰之時也。今作圖如左。

冬三月之病　死期在孟春　草與柳葉皆殺　正月王

春三月之病　死期在草乾　四月

夏三月之病　死期在濂水　七月全楊、

秋三月之病　死期在石水　十一、十二月或云十一月

死期在盛水　九十月或云十

甲子十月十日書了　源立之貞軒

二月廿二日

第七十九補

九竅皆沈十三ウ

案：《左氏·成六年傳》『沈溺重腿之疾』杜注：『沈溺，濕疾。重腿，足腫。』此云『九竅皆沈』與『沈溺』同義。

春陰陽皆絶廿ヲ

案：『春』字宜屬上句而讀，言草與柳葉皆殺於春者，孟春未生草芽柳葉之時也。

七九　八風一ヲ　五中同　以以爲一ウ　念上下經一ウ　三陽三陰之脈狀二ヲ至十ヲ　懸不絶七ヲ　專陰則死七ウ　空控八ヲ　志心八ヲ　不鼓九ウ　脈之主客十ウ　從容十一ヲ　雌雄同　三陰三陽之脈圖十二ウ　沈十三ウ　驚駭十三ウ　少陰脈沈十四ウ　陰氣客遊於心脘下十四ウ　空竅堤十五ヲ　四支別離同　陰氣至心上下無常十六ヲ　血瘕十六ウ　臚胕同　昭昭冥冥十七ウ　經論十八ウ　短期同　理裹十九ヲ　陽殺

廿ヲ　草乾廿ウ　漾水廿一ウ　陰陽交合廿三ヲ　石水廿四ヲ　盛水同上

## **方盛衰論篇第八十**

〔新〕按全元起本在第八卷。

**○雷公請問：氣之多少，何者爲逆，何者爲從？**

〔識〕張云：『多少，言盛衰也。』高云：『氣，陰陽之氣也。人身陰陽之氣，有多而盛，有少而衰。』

**○黄帝荅曰：陽從左，陰從右。**

〔張〕陽氣主升，故從乎左。陰氣主降，故從乎右。從者爲順，反者爲逆。

〔高〕嚮明而治，左陽右陰，故陽從左，陰從右。

案：《陰陽應象》五云：『天不足西北，故西北方陰也，而人右耳目不如左明。地不滿東南，故東南方陽也，而人左手足不如右強也。』《温疫論》云：『天傾西北，地陷東南，故男先傷右，女先傷左。及其復也，男先復左，女先復右。以素虧者易損，以素實者易復也。俞桂玉室，年四十，時疫後四肢脱力，竟若癱瘓，數日後右手始能動，又三日左手方動。又俞桂岡子室所患皆然。』吳氏此論，以實詣釋經義，可從。蓋左身陽氣多故輕，右身陰血多故重，是自然之理。或云：『人身諸骨亦右重左輕，諸獸筋角亦右重厚而左輕薄也。凡休人男伏女仰，亦男背部陽氣多故輕，女背部陰血多故重，亦與男左女右之理同此理。』詳見於《陰陽應象》五中。

〔眉〕前編『雷公對曰』，本篇『黄帝荅曰』，其别明白也。『荅』坊刻王注本作『答』，俗，非是。

**○老從上，少從下。**

〔識〕張云：『老人之氣，先衰於下，故從上者爲順。少壯之氣，先盛於下，故從下者爲順。蓋天之生氣，必自下而升，而人氣亦然也。故凡以老人而衰於上者，其終可知，少壯而衰於下者，其始可知，皆逆候也。』高云：『四時之氣，秋冬爲陰，從上而下，春夏爲陽，從下而上。故老從上，少從下。蓋老爲秋冬之陰，少爲春夏之陽也。』

案：老人脾腎自衰，心肺自盛者，以是爲常，故曰從上。老人無病必宜如此。凡足弱膝冷，便閟尿數，而耳目反聰明者，乃從上之義也。少者脾腎自盛，而心肺自衰者，以是爲常，故曰從下。壯少無病必宜如此。凡飲食自倍，色欲滿溢，思慮淺近，胸滿喘欬者，乃從下之義也。王注稍是，諸注多失解矣，今從王説演之如右也。

**○是以春夏歸陽爲生，歸秋冬爲死，**

〔識〕馬云：『春夏或病或脈，歸陽爲生。若陰病陰脈如秋冬者，爲死。』張云：『春夏以陽盛之時，或證或脈，皆當歸陽爲生。若得陰候，如秋冬者，爲逆爲死。』

案：春夏發生之時，凡有病者以陽熱表發爲主，乃以陰病得陽脈爲生之義，是人天一理，人氣與天氣相應者，爲生之徒也。所云春夏養陽是也。

**○反之則歸秋冬爲生。**

〔識〕馬云：『反之則秋冬歸陰爲生，若陽病陽脈，如春夏者爲死，是以人之氣有多少，逆之則皆能爲厥也。』張云：『反之，謂秋冬也。秋冬以陰盛陽衰之時，故歸陰爲順曰生。然不曰歸春夏爲死者，可見陰中有陽，未必至害，而陽爲陰賊，乃不免矣。』高云：『蓋老爲秋冬之陰，少爲春夏之陽也。是以人身春夏之時，其氣歸陽爲生，歸秋冬之陰爲死。若反之，則歸秋冬爲死者，歸秋冬反爲生。反之而生，氣之逆也。是以陰陽之氣，無論多少，若逆之則皆爲厥矣。』

案：當秋冬時而見陽脈陽證者，曰反之也。若見陰脈陰證者，是在秋冬則爲生候也。所云秋冬養陰者是也。《陰陽應象》[五]云：『冬傷於寒，春必温病，夏傷於暑，秋必痎瘧。』是春病熱，秋病寒之義，與本文方同義。

秋冬歸陰爲生，歸秋冬爲生，歸春夏爲死。

春夏歸陽爲生，歸秋冬爲死，歸春夏爲生。

**○是以氣多少逆，皆爲厥。**

〔張〕氣有多少，則陰陽不和，不和則逆，故爲厥也。

《傷寒論》卷六・厥陰篇云：『凡厥者，陰陽氣不相順接，便爲厥。厥者，手足逆冷者是也。』

案：陽氣少而陰氣多者，血寒爲厥逆，附子所主也。陽氣多而陰氣少者，血熱鬱閉，亦爲厥逆，承氣所主也。飲邪鬱閉，亦爲厥逆，四逆散、當歸四逆湯所主也。是氣之多少共能爲厥逆也。

**○問曰：有餘者厥耶？**

〔張〕有其少，必有其多，故以陽厥多陽，陰厥多陰，皆疑其爲有餘也。

案：陽氣不足，固宜爲厥逆。然陽氣有餘亦或爲厥逆，未詳有餘亦爲厥之義，故問之。

**○答曰：一上不下，寒厥到膝，少者秋冬死，老者秋冬生。**

〔張〕陽逆於上而不下，則寒厥到膝。老人陽氣從上，膝寒猶可，少年則（『則』字衍）陽氣從下，膝寒爲逆。少年之陽不當衰而衰者，故最畏陰勝之時。老人陽氣本衰，是其常也，故於秋冬無慮焉。

〔高〕陰陽之氣不相順接，便爲厥。如陰氣一上，陽氣不下，則陰盛陽虛，故寒厥到膝。

案：老者從上，故在秋冬時，雖厥冷不至死。少者從下，故在秋冬時，寒厥過膝則必死。所以陽氣不足於下，脾腎大虚也。凡秋來暴瀉，疫疾流行，朝發夕死，少壯尤多，其死尤早者，皆因素有脾腎不足，一時下利，四逆脈絶。此證近年甚多，正與本論相合矣，故書於此爾。

**○氣上不下，頭痛巔疾。**

〔識〕吳云：『此謂巔疾，有巔崩偃仆之義。』張云：『上實下虚，故病如此。』志云：『愚謂此下當有少者春夏生，老者春夏死句，或簡脱耶？』

〔張〕上實下虚，故病如此。

案：前云寒厥到膝，謂下冷也，此云頭痛癲疾，謂上熱也。前云一上不下，此云氣上不下，略於前，詳於後之文法也。或曰：一上不下『一』恐『血』訛，音同而誤歟？抑是『血』之壞字歟？未妥。

**○求陽不得，求陰不審，五部隔無徵，若居曠野，若伏空室，緜緜乎，屬不滿日。**

〔張〕厥之在人也，謂其爲陽，則本非陽盛，謂其爲陰，則又非陰盛，故皆不可得。蓋以五藏隔絶，無徵可驗。若居曠野無所聞，若伏空室無所見，廼病則緜緜不解，勢甚凋敝。若弗能終其日者，豈真陰陽之有餘者耶？

〔識〕吳云：『緜緜不解，勢甚凋弊，若弗能終日矣。』高云：『綿綿乎一息之微屬，望其生，若不能滿此一日矣。』按：志聰『求陽不得』以下爲天地人三才理難求之義，牽強不可憑。原抄本

案：疾、審、室、日押韻。此八句申明前文『寒厥』之義也。『不』字語詞，言其死在旦夕，故氣息緜乎接屬滿日。『滿日』，謂終日也。『不』字説已見。

〔識〕張云：『緜，古綿字。』高云：『綿綿乎一息之微屬，望其生，若不能滿此一日矣。』簡按：《詩·大雅》疏：『緜緜，微細之辭。』王蓋取氣息綿惙之義。屬，高讀爲矚也。

**○是以少氣之厥，令人妄夢，其極至迷。**

〔識〕趙府本，熊本『少氣』作『少陰』。馬、吳、張並從之。志、高仍原文。簡按：據王注及下文『是爲少氣』之語，則知作少陰誤也。

〔張〕手少陰，心也。心主陽，其藏神。足少陰，腎也。腎主陰，其藏精。是以少陰厥逆，則心腎不交，而精神散越，故爲妄夢。若其至極，乃令人迷亂昏昧也。

案：舊抄本『少氣』作『少陰』，元板同。蓋凡厥逆無不因少陰腎經者，故心腎二氣不相交，則遂至於妄夢迷亂也。然則『少氣』『少陰』於理無二耳，但作『少氣』者似是。

**○三陽絶，三陰微，是爲少氣。**

〔張〕三陽隔絶，則陰虧於上。三陰微弱，則陽虧於下。陰陽不相生化，故少氣不足以息。

案：《新校正》引《太素》云：『至陽絶陰，是爲少氣。』舊抄及元本作『三陽絶氣』，似是。因考本文言三陽氣絶，則三陰氣亦微弱，是陰陽二氣共少，氣血兩虚之候，名曰少氣也。張以爲『少氣不足以息』，非是。如『三陽絶，三陰微』之解，乃可從。此『少氣』二字，承前文『少氣之厥』而言也。

**○是以肺氣虚，則使人夢見白物，見人斬血藉藉，**

〔識〕馬云：『籍籍，衆多也。』吳云：『積屍狀。』張云：『多驚惕也。』志云：『狼籍也。』簡按：狼籍，披離雜亂貌。《前・江都易王傳》『國中口語籍籍』。志注爲是。

《莊子・在宥》『天下脊脊大亂』，《釋文》：『脊脊，相踐藉也。』《廣韻》脊、積、迹同音，籍、藉、踖同音，『踖，踐也』。

案：『藉』諸本作『籍』。《史・天官書》『死人如亂麻云云，兵相駘藉』，蘇林曰：『駘音臺，登躡也。』

**○得其時，則夢見兵戰。**

《靈樞・淫邪發夢》[三四]云：『陰陽俱盛，則夢相殺。』

**○腎氣虛，則使人夢見舟船溺人，得其時，則夢伏水中，若有畏恐。**

《淫邪發夢》云：『陰氣盛，則夢涉大水而恐懼。』又云：『腎氣盛，則夢腰脊兩解不屬。』

**○肝氣虛，則夢見菌香生草，得其時，則夢伏樹下不敢起。**

〔識〕菌香，《脈經》作『園苑』，《千金》作『園花』。志云：『香蕈之小者，蓋雖有生氣而無根。』簡按：此注非也。《廣雅》『菌，薰也。其葉謂之蕙』，又屈原《離騷》『雜申椒與菌桂兮』，《蜀都賦》『菌桂臨巖』，知全注爲得。

〔紹〕王逸《離騷》注：『菌，薰也。葉曰蕙，根曰薰。』

案：《文選・蜀都賦》注：『菌，薰也。』考『菌』即『薰』之俗字假借。『菌香生草』，猶曰香草也。云草則木在此中也。醉酒之熏熏，又曰欣欣，與此同例。

生草，猶言活植草木也。

《淫邪發夢》云：『厥氣客於肝，則夢山林樹木。』

**○心氣虛，則夢救火陽物，得其時，則夢燔灼。**

〔志〕陽物，龍也。乃龍雷之火游行也。

〔張〕心合火也。陽物，即屬火之類。

案：陽物，恐非斥一物，張說可從。

《淫邪發夢》云：『厥氣客於心，則夢見丘山煙火。』

**○脾氣虛則夢飲食不足，得其時，則夢築垣蓋屋。**

《淫邪發夢》云：『厥氣客於脾，則夢見丘陵大澤壞屋風雨。』

**○此皆五藏氣虛，陽氣有餘，陰氣不足。**

〔識〕吳云：『凡人陽氣不足，陰氣有餘，則當晝而寐。若陽氣有餘，陰氣不足，則當夕而夢。』

〔張〕五藏氣虛，即陰不足也。陰氣不足，則虛陽獨浮，故云陽氣有餘。無根之陽，其虛可知。所以爲厥爲夢者，皆陽不附陰之所致。

**○合之五診，調之陰陽，以在經脈。**

〔吳〕五診，五内見證也。陰陽，三陰三陽也。在，察也。經脈，十二經脈也。同馬、高

〔識〕《書·舜典》『在璇璣玉衡』注：『在，察也。』今從吳注。

〔箚〕《爾雅·釋詁》『在，察也』。邵晉涵曰：『《書疏》引舍人云：在，見物之察也。《文王世子》云：必在視寒暖之節。鄭注：在，察也』。

二月廿七日

**○診有十度，度人脈度、藏度、肉度、筋度、俞度。**

〔識〕馬云：『度人、度民之度，俱入，餘皆去聲。』志並去聲，注云：『度，量也。十度者，度人脈、度藏、度肉、度筋、度俞、度陰陽氣、度上下、度民、度君、度卿也。』高以下文『度民君卿』四字，移於『陰陽氣盡』之下，注云：『十度，一曰度人，二曰度脈，三曰度藏，四曰度肉，五曰度筋，六曰度俞，七曰度陰陽氣盡，八曰度民，九曰度君，十曰度卿。民不得同卿，卿不得同於君，就其心志而揆度之。』簡按：

王義允當，故馬、吳、張從之。

〔張〕脈度者，如《經脈》《脈度》篇是也。藏度，如《本藏》《腸胃》《平人絶穀》等篇是也。肉度，如《衛氣失常》等篇是也。筋度，如《經筋篇》是也。俞度，如《氣府》《氣穴》《本輸篇》是也。度，數也。度人之『度』音鐸，餘音杜。

〔紹〕先兄曰：『王注度各有其二，所謂二者，陰陽之謂也。』琦曰：『度人』二字衍。

**○陰陽氣盡，人病自具。**

〔張〕凡此十度者，人身陰陽之理盡之矣。故人之疾病，亦無不具見於此。

**○脈動無常，散陰頗陽，脈脱不具，診無常行。**

〔識〕吳云：『頗，跛同，陰陽散亂偏頗也。』簡按：《玉篇》『頗，不平也，偏也』。王注非。吳云：『診無常行，不拘於一途也。』

〔張〕謂真陰散而孤陽在，脈頗似陽而無根者，非真陽之脈也。此其脈有所脱，而陰陽不全具矣。診此者，有不可以陰陽之常法行也，蓋謂其當慎耳。

案：『脈脱不具』，吳云：『脈或不顯也。』是以『脱』讀如『或』也。非是。考『脈動無常，散陰頗陽』者，言脈擊動應手，其狀無常形，或散見陰脈，沈濇弱弦微之類，或頗發陽脈，大浮數動滑之類。『脈脱不具，診無常行』者，言脈不擊動，或結或絶，不具其脈形，故其診法無以常局可律也。『脈動無常』與『脈脱不具』正相爲反對，字字相應，可細玩耳。此四句，説出前文『脈度』二字來也。常、陽、行三字押韻。

《金匱》卷上·藏府病第一云：『問曰：脈脱，入臓即死，入腑即愈，何謂也？師曰：非爲一病，百病皆然。』

○**診必上下，度民君卿。**

〔張〕貴賤尊卑，勞逸有異，膏粱藜藿，氣質不同，故當度民君卿，分别上下，以爲診。度，入聲。

案：此二句應前文『藏度肉度筋度俞度』也。

○**受師不卒，使術不明，不察逆從，是爲妄行。持雌失雄，棄陰附陽，不知并合，診故不明。**

〔張〕卒，盡也。雌雄，即陰陽之義。《生氣通天論》曰：『陰陽離決，精神乃絶。』故凡善診者，見其陰，必察其陽，見其陽，必察其陰。使不知陰陽逆從之理，并合之妙，是真庸庸者耳，診焉得明。

案：『雌雄』已見於《著至教》五七中，説具於彼。

○**傳之後世，反論自章。**

〔張〕理既不明，而妄傳後世，則其謬言反論，終必自章露也。

○**至陰虚，天氣絶，至陽盛，地氣不足。**

〔張〕至陰至陽，即天地之道也，設有乖離，敗亂乃至。《六微旨大論》曰：『氣之升降，天地之更用也。升已而降，降者謂天，降已而升，升者謂地。天氣下降，氣流於地。地氣上升，氣騰於天。』故《易》以地在天上而爲泰，言其交也，天在地上而爲否，言其不交也。此云至陰虚者，言地氣若衰而不升，不升則無以降，故天氣絶，至陽盛者，言天氣若亢而不降，不降則無以升，故地氣不足。蓋陰陽二氣，互藏其根，更相爲用，不可偏廢。此借天地自然之道，以喻人之陰陽貴和也。丹溪引此『虚盛』二字，以證陽常有餘，陰常不足，其説左矣。

〔識〕馬云：『地位乎下，爲至陰。若至陰虚，則天氣絶而不降。何也？以其無所升也。天位乎上，爲至陽。若至陽盛，則地氣無自而足。何也？以其無所降也。此設言也。故人有陽氣，陽氣者，衛氣也，人有陰氣，陰氣者，營氣也。能使陰陽二氣交會於一處者，惟至人乃能行之。』吳云：『至陰，脾也。天氣，肺也。』高云：『至陰，太陰也。至陰虛，則人之地氣不升。地氣不升，天氣絶。至陽，太陽也。至陽盛，則人之天氣有餘。天氣有餘，故地氣不足。必陰陽並交，無有虛盛。』按：高注大巧，而據下文，舊注似平穩。抄原

（眉）『至陽』斥夏極，『至陰』斥冬極。冬者温氣火氣少，故謂絶，夏者水氣濕氣猶多，故謂不足。冬者陰者事皆乏，故云虛也，夏者陽者事皆饒，故云盛也。

**○陰陽並交，至人之所行。**

（張）並交者，陰陽不相失而得其和平也。此其調攝之妙，惟至人者乃能行之。

**○陰陽交至者，陽氣先至，陰氣後至。是以聖人持診之道，先後陰陽而持之。**

（張）凡陰陽之道，陽動陰靜，陽剛陰柔，陽倡陰隨，陽施陰受，陽升陰降，陽前陰後，陽上陰下，陽左陰右。數者爲陽，遲者爲陰；表者爲陽，裏者爲陰；至者爲陽，去者爲陰；進者爲陽，退者爲陰；發生者爲陽，收藏者爲陰；陽之行速，陰之行遲。故陰陽並交者，必陽先至而陰後至。是以聖人之持診者，在察陰陽先後，以測其精要也。

持者，持脈之義，仲景書多言爾。

（眉）『陽氣先至，陰氣後至』者，吳又可『損復』亦此理。

**○奇恒之勢，乃六十首。**

（識）吳云：『六十年之歲首也。言論陰陽之變與常，乃盡於六十年間也。』張云：『奇，異也。恒，常

也。六十首，即《禁服篇》所謂通於九鍼六十篇之義，今失其傳矣。』高云：『奇脈恒脈，脈勢不同，六十日而更一氣，乃以六十爲首也。』簡按：《十六難》云『脈有三部九候，有陰陽，有輕重，有六十首』，吕廣曰：『首，頭首也。蓋三部從頭者，脈輒有六十首。』蓋諸注並屬傅會，今仍王義。

（眉）首，即條也。

案：張注全據王注而演其義者也，似是。揚雄《大玄》有八十一首，與此同理。

○**診合微之事，**

〔識〕吳云：『合於幽微也。』志云：『聲合五音，色合五行，脈合陰陽也。』張云：『參諸診之法，而合其精微也。』

○**追陰陽之變。**

〔張〕求陰陽盛衰之變也，

（眉）病既發在而工人至求其病證治，故云之追也。

○**章五中之情，**

〔識〕吳云：『五中，五藏也。』張云：『章，明也。』志云：『五内之情志也。』簡按：馬云『五中者，古經篇名』，非，義具下文王注。

○**其中之論，取虚實之要，定五度之事，知此乃足以診。**

〔識〕馬云：『五度，即前十度也。』吳、張同。志云：『五度者，度神之有餘不足，氣有餘有不足，血有餘有不足，形有餘有不足，志有餘有不足。』高云：『五度，即上文之五診也。』簡按：馬注似是。

案：『其中之論』，謂論其五中也。蓋五藏虚實之要，皆在診脈而知之，乃定五度之事也。

**○是以切陰不得陽，診消亡，得陽不得陰，守學不湛，知左不知右，知右不知左，知上不知下，知先不知後，故治不久。**

案：治不久者，言誤治假姑得功，暫乃復病，故非功也。

〔張〕切陰不得陽，診消亡者，言人生以陽爲主，不得其陽，焉得不亡？如《陰陽別論》曰：『所謂陰者，真藏也。見則爲敗，敗必至矣。所謂陽者，胃脘之陽也。』《平人氣象論》曰『人無胃氣死』『脈無胃氣死』，是皆言此『陽』字。湛，明也。若但知得陽，而不知陽中有陰及陰平陽祕之道者，是爲偏守其學，亦屬不明。如左右上下先後者，皆陰陽之道也，使不知左右，則不明升降之理，不知上下，則不明清濁之宜，不知先後，則不明緩急之用，安望其久安長治而萬世不殆哉？

〔識〕張云：『湛，明也。』本於馬注。志云：『湛，甚也。』吳作『知』。高作『諶』，注云：『諶，信也。』簡按：湛訓明，無所考，然於文義爲得。

〔紹〕《楚辭·招魂》『湛湛江水兮』注：『深貌。』

〔眉〕案：『上下先後』字互文一略。

**○知醜知善，知病知不病，知高知下，知坐知起，知行知止，用之有紀，診道乃具，萬世不殆。**

〔張〕凡此數者，皆有對待之理。若差之毫釐，則繆以千里。故凡病之善惡，形之動靜，皆所當辨。能明此義，而用之有紀，診道斯備，故可萬世無殆矣。紀，條理也。殆，危也。

〔眉〕『知醜知善，知病知不病』，云知病之真假，又云如扁鵲察虢齊也。

**○起所有餘，知所不足。**

〔吳〕起，病之始也。有餘，客邪有餘。不足，正氣不足。言病之所起，雖云有餘，然亦可以知其虛而受邪矣。

〔張〕起，興起也。言將治其有餘，當察其不足。蓋邪氣多有餘，正氣多不足。若只知有餘，而忘其不足，則取敗之道也。此示人以根本當慎之意。

（眉）起，起思也。

○**度事上下，脈事因格。**

〔張〕能度形情之高下，則脈事因之可格至而知也。

〔識〕吳云：『格者，窮至其理也。言揆度病情之高下，而脈事因之窮至其理也。』馬云：『度其事之上下，脈之因革，則診法無不備矣。』簡按：馬讀『格』爲『革』，因革乃沿革之義，其意不通。

（眉）『度事』連字，討度從事之義。

○**是以形弱氣虛，死。形氣有餘，脈氣不足，死。**

〔張〕外貌無恙，藏氣已壞也。

○**脈氣有餘，形氣不足，生。**

〔張〕藏氣未傷者，形衰無害，蓋以根本爲主也。又如《三部九候論》曰：『形肉已脫，九候雖調猶死。』蓋脫與不足，本自不同，而形肉既脫，膞元絶矣，故脈氣雖調，亦所不治。當與此節互求其義。

○**是以診有大方，坐起有常，**

〔吳〕此下論作醫之方。大方，大法也。

〔張〕大方者，醫家之大法也。坐起有常，則舉動不苟而先正其身，身正於外，心必隨之，故診之大方，必先乎此。

案：後世大方脈、小方脈之名目，其實原於此。方，道也。

〇**出入有行，以轉神明，**

〔吳〕（當作〔張〕）行，去聲，德行也。醫以活人爲事，其於出入之時，念念皆真，無一不敬，則德能動天，誠能格心，故可以轉運周旋，而無往弗神矣。

案：出入有行，謂出呼入吸，共有行節常度，以此呼吸運轉五藏神明之精氣也。

〇**必清必淨，上觀下觀，**

〔張〕必清必淨，則心專志一，而神明見，然後上觀之以察其神色聲音，下觀之以察其形體逆順。

案：此二句謂神明之精氣，清淨玄妙，上觀耳目，下觀鼻口也。

〇**司八正邪，別五中部，**

〔識〕吳云：『司，推步也。』張云：『司，候也。』高云：『司，主也。』簡按：司、伺同。《前·灌夫傳》『太后亦已使候司』。則知張之義確矣。

〔張〕別，審也。候八節八風之正邪，以察其表，審五藏五行之部位，以察其裏。

案：張説可從。中，謂裏證，部，謂表證也。所云五中部者，謂三陽三陰證也。

〇**按脈動靜，循尺滑濇寒温之意，**

〔張〕按脈動靜，可別陰陽，滑濇寒温，可知虚實。凡脈滑則尺之皮膚亦滑，脈濇則尺之皮膚亦濇，脈寒則尺之皮膚亦寒，脈温則尺之皮膚亦温，故循尺即可以知之。循，揣摩也。

案：循尺膚之診法，最在於此。此法醫之所難也。『意』字可着眼，蓋尺膚之滑濇寒温，只在於意之所存，不可以文傳也。

（眉）脈，寸口。尺，尺膚。

○**視其大小，合之病能，**

（識）吳云：『大小，二便也。』張同。志云：『視脈之大小。』高同。

（張）二便爲約束之門户，門户不要則倉廩不藏。得守者生，失守者死，故視其大小以合病能。能，情狀之謂。

（識）馬云：『病能，讀爲病耐。《陰陽應象大論》云：病之形能也。』張云：『能，情狀之謂。』簡按：『能』古與『態』通。

案：『能』解詳見於《應象論》五中。

『小大不利』『小大利』見《標本病傳篇》，而與此『大小』均共屎尿之謂。

○**逆從以得，復知病名，**

（張）反者爲逆，順者爲從，必得逆從，必知病名，庶有定見而無差謬。

○**診可十全，不失人情。**

（張）診如上法，庶可十全。其於人情，尤不可失也。

案：張曰：『不失人情，爲醫家最一難事，而人情之説有三，一曰病人之情，二曰傍人之情，三曰同道人之情。』文繁故不録於此。

（紹）吳曰：『人情，病人之情。』堅案：此説是。張以爲人情三云云，似失經旨。

（眉）診之十全，非療治之十全也。

**○故診之，或視息視意，故不失條理，**

〔張〕視息者，察呼吸，以觀其氣。視意者，察形色，以觀其情。凡此諸法，皆診有大方，診可十全之道。知之者，故能不失條理。條者，猶幹有枝，理者，猶物之有脈，即脈絡綱紀之謂。

〔吳〕視息，視其呼吸高下也。視意，視其意（當作『志』）趣遠近苦樂憂思也。

〔志〕視息者，候呼吸之往來，脈之去至也。視意者，閉户塞牖，繫之病者，數問其情，以從其意也。

案：以不失病人之情狀爲主，則或至於失治療汗下鍼灸等之條理。今云『不失情』，又『不失理』，是真得兩全之法也，爲醫者當書紳耳。

**○道甚明察，故能長久。不知此道，失經絶理，亡言妄期，此謂失道。**

〔張〕不知此道，則亡言妄期，未有不殆者矣。

〔識〕吳『亡』作『妄』。高云：『亡言，無徵之言也。』簡按：今從吳注。

案：高説是，言妄期其生，妄期其死，共無徵之言，乃與扁鵲之視死别生相矛盾耳。

〔眉〕亡者，無當無方之緩言。

案：此篇凡二章，篇首至『以在經脈』爲一章，論陰陽二氣之有多少，『診有十度』以下至篇末，專明診候之法也。

元治甲子小春十五曉天燈下書於華陀術之作樂屠蘇黄菊花邊簡坻間人　森立之

第八十補

老從上少從下ヲ二

〔識〕吳云：『老人陽氣之多少從上，少者陽氣之多少從下。』志云：『老者之氣從上而下，猶秋氣之從

上而方衰於下。少者之氣從下而上，猶春氣之從下而方盛於上。』皆優於王注。馬與王同。原《識》抄本

反之則歸秋冬爲生ウ二

〔箚〕寬案：不言歸春夏爲死者，蓋省文也。

夢築垣蓋屋ウ七

〔箚〕（當作〔紹〕）琦曰：『按五藏虛實，發夢不同，義其（當作「具」）《脈要精微論》中，此列五藏之虛夢，得其時則氣應實。然惟心脾二藏爲合，其肺腎肝得時之夢，仍同虛例，恐有謬誤。』

散陰頗陽ヲ九

〔箚〕稻曰：『謂離散之陰，頗僻之陽，互不交泰也。』

守學不湛ヲ十三

〔箚〕《文選》注：『湛，深也。』《楚辭》注：『湛，厚也。』

必清必淨ウ十五

〔箚〕《莊子》『必靜必清』。

案：靜、淨古今字。解已見於《四氣調神》二中。

知坐知起ヲ十四

〔紹〕琦曰：『坐起行止，謂病人之起居，所以參驗脈證也。』

## 解精微論篇第八十一

〔新〕按全元起本在第八卷，名《方論解》。

《大素》廿九·水論全載之。

**○黃帝在明堂，雷公請曰：臣授業傳之行，教以經論，從容形法，陰陽刺灸，湯藥所滋。行治有賢不肖，未必能十全。**

〔楊〕天地之間，四方上下，六合宇間，有神明居中，以明造化，故號明堂。法天地爲室，聖明居中，以明道教，稱爲明堂。從容者，詳審皃也。所受太素經論，攝生女形詳審之法，謂是陰陽。刺灸湯液藥滋四種之術，莫不要妙。然有不肖行之，不能十全，謹受詔命，雷公言已領解之。

〔張〕言授業於人，而傳之行教，惟藉此經論諸法，然猶有不能十全，故更問其詳也。

〔識〕志『滋』作『資』，『灸』下、『資』下句。高同，唯『滋』仍原文，注云：『陰陽之刺灸，湯藥之所滋，但行治有賢不肖，未必能十全。』

〔箚〕《漢・藝文志》『量疾病之淺深，假藥味之滋』。

案：據楊注四種之言，則刺一、灸二、湯液三、藥滋四也。蓋藥滋者，煮藥滋汁之謂。『藥滋』自是古言，而『滋』字與津、煎、漿、劑、精等字同音，乃爲津汁之義也。但曰湯液，則爲濁液煎練之物，曰藥滋，則爲清津煮過之物，二物分別宜如此。《大素》作『湯液藥滋所行治』，可從矣。

**○若先言悲哀喜怒，燥濕寒暑，陰陽婦女，**

〔楊〕若，汝也。先所言人悲哀等事，請問所由者，貧富貴賤，及諸群下通使臨事之徒，使之適於道術，聞其命。

案：以上爲黃帝言，《大素》（『若』上有『黃帝曰』）可從矣。蓋悲哀、寒濕、婦女共爲陰，喜怒、燥暑、男子共爲陽之義也，不曰『男子』者省文也。

**○請問其所以然者，卑賤富貴，人之形體，所從群下，通使臨事，以適道術，謹聞命矣。**

案：是雷公言也。『卑賤富貴』者，《徵四失》七八所云『第三失』是也。

○**請問有毚愚仆漏之問，不在經者，欲聞其狀。**

〔楊〕雷公問有偃仆偏問，雖合於道，然不在經者，欲知其狀也。

〔識〕仆漏，吳作『朴陋』，吳云：『謂毚弱愚昧，朴野鄙陋也。』張云：『毚，妄也。漏，當作陋。問不在經，故毚愚朴陋，自歉之辭。朴，舊作仆。按全元起本作朴，於義爲妥，今改從之。』簡按：《説文》『毚，狡兔也』，故王訓狡。然張注爲允帖，今從之。

〔紹〕堅按：《大素》有譌，然『漏』作『偏』，或是。

案：《大素》（『毚愚』）作『俛遇』者，恐古文借字。『俛』即『免』字從人者，爲罔昧不明義。『遇』即『愚』字。『俛遇』即『罔愚』也。蓋亦古之熟語。（《大素》『仆漏』作）『仆偏』即『頗偏』，爲不正欹斜之義。『仆』與『頗』古音相通，『朴』亦同。蓋是亦古之熟語。故曰俛遇仆偏之問，則爲自謙詞，可知也。

○**帝曰：大矣。**

〔楊〕仆偏所問之義大矣也。

○**公請問哭泣而淚不出者，若出而少涕，其故何也？**

〔楊〕泣從目下，涕自鼻出，間爲一液也。故人哭之時，涕泣交連。然有哭而無泣，縱有泣涕少，何也？涕，洟也。

案：涕、泣、淚解已見於《宣明五氣》廿三中。

○**帝曰：在經有也。**

〔楊〕□是此在經已陳之義，非仆偏之問也。

〔張〕《口問篇》具載此義，故曰在經有也。

**○復問不知水所從生，涕所從出也。**

〔楊〕水者，泣也。請問涕泣何所從生也之。

〔張〕泣與涕所出不同，故復問其故。

**○帝曰：若問此者，無益於治也。工之所知，道之所生也。**

〔楊〕若，汝也。汝之問者，無益於人仁義教，有益於身道德之道，故是二者道之生也之。

〔識〕馬、呉、高『生』作『在』。呉云：『道無往而不在。』高云：『道之所在，有如下文所云也。』

〔紹〕琦曰：『若問此』已下十八字衍。

案：道者，謂液道也。《靈・口問篇》二八云『上液之道開則泣』是也。王所云『道氣』，亦謂此耳。

**○夫心者，五藏之專精也。目者，其竅也；**

案：『目』爲肝之所主，然其眸子所見者，是心之所主也，故曰其竅也。

**○華色者，其榮也。**

〔張〕目，即專精之外竅也。華色，即專精之外榮也。

**○是以人有德也，則氣和於目，**

〔識〕呉云：『行道而有得於心，謂之德。』高云：『德，猶得也。』簡按：《太素》爲是。

〔紹〕堅按：上『華色者其榮也』句，及此三句，並是客詞。

**○有亡，憂知於色。是以悲哀則泣下，泣下水所由生。**

〔楊〕心爲五藏身之總主，故爲專精。目爲心之通竅，華色爲心之榮顯，故有得通於心者，氣見於目，覩目可知其人喜也，有亡於已者，氣見於色，視色可見其人憂也。心悲哀者泣下，水生之也。

〔張〕目爲宗脈所聚，而衆水歸之，故悲則泣下。《五癃津液別篇》曰：『五藏六府之津液，盡上滲於目，心悲氣并則心系急，心系急則肺舉，肺舉則液上溢，故泣出矣。』

**○水宗者積水也，積水者至陰也，至陰者腎之精也。宗精之水所以不出者，是精持之也，輔之裹之，故水不行也。**

〔楊〕宗，本也。水之本是腎之精，至陰者也。則知人哭泣不出者，是至陰本精輔裹持之，故不得出之矣。

案：《大素》作『精』似是，『積水』叵解。

〔張〕水宗，水之原也。五液皆宗於腎，故又曰宗精。精能主持水道，則不使之妄行矣。

〔識〕吴云：『水宗，水之始也。』張云：『水之原也。』高云：『宗，猶聚也。水之聚者，漸積而成，故曰水宗（者積水也）。水積於下，其性陰柔，故曰積水者至陰也。』『水宗』，《甲乙》作『衆精』，似是。

**○夫水之精爲志，火之精爲神，水火相感，神志倶悲，是以目之水生也。**

〔楊〕水陰精者，志也。穴陰精者，神也。兩精持之，故泣不下也。案：『穴』恐『火』訛。

案：腦吕髓腎精一體相貫，此曰志者，腦中記誌銘刻著藏之義。

案：『水火云云』八字，《大素》無，可從。蓋是王氏所增歟。《易・系》曰：『神以知來，知以藏往。』全與此相同。

（眉）《衛生寶鑑》廿卷六頁曰：『銘諸心而著之髓。』案：髓，即斥腦，斥精也。

**○故諺言曰：心悲名曰志悲。志與心精共湊於目也。**

〔張〕神悲於心，則志應於腎，故心悲名曰志悲，而水火之精皆上湊也。

案：非情發於心頭者，名之曰志悲。是亦古俗之所呼，取以爲徵者，言悲雖生於心，其實則心神之氣引腎精而湊於上也。《大素》無『志』字者是。云（『與心精』作）『心與精』者，猶云心神與腎精，是省文例也。

**○是以俱悲，則神氣傳於心，精上不傳於志，而志獨悲，故泣出也。**

〔楊〕彥，美言也。人之美言有當，故取以爲信。彥言心悲名曰志悲，有所以也。良以心與精在於目，俱爲悲者，神氣傳於心，精不傳於志，志無神持，故陰精獨用爲悲，所以泣水下之也。

〔張〕悲則心系急，故神氣傳於心。傳於心則精不下傳於志，精聚於上，志虛於下，則志獨生悲，而精無所持。此所以水不藏於下而泣出於上也。

案：俱悲者，謂心腎俱合而悲情生也。

**○泣涕者腦也，腦者陰也，**

〔張〕泣涕者，因泣而涕也。涕出於腦，腦者精之類，爲髓之海，故屬乎陰。

〔馬〕《五藏別論》以腦爲地氣所生。

〔紹〕琦曰：『泣』衍字。

**○髓者骨之充也，**

〔張〕髓充滿於骨空，諸髓者皆屬於腦。

**○故腦滲爲涕。**

〔張〕鼻竅上通於腦也。

〔識〕簡按：鼻淵，後世呼爲腦漏，其實非腦之漏泄，乃腦中濁涕，下而不止也。　三月廿二日

**〇志者骨之主也，**

案：志，猶云腎精。精、志，一音之緩急也。前文『志』字皆中寓腎精義也。

**〇是以水流而涕從之者，其行類也。**

《甲乙》無『行』字。

〔吳〕水，謂泣也。

〔張〕志與骨皆屬於腎，故志爲骨之主，而涕亦從乎水也。

**〇夫涕之與泣者，譬如人之兄弟，急則俱死，生則俱生，**

〔張〕水液同類，故如兄弟。

案：急則俱死者，謂若悲情切急，則泣涕俱不出，故曰死也。出則俱亡者，謂泣涕俱出，多則心腎之精俱消亡也。本文『生則俱生』不可解，今從《大素》。

**〇其志以早悲，是以涕泣俱出而横行也。**

〔張〕横行，言其多也。

案：『早悲』難解，宜從《大素》作『搖悲』，言志以有所動搖，故爲悲也。

**〇夫人涕泣俱出而相從者，所屬之類也。**

〔楊〕夫涕泣之出，本於腦也。頭髓爲陽，死骨之陰也。志爲骨主，腦深爲涕，涕之與泣同爲水類，故泣之水出，涕即從之。此之兄第有急有出，死生是同相隨不離，涕泣亦爾，志動而悲，則涕泣横之也。

案：『腦者，陰也』，《大素》作『腦者，陽也』，宜從。蓋頭爲諸陽之會，而腦户穴屬太陽經，則作『陰』者爲誤也。（《大素》『滲』作）『深』即『滲』誤，以音同借用也。（《大素》作）『相從志所屬之類』者，言心腎之氣以類屬係，故涕泣俱出也。

**○雷公曰：大矣。請問人哭泣而淚不出者，若出而少，涕不從之，何也？**

〔楊〕讚帝所言，并重問前哭涕泣之事。

**○帝曰：夫泣不出者，哭不悲也。不泣者，神不慈也。神不慈則志不悲，陰陽相持，泣安能獨來。**

〔楊〕神者爲陽，志者爲陰。神之失守故慈，志之失守故悲。悲故泣出，今陰陽相持無失，泣安從生之也。

〔張〕泣不出，淚不下也。哭者以其心悲，心悲以其神慈，神慈則志悲，志悲所以泣出。夫神不慈，志不悲者，正以神爲陽，志爲陰，陰陽相持之固，則難於感動，所以泣涕不能獨至。

**○夫志悲者惋，惋則沖陰，沖陰則志去目，志去則神不守精，精神去目，涕泣出也。**

〔楊〕沖，虚也。志悲既甚，即虚於陰，陰虚則志亡，志亡去目則可，神次守精，今神亦去目，故涕泣俱出。

〔張〕陰，精也。陰氣受衝則志去於目，故精神不守而涕泣弗能禁也。

〔識〕呉云：『惋，悽慘意氣也。沖陰，逆衝於腦也。』高云：『惋惋，哀戚也。』志云：『惋惋，驚動貌。』簡按：惋惋爲連語，非也。蓋襲馬本句讀之訛。

〔紹〕此亦言神精共湊而不能持。

案：惋、悗古通用。鬱悗字不可作惋，悗、悶音通。說已見於《陽明脈解》十三中。

**○且子獨不誦不念夫經言乎，厥則目無所見。夫人厥則陽氣并於上，陰氣并於下。陽并於上，則火獨光也；陰并於下則足寒，足寒則脹也。**

〔呉〕厥則目無所見，經言也。『夫人』以下釋經也。

〔張〕并，偏聚也。火獨光陽之亢也。厥因氣逆，故陰陽各有所并，并則陽氣不降，陰氣不升，故上爲目無所見，而下爲足寒。陰中無陽，故又生脹滿之疾。

**○夫一水不勝五火，故目眥盲。**

〔楊〕厥，逆也。人氣逆者，陽氣并陰，歸上於頭，陰氣并陽，歸下手足。歸下手足，則手足冷，歸上於頭，遂致目盲。以其目是陽，已是一火，下陽并上，則是二火。志精在目，則是一水，一水不勝於二火，故熱盛爭而盲也。

〔張〕一水，目之精也。五火，即五藏之厥陽并於上者也。『眥』當作『視』。

〔識〕簡按：呉仍《甲乙》刪『眥』字，今從之。

案：兒約之曰，眥即視之俗，非目匡字也。《大素》『眥』下有『而』字，『而』猶『乃』也。王注：『眥，視也。』是猶曰眥即視俗字耳。此説似是。《廣韻》上·五旨云：『視，瞻也。承矢切。眡、眎並古文。』去·六至同。「眡」作「眡」《玉篇》『眎，時至切。語也。亦作示，又承矢切，亦古文視』『眡，時旨切。古文視』。《新撰字鏡》『眥，士至反』『眎，時至反』『眡，上支反』『眡，時指反』，並與《玉篇》合，可併考。

案：『五火』《大素》作『兩火』，可從。

**○是以衝風，泣下而不止。**

〔楊〕是衝氣將於耶風至日，遂令泣下，風乃止之也。

案：『衡氣將於耶風至日』，恐是『衛氣將折耶風至目』之訛。泣下而風愈者，亦與自汗之理同。與《素問》義不同。

（眉）周本『衡』上有一『氣』字，宋本『衡』上一缺字空。

**○夫風之中目也，陽氣内守於精，是火氣燔目，故見風則泣下也。有以比之，夫火疾風生乃能雨，此之類也。**

〔楊〕風者，陽也，火也。風之守精，是火循目。陽氣動陰，陰作泣出，比天疾風其雨必降之也。（《大素》『夫火疾風生』作『天之疾風』。）

〔張〕天之陽氣爲風，人之陽氣爲火。風中於目，則火氣内燔，而水不能守，故泣出也。火疾風生，陽之極也。陽極則陰生，承之乃能致雨。人同天地之氣，故風熱在目而泣出，義亦無兩。

〔識〕簡按：今據《甲乙》《太素》刪『火』字。

《靈樞·口問篇》二十八云：『黄帝曰：人之哀而泣涕出者，何氣使然？岐伯曰：心者，五藏六府之主也。目者，宗脈之所聚也，上液之道也。口鼻者，氣之門户也。故悲哀愁憂則心動，心動則五藏六府皆搖，搖則宗脈感，宗脈感則液道開，液道開故泣涕出焉。液者，所以灌精濡空竅者也。故上液之道（當補「開」）則泣，泣不止則液竭，液竭則精不灌，精不灌則目無所見矣。故命曰奪精。補天柱經俠頸。』

〔識〕高云：『愚觀上論七篇，詞古義深，難於詮解。然久久玩索，得其精微，則奥旨自顯。曩歲，偶於友人齋頭，見新刊《素問》一部，紙板甚精潔，名人爲之序。其篇什倒置，刪削全文，末卷七篇，置之不録，謂詞義不經，似屬後人添贅，而非黄帝之文。噫！如是之人，妄論聖經，貽誤後昆，良足悲也。』簡按：明徐常吉《諸家要指》亦云『《天元紀》諸篇，皆推明天地陰陽之理，信非聖人不能作，《著至教》以下，或後人依倣爲之』。然運氣七篇，王氏所補，詳論於卷首，而《著至教》以下，文辭艱澀，略似與前諸篇，其體不同，然義理深奥，旨趣淵微，《甲乙》《太素》並收之，則斷然爲舊經之文矣，徐説不足憑耳。茝庭先生《素問識》跋云：『今世所傳，莫舊於次注。然朱墨雜書，字多譌誤，林億等頗有是正，猶未爲賅備，於是核之晉唐各家，悉加校勘。又以爲讀古書，必先明詁訓，《素問》文辭雅奥，非淺學所能解，而明清諸注，往往望文生義，踳駁不一。於是一以次注爲粉本，博徵史子，洽稽蒼雅，句銖字兩，凡文義之疑滯不通者，莫不可讀焉。又以爲詁訓既明，理蘊可得而繹，然注家或騖之高遠，或失之粗莽，少能有實事求是者。於是芟其繁，掇其要，涵泳玩索，務推闡祕賾，且參對仲景之書，以示互相發明之旨焉。』

案：此跋成在天保八年丁酉十月，今拙著成亦在元治甲子十月，而其間相去二十八年。而楊注《大素》廿餘卷，《醫心方》全卷三十卷，宋板《千金》《外臺》，舊抄《明堂》一卷，真本《玉篇》殘篇二卷，《新撰字鏡》全部十二卷等，古本並出於世，采以補足經義。其讀經之法，一奉茝庭先生之口授，以解詁明理爲本旨，唯恐淺寡不洽，俟後日續録，故每卷末存數葉白紙，以備於此云。

案：此篇凡一章，專論泣涕二水原於心腎之理，其理切實，故全本在第八卷，王氏亦采以置於卷末，蓋有深旨耳。

**重廣補注黄帝内經素問卷第二十四**

**素問攷注卷第二十**

此書起稿於安政庚申正月至甲子，正是五年。元治二年乙丑三月廿七日躋壽館講辨竟。立之

元治元年歲次甲子十月十五日癸未揮豪於馬米華他巷之推致室　萊翁養竹　森立之

右三十九册慶應元乙丑年閏五月三日，使工清次郎粘釘，同日簽題了。竹翁

第八十一補

泣安能獨來ヲ八

〔紹〕此段無出而少涕之答辭，蓋亦神不慈者，可推而知也。

故諺言曰ウ五

〔箚〕《太素》（『故諺言曰』）作『故以人彦言曰』。寬案：《爾雅》『美士爲彦』，郭云：『人所彦詠。』舍人云：『國有美士，爲人所言道。』《詩·鄭風》『彼其之子，邦之彦』，《毛傳》：『彦，士之美稱。』楊曰：『彦，美言也。人之美言有當，故取以爲信也。』

案：《大素》作『彦言』者，是古字之存者也。蓋美言膾炙人口者，遂爲俗諺。『諺』是彦言之字，故《説文》云：『諺，傳言也。』凡經傳數百之書，無一作『彦言』者，只有此一經，而可知美言爲諺之義耳。

八十　陽從左陰從右ナ一　老從上少從下ウ一　厥ヲ三　一上不下ウ三　寒厥到膝ウ三　頭痛巔疾ヲ四　緜乎屬不滿日ウ四　少氣之厥ウ五　五藏虛實夢ヲ六　菌香ウ六　在ヲ八　診有十度ヲ八　脈脱不具ヲ九　雌雄ヲ十　奇恒之勢乃六十首ヲ十二　湛ヲ十三　診有大方ヲ十五　神明ウ同　八正邪ヲ十六　五中部同　按脈同　循尺同　大小ウ同　病能同

八十一　刺灸湯液藥滋ヲ一　毚俛愚遇仆漏偏ヲ二　哭泣ヲ三　淚ヲ三　涕ヲ三　德得ヲ四　諺彦言ウ五　腦ウ六　髓同　志腎ヲ七　橫行ウ七　惋悗ウ八　厥ヲ九　眥視ウ九

# 引用諸家目録

〔識〕《素問識》，丹波元簡撰。

〔紹〕《素問紹識》，丹波元堅撰。

〔箚〕《素問箚記》，喜多村直寛撰。

〔楊〕唐·楊上善《太素注》。《道德經》廣聖義云：『太子司議楊上善，高宗時人。』

〔馬〕明·馬蒔《注證發微》。

〔張〕明·張介賓《類經》。

〔眉〕《廣韻》：箚，刺著，竹洽切。《集韻》同。《韻會》：箚，竹洽切，音與札同，刺著也。又箚子，唐人奏事非表非狀者，謂之箚子，亦謂之録子，又謂之榜子，陸贄有《榜子集》。又録也。

# 素問攷注跋文別號録

卷一

第一　華他巷人

第二　覬楳屠蘇　岐園　實翁

第三　養竹子

第四　猗儺園

卷二

第五　若囱

第六　速讀書屋　華他公

第七　華他術公　五禽道人

卷三

第八　華他述人　枳園生

第九　立之

第十 節齋

第十一 源立之

卷四

第十二 枳園

第十三 作樂屠蘇　信天翁

第十四 員丘

第十五 琅玕節下書屋用王貞白句

第十六 枳園翁

卷五

第十七 五禽道人養竹子

第十八 速讀翁

卷六

第十九 立之

第廿 枳園山人

卷七

第廿一 枳園

第廿二 竹仙

第廿三　枳園生
第廿四　華他巷速讀室

卷八

第廿五　七絶精廬　五禽翁
第廿六　更生室　活翁
第廿七　恐泥書屋　槭溪山人磊齋　再醒翁
第廿八　辟古齋　玄齊居士
第廿九　無不愈園　虚心子
第卅　琅玕軒　謐堂

卷九

第卅一　問津館　華他術人　養竹翁又四一
第卅二　達欝堂　岐路亡羊子　蕩軒
第卅三　榮軒　牧羊齋
第卅四　萩亭

卷十

第卅五　問津館　牧羊齋主
第卅六　師義不師古齋　竹嶼老人

第卅七 選軒老人

第卅八 推致室　竹嶼閑人

第卅九 温知藥室　竹軒居士

第四十 何必讀書齋 漫然居士　立夫

第四十一 未知有間人

卷十一

第四十二 讀未能讀書齋　氷臺子　青要主人

第四十三 五禽堂　涒淡翁

第四十四 聆風亭　虛心道人　竹僊

第四十五 蕣軒　醒翁

卷十二

第四十六 無所有亭　醒翁　立之

第四十七 白駒山人　源立之

第四十八 柳下盦　篔抵老人　立之

第四十九 竹向閑人　森立之

卷十三

卷十四

第五十 白駒山房　清狂老人
第五一 八九山人　活活翁
第五二 八九山人　速讀翁
第五三 温知子　森立之
第五四 養竹居士　森立之
第五五 高節老人　森立之
卷十五
第五六 北岐八九山房東軒　清狂老人　森立之
第五七 博求山房　竹翁　立之
第五八 晛齋　立之
第五九 速讀齋　竹翁枳園居士　萊翁
卷十六
第六十 賈佗巷人　立之芒翁
第六一 無方散人　立之忘翁
卷十七
第六二 三石老翁　五禽子
卷十八

第六三 速讀書屋　萊翁
第六四 北岐華佗巷　臥夢亭　萊翁
第六五 樅軒
卷十九
第六六
第六七
第六八
卷廿
第六十九
第七十
卷廿一
第七一
第七二
第七三
卷廿二
第七四
卷廿三

第七五 榮軒
第七六 作樂屠蘇　五禽翁
第七七 三石道人　磊齋
第七八 椿圃
卷廿四
第七九 貞軒
第八十 篔坻間人
第八十一 華他巷　推致室　萊翁

# 素問攷注要義捷見

賞靜軒雀躍子纂

第一

術數ヲ七　漿ウ八　邪風ウ九　天癸ウ十一　真牙ヲ十二　焦ウ同

第二

寒變ヲ一　痎瘧ウ二　飧泄ヲ四　痿厥ウ五　菀槀ウ六　内洞ウ七　内變ヲ七　焦滿ヲ八　獨沈ウ八　内格ウ九

第三

喘喝ヲ四　緛短ヲ五　辟積ヲ六　煎厥同　薄厥ウ七　偏枯ウ八　痤疿同　大丁同　皶ウ九　大僂ヲ十　瘻ウ十　俞氣ヲ十一　癰腫同　魄汗ウ同

風瘧同　苛毒ウ十二　腸澼ウ十六　大骨ウ十九

第四

四支ヲ二　不ヲ三　鼽衄ウ同　雞鳴ウ四　精ウ六　按蹻ヲ三

第五

生長殺藏ウ一　寒氣熱氣ヲ二　䐜脹同　反作ウ同　氣味陰陽ヲ五　風寒暑濕燥熱ヲ七　冬傷於寒ウ九　形能ウ十四　七損八益ヲ十五

涕泣俱出ウ十八　權衡規矩ヲ廿六　尺寸ヲ廿七　漬形爲汗ヲ卅

第六

開闔ヲ五　𩅰𩅰ウ七

第七

胃脘ウ二　心脾ヲ四　隱曲同、九ヲ十　風消ウ同　息賁同　索澤ヲ五　腨同　頹疝同　心掣ヲ六　隔同、五ウ十　風厥ウ六　善氣ヲ八　偏枯

痿易ウ同　魄汗ヲ十　喘鳴同　結斜ヲ十四　石水同　消ヲ十五　水ウ同　喉痺ヲ十六　有子ウ同　脹辟ウ十七　汗同　崩ヲ十八

第八

五藏一ウ和名攷　六府和名攷　三焦ヲ十一　閔閔ウ十四　孰者同　其形乃制ウ十五　靈蘭之室同

第九

九野ヲ一　形藏四ヲ二　發蒙解惑ウ同　先師ヲ三　工同　如環無端ヲ四　大神靈問ヲ六　主蟄ウ八　五色修明音聲能彰ウ六　罷極之本ヲ九　魂魄ウ十二　脾胃ヲ十四　關格ウ十八

第十

泣ウ一　胝ウ二　紺ウ四　腦ヲ六　痺厥ウ八　十二俞ヲ十　鍼石ヲ十一　巔疾ヲ十一　過在ヲ十二　徇蒙ウ十二　招尤同　胠ヲ十四　欬逆上氣ウ十四　五藏相音ヲ十六　喘同　長脈ウ十七　五藏痺ウ十九　左右彈ウ十七

第十一

方士ヲ一　奇恒ウ同　魄門ウ二　氣口ウ三　五藏六府之氣味ヲ五

第十二

砭石ヲ二　褐薦ヲ三　笮食ウ同　毒藥ヲ四　灸焫ウ五　食胕ヲ六　導引ヲ七　病情ウ七

第十三

祝由ウ一　伸官ヲ二　八風五痺ウ四　草蘇ヲ五　兇兇ヲ六　去故就新ウ六

第十四

湯液醪醴ヲ二　鑱石ウ四　充郭ウ七　權衡ヲ八　宛陳ウ八　鬼門ヲ九　淨府ウ九　五湯ヲ十

第十五

揆度ヲ一　奇恒同　主治ウ二　夭ウ三　醪酒同　易ウ四　反化同　搏脈ウ五　痺躄同　消氣ヲ六

第十六

始方ヲ一　與於ウ二　洒洒ウ五　愈已ヲ六　鬲ヲ七　傷中ウ同　懊憹ヲ八　瘈瘲ヲ十　不仁ウ十

第十七

切脈ウ一　精明ヲ二　參伍ウ二　脈ヲ三　渾渾革革ウ四　白ヲ五　地蒼ウ六　水泉ウ八　五藏ウ八　保ウ十四　周密ウ十五　故曰同　揣ウ十六

舌卷ヲ十七　耎ウ十七　易ウ十八　食痺ウ十九　骱ウ廿　心疝ウ廿一　癉ヲ廿三　消中同　巓ウ廿四　癘ウ廿五　癰腫ヲ廿六　跗膚ウ廿八　尺寸ウ廿九　眴ウ卅二

第十八

平人ヲ一　少氣ヲ二　躁ウ二　病温同　代ウ七　藏真六ヲ、十一ウ　弦鈎毛石圖説ウ十　虚里十一ウ、十三ヲ、補ナ　解㑊ウ廿一　臥蠶ヲ廿三　胃疸ヲ廿四

琅玕ヲ廿九　喘喘ウ同　帶鈎ヲ三十　楡莢ウ同　物ウ卅一　招招ヲ卅二　旬ヲ卅四　葛ウ卅四　奪索ヲ卅五

第十九

胠ヲ二　浸淫ウ三　氣泄ヲ四　如浮ヲ四　慍慍然ウ五　下聞病音同　如營ヲ六　如數ウ同　心懸ウ又六　四傍ウ七　重強ウ九　風者百病

之長ヲ十四　皮膚ウ同　不仁同　肺痺ヲ十五　肝痺同　脾風ウ同　蠱ヲ十六　出白ヲ十七　瘛同　真藏正藏ウ廿一　䐃ウ廿二　肩隨ウ廿三　急虛廿四ヲ尸厥

五六至ヲ廿五　責責然ヲ廿六　毛折ウ同　薏苡同　内痛ヲ廿二　氣泄ヲ三十

第二十

處百病ウ二　去其血脈ウ五　參伍ウ六　如參舂ヲ七　蠕耎耎八ヲ　身不去ヲ九　風氣之病ウ十三　奇邪ウ十六　留瘦ヲ十七　刺出其血ウ十七

第二十一

淫氣ヲ一　氣筋ウ三　精脈ヲ四　府ウ四　氣口ウ五　喘虛ヲ七　蹻前ヲ八　獨嘯ウ九　白汗ウ十　調食和藥ウ十

第二十二

五行ヲ一　卒聞ヲ二　苦鹹ヲ三　焠〻ウ七　少腹ヲ十　䀮䀮ウ十　取血者ヲ十一　膺脇背肩甲臂ヲ十二　腰胸同　變病ウ十二　瘈ウ十三　脚
下同　尻陰股膝髀腨胻足ヲ十五　聾嗌ウ同　寢汗ウ十六　憎風同　大腹小腹ヲ十七　粳米ウ十六　棗葵同　藿同　黃黍ヲ十九　葱同　毒
藥ウ廿

第二十三

噫ウ二　欬ヲ三　語同　呑ウ同　欠同　嚏同　噦ヲ四　癃ヲ六　涕ヲ十　淚ウ十　唾ウ十一　巓疾ウ十六　瘖ウ十七　精神ヲ廿一　魄ウ廿一　魂ヲ廿二
意ウ同　志ヲ廿三

第二十四

其之ウ三　拄柱ウ四　五藏俞ヲ五　鍼石ウ六　咽嗌ヲ七　百藥同　不仁ヲ八　醪藥同

第二十五

生成ヲ一　嘶敗ヲ二　三三ヲ三　人ウ四　存ウ六　呿吟同　懸布ウ八　黔首ウ八　毒藥ヲ十一　砭石ヲ十二　瞚ウ十七　鍼耀ウ十八　烏烏ヲ廿　稷
稷同　横彉ヲ廿一　飛ウ廿　握虎ウ廿二

第二十六

服ヲ一　涘泣ウ一　淖液同　陰陽真邪ウ四　淫邪同　八正ヲ六　虛邪ヲ六　天忌ウ七　往古ヲ八　鍼經同　氣之浮沈ウ八　微ヲ十　寫
方補員十二ヲ、十三ウ　排鍼ヲ十四　神氣ウ同　形神ウ十六

第二十七

九鍼九篇九九八十一篇ヲ一　經言同　沸溢ヲ二　循循然ヲ三　輑同　故ウ四　大氣ヲ同、九　捫同　抓搔ヲ五　補寫ウ六　機ヲ十　椎同　溶溶ウ十　中府ウ十二　大經同

第二十八

大熱病ウ三　氣脈同　滑從生濇逆死ヲ五　經絡ヲ七　灸刺ウ八　恇然ヲ九　寒氣ウ九　滿ウ十一　逆同　乳子ウ十二　懸小ウ十二　病熱同　喘鳴肩息ヲ十三　懸絶ヲ十五　懸濇ヲ十六　消癉十八ヲ、廿八ヲ　閉塞者用藥ヲ十九　魄汗ヲ廿二　募幕ウ廿三　霍亂ウ廿四　氣滿發逆ウ廿八　肥貴人高梁ウ廿八　暴憂之病ヲ廿九　瘦留著ウ廿九　蹠跛ヲ卅　腸澼ヲ十四

第二十九

喘呼ウ三　飧泄腸澼同　䐜滿同　喉主天氣ヲ四　咽主地氣同　稟氣ヲ六　脾胃ウ七

第三十

惕然ヲ一　惡火ウ同　惡人同　惋悗同　喘生死ヲ二　厥逆生死ウ二　不食ヲ三　四支諸陽之本同　妄言ウ三　罵詈同

第三十一

藏府ヲ八　囊縮ヲ十二　日期脈證ヲ十三　嚏欬ヲ十八　藏脈ウ十八　遺ヲ十九　復ヲ廿　滿懣ヲ十四

第三十二

小便黃ヲ一　多臥同　狂言ウ一　驚同　手足躁同　員員貟貟ヲ三　不樂ウ三　面赤同　顏ヲ五　骱痠ウ八　不欲言同　澹澹ウ九　三周ウ十一　寒衣寒水寒處ウ十二　熱病始於頭首ウ十四　骨痛ウ十五　五十九刺同　眩冒ヲ十六　色榮ヲ十七　夭ウ同　前筋ヲ十九　氣穴ヲ廿　大瘕ウ廿一　下牙車同

第三十三

陰陽交ヲ二　汗生於穀ヲ二　汗者精氣也ヲ三　無俾ヲ三　狂言ヲ四　風厥ヲ五　湯ウ六　勞風ヲ七　肺下ウ八　強上ウ八　冥視ウ八　唾出

若涕ヲ九　俛仰ウ九　精ウ十　欬出青黃涕ヲ十一　腎風ヲ十二　胕同　痝然同　壅害於言ヲ十二　風水ヲ十五　小便黃ヲ十七　不能正偃ウ十七

目下腫ヲ十八　欬出清水ウ十八　口苦舌乾同　臥則驚驚則欬甚ヲ十九　腹中鳴ヲ十九　薄肝則煩同　不能食食不下同　身重ウ十九

月事不來ヲ廿　胞脈閉同

第三十四

熱煩ウ一　痺氣ヲ二　肉爍ウ二　陰氣陽氣一ウ、三ヲ　骨痺ウ五　攣節同　肉苛ウ六　曰死同　不仁同　不用同　息有音ウ八　喘同　逆

氣同　下經ウ九　榮氣衛氣ウ六　客逆ヲ十一

第三十五

痎瘄ヲ一　鼓頷ウ二　頷同　內外同　陰營陽衛ウ三　內中外ヲ五　汗空ウ六　作ウ八　募幕ウ十一　成盛ヲ十四　温瘧ウ十四　癉瘧ウ十五　熇

熇渾渾漉漉ウ十六　六府募原ノ廿二　論言ウ廿二　藏骨髓中ウ廿五　消爍ヲ廿六　募原ウ十

第三十六

解㑊ヲ二　洒淅ウ二　浥浥ヲ四　心寒ヲ五　煩心ウ五　五藏瘧ヲ六　眴眴ウ七　旦疸ウ七　中鍼ヲ十　第五鍼ウ十　肘髓病ヲ十五　絶骨ヲ十六

閒癇ヲ五

第三十七

癰腫ヲ一　肺消ウ二　涌水ウ三　濯濯同　移寒ヲ四　移熱ウ三　鬲消ヲ五　素痓ウ五　虛腸澼ヲ六　胞六ウ、九ヲ　脾胞ウ七　胞䐈同　麋靡ウ九

虙瘕ヲ十　沈湫ウ十一　食亦ウ十二　鼻淵ウ十三　鼻洟ウ十四　衊瞜ヲ十四

第三十八

欬嗽ヲ二　內傷寒陰寒飲證ウ二　喘息ウ四　梗ヲ五　陰陰ウ五　涎演ウ六　長蟲ヲ七　消穀蟲同　膽汁ウ七　遺失矢ヲ八　失氣同

第三十九

發蒙解惑ヲ二　寒氣ウ三　蹺ウ四　絀同　炅ヲ五　膜原ウ六　腸胃之間七ヲ、八ヲ　喘蝡揣ヲ九　宿昔十一ウ、十三ウ　積ヲ十一　尸厥ウ十四　上出同

成聚ヲ十五　癉熱焦渴ウ十五　百病生於氣ヲ十八　肺布葉舉ウ廿　喘喝ウ廿二

第四十

鼓脹ヲ一　雞矢醴ウ一　血枯ウ四　竭盡ヲ六　烏鰂同　藘茹ヲ六　雀卵同　後飯同　鮑魚汁同　伏梁ウ九　胃脘ウ十　内癰同　刺法ヲ十二　肓之原ヲ十三　水溺濇之病ヲ十四　熱中消中ヲ十五　高粱同　芳草石藥同　瘨狂同　緩心和人ウ十六　慓悍同　土惡木同

膺腫ウ廿　瘖ヲ廿一　氣并ヲ廿一　懷子之且生ウ廿二　頭痛陽　腹脹陰廿三ウ

第四十一

尻肛ヲ一　循循然ウ一　脊内廉ウ三　居陰之脈ウ四　默默然不慧ヲ五　解脈ヲ六　別裂ヲ七　如小錘腫ウ同　漯漯然ヲ十一　反折ヲ十四

頭沈沈然ウ十八　几几同

第四十二

癘厲ヲ一　偏枯偏風ウ一　洒然ヲ三　怢慄ヲ三　寒熱ヲ三　風氣ヲ四　寒中ウ四　熱中ヲ四　肉不仁ヲ五　憤䐜ヲ五　癘ヲ六　瘍傷瘡ヲ六

胕腐ヲ七　寒熱ウ七　五藏風八ウ、十四ヲ　藏府之風ウ八　偏風ヲ九　腦風ウ十　目風ヲ十一　漏風ウ十一　内風同　首風ヲ十二　腸風飧泄ウ同　泄風同　風者百病之長又十二ヲ　診ウ十三　皏然ヲ十四　焦絶ヲ十五　怒嚇同　痝然ウ十六　色炲同　隱曲不利ウ十八　五藏及胃風ウ二十　失衣二十ヲ　常裳ヲ廿三

第四十三

痺ヲ一　行痺ヲ二　痛痺ウ二　著痺ヲ三　骨痺ウ腎四　筋痺ウ肝四　脈痺ウ心四　肌痺ウ脾四　皮痺ウ肺四　五藏痺ウ五　心下鼓ヲ六　尻以代踵ウ七　脊以代頭同　嘔汁ウ七　上爲大塞同　内痛ウ八　兩髀如沃湯ウ八　清涕ウ八　陰氣ウ九　淫氣ウ十　遺溺ウ十一　渴乏ヲ十二　飢絶

ヲ十二　壅塞ウ十二　食居ヲ十四　俞ウ十六　衛ウ十七　分肉ヲ十八　不仁ヲ廿　兩氣相感ヲ廿一　不知ウ同　蟲疼ヲ廿二

第四十四

皮毛爪角ヲ二　血脈同　筋膜同　骨髓ヲ三　痿ヲ一　躄辟ヲ三　肺熱葉焦同　樞折挈ウ四　則生發爲ウ六　胞絡絶ヲ八　筋痿ウ九

居處ウ十　肌肉濡漬同　骨痿ウ十一　絡脈溢ウ十二　肉蠕動ウ十二　陽明ヲ十三　宗筋同　機關同　衝脈ヲ十四　帶脈同　督脈同　時受

月日ウ十五

第四十五

厥ヲ一　足下足心ヲ三　集聚同　氣因於中ヲ六　陽衛絡氣陰營經氣ウ六　酒ウ七　腹脹滿ウ九　不知人尸厥ウ十　病能ヲ十三　腫

踵ウ十三　眴仆ウ十三　癲病欲走呼ヲ十四　骭骬ウ十四　涇溲ウ十五　飲厥ウ十六　治主病者ウ十七　嘔變ウ十八　下泄清ヲ十九　三日死ヲ廿　三陰

俱逆同　不可治廿二ヲ、同ウ　嘔沫ヲ廿三

第四十六

病能ヲ一　胃脘癰ウ一　浩懸ヲ四　肺脹ヲ五　腰痛ヲ七　腎肺ヲ七　頸癰ウ七　怒狂ウ九　陽厥同　生鐵洛ヲ十一　酒風ヲ十二　澤瀉朮麋

銜ヲ十二　三指撮同　上經下經ヲ十五　金匱ウ同　奇恒ヲ十六　揆度同　奇恒陰陽ヲ六

第四十七

瘖ヲ一　胞絡同　刺法ヲ三　息積ウ五　導引服藥ウ六　伏梁ヲ七　尺脈ヲ八　疹筋ウ同　白色黑色同　頭痛數歲ウ九　厥逆ヲ十　脾癉

ウ十　消渴ウ十一　蘭同　膽癉ウ十三　肝取決於膽同　陰陽十二官相使同　癃ヲ十五　如格同　如炭同　厥ヲ十六　五有餘二不足ウ十六

巓疾ヲ十八　胎病ウ同　瘥然ウ十九　腎風同　脈大緊同

第四十八

腫癰ヲ一　雍癰ウ一　跛易ウ四　偏枯同　癇瘛筋攣ヲ五　驚駭ヲ六　瘖同　瘕七ヲ、十一ウ　石水ヲ八　風水ウ八　欲驚ウ九　疝九ウ、十一ウ　心

疝ウ十　肺疝ヲ十一　瘨厥ヲ十二　驚ウ十二　腸澼十三ウ、十四ヲ　腸澼下血ヲ十四　心肝澼下血ヲ十五　鬲偏枯ウ十五　男子發左女子發右ウ十六　瘖十七ウ　血衄身熱ウ十八　如喘ウ十九　暴驚六ヲ、廿ヲ　暴厥ウ十九　予不足ウ二十　薪新ウ廿一　懸去棗華ウ廿二　弦牽ウ廿四　莢茉ウ廿五　白壘ウ廿六

蓬累同　癰甕ヲ廿九

第四十九

腫腰脽痛ヲ一　正月太陽寅同　跛ヲ二　偏虚同　強上ヲ三　耳鳴同　狂巓疾ウ三　下虚上實同　浮爲聾ヲ四　瘖ウ同　痱同

腎虚同　厥六ヲ、十ヲ　少陽心脇痛ウ六　不可反側ヲ七　躍ヲ八　陽明洒洒振寒ウ八　脛腫ヲ九　股不收同　上喘ウ同　爲水同　胸痛少氣ヲ十　厥同　惡人與火同　愓然而驚同　欲獨閉戸牖而居ウ十一　歌走同　頭痛ウ十二　鼻鼽同　腹腫同　病脹ヲ十三　噫ウ同　嘔ウ十四

後同　氣同　少陰腰痛ヲ十五　嘔欬上氣喘ウ十五　邑邑ヲ十六　善怒ヲ十七　煎厥同　恐如人將捕之ヲ十八　惡聞食臭ウ同　面黑如地色ヲ十九　欬有血ウ同　厥陰癩疝ヲ廿　少腹腫同　腰脊痛不可以俛仰ヲ廿一　癩頽ウ同　癃同　疝同　膚脹同　嗌乾ウ廿二

第五十

毫毛ウ一　腠理同　皮膚同　肌肉ヲ二　脈筋同　骨髓同

第五十一

第五十二

肝生於左ウ一　肺藏於右同　心腎ヲ二　脾胃ウ二　鬲肓ヲ三　小心ヲ四　足下布絡ヲ十　鼠僕ウ十

第五十三

傷寒ウ二　傷暑同　穀入多而氣少ウ三　穀入少而氣多ヲ四　飲中熱ウ四　脈有風氣ヲ五　虚寒實熱ウ五

第五十四

菀陳ヲ二　出惡血同　氣開闔ウ四　九鍼之名ヲ五　握虎ヲ六　三里ヲ七　九野ウ九　九鍼同　一天二地三人四時五音六律七

星八風同　出入氣應風ヲ十一

第五十五

不診ヲ一　頭疾痛ウ一　大藏ヲ二　鍼藏一ウ、二ウ、三ヲ　深專ヲ二　腐癰ヲ三　腹膓ウ三　皮髓腹齊ウ三　積ヲ三　炅ウ三　疝同　筋痺ヲ四　肌痺

ウ同　變攣ヲ五　骨痺同　大分小分ヲ五　狂ウ同　癲病ウ六　病風ウ七　病大風ヲ八

第五十六

分部ヲ一　經紀ウ一　結絡同　度量同　害蜚闔扉ウ二　浮絡ウ三　五色同　陽絡陰經ウ四　樞持ヲ五　闔樞ウ六　樞儒ウ七　害肩ヲ九

闕蟄ウ同　廩稟ヲ十一　泝然ヲ十二　筋攣弛ウ同　骨消同　肉爍䐃破同　毛直同　不與ウ十三

第五十七

常變ヲ一　凝涘泣ヲ二　淖澤同

第五十八

窘乎哉ヲ一　目明耳聰ウ一　聖人易語良馬易御同　發蒙解惑ヲ二　金匱ウ同　背與心相控痛ヲ三　上紀同　下紀同　前後

痛瀋ウ同　胸脇痛同　頭上五行ウ五　遊鍼之居ウ十　谷谿ウ十二　大氣同　膿ウ十三　敗同　骨痺ヲ十四　不仁同　大寒ウ十四　同司思同

金蘭之室ウ十五　十二絡脈ヲ十六

第五十九

髮項五行ウ二　浮氣同　鼽ヲ七　柱骨九ヲ、十ヲ　手小指本ウ九　腹脈法十三ヲ、十六ヲ　手足諸魚際脈氣ウ十七

第六十

風者百病之始ヲ一　風府同上、同ウ　大風ウ一　大氣同　從風憎風ウ二　榆揄ウ三　眇眇ヲ五　膀同　胳同　與痛上五ウ　八髎同　八髎

同　鼠瘻寒熱ウ六　拜跪ヲ八　任脈ヲ九　衝脈ヲ十　七疝ウ十　女子帶下ウ十　逆氣ヲ十二　裏急同　督脈ウ同　廷孔ウ十三　廷挺同　簒ヲ十四

篹ヲ十六　前後ウ同　衝疝同　不孕不字ヲ十七　蹇ウ十八　楗五ヲ同、廿　機廿五ウ十九ヲ、　暑解ウ十九　拇指ヲ廿　別列ヲ廿二　淫濼ヲ廿三　患串ヲ廿七　輔ウ同
復骨ウ三十　髓空ヲ同　易亦ウ三四　壯數ヲ三五　犬齧灸ウ四一　傷食灸ウ四二

第六十一

少陰腎水ヲ一　腎肺ウ一　胕腫ヲ三　風水ウ三　玄府五ウ同上、　大腹ヲ七　喘呼肺水腫腎ヲ七　分肉ウ十　分腠ウ十一　故曰ヲ十四　熱病五
十九俞ウ十五　寒盛則生熱ヲ十九

第六十二

精氣津液ヲ二　三百六十五節二ウ、三五ヲ　志意ウ四　神之微ヲ六　小絡大經ヲ七　水外ウ十一　視診ウ十二　刺留血同　涇溲不利同
微風ヲ十三　分肉間ウ十三　動疼ウ十四　刺未并ヲ十五　驚狂ヲ十七　炅中ウ同　心煩悗ヲ十八　大厥ウ廿　旬勻ヲ廿二　聶辟ウ廿四　熏滿ウ廿七　寒
熱虛實圖ウ三十　刺之虛實ヲ三二　呼氣出於毛孔ウ三三　其百ウ三四　與以ウ三五　燔鍼ヲ三六　燔鍼ウ三七　玄府ヲ三十

第六十三

奇病ウ一　繆刺ヲ二　四末同　半寸所ウ十　如行十里頃ヲ十一　韭葉ウ六　墜墮惡血留內ヲ十一　三毛上ヲ十二　耳聾ウ十二　耳中生
風ウ十三　痺ヲ十四　足中指ウ十六　上齒寒ウ十六　賁上ウ十七　胂胤夤ヲ廿　拘攣ウ廿　阿是穴ヲ廿一　樞中ウ廿一　髀脾痺同　痛病ウ廿二　齲ウ廿三
尸厥ウ廿六　鬄鬄剔ヲ廿八　冶治同　美酒同

第六十四

陰痺ヲ一　熱痺ウ一　狐疝風ヲ二　狐蠱ウ二　少腹積氣ウ二　皮痺ヲ三　隱軫ヲ三　肺痺ヲ五　肺風疝ウ五　積溲血ウ五　肉痺寒中ヲ六
脾痺ヲ六　脾風疝ウ六　積心腹時滿ウ六　脈痺同　心痺ヲ七　心風疝ウ七　驚ウ七　骨痺同　腎痺ヲ八　腎風疝同　巔ウ同　筋痺ウ八　脇
滿同　肝痺同　肝風疝ヲ九　筋急目痛ヲ九　經脈春ヲ十一　孫絡夏同　肌肉長夏　皮膚秋同　骨髓中冬ウ十一　凍氷同　水經同
亂氣ヲ十三　上氣ウ同　內著ヲ十四　解㑊ウ同　內却同　大痺ウ十六　正氣ウ十七　精氣同

第六十五

萬舉萬當ウ二　言一而知百同　逆從ヲ三　中滿四ヲヲウ五　泄四ウ、五ヲ　煩心ウ五　客氣同氣同　小大不利ウ八　間甚ヲ八　十二時十ヲ、十六ヲ　間一藏ウ十四

第七十五

自第六十六至第七十四，凡九篇即爲運氣七篇、亡逸二篇。今以此九篇別作附録考注，附於卷尾云。

明堂ヲ一　誦解別明彰ヲ一　雌雄ウ二　論篇ヲ三　諷誦ウ三　陰營陽衛三ウ　當常ヲ四　巓疾同　漏病同　至陽太陽五ウ　驚ウ五　礔礰ウ五

嗌喉ヲ六　診無上下ウ四　陰陽ウ六　上下無常同　薄爲腸澼ウ六　直心ヲ七　世主ウ八　惋惋ヲ九　從容同　人事不殷同

第七十六

於爲ヲ一　脾同　胞同　毒藥ヲ三　湯液同　滋味同　公ウ三　窈冥ヲ四　土木水參居ヲ五　從容ウ五　府長經少藏壯ヲ六　菀熟ウ六　熟

熱同　消爍ウ六　腎氣内著ウ七　形氣消索同　煩寃ヲ八　人腎ウ八　此何物也ヲ九　鴻飛ウ九　循上及下ヲ十　四支解墮ヲ十一　喘欬ウ同

血泄同　由失以狂ヲ十二　白與黑相去遠矣ヲ十三　輕經ウ同

第七十七

閔閔乎ヲ一　五過四德ウ一　脫營ヲ二　失精同　五氣留連ヲ三　時驚ウ三　外耗於衛内奪於榮ヲ四　滿脈去形ウ四　善爲脈者ヲ五

從容同　奇恒同　痿躄爲攣ウ八　有又ヲ七　當合男女ウ七　離絶菀結ヲ八　斬筋ウ八　絶脈同　敗結留薄ヲ九　雌雄ヲ十　四時經紀同

刺灸砭石毒藥ウ十　氣内爲寳循求其理ヲ十一　俞理ヲ十二　熟熱ヲ十二　上經下經ウ十二　明堂同

第七十八

循經受業ヲ一　經脈十二絡脈三百六十五ウ一　陰陽逆從ウ二　傷於毒ウ三　尺寸之論ヲ四　葆寳ウ四　百病所起ヲ五　愚心自

得ウ五　熟孰ヲ六

第七十九

八風ヲ一　五中同　以以爲ウ一　念上下經ウ一　三陰三陽脈二ヲ至十ヲ　懸不絶ヲ七　專陰則死ウ七　空控ヲ八　志心ヲ八　不鼓ウ九

脈之主客ウ十　從容ヲ十一　雌雄同　三陰三陽之脈圖ウ十二　沈ウ十三　驚駭ウ十三　少陰脈沈ウ十四　陰氣客遊於心脘下ウ十四　空竅

堤ヲ十五　四支別離同　陰氣至心上下無常ヲ十六　血瘕ウ十六　膿胕同　昭昭冥冥ウ十七　經論ウ十八　短期同　理裏ヲ十九　陽殺ヲ二十

草乾ウ同　溓水ウ廿一　陰陽交合ヲ廿三　石水ヲ廿四　盛水同

第八十

陽從左陰從右ヲ一　老從上少從下ウ一　厥ヲ三　一上不下ウ三　寒厥到膝ウ三　頭痛巔疾ヲ四　緜緜乎屬不滿日ウ四　少氣之

厥ウ五　夢五藏虛實六ヲ　菌香薰香ウ六　在ヲ八　十度ヲ八　脈脫不具ヲ九　雌雄ヲ十　奇恒之勢乃六十首ヲ十二　湛ヲ十三　診有大方ヲ十五　神明

ウ同　八正邪ヲ十六　五中部同　按脈同　循尺同　大小便ウ同　病能同

第八十一

刺灸湯液藥滋ヲ一　毚俛愚遇ヲ二　仆漏偏同　淚ヲ三　涕ヲ三　德得ヲ四　諺彥言ウ五　腦ウ六　髓同　志腎ヲ七　橫行ウ七　惋悗ウ八　厥ヲ九

眥視ウ九

# 素問攷注採用諸家例式

〔楊〕隋·楊上善《太素經注》。

〔王〕唐·王冰《素問次注》。

〔新〕宋臣林億等《新校正》。

〔滑〕元·滑壽《素問抄》。

〔馬〕明·馬蒔《素問注證發微》，萬曆十四年。

〔呉〕明·呉崑注，萬曆二十二年。

〔汪〕明·汪機《素問續抄》，萬曆三十九年。

〔李〕明·李中梓《内經知要》二卷，萬曆四十六年。戊午《頤生微論》例文云：别撰《内經類注》。

〔張〕明·張介賓，天啓四年。

〔九〕明·王九達，崇禎五年。

〔徐〕明·徐春甫《内經正脈》一卷、《内經要旨》二卷，收在《古今醫統》中。

〔志〕清·張志聰。

〔高〕清·高世栻。

〔昂〕清・汪昂。

以上十三家《素問識》所引用。

〔胡〕明・胡文煥。收在百家名書中。

〔朱〕元・朱震亨《糾略》。

〔丁〕丁瓚《素問抄補正》十二卷。

〔薛〕薛雪生白《醫經原旨》六卷。

〔識〕劉桂山先生《素問識》，天明七年丁未脫藁。

〔紹〕劉茝庭先生《素問紹識》，弘化三年丙午撰述。

〔考〕金窪七朗初名鼇城公觀輯書中往往引桂山曰。

寛政四年壬子所筆述，其書凡四册無卷數。此本蓋其底稿弘化三年丙午，榎本玄僊關宿藩鍼醫携來，備於茝庭先生一覽者。

〔研〕《素問研》八卷釐爲一册，良仙子稻葉通達著。良仙，山城伏見人。桂山先生門人勢州岩一鳳得此書而携來者也。天明七年丁未《素問識》成，其翌年戊申，此書出於世者也。

# 《素問攷注》要語索引

此索引以《素問攷注》所提示要語爲準，按篇次序編集。

## 上册

●上古天真論一

薄厥
縱
若・弱
容・用
偏枯
痤疿
大丁
皶
寒氣
大僂
瘻・漏・婁
俞氣
俞・輸・腧・窬
癰腫
魄汗
風瘧
苛毒・訶・呵
傳化

●金匱真言論四

●靈蘭秘典論八

褐薦

笮食

毒藥

灸焫

食胕

導引

病情

● 移精變氣論十三

祝由

伸官

僦貸季

八風五痺

草蘇

酪酥

兇兇

去故就新

家訣診法

● 湯液醪醴論十四

●診要經終論十六



●脈要精微論十七

●三部九候論二十

清

大腹小腹

粳米

棗·葵

藿

黄黍

葱

毒藥

# ●宣明五氣篇二十三

噫

欬

語

呑

欠

嚏

噦

癃

涕

●寶命全形論二十五

生·成

嘶敗

三·三

人

存

五勝

呿吟

懸布

黔首

毒藥

砭石

瞚

鍼耀

烏烏

稷稷

飛

横·弸

●離合真邪論二十七

沸溢

循循然

䩸

脈陰陽

故

大氣

捫

抓·搔

補寫

機

椎

溶溶

温血

中府

大經

●通評虛實論二十八

大熱病

●逆調論三十四

下經
客・逆

下冊

●瘧論三十五
痎・瘧
鼓頷
頷
内外
陰營・陽衛
内・中外
汗空
作
募原
募・幕
成・盛
温瘧
癉瘧
熇熇・渾渾・漉漉

六府募原
論言
藏骨髓中
消爍

●刺瘧篇三十六

解㑊
洒淅
浥浥（悒悒）
心寒
間·癎
煩心
五藏瘧
眴眴
旦·疸
中鍼
第五鍼
胕髓病
絶骨

●氣厥論三十七

癰腫

移寒

肺消

涌水

濯濯

移熱

鬲消

素痓

虚腸澼

胞

脾胞

胞膻

蘪·靡

慮瘕

沈·湫

食亦

鼻淵·鼻洟

●腹中論四十

膺腫

瘖

氣并

懷子之且生

頭痛陽・腹脹陰

## ●刺腰痛篇四十一

尻・肛

循循然

脊内廉

厥陰之脈

默默然不慧

清狂

解脈

別・裂

如小錘居其中佛然腫

漯漯然

反折

頭沈沈然

偏風
腦風
目風
漏風
内風
首風
腸風·飧泄
泄風
風者百病之長
診
皏然
焦絶
怒嚇
痝然
色炲
隱曲不利
五藏及胃風
失衣

兩髀如沃湯

清涕

陰氣

淫氣

遺溺

渴乏

飢絶

痽塞

食居

餐·飡

俞

榮

衛

分肉

不仁

兩氣相感

不知

蟲·疼

●痿論四十四

●病能論四十六

●奇病論四十七

●脈解篇四十九

●長刺節論五十五

拘攣
阿是穴
樞中
髀・脾・痺
痛・病
齲
尸厥
鬄・鬍・剔
治・治
美酒

●四時刺逆從論六十四

陰痺
熱痺
狐疝風
狐・蠱
少腹積氣
皮痺
隱軫・癮疹

●標本病伝論六十五

●示從容論七十六

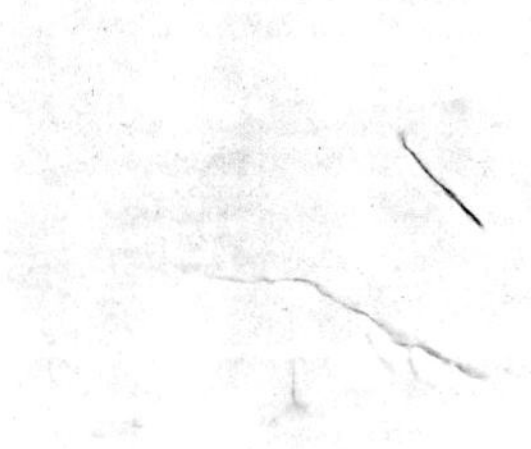